中醫
傷骨科學
結構醫學

李東煌
◆著

自序

李東煌內科心法：

> 醫原無內外，常存結構理，不識結構因，終致起實疑，
>
> 病起一真理，不知真理何，妄斷氣與血，定生百家音，
>
> 見氣勿補氣，見血妄清血，喘生休耗氣，痰生化痰起，
>
> 眩暈用通竅，不明內外理，難成真理醫，明得醫源因，
>
> 病去不遠矣，以此傳世醫，盼吾中道人，刻刻存心底。

李東煌整脊心法：

> 整脊心法，兩點一線，以線成圈，太極畫圓，
>
> 圓則為潤，方則銳現，圓潤無角，方銳多刺，
>
> 無角通融，多角生鋒，圓融無害，鋒芒傷身，
>
> 吐納調和，醫病相融，藉力使力，身柔指軟，
>
> 切線為向，折線成弧，提拉之間，化力為安。

　　腦、脊髓是維繫人類生命活動不可或缺之中樞神經系統，好比是一個國家之中央政府，四肢則為地方政府。人類之所有生命活動皆靠腦、脊髓來發號司令，經由周邊神經系統來完成，若中央政府無法發號司令時，地方政府便無法執行其任務，例如腦中風，使肢體偏癱。若地方政府未將地方事務向中央反應，例如末梢神經壓迫，使肢體無力反應失常，若只是短暫現象則只是協調不佳，但若時間一久可以導致周邊癱瘓、不聽使喚，人體亦然。四肢末梢長久不活動會讓腦部以為四肢不存在而減少血液之供應，最後骨質流失而產生骨質疏鬆症。

腦、脊髓之活動常常需要依靠脊椎旁之神經反應來達成，若脊椎受傷或受壓迫則人體之一切活動皆無法獲得協調，導致生活機能受影響。在本人強調之所謂「臨床結構醫學」中，包含臨床生理學、病理學、解剖學、神經解剖學、物理學、數學、能量醫學等牽涉動能、位能、熱能之能量轉換概念，應用在受傷機轉、治療步驟及病情嚴重程度之判斷及內經中自然能量與人體能量間之平衡，用於預測預後是否良好之評估，其中尤其強調針對脊椎受傷或錯位，而導致身體活動功能受影響更是明顯。總括一切，此「臨床結構醫學」之概念，包含有形之結構及無形之能量與人體之生理運行及大自然之運轉，更包含宇宙間之自然法則與中醫內經及道家天人合一之觀念，其中不可忽略的是影像倒轉之運用。

　　因人體所有內臟器官之神經控制皆由脊椎分出，若支配某器官功能的神經相對應之脊椎產生錯縫或位移或甚至受到擠壓，則神經會受壓迫且傳遞之訊號將出現雜訊，可引起受其支配之器官功能短暫性失常，若受壓迫時間持續加長，亦可能加重器官之負擔，而表現出臨床器官功能障礙之症狀，此時在生化檢驗下可能出現異常之報告，在此情況下問題其實已存在許久，只是並未被發覺而已。

　　支配器官之神經，好比是連接音響喇叭之電線，若電線受壓迫或甚至破損，則音響便可能出現雜訊，電線受壓迫或受損過久，甚至導致音響無法發聲，此為周邊神經受損之現象。若受壓迫之線路是連接主機之部分，則音響主機便無法正常使用，時間經過太久甚至導致音響報廢，此為中樞神經系統受損之現象。

　　在臨床案例中，不難發現大部分疾病之產生並不分內、外、骨、傷科，常是外感及內傷二因素所造成。內傷，即因平時姿勢不良或過度使用同一部位，或生活過度疲憊身體機能處於較低能量之狀態，或用力不當。而外感，即如同外力所造成，例如跌倒、車禍等等情形，使人體脊椎或關節疲乏或錯位，尤其是脊椎受影響更是嚴重。

當病患到醫院就醫時，又因對疾病之描述不甚清楚或醫師不解疾病之本質，常導致療效不佳而延誤病情。況且，現今之醫學常是分科過於細膩，在科與科之間的相通或關聯並不甚清楚，常把人體分成許多部分來治療，又將各部分細分爲更小部分來看，但從優點來看，是更透徹地看清人體，分工更細膩相對更專精，但卻有忽略人體各器官、神經、血液運行之不可個別分開之特點，常常無法將人體疾病之相關性連出一個脈絡，此時更是因小失大。

就一個臨床上非常常見之病症「頭痛及頭暈」來看脊椎之解剖概念，從脊椎之側面圖及頸椎血管解剖圖發現，頸椎共七塊而頸椎兩側之動脈及血管及神經因頸部肌肉較少且頸椎椎體較小，因此這些軟組織與頸椎之距離也相對較近。當頸椎產生輕微之小面關節錯位時，容易導致血液在瞬間無法立即連續供應頭部，且頸動脈到頭部兩側時便分支爲小動脈，因此在血流瞬間減少之情形下，會在頭部兩側出現血管擴張壓迫之情況，當發生頭痛時，按壓兩側太陽穴會發現血管阻力增加，且頭痛時常會發生在氣溫忽然改變之季節或夏天酷熱之天氣，進出室內、外或冷氣房，因血管擴張受阻而引起，這是一般人常有之困擾，發作之時會先出現頸部僵硬或沈重之感覺，說明頸椎有錯位之情形。

但若在第四、五、六胸椎有錯位時呼吸會有胸悶之現象，若合併頸椎之錯位時會因呼吸困難，使肺部空氣無法循環而缺氧，加上頭部血管擴張不易而引起頭暈之病症。因此若單是頸椎錯位可

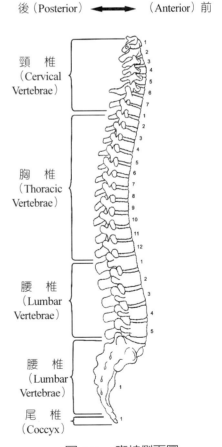

後（Posterior）◀━━▶（Anterior）前

頸　椎
（Cervical Vertebrae）

胸　椎
（Thoracic Vertebrae）

腰　椎
（Lumbar Vertebrae）

腰　椎
（Lumbar Vertebrae）

尾　椎
（Coccyx）

圖 A-1　脊柱側面圖

能導致頭痛，但若合併胸椎錯位則可能導致更嚴重之眩暈，常被誤診爲梅尼爾氏症。

在治病之過程中，疾病之表現，除了明顯外傷、肢體殘缺或扭、挫傷外，常由內科方向之器官功能障礙來表現。例如頭暈、頭痛、呼吸困難或心跳加快、胸悶、

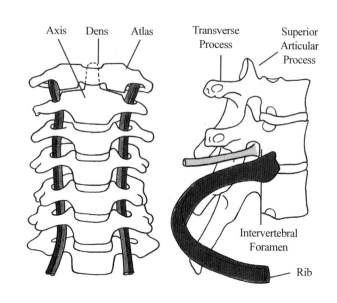

圖 A-2　頸椎血管解剖圖

喉中異物感、眼睛疲倦、眼紅、耳鳴、甚至心悸等等諸如此類方式來表現。但如上述卻是脊椎問題導致，西醫方面可能遍尋生化檢驗或 X 光檢驗，甚至 MRI 檢查皆無臨床發現，而中醫則依辨證論治方向，參考古今各派理論及條文用盡心思，但仍不得其門而入。因西醫無整體概念而中醫則無解剖概念，若兩者可互相配合，取其長而去其短，則現代醫學必定強過古代，現代醫師必勝過歷代醫師。

醫師若無「臨床結構醫學」之概念，則往往一直只用藥物治療，效果常是不佳，似乎遇到不少醫療上之瓶頸。也因此種情形，從古到今一直不斷重複出現，因治療效果不彰，因此，百家爭鳴各派理論不斷湧出，如在內科方面，繼傷寒論之後仍因無法解決臨床面臨之各種問題，先後出現金元四大家，甚至又有近代火神派之發表。疾病之事實只有一個，但因對事實之不了解才出現各種推論，此便是各派醫學理論林立之故。

古代中醫學不似西方醫學，具有人體解剖概念，對疾病之解釋，幾乎僅以症狀配合外感或內傷等理論來思考，無解剖理論配合，通常無法完全掌握疾病之本質。醫師在此種思維之下學習，常以模糊之觀念加上揣測之理論來推斷，

使醫學新生總覺得無法獲得一致及可循之方向學習，醫界對疾病之認識亦無法如西方醫學般，提出合理且一致之解釋，因此，似是而非之現象便相應而生。有鑑於此，本人方提出結構醫學之概念，以解內、外、骨、傷科之間可能存在有互相影響之謎，希望對醫學有微薄之貢獻。以下正式進入臨床之探討。

目錄

自 序

第一章　骨折處理之一般原則

第一節　簡介

在未正式進入主題之前，先說明骨折處理之一般原則。首先就骨折及脫臼下定義。

一、骨折及脫臼之定義

（一）骨折（Fracture）

指身體骨頭因為直接或間接的外力作用造成碎裂或變形。人體骨骼剛形成時原本是柔軟有彈性與可塑性的，隨著年紀的增長，軟骨的成分漸少，硬骨的組成漸漸變多，骨折開始容易發生。當骨頭之連貫性完全或部分被折斷時，則稱為骨折。注意骨邊緣之白色邊線是否存在斷裂或中斷之現象，出現時說明骨折存在。一般大人常為完全性骨折；而小孩常為不完全性骨折，例如青枝骨折。骨頭對於感染是相當脆弱的，因此在分類上開放與否，決定骨頭受到外部細菌感染的可能性。

1. 簡單骨折（Simple Fracture）

指骨折的部位並沒有與人體外部接觸，亦稱為閉鎖性骨折，大部分採保守的外部固定治療即可逐漸癒合。其受感染的機會很低。

2. 複雜性骨折（Compound Fracture）

骨折的部位碰觸到體外，亦稱開放性骨折。因為接觸到皮膚上和環境中的細菌，因此感染性較高。原則上需要開刀治療，但實際上是否需開刀，視情況而定。

（二）脫臼（Dislocation）

脫臼區分為完全脫臼及部分脫臼兩種。當關節囊及周圍肌腱、韌帶完全斷裂而導致兩關節面完全分開，稱完全脫臼；若關節囊尚完整，則稱為部分脫臼。有時骨折常合併脫臼之發生，例如肘部之骨折。

二、骨折之原因

（一）間接外力

外力作用部分的骨頭沒有斷裂，而因爲肌肉、肌腱或韌帶等的牽引造成骨板的扭力點被折斷，例如跌倒手撐地引起上臂之骨折。這一類骨折較常見，合併軟組織傷害也較少，在受傷後數日後才出現瘀青現象。

（二）直接外力

直接外力也會合併較嚴重的軟組織（例如神經、肌肉、血管）傷害。受傷周圍組織血腫嚴重，在受傷時立即出現瘀青甚至血腫現象。因此在問診時，受傷原因便是判斷骨折與否之另一項重點。

（三）病理性骨折（Pathological Fracture）

因疾病所產生的骨質變化而造成的骨折，發生在異常脆弱的骨頭。腫瘤、囊腫以及骨質疏鬆的骨頭是常見的骨折部位，通常無受傷病史。最常見爲骨質疏鬆所造成的骨折，像白血症與多發性骨髓瘤均爲全身性系統疾病，並且容易引起病理性骨折。而局部的部分像骨髓炎，因爲發炎而無法製造骨頭及維持適當的硬度，所以一碰就斷裂、另外像原發性或轉移性的惡性腫瘤，如果瘤長在骨頭上面，就一定會斷。

（四）疲憊性骨折（Fatigue Fracture）

又稱行軍骨折（**March Fracture**），主要是因爲長時間反覆承受彎力負荷所造成，尤其需長時間行走的人最常看見。反覆小的彎曲力可以破壞任何物質，包括骨頭。像長跑運動員、跨欄選手、行軍。因壓力長期作用在同一處骨頭，導致骨頭疲憊而出現無法支撐而折斷。此時病患常抱怨腳痛，但又未因外力而受傷，甚至也沒有跌倒情事發生，但仍疼痛不已，常見位置爲第二蹠骨（**Metatarsal**）及脛骨（**Tibia**），此時建議照 X 光確認或利用**骨骼掃描**（**Bone Scan**）或許可發現骨折現象。

第二節　骨折之分類

一、根據和周圍組織的關係來區分

（一）單純的骨折即閉鎖型骨折

皮膚完整未受損。閉鎖式骨折（較簡單屬於中度傷害）是骨折在身體內部並無穿刺破皮膚，但是有潛在性危險，需固定並不得隨意移動，否則易傷害軟組織（例如肌肉、神經、血管被骨折處傷害），治療後復原較好。

（二）複雜性骨折（Compound Fracture）即開放性骨折

開放式骨折（屬於嚴重傷害），骨頭已外露，骨裂處穿出皮膚並暴露至污染源。骨折處已穿刺破皮膚，極易受環境感染。軟組織已經遭受傷害，治療後復原較差。

（三）有併發症的骨折（Complicated Fracture）

常伴隨其他重要組織的損傷，例如肌肉、血管、神經、臟器或關節等重要組織的損傷。

二、根據解剖位置來區分

（一）近端及遠端

在骨頭的兩側端因接觸較多的軟組織，且血液供應較佳，故癒合較快。

（二）中段

中段血流供應較差，癒合較慢。

三、根據移位的程度來區分

根據移位的程度來區分，可分爲爲完全性及不完全性骨折兩種。

（一）不完全性骨折

1. 小孩骨頭有彈性，可在骨膜鞘內裂開彎曲，稱青枝骨折（**Greenstick Fracture**）。如同青枝般尚有彈性，因此發生骨折時常保有彈性並未完全斷裂，故稱爲青枝骨折，癒合時間需要 3～4 週。

2. 發生在成人時屬於嵌入性的（**Impacted**）骨折，雖然骨頭完全斷裂但穩定。

此種現象常見於老人，例如肱骨骨折，眞正癒合至少需 4～6 週。

（二）完全性骨折

1. 非移位性骨折：雖然骨頭完全斷裂，但斷端未移開，對周圍組織傷害較小。
2. 移位性骨折：骨頭完全斷裂，斷端移開，對周圍組織傷害較大。

四、根據骨折線的型態

根據骨折線的型態，可提供骨折形成機轉的線索，也可作爲骨折穩定性之參考。依骨折斷裂線的型態大致可分爲以下幾類：

（一）螺旋狀（Spiral）骨折

間接外力造成，軟組織傷害小，癒合快。常因跌倒時身體之扭轉，造成在關節與骨頭間之肌腱拉扯，力量將骨頭較細處扭斷。如股骨頸之骨折，因身體扭轉時而膝關節反而制動，導致兩個力量在股骨較細之頸部分出造成骨折，常見於行動較爲遲緩之老年人。

（二）斜向（Oblique）骨折

骨折線和骨頭長軸成斜位角度。撞擊力方向與骨頭方向非成直角，但力量卻集中。例如跌倒時手掌撐地，因身體向前之慣性作用造成腕部橈骨之斜向骨折。

（三）縱向（Longitudinal）骨折

骨折線和骨軸平行。例如脛骨之縱向骨折，常在受傷之當下因受力點不在發生骨折之處，反而是在力量離開之遠處，而容易被忽略。建議照小腿全腿之 X 光片；若只照踝部 X 光片容易誤診。

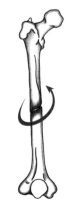
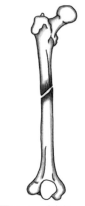

圖 1-1　螺旋狀（Spiral）骨折　　圖 1-2　斜向（Oblique）骨折

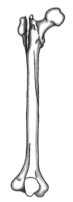

圖 1-3　縱向（Longitudinal）骨折

（四）橫向（Transverse）骨折

骨折線和骨軸垂直，常因直接外力造成。例如車禍時直接被車輛撞擊或直接被打斷引起。撞擊物或點為一線性物品，例如棍棒之類，因此造成銳利之橫向直線骨折。例如橈骨幹之骨折、脛骨幹骨折等。

（五）分節性（Segmental）骨折

直接外力造成，斷成兩段以上。在受傷之當時，被外力直接撞擊，又因力量在撞擊處分散，而未集中於一處而造成多處骨折。例如肱骨幹之骨折。

（六）粉碎性（Comminuted）骨折

直接外力造成，對周圍組織傷害大，且容易感染。在受傷之當時，被外力直接撞擊，又因撞擊物非銳利線性物造成，因此受力面積較大而成粉碎分散，因也未集中於一處而常造成多處骨折。例如橈骨骨折或脛骨骨折。

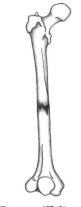 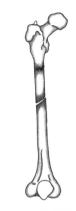

圖 1-4　橫向（Transverse）骨折　　圖 1-5　分節性（Segmental）骨折

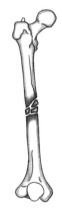

圖 1-6　粉碎性（Comminuted）骨折

第三節　骨折的診斷

一、病史

當病患受傷後無法使用、行走或站立時，應懷疑存在骨折之事實；若肢體的骨頭一眼即可以看出已經變形者，可立即確定骨折。在很多的情形下，病史並不能提供足以被信賴之證據，以助於診斷是否為骨折，或僅僅只是肌肉拉傷或挫傷而已，然而易被忽略之骨折有下列幾種：

（一）疲憊性骨折（Fatigue Fracture）

反復累積性的壓力所造成的骨折，其原理類似金屬疲勞，常見於健行或行軍中的病患，其疲憊性骨折最常發生於第 2 和第 3 蹠骨及脛骨與腓骨的骨板。

（二）嵌入性骨折（Impacted Fracture）

嵌入性骨折最常發生的位置為肱骨（**Humerus**）的頸部、橈骨（**Radius**）的遠端及股骨（**Femur**）的頸部等。

（三）腕骨骨折（Carpal Fracture）

腕部舟狀骨（**Scaphoid**）的骨折，因不容易發現，所以最容易被忽略。

（四）青枝骨折（Greenstick Fracture）

因小孩的骨頭尚有彈性，可在骨膜鞘內裂開彎曲，稱青枝骨折（**Greenstick Fracture**）。常見於小孩前臂的骨頭。兒童的骨質具有「柔韌」的特點，不像成人骨骼較為硬脆，所以會有所謂嫩枝狀不完全骨折（**青枝骨折，Greenstick Fracture**）的出現。此外在結構上有所謂「生長板」的軟骨組織，其強度往往較附近的骨骼、韌帶為低，所以受傷時常常會由此處斷裂。因此兒童的骨折在發生率、特性及治療上，與成人的骨折有許多差異之處，甚至可說是大不相同。

（五）病理性骨折（Pathological Fracture）

因為內科疾病而非外力造成的骨折，例如骨膿瘍、癌細胞轉移至骨頭、骨先天形成不全、嚴重鈣質流失等等原因。

二、臨床上常見容易失誤的地方

1. 老人的腰部扭傷：可能造成脊椎壓迫性骨折。此外老人因骨質疏鬆，易發生某些部位的骨折。例如股骨頸部骨折、腰椎壓迫性骨折、腕骨近端骨折及橈骨遠端骨折。
2. 踝扭傷：第五蹠骨基底部骨折。
3. 胸部挫傷：肋骨骨折。
4. 高處跌落：跟骨骨折合併脊椎壓迫性骨折，最常發生在 T12～L1。
5. 運動員（軍人）的疲憊性骨折。
6. 肩峰鎖骨關節處之鎖骨尖端骨折。

7. 微小的線形骨折，例如指骨骨折。

三、症狀

因為骨頭本身沒有神經，但骨頭外部的骨膜則有密集的神經，因此骨折時會有嚴重的疼痛。並可併發內出血、腫脹、和周圍大神經、動靜脈的壓迫及損傷。因此，在臨床之檢查，若是出現以下症狀，則可高度懷疑存在骨折之事實：

1. 看到或摸到骨頭變形。
2. 局部明顯腫脹。
3. 受傷後瘀血立即出現。
4. 骨頭上方出現明顯壓痛。
5. 明顯功能喪失。

四、較專一性的症狀

若有以下症狀則較具有專一性，但最後之確認診斷仍需要用影像學來確定。

1. 骨頭有異常運動性，即本來不能移動的地方（斷骨間）因而能動。
2. 當受傷的部位被移動時，會出現骨頭輾扎音。

五、醫師診斷應注意事項

當醫師在做骨折之診斷後，必須注意到下列情形：

1. 有無開放性的骨折傷口。
2. 骨折遠側端的循環是否被破壞。
3. 有無神經受損現象。
4. 有無臟器的受損。

（一）皮膚傷口的情形

在發生骨折處皮膚傷口的情形，如皮膚有撕裂傷不必然代表有開放性骨折，應小心檢查傷口的性質及其部位，不難決定傷口是否和骨折處相通。

（二）循環的狀況

再者視皮膚循環的狀況，注意骨折遠測端的循環狀況。可以觸摸脈搏，若是脈搏減弱或消失則要特別注意，也可感覺指頭的溫度。簡單測試法，若捏住病人的

手指，然後向遠側推，如果推過的皮膚馬上變白而稍後又回復紅色則屬正常，若不會變白則可能靜脈回流有問題，若久久不會回復紅色，則要懷疑動脈的血流供應不足。若局部腫脹相當厲害，也可能壓迫血管造成遠端缺血。例如脛骨骨折，可造成脛骨和腓骨間的前脛骨腔隙症候群（**Anterior Tibial Compartment Syndrome**）。

註：腔隙症候群（Compartment Syndrome）

肌肉被包在筋膜的腔隙中，外傷造成腔隙內腫脹形成惡性循環。腫脹阻塞了供應肌肉營養之小動脈或靜脈，造成肌肉缺血引發一連串的生化反應，導致水腫加劇。數小時後造成不可逆變化，缺血造成肌肉壞死，神經喪失傳導性，肌肉逐漸由纖維結締組織取代造成攣縮（福克曼氏缺血性攣縮，Volkmann's Ischemic Contracture）。常見於前臂及小腿的屈肌。受傷時關節錯位應該先行復位，再用中藥活血化瘀藥，例如三稜、莪朮之類，排出瘀血並且同時配合消腫利水藥，例如地蜈蚣、土牛七、澤瀉之類，減輕受傷部位之腫脹，有利於防止日後造成的腔隙症候群（Compartment Syndrome），此為中醫之長處非西醫可及。

（三）神經的傳導

其神經的傳導有所謂的 5P 症狀，包括疼痛（**Pain**）、麻痺（**Paralysis**）及癱瘓（**Paraplegia**）；無脈搏（**Pulseless**）、變白（**Pale**）。其中前三項是因神經受壓迫所造成之症狀，故為神經症狀；後兩項則是因為血管受損形成供血不足而形成之症狀。

六、從影像學診斷判斷

（一）X 光片

當懷疑骨折時一定要照 X 光。一張好的 X 光要包括疑似骨折處上下兩端適當長度的骨頭，最好包括關節。

（二）其他的影像檢查

1. 骨骼掃描（**Bone Scan**）：注入同位素（通常是 Tc）。
2. 電腦斷層（**CT**）：對於脊椎及骨盆特別診斷價值。

七、骨折癒合與否的檢查

（一）臨床測試法

若已癒合會表現出如下三點：

1. 兩斷片不會移動。

2. 用力觸摸骨折位置不會有壓痛。

3. 在骨折處施加有角度的壓力時不會引起疼痛。

（二）X 光診斷標準

1. 骨痂（**Callus**）連接骨折。

2. 有連續的骨小樑橫過骨折處，而非重疊造成。

第四節　骨折之癒合

骨骼的主要基礎材料是**鈣碳酸鹽**（**Calcium Carbonate**）、**鈣磷酸鹽**（**Calcium Phosphate**）、**膠原**（**Collagen**）、**水**（**Water**），這些成分的百分比依骨骼的年齡及健康狀況有所不同。鈣碳酸鹽及鈣磷酸鹽的一般構成約骨骼重量的 60%～70%，這些礦物質提供骨骼硬度及壓縮強度。膠原是蛋白質，它提供骨骼彈性及張力強度。膠原在年輕兒童的骨骼比在成年人多。骨骼的水成分約佔 25%～30% 的骨骼總重，在骨骼中水是骨骼強度的重要貢獻者。

骨骼礦物質所佔的比例不同，不只和年齡有關也和骨骼在身體的位置有關。有些人的骨骼比他人更**多孔**（**Porous**），骨骼的更多孔是較少比例的鈣磷酸鹽及鈣碳酸鹽和較高比例的非礦物質骨骼組織。骨骼組織依多孔性來做分類，如果低多孔性是介於 5%～30% 的骨骼體積被非礦物質佔據，這組織就叫**皮質骨**（**Cortical Bone**），而骨骼組織有高多孔性是 30%～90% 以上的骨骼體積被非礦物質佔據，就稱為**海綿骨**（**Spongy or Cancellous Bone**）。多數的人體骨骼有皮質骨為外層結構，有海綿骨組織在皮質骨裡面。

多孔性骨骼組織直接影響它的機械特性，皮質骨有較高的礦物質含量，因此是較硬的，所以它能抵抗較大的應力，但比海綿骨有較小的變形能力，海綿骨比皮質骨更負有彈性，在骨折之前它可以忍受更多的變形，大腿長骨含有高比例的強壯皮

質骨，高海綿骨含量的脊椎提供它們的衝擊吸收能力。

　　骨骼結構大部分經由它們承受的自然力決定，即骨小樑的方向。骨骼最強的是在抵抗壓力應力（**Compressive Stress**）而在抵抗剪力應力（**Shear Stress**）是最弱的。人體的骨骼是由外層較緻密的**皮質骨**（**Cortical Bone**）或**緻密骨**（**Compact Bone**）和內層較鬆軟的**海綿骨**（**Cancellous Bone**）所共同構成。皮質骨質地堅硬其內含有許多哈氏系統（**Harversian System**）。海綿骨質地較為疏鬆，其內由許多**骨小樑**（**Trabecular Bone**）所構成，骨小樑間有很多孔隙狀似海綿故稱為海綿骨或小樑骨。成人骨骼約有 80% 為皮質骨，20% 則為**海綿骨**（**Cancellous Bone**）。在整個生命期，活的骨骼會繼續不斷的改變，這些改變發生的原因是骨骼正常的成長（**Normal Growth**）和成熟（**Maturation**）。

　　其中，骨骼長度成長（**Longitudinal Growth**）的發生只在骨骼的生長中心，生長中心或生長板繼續不斷的產生新的骨細胞在它的中心面，當生長板停止產生細胞，通常在青春期期間生長板消失，骨骼的長度成長端在 18 歲關閉生長點，有些人會到約 25 歲。而骨骼周圍的成長（**Circumferential Growth**）在直徑方面的生長是在整個生命期，雖然骨骼最快的生長發生在成人之前**骨膜層**（**Periosteum Lays**），內層的骨骼組織形成骨骼組織的向心層，同時骨骼再吸收骨骼內的骨髓腔周圍，不停地擴展骨髓腔。

　　成骨細胞（**Obteoblasts**）形成新的骨骼組織及**蝕骨細胞**（**Osteoclasts**）再吸收骨骼。成骨及蝕骨細胞的活動是平衡的，因此骨骼在成人是呈現維持不變的直到女人生命的第 40 年，男人第 60 年，骨骼的質量開始下降，這個骨質流失是老化過程不可避免的一部分或久坐生活方式的功能不完全。骨頭表面上有一層骨膜（**Periosteum**），此層骨膜會與骨端之軟骨相連接，當骨端受壓力時，軟骨也受壓力往外突出，連帶著骨膜受刺激而產生發生**發炎現象**（**Inflammation**），久了以後，在骨端邊緣形成不規則的隆凸，即為骨刺（**Spur**）。

　　骨膜（**Periosteum**）是覆蓋骨骼表面的一層緻密纖維膜。分外層（纖維層）及內層（細胞層）。外層主要由膠原纖維組成有神經纖維，故受傷時有痛感，又多血管，其分枝穿過骨質供應骨細胞，並經過福爾克曼氏管與哈弗斯氏管中的血管相連。而骨膜內層含成骨細胞。能增生骨層，能使受損的骨組織癒合和再生的作用。

骨膜內層有一些纖維穿入骨質與血管共同將骨膜附著於骨質上。骨膜是覆蓋在骨表面的結締組織膜，裡面有豐富的血管和神經，有提供骨質營養的作用，同時，骨膜內還有成骨細胞，外傷如骨折後，創傷區周圍的骨膜血管出血，在骨碎片周圍形成血凝塊，48 小時內成骨細胞大量增殖，骨膜內層的成骨細胞厚達數層。並開始分化，在骨折端之間形成新的骨質。骨骼表面除軟骨覆蓋的部位（如關節面）及肌腱、韌帶附著處以外均有骨膜覆蓋。在肌腱與骨質相連的部位，骨膜常為纖維軟骨代替。顱骨內面的骨膜與保護腦髓的硬膜緊密結合成為一體。

造骨細胞（Osteoblast）和蝕骨細胞（Osteoclast）這兩種硬骨細胞會不斷的在反覆進行建造和破壞骨骼的工作。如果形成的比例較高，比如人類的嬰兒和青少年兩大成長期，骨頭便有可能延長、變粗、變緻密；相對的侵蝕的速率較快的話，可能降低身高（老倒縮）或是形成骨質疏鬆。在成骨作用非常旺盛的胚胎期及幼兒期，成骨細胞為數甚多。成年後數目減少，但仍保持著成骨的能力。若遇外傷便大量增殖，產生新骨以修復組織。

骨頭分為緻密皮質骨（**Cortical Bone**）和鬆軟海綿骨（**Cancellous Bone**）。

一、皮質狀骨之修補分為五個階段

皮質狀骨之修補區分為：血腫期、外骨膜及內骨膜細胞增生期、骨痂期、實質化期與再塑期等五個階段。

（一）血腫期（Hematoma Stage）

骨頭折斷後，血液自被撕裂的血管滲出，形成血腫。將外骨膜撐起，將其從斷端骨頭表面剝離。骨膜若有破損，則血會滲出而被肌肉、肌膜及皮膚等軟組織包住。骨折切斷緻密骨中縱走微血管，缺乏血液供應，骨折端數毫米之內骨細胞會死亡。

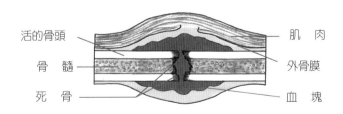

圖 1-7　血腫期（Hematoma Stage）：只有鄰近骨折處的骨頭壞死。

（二）外骨膜及內骨膜（Periosteal and Endosteal）細胞增生期

修補早期主要的特徵是，靠近骨折之外骨膜的內表面之細胞（成骨母細胞的祖先）增生。這些細胞是成骨母細胞的祖先，而成骨母細胞可釋出特殊的細胞間質，形成活性組織圍住斷片而向另一斷片方向生長，血栓對於修補並無幫助，會被推開而逐漸被吸收。骨髓管腔也有活性細胞的增生，可能源自於內骨膜及骨髓組織，兩端的組織會相向生長而逐漸和另一端的組織融合起來，骨頭內外的這些細胞組織最後會將骨頭連接起來，其中會有些軟骨小島，但並非骨折癒合所必須的。

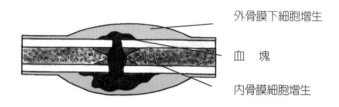

圖 1-8　外骨膜及內骨膜（Periosteal and Endosteal）細胞增生期：細胞組織可能包含軟骨小島（Islands of Cartilage），會自骨折的兩端向前推進，即使有血塊存在。血塊會漸被吸收，對實際修補而言幾乎毫無地位。

（三）骨痂（Callus）期

成骨母細胞會釋出膠原蛋白及多糖體等間質細胞，很快會有鈣鹽沈積而形成不成熟的骨頭－骨痂（**Callus**）。根據其結構可被稱為**織狀骨**（**Woven Bone**）。骨痂可在 X 光片下看到，是骨折正在癒合的放射學首先指示。

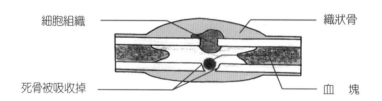

圖 1-9　骨痂（Callus）期：增生的細胞會產生成骨母細胞（Osteoblast），其能釋出膠原蛋白及多糖體等間質細胞，被鈣化後可形成織狀骨（Woven Bone）或骨痂（Callus）。

（四）實質化（Consolidation）期

形成初期骨痂的織狀骨會因成骨母細胞的活性而逐漸被轉型成更為成熟具層級

構造的骨頭，亦即成骨母細胞持續進行修補過程，犧牲掉織狀骨而形成**層狀骨**（**La-mellar Bone**）。

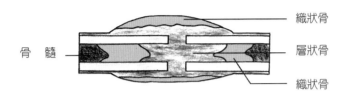

圖 1-10　實質化（Consolidation）期：成骨母細胞持續進行修補過程，犧牲掉織狀骨而形成層狀骨（Lamellar Bone）。

（五）再塑（Remodelling）期

　　骨頭的再塑（Remodeling）由兩種骨細胞所執行，一是**蝕骨細胞**（**Osteoclasts**）：負責骨的破壞與再吸收；二是**造骨細胞**（Osteoblasts）：負責骨的形成。骨承受肌肉收縮所產生的外在力量，本身會產生反作用力。這些作用力會導致骨骼形狀的改變，改變的程度決定於所施予壓力的總和。骨骼承受負荷產生壓力，刺激內在和外在的骨產生再塑作用，造成其外型或是密度的改變，這種改變最後會達到一個新的平衡狀態。這種平衡現象很明確的說明運動訓練對於骨骼密度的特殊效果。因此，運動選手與經常進行身體活動者，具備較大的骨質密度。

　　融合初期所新生成的骨頭常是包圍骨頭的球狀物，且會阻塞骨髓管腔。在骨折癒合後數月內，骨頭力線上的骨頭會被強化，其他地方則被吸收。再塑的過程對骨頭而言終其一生都在進行，但在骨折後特別明顯。骨頭因此或多或少恢復其原來形狀。大人骨折後常有永久而明顯增厚及硬化區；而兒童再塑能力特別強，骨折後在 X 光片下可以不留下痕跡。

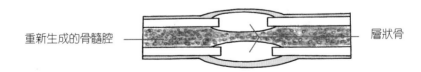

圖 1-11　再塑（Remodelling）期：在骨頭受力線上的骨頭會被強化，其他地方則被吸收。骨頭因此或多或少恢復其原來形狀。

二、海綿狀骨的修補

結構一致的海綿狀構造無骨髓管腔。骨折後斷片間接觸面較大。骨小樑的開放式網狀結構使形成骨頭的組織容易穿過。骨表面直接癒合不需透過骨痂形成。初期也會有血腫，然後成骨細胞增生長入而互相融合。成骨細胞釋出細胞間質而後鈣化形成織狀骨。雖然骨頭分為緻密皮質骨（**Cortical Bone**）和鬆軟海綿骨（**Cancellous Bone**）。且此兩種骨會存在同一塊骨頭中，但海綿狀骨存在於脊椎骨、頭蓋骨、肋骨、胸骨及骨盆，這些部位都非常有容易骨折之虞。

三、癒合速率

癒合時間會因年紀及骨折部位而有所不同，一般在臨床治療統計而言：

1. 小朋友骨折：兩週內 X 光可見骨痂形成，2～6 週可實質化。
2. 成人長骨骨折：在條件佳時需 3 個月，較大骨頭需 4～5 個月。
3. 上肢骨折：上肢骨較扁平細小較下肢癒合快。例如橈骨遠端約 3～4 週，橈、尺骨（Ulna）約 6～8 週，肱骨幹約 3～4 週，肱骨髁上約 2～3 週，肱骨頸約 3～4 週。
4. 下肢骨折：下肢骨較粗較大癒合時間較久。例如股骨粗隆約 7～8 週，股骨幹約 9 週，髕骨約 4～5 週，脛、腓骨約 7～8 週，踝骨約 4～6 週。

四、影響癒合的因素

（一）相關疾病

一些相關的疾病影響，例如糖尿病等全身性疾病。

（二）骨折局部情況

骨折的局部情況影響癒合的有下面三點：

1. 血液供應是否良好。
2. 粉碎性骨折或是骨折移位程度較大或骨頭本身就不癒合的。
3. 若是感染皆會影響骨折之癒合。

（三）骨折治療品質

若骨折治療及時復位且良好，固定緊密，控制得當則較不會出現併發症。

（四）肌肉的強弱

　　以同年齡層而言，平時肌肉使用較多且常持續處於收縮狀態者，相對其韌帶也常處於僵硬狀態，在骨折時韌帶會時常拉緊斷端，使骨折癒合時間加長。因此肌肉較強者癒合時間也較長。

第五節　骨折之治療

　　在發生骨折之當時，常發生局部小關節之錯位，甚至是合併關節脫臼，受傷時因外力之作用，使關節扭轉而吸收之動能儲存成位能型式，當扭轉之程度無法將外界之動能全數吸收時，便選擇打斷骨頭，形成與原來骨頭存在不同位階之位能而用於吸收剩餘之能量，同時用瘀青腫痛之血腫方式儲存位能及熱能。

　　因此在治療骨折之方式，自然是以釋放多餘能量之方式進行，因此關節之復位便是當中最主要之關鍵所在。因復位不佳會使關節間之韌帶無法放鬆，因而影響骨折處之復位角度，進而影響癒合時間，且將使能量釋放出現困難，因位能釋放不出則疼痛消除不易，疼痛會造成局部之炎症反應而影響熱能之釋放；與原來骨頭處於不同位階之斷骨，自然無法保持最佳之癒合角度，導致日後延伸出各種骨折癒合不良之後遺症。中醫以自然之復位方式治療，就像一個人的手指不小心誤觸高壓電，中醫是用另一個不導電之物體將病患之手與電源分開，使手指保住也解救病患生命。臨床結構醫學之觀念，是以中醫自然方式復位配合臨床解剖概念，且考慮骨折必定合併或多或少關節錯位之觀念，在治療骨折時必定同時復位錯位關節，在骨折癒合後關節功能必能恢復正常，可免去日後復健之路；而西醫手術治療，則如同為了分開手指與電源而採用切斷手指之方式，但其一生復健之路必定很長甚至病患終成殘障。在骨折治療之預後好壞，常歸因於復位接骨之當時，是否考慮到關節處之錯位或其相關連之骨頭或關節，有否復位完全而定，若能掌握「骨折必定合併或多或少之關節錯位」的概念則可避免枉走日後復健之路。

一、無併發症之密閉骨折治療區分為三個原則

（一）復位

　　1. 肱骨即使彎曲 20 度～30 度，外表及功能無太大影響。

2. 下肢骨則不可 > 10 度，否則關節受力會不均衡，易產生外傷性關節炎。

3. 前臂骨折癒合後 > 5 度，則旋前及旋後受限。

4. 下肢長短超過 1cm 走路會有搖擺狀 ； 若 > 2cm 另行治療。

（二）固定

鎖骨骨折不一定要固定堅實；但舟狀骨（**Scaphoid Bone**）或股骨頸（**Femoral Neck**）需堅實固定，因兩則容易造成缺血性壞死。舟狀骨骨折必須注意腕部橈骨與舟狀骨之相對位置；但股骨頸骨折最主要是在骨盆腔之傾斜，必須完全復位固定才有意義，否則會造成股骨頭之壞死。

需要固定之理由：

1. 預防移位或產生角度。

2. 預防移動 ：

絕對之固定並非總是必需，只有當移動時（特別是轉動）會切斷微血管時才需要。例如舟狀骨、股骨頸及尺骨幹骨折。許多是不需要非常扎實固定的。例如肋骨、鎖骨及肩胛骨及掌骨、蹠骨、指骨等骨折。

腕部固定太久會造成腕部僵硬而喪失功能。手部固定不可超過 4 週。石膏打緊加上局部組織水腫易阻斷血流導致壞死，危險期為受傷或手術後 12～36 小時。石膏內嚴重疼痛或指頭明顯腫脹都是警訊。

（三）保留功能

在受傷時若未能確實復位，為了保留功能則必需靠日後復健，手部骨折固定以三週為限，期間需時時檢查關節是否復位完全。

二、開放性骨折之治療

開放性骨折是指骨折造成穿破皮膚接觸到污染源。開放性骨折需要緊急及謹慎的處理，若開放性骨折治療不當容易產生骨髓炎，因此受污染的傷口要洗淨，壞死的組織需要加以清創，若治療情況沒有把握，先不要急著關傷口，需多換幾天藥觀察狀況。

第六節　骨折的併發症

一、簡介

　　大多數的骨折會如預期地癒合且受損部位的功能也會逐漸恢復，但有少數的骨折並沒有如此幸運，會有併發症出現，例如脊椎骨折因有可能傷及脊髓，而造成其支配區域的麻痺，頸椎骨折則可嚴重致死。四肢骨折常見的併發症則是造成周邊神經血管的損傷。長骨中的脂肪於骨折中進入血液另可能造成肺部的脂肪栓塞。此外老年人骨折常因久臥而合併譫妄與肺炎等併發症。常見之併發症可概分爲三類：

（一）骨折本身的併發症

　　1. 延遲癒合（**Delayed Union**）。

　　2. 不癒合（**Non-Union**）。

　　3. 癒合不良（**Mal-Union**）。

　　4. 變短（**Shortening**）。

　　5. 刺激生長（**Growth Stimulation**）。

　　6. 生長停滯（**Growth Arrest**）：生長板受損。

　　7. 缺血性壞死（**Ischemic Necrosis**）。

　　8. 感染（**Infection**）。

（二）因破壞鄰近軟組織或臟器所造成的併發症

　　1. 傷及主要血管。

　　2. 傷及神經。

　　3. 傷及肌腱。

　　4. 傷及肺、腸、膀胱、脊髓及相關構造。

（三）骨折遠處組織及器官的併發症

　　1. 休克（**Shock**）。

　　2. 脂肪栓塞（**Fat Embolism**）。

　　3. 關節僵硬（**Joint Stiffness**）。

　　4. 蘇迪克氏萎縮症（**Sudeck's Atrophy**）。

　　5. 骨化性肌炎（**Myositis Ossificans**）。

6. 外傷後關節炎（**Post-Traumatic Arthritis**）。

二、骨折本身的併發症

（一）延遲癒合（Delayed Union）

一般而言，若復位正常，骨折癒合大約在 2 週後開始進行，一般骨折會在 1.5～2 個月內癒合，癒合時間會因年齡及部位不同而有差別。若在預期時間內未癒合即可稱為延遲癒合，但事先無跡可循。通常在骨折發生後的 3～4 個月後，骨折之斷端仍可動即是延遲癒合。

（二）不癒合（Non-Union）

如果在好幾個月後骨折都沒癒合，在 X 光下見骨折處變緻密且成圓形，且斷端有纖維結締組織填塞，甚至形成**假關節**（**Pseudo-Arthrosis**），則可預知癒合之步驟已停止為不癒合。因其間無韌帶連接，因此無正常關節之功能。常見於骨折後未正常復位或固定不確實造成，有些情形會出現在手術鋼板固定時，斷端距離過大造成不癒合。下列因子易造成延遲癒合或不癒合：

1. 不當的固定最常見。
2. 骨頭感染。
3. 血液供應不足。
4. 斷端間過多的橫向移動。
5. 斷端間失去良好的對位。
6. 若骨折發生在關節囊中，則骨折血腫塊會被關節液所溶解。
7. 軟組織卡在斷端間。
8. 骨頭被腫瘤等破壞（病理性骨折）。
9. 骨折附近有腐蝕的金屬。

（三）癒合不良（Mal-Union）

癒合不良表示斷端間癒合的位置不當，因此癒合後會產生角度、旋轉、沒有斷端接斷端、或者因為重疊造成變短。有些骨頭，例如肱骨若產生一點角度或稍微縮短，並不影響到功能；相反地，有些骨頭如尺骨（**Ulna**）及橈骨（**Radius**），若不做解剖學的復位加上堅實的固定，導致癒合不良產生角度，則會影響旋前功能，並

因而限制前臂活動；或如下肢骨，如果癒合不良產生過大的角度，有**內翻**（**Varus**）或**外翻**（**Valgus**），則將來膝關節由於受力不均會產生關節炎，相當嚴重，因此在處理這些特別的骨折時，不應只考慮到促進癒合而已，還要注意到癒合後的角度、長度及是否產生旋轉等問題。

在現今以西醫手術治療為導向之所謂現代醫學中，此種情形非常常見，或許是如此，復健科才有存在之必要，而且病患也絡繹不絕，然而，普遍存在之問題是，若醫師不懂脊椎矯正又如何能將骨折確實復位呢？在骨折斷端的另一端是關節，連接另一頭的正常骨頭，相接之韌帶會將斷端拉走，使固定不易，因此，關節復位能力之功勞則歸於醫師是否具備整復之能力。臨床中所見，一般而言肌肉、肌腱及韌帶較強之大人及壯年病患，斷骨易被強壯之韌帶或肌肉拉扯而不易固定及癒合，因此痊癒所需時間相對於小孩及肌肉較弱之病患為長。

（四）生長停滯（Growth Arrest）

小孩子的骨頭之生長板（**Growth Plate**）仍不斷地發育增生，使骨頭變長，若是生長板受損會該骨頭無法增長，因而造成問題。通常骨折造成生長板分開的傷害影響較小，最嚴重的是壓迫性撞擊而造成生長板被壓扁。如果整個生長板受損，則會使該骨頭發育停滯，因而造成肢體變短，若是只有一側生長板受損，則另一側繼續生長，會使骨頭產生彎曲形變且愈來愈嚴重，此稱為**進行性變形**（**Progressive Deformity**）。

（五）無血管性壞死（Avascular Necrosis）

所謂無血管性壞死，即由於缺乏血液供應，造成骨頭缺氧進而壞死。可能會有嚴重的後遺症，不只是骨折無法癒合，許多時候還會造成關節炎，甚至整個關節完全報廢。很多的情況下，雖然不是全部，無血管性壞死可在受傷後 1～3 個月間，由 X 光片辨認出來，由於無血管供應，無血管的斷端反而不會和周圍的骨頭一樣，因為不用而產生骨質疏鬆使骨質密度降低，由於斷端的骨質密度不變，故和周圍骨頭比較起來明顯較白。

當通往骨頭的血流因外傷而被阻斷，則全部的骨頭或一部分的骨頭便會產生無血管性壞死。通常是靠近關節端骨折的併發症，特別是易發生在終末的斷端，因為該處缺乏血管軟組織的附著，其營養的供應端來自骨內的血管，而在骨折時因受

傷而剝奪終末的血流。無血管性壞死也可能因脫臼，使主要的供應血管拉傷或被壓迫阻斷而造成。在缺血之後會造成骨細胞的壞死，而如果該部分的骨頭是位於關節腔內，則有很少的機會能再度由周圍組織長入血管而避免不可逆的變化。無血管性壞死發生時，無血管的骨頭會逐漸喪失其堅硬的小桿狀結構而變為顆粒狀或**砂礫狀（Gritty）**。此狀態下骨頭很容易因為肌肉的張力或身體重量的壓迫而**萎陷（Collapse）**。最常見部位有：

1. **股骨頭（Femoral Head）**：因股骨頸骨折或髖關節脫臼引起。
2. **舟狀骨（Scaphoid）**的近側斷端：因該骨之腰部骨折。常被忽略在 X 光片下不易察覺。
3. **距骨體（Talus）**（因距骨頸骨折）：有些在脫臼後整個壞死，特別是月狀骨（**Lunate**）。

三、因破壞鄰近軟組織或臟器所造成的併發症

（一）傷及主要血管

每個骨折多多少少都會造成鄰近軟組織某種程度的傷害，特別是肌肉、筋膜以及小血管，但是在大部分的情況下，這些損傷會隨著骨折的癒合而自動修補。偶而，也會有些重要的動脈會受損，可能是外物造成（例如子彈），或是骨折斷端移位時造成，如果處理不當會造成嚴重的後遺症，導致肢體的缺血性壞死，幸好此種情況不常發生。血管可被橫向撕斷、被血拴塞住或僅僅因為血管壁肌肉收縮而被封閉，可能會造成以下的結果：

1. **外傷性血管瘤（Traumatic Aneurysm）**。
2. 造成受傷血管所分布區域血流供應受阻，因而造成壞死，神經因缺乏血流而麻痺或肌肉因缺血而攣縮（**福克曼氏缺血性攣縮，Volkmann's Ischemic Contracture**）。

必須特別強調的是，若是血管外有封閉的肌膜則組織水腫也能造成血流受阻，例如**腔隙症候群（Compartment Syndrome）**。而骨折處理後，若是因石膏或繃帶太緊，也會造成血管受到壓迫，特別是在受傷的前二天水腫會達到高峰。

所謂**腔隙症候群（Compartment Syndrome）**，是指肌肉被包在筋膜的腔隙中，

外傷造成腔隙內腫脹形成惡性循環。腫脹會阻塞供應肌肉之小動脈或靜脈，造成肌肉缺血引發一連串生化反應，導致水腫加劇。數小時後造成不可逆變化，缺血造成肌肉壞死，及其間的神經喪失傳導性，肌肉逐漸由纖維結締組織取代造成攣縮（**福克曼氏缺血性攣縮，Volkmann's Ischemic Contracture**）。常見於前臂及小腿的屈肌。開始發生腔隙症候群的表現常是厲害的疼痛，且會嘗試以被動方式伸展指頭。因為骨折及脫臼而造成的動脈受阻併發症，在此舉幾個重要範例說明：

1. 肩部的脫臼造成**腋動脈**（**Axillary Artery**）的受損。

2. 肱骨的**髁上**（**Supracondylar**）骨折或是肘部的脫臼造成**臂動脈**（**Brachial Artery**）的受損。

3. 膝部的脫臼或是脛骨上端移位性的骨折會造成**膕動脈**（**Popliteal Artery**）的受損。

（二）傷及神經

1. 好發位置及成因

   周圍的神經因為骨折而受傷的機會遠大於主要的動脈。神經容易受損而能辨認的區域列於下：

   ⑴頸椎或胸椎：傷及脊髓。

   ⑵腰椎：傷及馬尾（Cauda Eguina）。

   ⑶髖臼（Acetabulum）骨折：傷及坐骨神經（Sciatic N.）。

   ⑷肩部脫臼：傷及迴旋神經（Circumflex N.）。

   ⑸肱骨骨折：傷及橈神經（Radial N.）。

   ⑹肱骨內側上髁（Medial Epicondyle）骨折：傷及尺神經（Ulnar Nerve）。

   ⑺腓骨頭骨折：傷及總腓神經（Common Peroneal N.）。

2. 受損分類

   依照 1942 年**許登**（**Seddon**）分類，神經的受損可以分為三型：

   ⑴神經失用症（Neurapraxia）

   神經失用的意義是在連續的軸突內有局部傳導阻斷的現象，而神經的應激性仍然保存。這一型的損傷相當於在擠壓受傷後產生的急性局部去髓鞘的阻斷。傳導阻斷通常持續幾星期或幾個月，直到局部髓鞘修復。根據**許登**

（Seddon）的原本分類，神經失用包括完全的運動麻痺以及少量的感覺或交感神經的功能障礙。神經只有輕微受損，只造成神經功能暫時性的受阻，在數週內便會自行恢復。

⑵軸突斷傷（Axonotmesis）

軸突斷傷的意義是指軸突在受傷的階層連續性的喪失，但是神經內膜仍然完整。這一型的損傷常發生於神經受擠壓或拉傷後，軸突的連續性遭受破壞，並且使軸突的遠端發生 Wallerian 退化（Wallerian Degeneration）。而神經恢復功能時間的長短取決於再生軸突再支配（Reinnerveration）原來目標組織的時間。軸突斷傷後，軸突仍可沿著原本的途徑再生，並且再支配原本的目標組織，所以預後良好。神經的內部結構仍得以保留，但是軸突受損相當嚴重，而導致周邊部分神經退化，可以自動恢復但需要靠軸突的再生，且可能要數月之久，通常再生的速度一個月只有 2～3cm。

⑶神經斷傷（Neurotmesis）

神經斷傷的意義為除了軸突斷傷以外，神經幹其他連續性的部分或全部的喪失。神經幹的其他部分包括神經內膜、圍神經膜及神經外膜。神經斷傷包含了神經的斷離。神經斷傷發生後，需要手術修復。神經功能恢復的預後不佳。神經因為斷裂或是嚴重的瘢痕受到破壞，只有在切除受損部位，並使斷端吻合後才可能恢復。

（三）傷及肌腱

骨折本身或造成骨折的外力都可能會使肌腱斷裂。常見如橈骨遠側端（Distal Radius）骨折造成伸拇長肌（Extensor Pollicis Longus）肌腱斷裂。

（四）傷及臟器

像神經和血管一樣，臟器也可能因骨折而受損。原因可以是造成骨折的外力或是斷骨銳利的斷端。常見例子有：

1. 肋骨骨折傷及胸膜或肺。
2. 骨盆骨折傷及膀胱、輸卵管或結腸。

四、骨折遠處組織及器官的併發症

（一）休克（Shock）

股骨骨折或骨盆骨折可能傷及主要血管（前者以動脈為主，後者以靜脈為多見），大量內出血使體溫劇降，造成**低容積性休克（Hypovolemic Shock）**。

（二）脂肪栓塞（Fat Embolism）

小血管被脂肪顆粒堵塞住。不常見，但仍常會致命。是骨折最嚴重的併發症之一。

1. 病理學

小血管的阻塞對於肺及腦而言最具意義。在肺中會有水腫及肺泡內的出血，因此換氣的功能受損，這會造成**血氧過低（Hypoxemia）**，且可能會很嚴重。在腦中會有點狀出血，可能會有神經學症狀出現。

2. 臨床特徵

脂肪栓塞主要好發於嚴重的下肢骨折，特別是股骨和脛骨的骨折。發生通常在二天之內，但值得注意的是在受傷後會有一段沒有症狀的期間，這是和腦震盪很不同的一點，特徵常是大腦功能的障礙，如煩躁不安、**精神混亂（Confusion）**、**嗜睡（Drowsiness）**、**昏迷（Coma）**，這些症狀的產生或許是因腦部點狀出血所造成，但絕大部分是因為肺部病灶引起的缺氧所造成，相關的症狀是呼吸加快及呼吸困難；其他的臨床症狀包括，常見的皮膚**瘀斑（Petichia）**，通常可見於前頸部、前腋窩皺摺、胸部或是結膜，出現這樣的斑點能強烈支持脂肪栓塞的診斷。

（三）關節僵硬（Joint Stiffness）

骨折，特別是靠近關節的骨折之後常會因為沾黏造成關節僵硬，而造成永久性障礙。髖關節及腕關節常能完全恢復活動性。關節內的沾黏主要發生在影響到骨頭關節面的骨折之後，漏到關節內的血液雖然可能會完全被吸收而不產生任何不良效應，但也可能會殘留一些纖維蛋白，而在日後組織化形成關節滑液膜之間的纖維粘黏。此時在中藥處方中之活血化瘀藥，甚至破血藥，可立即派上用場，將關節間之血液排出，避免日後之後遺症。

關節周圍的變化和關節內沾黏比起來，是更為常見之造成關節僵硬的原因。可

能是傷害本身的後遺症，也可能只因為長期固定不動，水腫液集結在組織內，使結締組織的纖維結合在一起，這會使關節周圍的組織，如關節囊及韌帶失去彈性，而更常見造成關節僵硬的原因，是骨折處的肌肉直接和其下的骨頭沾黏在一起。要預防骨折後引起關節僵硬，則最好的方法就是儘早活動附近的關節。

（四）蘇迪克氏萎縮症（Sudeck's Atrophy）

1900 年德國外科醫師首先描述一種外傷性骨頭病變，也稱**反射性交感性神經性失養症**（**Reflex Sympathetic Dystrophy**）。其特徵為受傷肢體之手或腳的疼痛、腫脹及明顯的關節僵硬。確實的原因不明，但可能是因為中樞自主神經調節的異常，造成交感神經及運動神經刺激增加。因受傷後關節僵硬末梢回流受阻出現充血現象而造成肌肉、骨頭萎縮變形。

1. 臨床特徵

症狀大約在受傷後 2 個月或石膏移除後被發現。在活躍地使用及運動後，肢體仍無法恢復其應有之功能。病人嘗試活動時，會抱怨病手或病腳的嚴重疼痛，檢查該疼痛部位可見到肢體腫脹及充血，掌紋消失使表面外觀光滑，手或腳的指甲及毛髮會萎縮，掌部的**腱膜**（**Aponeurosis**）可能會增厚，關節的運動會嚴重受損，特別若是發生在手部的**掌骨指骨關節**（**MP**）及**指間**（**Interphalangeal**）關節（冰凍手，**Forzen Hand**）時，其 X 光片顯示點狀的骨質疏鬆常很嚴重。

2. 診斷

蘇迪克氏萎縮症（**Sudeck's Atrophy**）和長期不動引起的骨質疏鬆有特徵來加以區別，特別是明顯的腫脹、皮膚被伸張成平滑外觀，以及明顯的關節僵硬，都是其明確的特徵，骨質疏鬆帶有點狀的結構是更為嚴重。

（五）骨化性肌炎（Myositis Ossificans）

骨化性肌炎有時叫做外傷後骨化症，是骨折或脫臼後造成關節僵硬的一個罕見原因。只發生在關節嚴重受損病例，關節囊及骨膜因骨頭斷端劇烈移位而被刺破時，血液聚積在刺破軟組織下形成大血腫，血腫未被吸收而遭成骨母細胞侵入變為骨化。

此併發症大多發生在骨折－脫臼後的肘部。小孩發生機率大於成人，因兒童的

骨膜並未緊貼骨頭而容易被刺穿。長期不動的病患，其下肢也有較高發生率。關節受傷後，特別是兒童的肘關節，必須強迫關節完全休息，以減少形成大血腫的機率。

（六）外傷後關節炎（Post-Traumatic Arthritis）

1. 說明

在正常情況下，外傷造成的發炎及出血會在幾週內自行緩解及吸收。若不正常的話，纖維蛋白或血塊會沈積在滑膜的皺褶，隨後會纖維化並造成沾黏，使滑膜變厚而不具彈性，造成慢性滑膜炎。發炎後關節囊會由纖維結締組織癒合形成瘢痕（**Scar**）。在急性發炎期，軟骨會缺乏營養而有退化性的變化造成磨損，使其下的硬骨露出。若關節長期腫脹韌帶會在延長的方向上癒合而變長變鬆造成關節不穩定。

2. 臨床特徵

⑴有直接外傷的病史。

⑵腫脹、疼痛，以及關節活動受限會逐漸產生。

⑶關節內積水會逐漸增多。

⑷關節內出血。

第七節　小兒的骨折

在判斷兒童的骨折其實並不容易，因為小孩受傷時往往家長並非在場，而且小孩並不知如何表達其病情，常常需要有經驗之醫師抽絲剝繭問出重點，又小孩骨頭存在生長板，在 X 光片下易造成誤診。因此，在臨床上確實有其困難及不定性。兒童的骨折在發生率、特性及治療上，與成人的骨折有許多差異之處；嚴格地說，甚至可以說是大不相同。這是因為小朋友的骨骼尚在成長階段，不成熟的結果，可用一句話來形容：「硬的部分是軟的，軟的部分是硬的」（The Hard Part is Soft, The Soft Part is Hard）；第一句指的是理論上應該是很硬的骨頭，其實比較起來反而不夠強硬，而容易折斷；第二句指的是理論上應該是比較軟的韌帶、肌腱、骨膜等組織，比較骨頭來反而比較強韌，不容易從本體受傷，而容易造成附著於骨頭處的撕裂性骨折。

一、兒童骨頭的三大潛力

（一）癒合潛力（Healing Potential）

因為有相當強韌及厚實的骨膜及血液循環做後盾，因此發生不完全性骨折（青枝骨折，**Greenstick Fracture**）及不移位的骨折（**Non-Displaced Fracture**）比例相當地多；即使移位，骨折處經修補而癒合的速度及潛力也特別的好。

（二）生長潛力（Growth Potential）

兒童的骨骼尚有生長板的存在，只要骨折沒有傷害到生長板，則癒合中的骨頭會帶來許多的刺激及血液循環給鄰近的生長板，用以刺激其長得更快或更長。因此，許多骨折即使造成一點點的長短腳，也逐漸會在生長的過程逐漸追上而變成等長。

（三）重塑潛力（Remodeling Potential）

萬一骨折處並未接得很直，或有一點點旋轉的變形，則因應肌肉的張力平衡刺激，骨膜「因應壓力而生骨」及「因應張力而破骨」，再加上生長板的刺激成長，會使某個程度以內的彎曲及旋轉變形都回到正常。因此，在小孩骨折之復位時，並不需完全對位，應保留一點點角度預防癒合後不等長之問題。因為兒童的骨折有這麼多的好潛力，一般的民眾若以為小朋友骨折隨便找個醫師或接骨所醫一醫便好，那就犯了大錯了。因為：

1. 兒童骨折有時候不太容易診斷，容易犯下「重症輕判」或「輕症重判」的錯誤。因為骨膜拉住的不移位或不完全骨折，會被誤以為沒有骨折，這便是「重症輕判」。若因為發生意外後會痛或瘀血腫脹，照 X 光誤把生長板或生長線誤以為是骨折則是「輕症重判」。

2. 忽略了生長板本身的受傷（**Physeal Injury**）。原本認為只是一般的骨折，以致於原本看起來沒有變形的骨折，隨著成長反而變形愈來愈厲害，這便是忽略了生長板受傷最可怕的後遺症。

3. 忽略了**關節軟骨的受傷**（**Intra-Articular Fracture**）。有一些骨折及其骨折線有延伸到關節內，造成關節軟骨的不平整；若沒察覺並復位而任其癒合，則未來關節便很容易變成僵直或退化。

4. 忽略肌腱附著其上的**撕裂性骨折**（**Avulsion Fracture**）。有些塊狀的骨折，

其實是因爲肌腱附著其上，在意外時造成該肌腱過度的牽扯而骨折；這種骨折如果沒有復位並固定，很容易便會形成**癒合不良**（**Mal-Union**）或**不癒合**（**Non-Union**）的情形出現。

兒童的骨折，看似容易，其實困難；處理不當，會造成關節攣縮、肢體變形、功能折損、長短肢或跛行、外傷性的關節退化等情形，豈可掉以輕心呢？

二、兒童骨折於各部位發生的比例

以下介紹在臨床上常見的兒童骨折發生在不同部位之比例：

1. 上肢骨折：約佔 2/3。
   ⑴鎖骨（**Clavicle**）骨折：7.9%。
   ⑵肱骨髁上（**Humeral Supracondylar**）骨折：8.7%。
   ⑶橈骨遠端（**Distal Radius**）骨折：20.4%，最爲常見。
   ⑷尺骨（**Ulna**）骨折：14.4%。
2. 下肢骨折：約佔 1/3。
   ⑴股骨幹（**Femoral Shaft**）骨折：7.1%。
   ⑵脛骨（**Tibia**）骨折：15.8%，下肢中最多的。
   ⑶腓骨（**Fibula**）骨折：7.5%。

其中男女的比例約爲 7：3。而開放性骨折較少，僅佔 1.6%。而造成兒童骨折的原因中，以跌倒（33.4%）、車禍（24.8%）、高處摔下（23.9%）分居前三位，此外尚有運動傷害、重物撞擊及難產等原因。

三、兒童骨折的特徵

兒童並非「小號的大人」，其骨頭的生長及癒合方式和大人相較有許多的差異存在，因此必須以專章加以討論，以下將就病理學方面加以說明。兒童和成人骨頭之間最明顯的差異在於兒童之主要長骨的兩端存有軟骨性的生長板，而較短的長骨（例如掌骨及蹠骨）之一端通常也有。必須在此提到的，佔骨頭生長比例愈大的，生長板的關閉愈晚，例如肱骨的近側端，**橈骨**（**Radius**）及尺骨（**Ulna**）的遠側端，股骨的遠側端，脛骨及排骨的近側端。換句話說，最大的生長遠離肘部及朝向膝部。

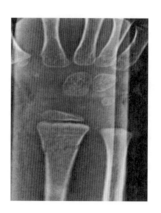

圖 1-12　正面照，橈骨遠端（Distal Radius）骨折。此為一位四歲之男性小孩因跌倒受傷，外表皮膚在背面正常、掌面有輕微瘀青、腕部腫脹。總共到三家西醫醫院治療，治療時醫師皆以為只是單純扭傷並無以 X 光確診，因此事隔十日之後來本院治療，本人懷疑存在骨折之事實，立即先行復位並照 X 光確診，發現有橈骨之青枝骨折現象。

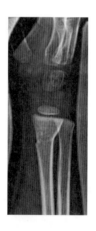

圖 1-13　承上圖側面照，橈骨遠端（Distal Radius）骨折屬青枝骨折。

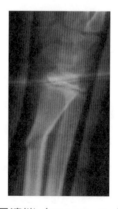

圖 1-14　側面照，橈骨遠端（Distal Radius）骨折，屬青枝骨折。

　　生長板在骨頭中可成為較脆弱的一點，且在某些部位，**骨骺（Epiphysis）** 可能會部分或全部地被從骨幹的 **骺幹端（Metaphysis）** 拉扯下來。典型的情況，骺幹端的一角會被骨骺拉下來。此型的傷害常是因為旋轉或有角度的力所造成，但直接的傷害也可能造成生長板被壓扁。這些骨骺的傷害及移位常發生在脛骨、股骨、肱骨的近側及遠側端，造成生長板的生長停滯或扭曲。他們的辨認及區分很重要，最有名的是蕭特－哈瑞斯在 1930 年所提的分類法。

1. 第一型：整個生長板都脫落了。
2. 第二型：骨折線上還帶有一塊骺幹端骨片。
3. 第三型：骨折線穿過骨骺。

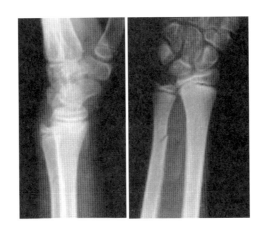

圖 1-15　尺骨（Ulna）骨折屬青枝骨折。左為側面照，右為正面照。

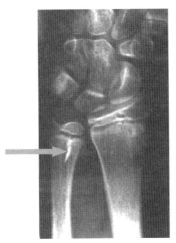

圖 1-16　尺骨（Ulna）骨折屬青枝骨折，正面照。

4. 第四型：骨折線穿過骨骺及骺幹端。

5. 第五型：生長板被扁了。

其中第一型及第二型較好處理，因為骨頭有再塑形的能力，所以只要復位固定即可。第三及第四型因包含了關節面的骨折，需做到解剖位置相符的復位，以預防產生外傷後關節炎，第五型由於生長板受損，很難處理。生長板最脆弱的部分在**軟骨轉形區**（**Zone of Cartilage Transformation**）上，恰位於鈣化及未鈣化區的交接處，其上的生長區（**Zone of Growth**）無鈣化，而其下的骨化區（**Zone of Ossification**）已鈣化，所以生長板斷裂以此處為多。

兒童的長骨和大人有所不同的另一點是其更加具有彈性，故可忍受較大的反折而不會斷裂。這就是為什麼小孩子常有 **Greenstick** 型（青枝骨折）的不完全性骨折，這在成人是不會發生的。兒童骨頭的另一項重要特質是其**骨膜**（**Periosteum**）只有鬆鬆地附著在骨幹上，因此容易被剝離下來而在其下聚積相當量的血液。此骨膜下的血腫很快會被骨痂所取代，因此即使只有很小的移位，也可看到骨痂在斷端的上下延伸一段不短的距離。

至於骨折的部位，兒童和成人有相同，也有所不同。小孩及成人，前臂遠側端、鎖骨，以及脛骨、腓骨的骨折都屬於最常見的損傷。但在小孩子**舟狀骨**（**Scaphoid**）以及股骨頸部及轉子區的骨折，並不如成人的常見。相反的，肘部區域的嚴重骨折（特別是肱骨髁上區骨折及肱骨小頭骨折）則相當常見，且事實上為兒童最難處理的傷害之一。

兒童骨折的癒合幾乎全部都是非常快速的，且年紀愈輕，癒合愈快。在嬰兒時期，骨折能在三個星期內完全地癒合。而在兒童期末期，癒合需要的時間逐漸增加，到了骨頭生長停止後，年齡對於骨折癒合速度便幾乎沒有影響了。同樣的情況，在兒童期早期，**再塑**（**Remodelling**）能力也非常活躍而完全，此能力強到可使過去的骨折之遺跡在數月之內消失掉，而且是看不出曾經發生過骨折。但如果骨折包含關節面而產生移位，再塑能力並無法恢復關節面的平整。

四、兒童骨折的診斷

要辨認出骨折在小孩可能比成人要困難。完全性骨折並沒有什麼特別的困難，但　是不完全骨折則有時候會被忽略，因為兒童骨折通常缺乏骨折較顯著的徵象。

因此可能會沒有變形、沒有異常的活動性、沒有捻髮音。更甚者，受傷的病史並非總能信手捻來的，因為，特別是小小孩；有時患者不能自己說話，或者受傷之當下並無大人在旁。事實上，父母有時會故意隱瞞兒童受傷的事實，特別是當兒童被虐待時的**受虐兒童症（Batter Baby Syndrome）**。這種病例真實性質的辨認可能因此會很困難，即使有 X 光片的協助。因為這些嬰兒的骨折常發生在長骨的骺幹區域，常為多發性的，且其可能會產生許多的骨痂：因此放射學上的表現可能不典型，故可能會和下列情況相混淆：壞血病、梅毒、骨髓炎或骨腫瘤。不管病史如何，若有明顯的功能喪失或因局部疼痛行為或因壓痛而不願使用患肢都應考慮到有受傷的可能性。

五、兒童骨折的併發症

兒童骨折的併發症和成人的類似，但發生率有所不同。不癒合在兒童甚為少見，只有一處例外，也就是**肱骨小頭（Capitellum）**。股骨頭骨折後產生無血管性壞死及不癒合也是已熟知的併發症，只是該處骨折不常見。一般來說，其他的併發症在兒童也是比成人少見，但是有兩個很重要且常見而必須特別提到的：

（一）臂動脈（Brachial Artery）受損

肱骨髁上骨折造成**臂動脈（Brachial Artery）**受損，常見於因跌倒受傷之小孩，手肘著地導致肱骨髁上骨折，同時常合併肘關節脫位及背部脊椎程度不一之錯位。在患部復位後更應同時復位胸椎，否則會因肩關節之活動受限而導致肘關節復位不完全，最後影響臂神經及**臂動脈（Brachial Artery）**受損。

（二）肘關節附近產生骨化性肌炎

在移位性骨折或脫臼後，造成肘關節附近產生骨化性肌炎，而使肘關節的活動嚴重受限。在移位性骨折或脫臼時常因未能確實復位使關節處骨痂形成過多關節沾粘最後導致活動受限。或因忽略骨折後脫臼之存在而誤治。另一個對小孩而言特別重要的併發症是生長板受損後影響了生長。通常需要積極治療以預防，或矯正骨骺傷害造成的肢體變形。一般而言，生長板骨折常被沒有經驗之醫師所忽略，生長板骨折之特點為骨折發生在生長板處，一般之正常生長板呈柔和之曲線而骨折線則為銳利之線條，因此若在生長板處發現有如此銳利之線條且患部疼痛異常時，因注意是否有生長板骨折之存在。

第八節　小兒股骨頭骨骺滑脫（Slip Capital Femoral Epiphysis, SCFE）

此為一病態的情況，乃股骨頭的骨骺端滑脫下來，但和蕭特－哈瑞斯分類第一型的損傷不同，以下將就病因學等詳加介紹。

一、病因學

致病的確實原因尚不明，但因為有好發的年齡層及人種，我們認為是一種疾病，而不是第一型的骨骺傷害。可能的機轉如下：

（一）機械性的（Mechanical）

正常小孩子的股骨頭之生長板為水平的，但到了十幾歲時變成斜的，支持體重的情況下，由壓力變成剪力，因此易滑脫。且在此年齡時期，生長板旁環繞的軟骨較薄，故雪上加霜，更易滑脫。

（二）外傷性的（Traumatic）

是一誘發的因子，並非因此直接造成滑脫。

（三）發炎性（Inflammatory）

因為此病在發病之前，會有發炎的徵象，例如紅、腫、熱、痛等。

（四）內分泌及新陳代謝性

此年齡層屬於快速生長期，生長激素（**Growth Hormone**）濃度高，生長快，若缺乏激素，則不會成熟，生長板也不會閉合。此病的小孩常胖胖的、高高的，但第二性徵不明顯，乃是因生長激素高，造成體重增加，而性激素低，故生長板不閉合，故生長板較弱而受力增加，故易滑況。所以此病又稱肥胖及生殖腺的症候群（**Adiposal Genital Syndrome**）。

二、流行病學

1. 發生率（Kelsey，1970年）：黑人男性：7.79（每十萬人）。黑人女性：6.68（每十萬人）。白人男性：4.74（每十萬人）。白人女性：1.64（每十萬人）。
2. 好發年齡：男性：13～16歲。女性：11～14歲。（因女孩子早熟）。

三、臨床特敏

1. 疼痛（Pain）：發病時會痛。

2. 跛腳（Limp）。

3. 運動受限制，無法向內旋轉大腿。

四、診斷

1. 主要是靠 X 光片來診斷：

⑴前後照（A-P View）。

⑵**青蛙腿照（Frog-Leg View）**。

2. X 光片診斷的特徵如下：

⑴正常時，若沿著股骨頸的邊緣做一條延長線，則此線可成為股骨頭的劃線，此線稱**克萊恩氏線（Klien's Line）**，表示肌骨頭位置正常。

⑵若此線在股骨頭外，表示已有滑脫，股骨頭向下後方掉下來。

⑶正常的生長板較薄，且很規則。

⑷滑脫後，生長板會變寬，且呈現不規則。

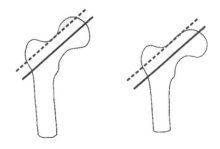

圖 1-17　左圖為正常之股骨，右圖為滑動股骨骨骺（Slipped Femoral Epiphysis）。

五、分類

1. 依發病時間的長短，可分三型：

⑴急性期：發生症狀3週內。

⑵慢性期：發生症狀已超過3週。

(3)慢性期急性發作：已屬慢性期，但又受到外力，造成進一步滑脫。

此分類在治療上是有其意義的，因在急性期可利用非手術性復位將其回復至正常位置；而在慢性期已產生了沾黏，若是操作不當，很容易產生無血管性壞死（股骨頭）。

2. 依滑脫程度，可分四期：

(1)**開始滑脫前**（**Preslip**）：已有滑囊炎，會痛，但X光看不出滑脫。

(2)**輕微滑脫**（**Minimal Slip**）：X/Y < 1/3。

(3)**中度滑脫**（**Moderate Slip**）：X/Y介於1/3～1/2之間。

(4)**嚴重滑脫**（**Severe Slip**）：X/Y > 1/2。

其中 X 表移位的距離，Y 表生長板的長度。

第九節　雷格 — 卡爾夫 — 柏斯氏病（Legg-Calve-Perthes Disease, LCP）

一、簡介

在 1910 年代，那時候的公共衛生尚不發達，在生活較為落後的地區常有結核病（T. B.）流行，在當時有三位醫師，雷格（Legg' 美國人）、卡爾夫（Calve' 法國人）、柏斯氏（Perthes' 德國人），分別在三個不同地區發表他們的發現，而幾乎是同一時間的，所以用此三人的名字來命名此病。他們發現一些得結核病的小孩若是有 T. B. Hip 但沒有適當的處理，則會有髖關節破壞的情形；但他們同時也發現有些小孩在破壞後能夠自行重建與修復，這種情形是和結核病無關的一類，於是定義出一個新的疾病。此病是股骨頭的血液循環受到影響，產生缺氧，進而產生**無血管性壞死**（**Avascular Necrosis, AVN**），因此可稱為發生在**兒童股骨頭的原發性無血管性壞死**（**Idiopathic Avascular Necrosis of The Femoral Head Occurring in the Children**）。

二、病因學

成人有股骨頭的原發性無血管壞死（IANFH），但是和兒童的雷格 — 卡爾夫 — 柏斯氏病（**Legg-Calve-Perthes Disease, LCP**）（以下簡稱為 LCP 病）完全不同，

因為成人的骨頭已癒合成熟，但兒童的骨頭有很強的再生能力。LCP 病雖然會造成股骨頭無血管性壞死，但會自行再生而癒合起來，是一種自限性的疾病。不過在癒合中可能會因產生併發症而造成髖關節有某些程度上的變形，這樣的病人便需治療以改善下肢的活動。

LCP 病的發生原因目前尚不十分明瞭，但是可以歸納成以下數類：

1. 有可能但不詳的原因：
   (1) 外傷。
   (2) 發炎（細菌感染）。
   (3) 內分泌的原因。
   (4) 營養的問題。
   (5) 血管有異常發生。
2. 遺傳因子：目前已確定和遺傳無關。
3. 體質（Constitutional）因素：有極大關係。
   (1) 這些病人常會有發育不良的情況，身材矮小，且骨齡年齡延遲。
   (2) 常伴隨較高發生率的其他疾病：例如輕微的先天畸形、鼠蹊部疝氣，以及泌尿道的異常。
4. 環境因素：
   (1) 低收入家庭：可能和營養有關。
   (2) 高齡雙親：可能和營養、內分泌有關，但關係小。
   (3) 臀產式：可能有外傷。

三、流行病學

1. 好發年齡：
   (1) 3～12歲，主要以低於7歲為多（國外資料）。
   (2) 3～9歲佔94.7%（台北榮總）。
2. 性別比：
   (1) 男：女 = 4：1（國外）。
   (2) 男：女 = 5：1（台北榮總）。
3. 單側大約佔90%，表示通常不同時發生，但很可能會一腳接一腳。

4. 90% 會有骨齡遲滯。

四、臨床症狀及檢查方法

1. 臨床症狀：

(1)跛腳步態（Limping Gait）。

(2)疼痛（Pain）

(3)關節活動受限制（Limitation of Joint Motion）：內轉（Internal Rotation）受限。外展（Abduction）受限。

(4)大腿軟組織的萎縮（Atrophy）。

(5)肌肉痙攣（Spasm）。

(6)攣縮（Contracture）。

2. 臨床檢查：

(1)內轉的檢查：要病人俯臥，膝部彎曲成90度，握小腿使之內轉也可使股骨頭內轉。患肢的內轉會受限。

(2)湯姆斯檢查（Thomas Test）：測驗時，患者仰臥，其中一隻腳在髖部及膝部皆完全彎曲，以雙手抱住膝部。若另一側有病灶，會因疼痛，肌肉痙攣甚至攣縮，而無法完全的伸直，會有約15度的彎曲變縮。

(3)特倫德倫堡試驗（Trendelenburg Test）：

①正常小孩：單腳站立時，對側骨盆可代償性的提起。

②患童：因肌肉萎縮，無法用力收縮，使得患側的骨盆會掉下。

(4)外展的測試：患者躺平，雙腿併攏伸直，患肢因大腿的內收肌（Adductor）痙攣，使得大腿的外展受限制。

五、分期及預後

（一）LCP 病的分期（X 光片）

1. 無血管（Avascular）

無血管壞死區域骨頭被破壞，周圍的新血管增生，增加血液循環，帶來新骨質。此時骨密度（**Bone Density**）會增加。

2. 碎裂（Fragmentation）

壞死骨頭和新骨頭比較起來，在 X 光片下為一塊塊的碎片。

3. 再生（Regeneration）

因再生新生的新骨頭，會漸漸癒合起來。

4. 殘留期（Residual）

此時骨頭已經癒合好。但有些患者因為股骨頭壞死的區域過大，癒合後股骨頭會變寬、變扁，股骨頸會變短，因此股骨頭會變形，造成日後常會產生積關節的關節炎， LCP 病最重要的臨床問題便是日後產生關節炎（**Late-Arthritis**），通常發生的年齡是在 20 歲之後。

（二）Catteral **分類**

Catteral 分類和疾病的嚴重度及預後有關，因此 **Catteral** 分類一共區分為四群。

1. 第一群

影響的只有股骨頭前面的一小區，而沒有骺幹端（Metaphyseal）反應，沒有死骨（**Sequestrum**），沒有軟骨下的骨折線。

2. 第二群

將近一半的壞死，死骨存在，但交界處清楚；前面及側面有骺幹反應；軟骨下骨折線在前半。

3. 第三群

影響的範圍更大。死骨頗大，交界處硬化；骺幹反應廣泛存在前面及側面區域；軟骨下骨折線在後半。

4. 第四群

整個股骨頭都被侵犯。

（三）Salter-Thompson **分類**

1. A 群：預後好的。包括 **Catteral** 第一、二群。

2. B 群：預後差的。包括 **Catteral** 第三、四群。

（四）**危險性較高的股骨頭**（Head-at-Risk）

1. 臨床徵象：

⑴較重的兒童。

⑵髖關節的活動逐漸喪失。

⑶內收肌的攣縮。

2. 放射學上徵象：

⑴Gage's Sign：骨骺及生長板的側面有三角形的透射線（Radiolucent）區
域。

⑵骨骺的側面有鈣化現象。

⑶骺幹有囊腫形成，即骺幹反應。

⑷向側面的半脫臼（Subluxation）。

⑸水平的生長板。

（五）預後的因素

1. 發病年齡：愈年輕再生能力愈強，預後也愈好，臨床上以 6 歲爲分界。

2. 性別：女性預後較差。

3. **Catteral** 分類：第一群受侵犯的程度最少，預後最好，第四群最差。

4. 臨床及放射線學上危險性高者預後差。

第二章　脊椎神經階層

第一節　脊椎結構

　　人體脊椎可區分為頸椎（**Cervical Vertebrae**）、胸椎（**Thoracic Vertebrae**）、腰椎（**Lumbar Vertebrae**）、薦椎（**Sacral Vertebrae**）及尾椎（**Coccyx Vertebrae**）。脊椎骨活動主要靠三處，即中央**椎間盤**（**Intervertebral Disc**）與後方兩小平面關節（**Facet Joints**）。脊椎骨本體的前後各有一韌帶：

1. 前縱韌帶（**Anterior Longitudinal Ligament, ALL**）：前縱韌帶（ALL）位於椎體前方，縱走在整條脊柱與椎體前方相密接，所以能固定其位置。
2. 後縱韌帶（**Posterior Longitudinal Ligament, PLL**）：後縱韌帶（PLL）縱走在整條椎管後壁，密接各個椎體後面固定椎間盤。

　　椎間盤介於各個椎體之間，周圍是由纖維性軟骨組織所形成，中央則是由髓核的軟組織構成。髓核係半流動性的墊子，有了這種柔軟組織塊填充在椎體間，所以脊柱在運動時椎間盤的厚度可以變換自如。

　　椎板（**Lamina**）藉兩側**椎腳**（**Pedicle**）連至本體，左右兩側各有一**橫突**（**Transverse Process**），背側有一**棘突**（**Spinous Process**）。上下棘突間有**棘間韌帶**（**Interspinous Ligament**），其上有**棘上韌帶**（**Supraspinous Ligament**）連接。棘間韌帶連結於相鄰的棘突之間，而棘上韌帶，上由第七頸椎下至骶骨，為連結棘突之間的韌帶，位於棘間韌帶之背方，上下相連而成整條之結構。

　　椎板、腳莖及脊椎骨本體圍成**椎孔**（**Vertebral Foramen**），是**脊髓**（**Spinal Cord**）通過之處。椎孔內緣有**黃韌帶**（**Ligamentum Flavum**）。黃韌帶連結於相鄰椎骨的椎弓板之間。人體脊椎由上而下依次分別為**頸椎**（**Cervical Vertebrae**）7塊、**胸椎**（**Thoracic Vertebrae**）12塊、**腰椎**（**Lumbar Vertebrae**）5塊、**薦椎**（**Sacral Vertebrae**）相互癒合成為一整塊三角形之骨骼、**尾椎**（**Coccyx Vertebrae**）由3～5塊小骨片相癒合而成三角形的尾骨。以下分別敘述。

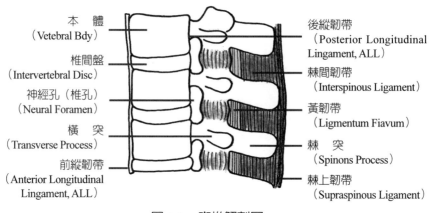

本　體
（Vetebral Bdy）

椎間盤
（Intervertebral Disc）

神經孔（椎孔）
（Neural Foramen）

橫　突
（Transverse Process）

前縱韌帶
（Anterior Longitudinal
Lingament, ALL）

後縱韌帶
（Posterior Longitudinal
Lingament, ALL）

棘間韌帶
（Interspinous Ligament）

黃韌帶
（Ligmentum Fiavum）

棘　突
（Spinons Process）

棘上韌帶
（Supraspinous Ligament）

圖 2-1　脊椎解剖圖

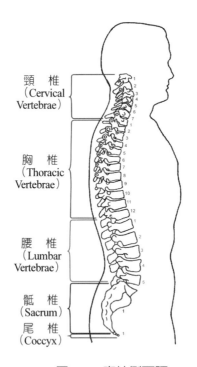

頸　椎
（Cervical
Vertebrae）

胸　椎
（Thoracic
Vertebrae）

腰　椎
（Lumbar
Vertebrae）

骶　椎
（Sacrum）

尾　椎
（Coccyx）

圖 2-2　脊柱側面照

一、頸椎（Cervical Vertebrae）

頸椎有 7 塊，頸椎的椎體較小，但椎孔很大，其橫突具有一孔串通為橫突孔，為椎骨動脈之通道。第一、第二頸椎形狀更為特異，第一頸椎特叫環椎欠椎體部分，為一個骨環及短短的橫突組成，骨環部分區分為前後二弓。第二頸椎又稱為軸椎，椎體亦很小，有向上的突起為齒突，齒突原為環椎之體部與軸椎相癒合而形成，頸椎神經 8 條。

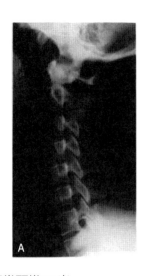 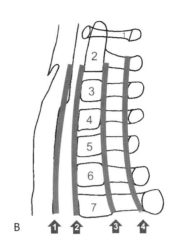

圖 2-3A　正常頸椎 X 光
圖 2-3B　判斷頸椎是否正常之 1、2、3、4 之四條曲線：在門診時，常依據頸椎側面照，
　　　　如圖 2-3B 之 1、2、3、4 之四條曲線來判斷是否正常，若其中有任何一條出現不
　　　　正常的曲線，即說明該頸椎有問題。

二、胸椎（Thoracic Vertebrae）

　　胸椎 12 塊，棘突較長，椎體有上下各一對半關節面稱肋上（下）凹，及橫突
上也有一個關節面稱肋橫凹，藉此關節面與肋骨相為關節，胸椎神經 12 條。

三、腰椎（Lumbar Vertebrae）

　　腰椎 5 塊，椎體較大而椎孔較小，棘突短而平直，腰椎之橫突其實為肋骨與腰
椎相癒合而形成的，所以較其他部位之橫突為大，腰椎神經 5 條。

四、薦椎（Sacral Vertebrae）

　　薦椎至青年期為止，5 塊薦椎仍以軟骨結合，但到成人時即相互癒合成為一整
塊三角形之骨骼，稱為骶骨，通過其間為馬尾神經叢。

五、尾椎（Coccyx Vertebrae）

　　尾椎由 3～5 塊小骨片相癒合而成三角形的尾骨，其上端與骶骨之下端相接。
脊柱可以做前俯、伸直、後仰，亦可以側屈甚至迴轉。其中運動最為靈活的部分要
算頸椎與腰椎二部分，這些運動由整條或數個椎骨之間產生的運動之總合，而並非

相鄰二個椎骨間產生的運動，因它們之間的運動極有限，若太大時椎管內的脊髓亦會受傷。

第二節　頸椎（The Cervical Spine）傷害

一、頸椎（Cervical Vertebrae）結構

頸椎共 7 椎，頸椎間盤有 6 個，椎管和椎間孔由椎體和椎弓組成。寰骨為第一頸椎成環狀，因此第一頸椎又稱寰椎無椎體、棘突和關節突。形似環形，由前弓、後弓和兩個側塊構成。前弓的後面與第 2 頸椎的齒突相關節。側塊上面有一對關節凹，與枕骨踝相關節，下面有一對下關節面與第二頸椎的上關節面相關節。第二椎又稱樞椎或軸椎，以齒樣突與寰椎相結合，寰骨軸骨關節的穩定性，由寰骨前弓及橫向韌帶與軸骨齒樣突貼合達成，因此第一椎與第二椎之間無椎間盤，在頸椎中較特別，其餘椎體之間皆有椎盤相連。其特點為自椎體向上伸出一指狀突起稱齒突，與寰椎前弓後面關節面相關節。第二頸椎它有一支齒狀突向上延伸通過寰椎與寰椎形成關節，讓寰椎能移動頭顱骨做扭轉和搖頭動作，是頸椎中最肥厚的，形狀與其它頸椎略似，椎體的上面向上發出一個突起，稱為齒突，前後均有關節面，分別與寰椎前弓的齒突關節面及橫韌帶相連接。

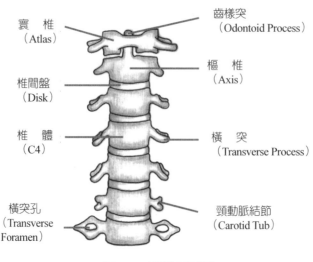

圖 2-4　頸椎正面照

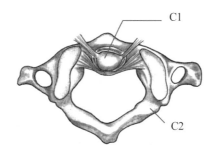

圖 2-5　C1 椎體之上面觀：可看到 C1 前弓與 C2 齒狀突之間有嚴密的韌帶綁在一起。如果
　　　　韌帶斷裂了，C1 前弓就會往前移位。當然，除非齒狀突骨折，否則是不會有「往後」
　　　　移位的情形。

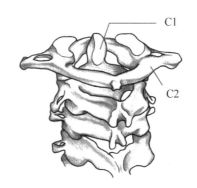

圖 2-6　C1 至 C2 椎體之相關位置圖

　　八對頸神經和第一胸神經分別從椎間孔穿出，在枕骨與第一頸椎之間，第一頸
椎和第二頸椎之間既無椎間盤又無椎間孔，第一、第二頸神經根離開脊髓後並不通
過椎間孔，而直接沿椎體進入分布區。因此，第一、第二頸神經很易遭受直接外傷。
同樣第一、二頸神經也不存在受椎間孔壓迫的可能性。其他五個頸神經均通過椎間
孔。

　　椎體關節互相連接，這些關節包括兩個關節突間關節，一個椎間盤和兩個鉤椎
關節。頸椎的關節突間關節的位置接近水平，穩定性較差，一但椎間盤發生萎縮性
退變，椎間隙變窄，關節突間關節囊鬆弛，就容易發生椎體滑脫，從而使椎間孔變
窄而產生神經根刺激症狀。

　　鉤椎關節，臨床上稱 Luschka 關節（**路斯卡關節，Joint of Luschka**），在下五
個頸椎體之間，由椎體上面兩側緣向上突起的鉤狀突與上位椎體下面兩側緣的陷凹
所構成。關節的周緣有滑膜囊包繞。此關節病變可引起椎間孔狹窄，壓迫脊神經，

導致頸椎病的症狀。頸椎的椎弓根較短而細，因此椎骨的上、下切跡較爲狹窄，兩者深淺也近似。相鄰椎骨的上下切跡組合形成椎間孔，頸椎的椎間孔爲斜小一均骨性管，呈卵圓形，其縱徑大於橫徑。經過椎間孔內的神經根僅佔椎間孔的一半，故椎間盤萎縮的病例如不併發椎體滑脫而僅合椎間孔縱徑變小時，神經根並不受任何壓迫。如果患者併發椎體滑脫，椎間孔橫徑變小或椎間孔內骨贅增生，韌帶肥厚，關節囊腫脹，神經根鞘袖腫脹時則可出現神經根壓迫症狀。

頸椎橫突椎弓和椎體相連合成，其根部有一圓孔，稱橫突孔或椎動脈孔。椎動脈在的斜角肌內側起自鎖骨下動脈，在頸總動脈的後方向上升，進入第 6 至第 1 頸椎的橫突孔，於寰椎橫突孔上方穿出，在其側塊部拐彎向後方經枕骨大孔的外緣進入顱腔，行於延髓腹側。在橋腦下緣，左右椎動脈合成一條基底動脈。分枝於小腦、橋腦、延腦、大腦枕葉及內耳；故當頭轉向右側時，右側的寰椎關節爲肌肉所固定，而左側的寰椎下關節面則向前下滑動；故當頭向右側轉動時，左側的椎動脈可發生扭曲，致使管腔變窄，甚致完全閉塞而引起一系列臨床症狀，例如頭暈、噁心、猝倒等。

頸部椎關節黏連（**Cervical Spondylosis**）可能是侵襲頸部最常見的疾病。在頸椎，退化性病變出現得很早，通常是在 20 歲以後。在第五和第六頸椎節之間的椎間盤是最常被波及的。最早的變化只限制在椎間盤，但平面關節（**Facet Joint**）及**鉤狀脊椎關節**（**Unco-Vertebral Joint**）（**路斯卡關節**，**Joint of Luschka**）也可能很快被波及。運動無可避免的受到限制，但在臨床上，通常不可能被測出，因爲被其上方及下方關節連續的活動所掩蓋。病情可能事實上從未被注意到，但是不幸的在很多病例中，症狀確曾表現了出來，而其中有些是因輕微的創傷而觸發的。

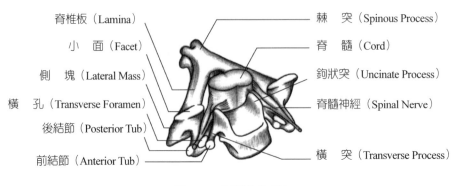

圖 2-7 頸椎解剖圖

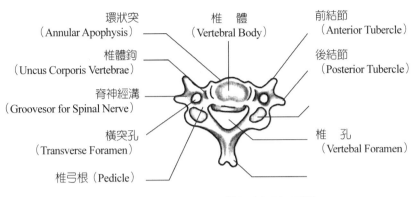

環狀突（Annular Apophysis）
椎體（Vertebral Body）
前結節（Anterior Tubercle）
椎體鉤（Uncus Corporis Vertebrae）
後結節（Posterior Tubercle）
脊神經溝（Groovesor for Spinal Nerve）
橫突孔（Transverse Foramen）
椎孔（Vertebal Foramen）
椎弓根（Pedicle）

圖 2-8　左圖頸椎解剖圖上面觀

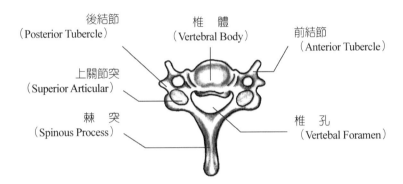

後結節（Posterior Tubercle）
椎體（Vertebral Body）
前結節（Anterior Tubercle）
上關節突（Superior Articular）
棘突（Spinous Process）
椎孔（Vertebal Foramen）

圖 2-9　第七頸椎上面觀；其中第七頸椎之棘突特別長，因此又稱為隆椎。

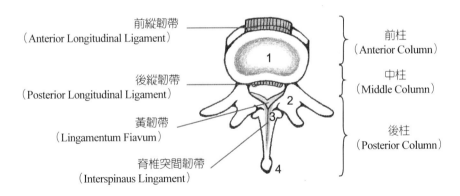

前縱韌帶（Anterior Longitudinal Ligament）
前柱（Anterior Column）
後縱韌帶（Posterior Longitudinal Ligament）
中柱（Middle Column）
黃韌帶（Lingamentum Fiavum）
後柱（Posterior Column）
脊椎突間韌帶（Interspinaus Lingament）

圖 2-10　脊椎三柱的簡圖：1. 椎體、2. 椎腳、3. 骨板、4. 脊椎突。

脊椎三柱（**Column**）：前柱，包括前縱韌帶及椎體前 2/3 部分；中柱包括椎體後 1/3 部分及後縱韌帶；後柱包括椎腳、骨板及脊椎突。

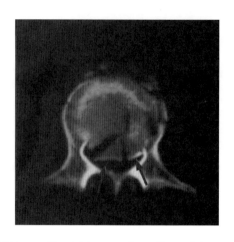

圖 2-11　骨折椎體的 CT 像：其中可見碎骨（箭頭處）向後移到脊椎管內。

　　椎體內之骨折一般不易被發現，但在臨床上，若病患頸椎受撞擊，且疼痛異常時，若在 X 光上有異常現象之錯位，經治療後神經症狀仍明顯未見改善，此時應建議作更進一步之 CT 掃描。此時可見到錯位之關節將椎體拉出碎片，若未及時將錯位關節復位，則骨碎片可能無法歸位，將造成更嚴重之神經壓迫症狀。在一般手術治療中，椎體之骨折常以填充骨泥之方式治療，雖可將骨折處填充完成，但引起骨折之錯位力量卻一直存在，因此治療後常存在一定程度之後遺症，病人可能為此困擾一輩子。以上圖來看，骨折之椎體位於椎體之後緣部位。乃因受傷之當下，病患頭部瞬間向前甩動，導致後縱韌帶過度伸展，此時引起頸椎生理弧度過直，且有左右之錯位關節之現象，大部分出現在第三、四、五頸椎處。臨床上，此患者頭部無法完全正常抬頭，可見於因過度伸展之力量，使頸椎產生之錯位及生理弧度過直之現象一直存在，導致傷害持續加重，預後自然不好。若能及時發現異狀，立即將椎體復位，那麼椎體內之能量將可被立即釋放，疼痛便可減輕，骨折仍可癒合良好。

二、以不同理論觀點看骨傷疾病

（一）以能量不滅來說

　　人體之能量，會因跌倒之撞擊或外力之拉扯，以動能方式進入人體身體，經由彎曲或旋轉方式，產生關節間之錯位，而以位能方式，及扭轉後之疼痛及紅腫以熱能方式將之儲存。若外來之能量（動能），遠大於關節錯位方式儲存之位能，及疼

痛紅腫之熱能時，便將剩餘能量以骨折方式之位能，及出血或更大之瘀腫之熱能方式來儲存。

　　因此，臨床治療之要點，即在於能量之釋放。如同將病患受傷之當下錄影帶，以倒帶方式來進行治療。局部先冰敷釋放熱能，再將關節復位釋放位能，此時連接關節之韌帶便放鬆，韌帶放鬆後肌肉亦隨之放鬆，此時骨折便容易被復位，而再次釋放剩餘之位能，適當方式將骨折固定使位能能穩定且持續被釋放，最後外傷治療去除最後熱能。當持續治療之後，能量將完全釋放至最初之人體的情況，是人體與大自然達成平衡狀態，此為最穩定之情況，可由人體預後之外觀及皮膚膚色及平坦與否來觀察，若是到達人與自然能量一致時，便達成最完美之治療效果。

　　在現今之醫學中，常有「病原體」之字眼，例如細菌。一種物體（具有質量之物體，例如細菌、原蟲等），能刺激正氣發而為病者，即所謂病原體。但病原體不能直接發為疾病，必待體工之激盪，而後症狀乃顯。因病原體為發病之源，症狀乃疾病之苗，疾病之發生不能離人體而獨立，症狀之顯露乃體工反應之表現，是故疾病非一種物體，乃物體與身體之共同產物。物體為因，人體為緣，疾病為果，有因無緣，不能成果，為中醫科學之處。

　　須知一切病邪，及其既入人體，即為人體抗力所支配，病原僅為刺激之誘因，病變之順逆、預後之吉凶，體力實左右之，此病原雖多，本體唯一之意也。西醫之療法，以治療病原為主，稱為病原療法，僅療法中之一法而已。而中醫之療法中，亦有病原療法，例如中醫用雄黃、輕粉治梅毒；用使君子、鷓鴣菜治蛔蟲，皆為病原療法。又有知病原之所在，審察體工之趨勢，隨時匡扶其自然療能，縮短其過程，雖不能直接消除病原，卻能除去人體因疾病而發生之變化，補充其因病變而缺乏之物質，所謂病變療法。又如病人主述病例，必有其主觀徵候，醫師設法解除病人最痛苦之徵候，使病者安靜，俾得間接促進其抗力，所謂對證療法。

　　而西醫在診病時，常恃其器械之精良，斤斤計較於病原之探討，心目中只知研究此是何種疾病，不復考慮是何種病人，更無暇分析是何種證候？何者為太過？何者為不及？何者為合度？何者為合理？知鎮靜生溫而不知調節放溫，知輸送物質而不知利用機能，疾病若無特效藥，則惘惘然，惟有待期而已，亦是自認為聰明人之一失。

　　中醫傷寒論中，有所謂六經者，乃代表五種抵抗程序，將疾病之來引起機體之

反應，分為五種階段。說明太陽為開始之抵抗，少陽為抵抗不濟，陽明為抵抗太過，太陰、少陰同為抵抗不足，厥陰為最後之抵抗。其意為，太陽之為病，正氣因受邪激而開始合度之抵抗，即太陽傷寒為合度之抵抗；陽明之為病，元氣僨張，機能旺盛而抵抗太過，即陽明為過度之抵抗；少陽之為病，機能時斷時續，邪機屢進屢退，抵抗之力未能長相繼，即少陽為欲合度而未能及度之抵抗；太陰、少陰之為病，正氣懦怯，全體或局部之抵抗不足；厥陰之為病，正邪相搏，存亡危急之秋，體工最後之反抗。

中醫傷寒中之太陽陽明，乃表示人體抗能盛衰之符號，病程有固定之程序，而五段之符號則隨趨勢而異，初不受病程時日之限制。是故病人開始即有合度之抵抗者，為太陽傷寒。開始抵抗而抗力未能及時發揮者，為太陽少陽。開始抵抗而抗力太過者，為太陽陽明。開始抵抗而即見窘迫不足者，為太陽少陰。並在厥陰為最後之抵抗而轉歸合度之徵象，為厥陰逆轉太陽。此種情況一如發燒時，西醫急用退燒藥，直接抑制體溫調節中樞；而中醫則視病程，以解表之藥，助其降溫即放溫之意，達成人體自然之療能及自然之平衡。

（二）再以數學觀點來看

人體在平時能量與大自然一致時，以座標之原點「0」來表示。外力或其他因素造成人體之不適，若從外界能量而來則以「+1」來表示，代表人體從外界獲得能量而疼痛。若是年老力衰則以「−1」來表示，代表身體因久病或器官功能退化，使人體漸漸失去能量，此能量便退還大自然。中醫之療法，是以人與大自然相平衡為觀念來立論治療，當人身處於「0」時為平人，即健康人。當處於「+1」時應以自然方式，將能量釋出達到原點。若處於「−1」時是體弱，應以中藥溫補或調理元氣，再將失去之能量重新找回，便又可恢復到原點，即達成治療之目的。內科疾病治療方式，亦是如此，因病體之寒、熱、虛、實辨證論治，原則是熱證用寒藥，寒證用熱藥，又因病證存在時間之長短，又有新病宜攻、宜散，久病宜活、宜補之區分。

而現今西醫外科治療以侵入性方式，如手術鋼丁固定。先將皮膚肌肉切開，是一種位能及熱能之增加，又將被人體視為外來能量之鋼丁置入，且未將錯位之關節復位，此時關節間之韌帶及周圍之肌肉無法因外力之固定而放鬆，肌肉韌帶仍處於

緊繃狀態，關節仍然僵硬、局部血液回流受阻，導致關節僵硬而過度鈣化，終成骨化性肌炎，造成無法將能量釋出且又增加身體能量之情形，病患之疼痛常無法自然減輕。此時又以止痛藥抑制疼痛，人體無法與大自然獲得平衡，甚至持續增加能量，此種方式治療很難立即恢復平人之狀態，之後只得依靠復健度過餘生。

　　手術之治療只有 +1 之方式，而止痛藥之類抑制劑只有 −1 之治療。當外力造成人體處於 +1 之情況下，手術又再 +1，能量反而增加。體弱之人體處於 −1，又用抑制劑又再 −1，能量反而更少，那何時才能達成人與自然之平衡。

　　西藥之治療，常導致人體更大之不平衡，譬如，施種疫苗、注射血清，是以小毒弱菌喚起人體自衛之力量。此種做法如同反激之作用，但其流弊亦滋多。人之有能，其用未彰，則激之以濟其勇，苟其無能，則愈激愈衰。氣壯體實之人，每能自為適度之抵抗，非禮加之，則躁而妄動。氣衰體弱之人，抵抗本自不足，又從而抑之，則懦怯更甚矣。說明疫苗常是宣導全民施打，卻忘記若體質強壯之人，施打雖可增強抵抗力，而既然人體強壯，表示不易發病，又何必一定要打。但體弱之人，卻愈打愈虛，反而無力抵抗疾病，因此西醫之治療常不考慮體質之問題，導致人體能量持續處於失衡之情形。

第三節　頸椎病

一、頸椎病說明

　　頸椎病亦稱「頸椎綜合徵」，會引起肩臂痛或眩暈、肢體癱瘓等症狀，但以肩臂痛占大多數，故又稱為「頸臂綜合徵」。此類患者臨床上，常見最常呈現之症狀為眩暈，常被認定為梅尼爾氏症或內耳不平衡。一般而言，療效不佳，病患甚至無法正常工作且發作頻繁，因而時常反覆住院治療。而在 X 光片顯示，為多處頸椎錯位甚至胸椎亦出現異常排列，因此心臟供血至頸動脈受阻，且因胸椎錯位之後，引起胸廓受壓迫無法正常擴胸，胸腔肺活量因而下降而導致眩暈，在腦部血管攝影可見，左右兩側腦動脈血管有單側受阻現象，導因於頸椎錯位引起供血受阻。

　　在頸部中心可能感覺痛，並可能輻射到枕部而引起嚴重的枕部頭痛，而可能被混淆為**偏頭痛（Migraine）**，臨床在內科門診中是常見的頭痛案例。病人常主述頭痛且痛在頭部兩側太陽穴；疼痛也可能向下輻射，遠超過以解剖學上的觀點所能預

期的，可以一直到肩胛下方的區域。最常見是 C6 錯位造成，常常在頸側會痛，位置相當明顯（**Sharply**），或者是在**鎖骨上**（**Supraclavicular**）區域。當因平面關節或鉤狀脊椎關節發生關節炎的病變而波及神經根時，疼痛可能輻射到肩部、手臂及手部並伴隨感覺異常及偶然出現，可證明的神經學上的變化；這可能包括手臂反射動作喪失、肌肉衰弱及感覺不完整。

頸部脊柱可能因中心椎間盤突出或自椎體（**Vertebral Body**）的後面長出**骨贅**（**Osteophyte**）而受壓（**Compressed**），因而引起**長束徵象**（**Long Tract Sign**）及腳步不穩。在伸展頸部時，在椎體外部長出的骨贅可能突然落下而造成**下垂侵襲**（**Drop Attacks**），波及**椎動脈**（**Vertebral Artery**）。從脊椎前緣長出的骨贅可能因其體積造成**吞嚥困難**（**Dysphagia**）。

在 20 歲到 35 歲的年齡群中，常常在任何放射線學上的證據顯示，脊椎的關節炎病變前，頸部突然的運動將產生嚴重的頸及臂之疼痛，伴隨著突發的保護性的肌肉收縮及頸部運動受到限制。在有些病例中，這些症狀是因急性椎間盤脫出（**Acute Disc Prolapse**）而產生，類似之情況最常在腰部發生的情形。在其他病例中，縱使有著明顯的症狀，脊髓攝影術仍可能沒有發現，而應由平面關節或是其他常被考慮到的相關構造的毛病來負責。

人們對頸椎病的了解歷史並不長，在 50 年前，醫師們將頸椎骨質增生、頸椎間盤退化性改變，及其所引起的臨床症狀，綜合起來稱之爲「頸椎骨刺綜合徵」。十年之後對頸椎病的研究才有進一步的了解，並公認爲是中老年人的最常見病症之一。急性頸椎外傷導致輕度骨折、輕微移位及頸部的挫傷。或長期低頭工作，例如刺繡、縫紉、寫作等可引起頸部關節囊、韌帶等鬆弛乏力。

造成頸椎問題主要的原因，爲椎間盤退化及骨質增生。椎間盤退化在 30 歲以後纖維環彈力降低可產生裂隙，整個椎間盤的退化，導致椎間盤變薄，X 光片上可見到椎體間隙狹窄，與小關節黃韌帶在中年以後多有肥厚改變，顯著肥厚時可使椎管變小，脊髓後方受壓迫關係而改變。骨質增生引起椎體間隙狹窄、韌帶損傷引起血腫鈣化，小關節過度磨損等，均可引起骨質增生。如頸椎側後緣骨質增生時，可影響椎動脈的血流。急性期功能障礙較重，慢性期的頸椎患者，在活動頭部時，偶而可聞及清晰的彈響聲。

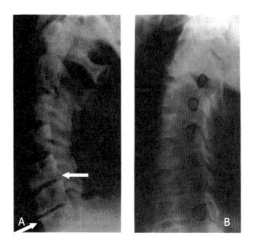

圖 2-12　頸椎側面照，頸椎退化症：圖 A 為側面照：C5-6 與 C6-7 椎間盤腔變窄，前後面都長出骨刺（箭頭）；圖 B 為斜面照：其中的椎間孔已圈出，骨刺使椎間孔變窄（箭頭）。

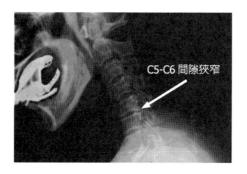

圖 2-13　頸椎側面照：C5-C6 間隙變狹窄，骨刺使椎間孔變窄（箭頭）。

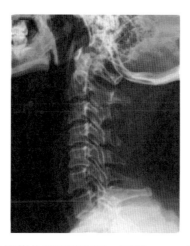

圖 2-14　頸椎側面照：C3-C5 頸椎生理弧度過凸，引起 C5-C6 椎孔變狹窄而導致神經壓迫。

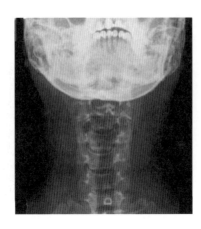

圖 2-15　頸椎正面照：C3-C5 椎體有偏轉之現象導致椎體間隙改變。

二、X 光片檢查

　　對頸椎病患者進行 X 光片檢查時，可拍攝正位片、側位片、斜位片，必要時拍攝側位過伸過屈位片。正位片常顯示椎間隙變窄，鉤椎關節增生等；側位片可見頸椎生弧度變淺、反張、成角、中斷，椎體或關節突相對滑脫，椎體前後緣增生，椎間隙變窄，項韌帶鈣化等；斜位片可見骨刺突入椎間孔，使椎間孔前後徑變窄。

　　總結觀察頸椎 X 光片時要注意事項如下：

（一）頸椎生理弧度的改變

　　正常頸椎呈前凸的弧形彎曲，頸椎病患者的生理弧度可減小、消失、變直、甚至呈成角、反張的彎曲等，此多由於頸項部疼痛，椎間盤變性等所引起。臨床上頸部牽引效果有限，因單純之牽引並不可能使不正常之頸椎生理弧度改變。

（二）椎體邊緣骨質增生

　　多見於頸五、六、七椎體的前後緣之上下角，後緣的骨質增生較前緣的骨刺更易引起症狀。常因頸椎生理弧度的改變，使椎體前緣過度受前縱韌帶之牽拉造成椎體邊緣骨質增生。因常發生在前緣，因此常被誤診為骨刺壓迫神經；然而，卻是因頸椎生理弧度的改變，造成椎孔狹窄而壓迫神經。

（三）椎間隙變窄

　　多數是一個椎間隙變狹窄，也有兩個以上的椎間隙同時變窄，可與相鄰的無明顯變窄的椎間隙相比較。椎間隙狹窄可因髓核變性、纖維環彈力變弱、髓核突出等引起。

（四）椎間孔的變化

因椎間盤變窄、生理弧度改變、小關節增生或錯縫、鉤椎關節骨刺等，都可使椎間孔變形、變小，斜位片上可見到唇形骨刺伸入椎間孔，椎間孔前後徑變窄等。這些變化是引起頸臂綜合症的重要因素。

（五）韌帶鈣化

韌帶可出現條狀或片狀鈣化，前縱韌帶及後縱韌帶亦可出現點狀鈣化。韌帶鈣化提示頸椎的椎間盤已發生退行性變，同時也可看做是一種保護性反應，可增強頸椎的穩定性，但對頸部之活動卻帶來困擾。

（六）椎體排列異常

椎體排列異常包含椎體和關節突向前滑脫等。

以上是頸椎病患者的 X 光片主要變化，每個患者的 X 光片上常具有上述變化的一項或多項。但頸椎病的症狀輕重，與 X 光片上的變化並無一定的關係。此外約有 90% 的 50 歲以上的正常人都有不同程度的頸椎椎體增生，這是正常的退變現象，如無典型的臨床症狀，一般不屬頸椎病。因此 X 光片所反應的陽性改變必須結合臨床檢查才有診斷價值。

第四節　依神經學階層論神經根病變

脊髓分許多節，神經根由每一節脊髓伸出並依其伸出的階層命名。脊髓共有頸神經 8 條、胸神經 12 條、腰神經 5 條及薦神經 5 條。頸部脊髓第五節至胸部第一節支配上肢，每一頸椎神經學階層表現在上肢的運動力、反射作用即感覺區均需加以檢測以便發現受犯的階層；先由 C5 開始談每條神經根的測驗，因它是臨床上相當重要的臂神經叢的第一條源流。由於 C1 至 C4 難以檢測，因此下列測驗中並不包括他們，但一定要記住橫隔膜的主要神經分布來自 C4（經由膈神經）；而胸部第十二節至薦部第四節支配下肢。犯及脊髓和神經根的病變，通常依其所犯之神經學階層，會在四肢出現症狀及病徵。每一階層受損均有其失去神經控制的特殊表現，臨床上，通常可藉以診斷發生病變的階層。

脊髓或神經根受損的共同表現根源於四肢運動力，感覺及反射方面分節式的變化。評估神經學階層整體性時須瞭解皮節、肌節及反射的意義。支配運動力的脈

衝（**Impulse**）在脊髓中是由長徑傳送，尤其以經由腦皮質脊髓徑者爲多。神經根斷裂會造成失神經現象，並使該神經支配的肌節麻痺；徑（**Tract**）斷裂則造成痙攣性麻痺，神經根受壓迫會使肌肉力量減弱。痛覺及溫覺在脊髓中是經由側脊髓丘腦徑傳遞訊息，而觸覺則經由腹脊髓丘腦徑。脊髓或神經根發生病變先會喪失輕觸覺，隨後痛覺也會消失。神經根受損的復原期間，痛覺比輕觸覺早恢復。

　　伸張反射弧，包括一種能測知伸張反應的構造（肌束），一條周圍神經（軸突），脊髓突觸接合處及肌肉纖維。由腦傳下來的脈衝經過長徑（上運動神經元）可調節反射作用。基本反射弧中斷會造成反射作用消失，神經根本身受壓迫會使反射強度減弱。上運動神經元對於反射的調節作用中止，會造成反射作用過敏（反射增強）。測定神經學學階層的觀念可運用在評估脊髓傷害、發育畸形、椎間盤突出、骨關節炎及脊髓本身的病理變化過程。臂神經叢的根是由 C5-T1 的前枝組成，有時也有 C4 和 T2 參與的。交感神經的纖維由 T1 帶入。神經叢在出生時的傷害，80% 在 13 個月大前會完全康復，而手部的持續性嚴重的感覺或運動缺損很少見。有些在一開始時會伴隨顏面神經麻痺（**Facial Nerve Palsy**）。

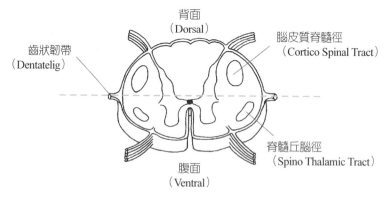

圖 2-16　腦皮質脊髓徑及脊髓丘腦徑

　　臨床上，在門診中常見**顏面神經麻痺**（**Facial Nerve Palsy**）之病患，常引起單側之眼睛無法合眼、眉毛歪斜、流口水、臉部表情僵硬、口眼歪斜等之表現。一般醫師認定爲細菌或病毒感染或不明原因或過度疲勞造成，然而治療效果不彰。若在結構上來看，在 X 光片顯示，患者頸椎 C4 至胸椎 T1 常存在有錯位現象，導致臂神經叢的根受壓迫，且交感神經之纖維因受 T1 帶入而連帶受影響，引起單側之顏

面神經麻痺（**Facial Nerve Palsy**）。當然以上所提之各種原因，皆可能導致**顏面神經麻痺**（**Facial Nerve Palsy**），但最後之結論是，以上之各種原因導致病患單側肌肉之疲勞，使椎體因韌帶或肌腱之疲乏而產生錯位，亦如同外感或內傷一般。在成人創傷後的神經叢傷害，下列受影響的根的樣式很常見的：C5-C6（歐勃氏型）、C5-C6-C7、C5-T1（這種樣式的預後最不好）。如果這創傷是連續的，自發性的復原可能會發生。當根的撕裂發生在**硬膜憩室**（**Dural Pouches**）的遠心端時，有時修復是可行的，且脊髓 X 光攝影術對此可能有幫助，前鋸肌及菱形肌的倖免，表示遠心端的傷害。

　　霍納氏症候群（**Horner's Syndrome**），在頸部橫突的撕裂（頸椎 X 光片），橫隔一半癱瘓（胸部 X 光片），顯示根的撕裂且是預後不好的徵象。**霍納氏症候群**（**Horner's Syndrome**）之症狀為縮瞳、眼皮下垂及排汗障礙。發生在 T1 根靠近椎管處受到影響時同側會發生症狀，膀胱症狀通常比較少見，只有在脊髓兩側受損後才會表現出來，開始排尿會比較困難，然後便是尿液滯留，同時伴有**假性上瞼下垂**（**Pseudopotosis**），但是意識仍可將它稍微抬高一點。和第三對腦神經麻痺比起來眼皮下垂的情況較輕微、患側瞳孔縮小，當他被遮起來時不會擴大、手部因不流汗而乾燥，與病灶位置有關，若病灶靠近纖維沿著頸內、外動脈的分開處，病人就不能排汗了。以麻木區的位置來測定，假若病變在第五、第六頸椎之間者，麻木區分布在上胸背部、局部、前臂橈側及拇、食指。病變在第六、七頸椎，第一胸椎之間者，麻木區偏於前臂尺側及無名指、小指。頸椎 X 光片檢查對於頸椎的骨質增生、椎間盤的退變鈣化、頸部軟組織各韌帶的鈣化等，配合 X 光片檢查能得到較明確的診斷。以下分敘述臨床上各神經階層：

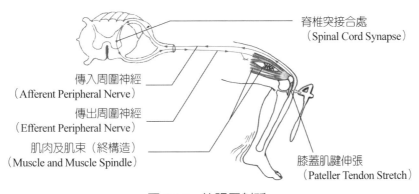

脊椎突接合處
（Spinal Cord Synapse）

傳入周圍神經
（Afferent Peripheral Nerve）

傳出周圍神經
（Efferent Peripheral Nerve）

肌肉及肌束（終構造）
（Muscle and Muscle Spindle）

膝蓋肌腱伸張
（Pateller Tendon Stretch）

圖 2-17　伸張反射弧

一、C5 神經學階層

三角肌和肱二頭肌皆由 C5 神經控制的肌肉中最容易檢測的兩條肌肉，三角肌幾乎純粹由 C5 控制；肱二頭肌是由 C5 和 C6 共同分布，因此測 C5 神經控制時會因這種重疊現象困擾。且臨床上兩者常同時作用。

（一）三角肌

肌起於鎖骨外三分之一，尖峰上表面，肩胛骨棘，肌止於肱骨三角肌結節，C5（腋神經）。三角肌是由三部分肌肉組成，前三角肌使肩膀屈曲（**Flex**），中三角肌使之外展（**Abduct**），後三角肌使之伸直（**Extend**）。三角肌的三個動作中以外展最有力，三角肌在任何動作中並不單獨作用，因此難以單獨測試。但它最有力的活動方向是外展的相對強度。

1. 原動的肩外展肌：三角肌與棘上肌。
   ⑴三角肌（中間部分）C5，C6（腋神經）。
   ⑵棘上肌C5，C6（滑車上神經）。棘上肌，肌起於肩胛骨棘上窩。肌止於肱骨大結節的上小面，肩關節囊。
2. 次動的肩外展肌：三角肌與前鋸肌。
   ⑴三角肌（前、後部分）。
   ⑵前鋸肌（直接穩定肩胛骨的作用，肩部外展需要肩胛骨穩定）。
3. 肩外展運動測驗（三角肌）：醫師站在病人後方，穩定其肩峰，另一手放在肘部的近端，要求病人手肘屈曲成呈 90 度後外展其手臂，當患者手臂外展時，逐漸加強對此動作的阻力，直到測出病人所能克服的最大阻力。

五十肩之患者在治療時，常醫囑病患應以平躺姿勢作外展運動用以鬆開肩關節。因在站立或坐姿時前鋸肌會拮抗肩外展運動。因此，在五十肩之患者常因棘上肌無法正常活動，而在肱骨外大結節處出現鈣化現象，且成為五十肩之最後確診指標。

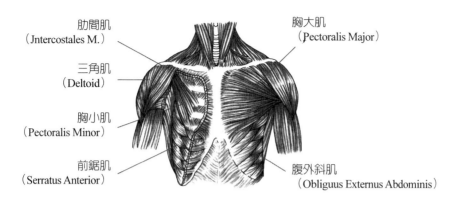

肋間肌
（Jntercostales M.）

三角肌
（Deltoid）

胸小肌
（Pectoralis Minor）

前鋸肌
（Serratus Anterior）

胸大肌
（Pectoralis Major）

腹外斜肌
（Obliguus Externus Abdominis）

圖 2-18　胸腔肌肉分布圖：三角肌（前、後部分），前鋸肌（直接穩定肩胛骨的作用，肩部外展需要肩胛骨穩定）。

（二）肱二頭肌

　　肱二頭肌在上臂前側。肱二頭肌，肌起：短頭是由肩胛骨的喙突端開始。長頭是由肩胛骨的關節盂上結節開始。肌止：橈骨結節及藉二頭肌腱膜附在前臂屈肌的肌起上。C5-C6（肌皮神經）。肱二頭肌是肩及肘的屈肌也是前臂的旋後肌。測試 C5 神經學功能時僅須測試肱二頭肌的肘屈曲作用。外展只由 C5 控制（三角肌、棘上肌等）。內收是由 C6，C7 控制（胸大肌）。

　　病患常主述手臂上舉困難、旋後困難，甚至手臂無法向後、背手困難，左右兩手向背後角度不同，最後形成五十肩之結果。治療之重點應當以 C5 先治療，再復位 C6、C7，而非只做旋肩或強力扳肩之動作，否則將會造成肩部旋轉袖撕裂傷之二度傷害。由於肱肌是肘部另一條主要屈肌也是 C5 神經控制，因此測試肘之屈曲作用是對 C5 功能是否完整健在提出一項合理指標。

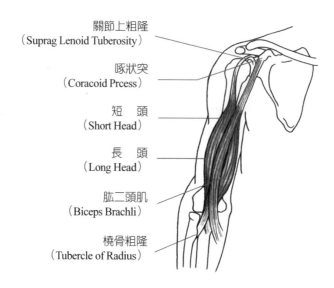

關節上粗隆
（Suprag Lenoid Tuberosity）

啄狀突
（Coracoid Prcess）

短　頭
（Short Head）

長　頭
（Long Head）

肱二頭肌
（Biceps Brachli）

橈骨粗隆
（Tubercle of Radius）

圖 2-19　右手臂之肱二頭肌：肱二頭肌，肌起－短頭是由肩胛骨的喙突端開始。長頭是由肩胛骨的關節盂上粗隆開始。肌止－橈骨粗隆及藉二頭肌腱膜附在前臂屈肌的肌起上。

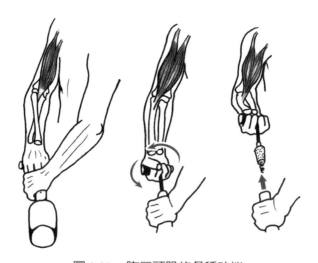

圖 2-20　肱二頭肌的各種功能

　　C5、C6 復位之重要性，在單純之肱骨頸骨折，甚至肱骨頸之粉碎性骨折合併脫臼之復位扮演很重要之角色。在肱骨頸之粉碎性骨折合併脫臼時常斷裂成三部部分，分別是肱骨大粗隆、肱骨頭部及肱骨幹。

　　肱骨大粗隆因C6錯位，使附著在大粗隆之棘上肌緊繃而向上拉扯肱骨大粗隆；肱骨幹有三角肌附著，因跌倒時手臂反射性地向後稱地，使三角肌受牽拉而將肱骨

幹向下拉，形成肱骨頸骨折合併脫臼。

因此，徒手治療復位時應先復位 C5 及 C6，使棘上肌及三角肌放鬆，再以旋肩方式復位，即可將複雜之粉碎性骨折復位完全。在西醫外科手術治療時，會將三部分斷骨以鋼丁固定，表面上是沒問題，但附著在斷端之肌肉卻仍處於緊繃狀態，導致脫臼復位不全且斷端旋轉面不易完全復位，日後會形成骨化性肌炎甚至肩部活動功能受限。

1. 肱二頭肌反射作用測試

   肱二頭肌反射主要是由 C5 神經學功能完整健在的一項指標，也帶有少許 C6 成份。由於肱二頭肌的神經控來自兩個主要階層，因此反射作用強度只要稍比對側強度弱些即表示發生病理變化。

2. 肱二頭肌感覺測試

   手臂側面（腋神經）：C5 神經學階層傳送手臂側面感覺，由肩膀尖至手肘為止。三角肌的側面純粹屬於腋神經的感覺區。位於 C5 皮節內的感覺區有助於指認屬於腋神經的特殊傷害及 C5 神經根的一般傷害。

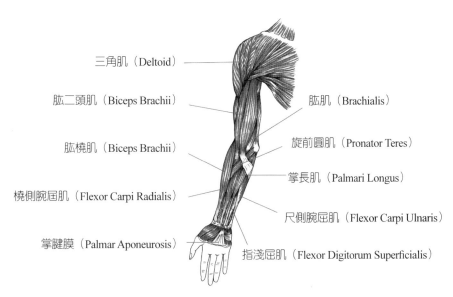

圖 2-21　上肢肌肉圖

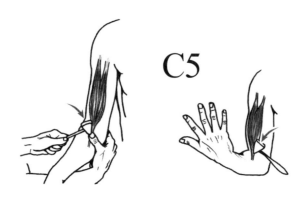

圖 2-22　肱二頭肌反射作用測試

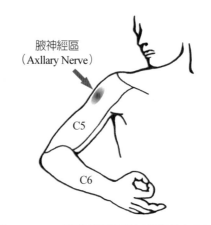

圖 2-23　C5 神經學階層的感覺分布區

3. 肱二頭肌屈肘作用測驗

　　肱二頭肌是肩及肘的屈肌也是前臂的旋後肌，測驗時應站在病人的前方，稍微面向受測肘部，以手握住病人的肘後方鷹嘴突，穩定其肘關節近端的上肢部分。其前臂應保持旋後姿勢以防止其他肌肉之替代作用幫助肘屈曲運動。要求病人緩緩屈曲其手臂，當他彎曲至 45 度時，開始增加阻力，測其所能克服的最大阻力。

二、C6 神經學階層

（一）肌力測驗

　　橈側伸腕長肌及短肌由 C6 神經控制，尺側伸腕肌由 C7 神經控制，肱二頭肌由 C5 及 C6 共同控制。

伸腕肌群和肱二頭肌均非純由 C6 神經控制。例如，伸腕肌群由 C6，C7 神經控制，而肱二頭肌由 C5，C6 神經共同控制；手指第一、二指由 C6 神經控制，腕之旋前及旋後運動由 C6 神經控制；手指第二、三、四指由 C7 神經控制；第四、五指由 C8 神經控制。

1. 伸腕肌群

   伸腕肌群爲 C6（橈神經）。

   ⑴橈側伸肌：包含橈側伸腕長肌及短肌。橈神經由C6神經控制。

   ⑵尺側伸肌：尺側伸腕肌由C7神經控制。

   提供伸直力較多的橈側伸腕肌是由 C6 神經控制。而尺側伸腕肌則主要由 C7 神經控制。如果 C6 神經控制缺乏而 C7 仍健在，則手腕伸直時會偏向尺側；反之，於脊髓傷害時 C6 完全無損而 C7 缺乏則會偏向橈側。

2. 肱二頭肌

   C6（肌皮神經）。肱二頭肌除 C5 神經控制外部分亦受 C6 神經控制。測驗肱二頭即利用手肘屈曲運動的肌力測驗。

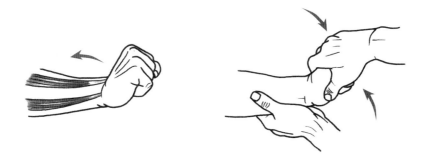

圖 2-24　腕伸直運動之肌力測驗：腕伸直運動之肌力測驗用以測驗 C6、C7 神經共同之控制。因此腕部向背彎曲及向掌彎曲都由 C6，C7 控制。

3. 腕伸直運動測驗

   測驗腕部的伸直運動時以醫者的手置於病人手腕的背側，手指圍繞住他的手腕以便穩定其前臂。然後要求病人伸直其手腕，當手腕完全伸直後將醫者的手掌置於其手背上，用力施力，以圖使其手腕不能維持伸直的姿式。正常情形下應該無法使之屈曲，同時應測驗對側來做比較。值得注意的是，提供伸

直力較多的橈側伸腕肌是由 C6 神經控制，而尺側伸腕肌由 C7 控制，如果 C6 神經控制缺乏而 C7 健在，則手腕伸直時會偏向尺側。反之，於脊髓傷害時 C6 完全無損而 C7 缺乏則會偏向橈側。

（二）反射作用測試

1. 肱橈肌反射

肱橈肌是由橈神經控制屬於 C6 神經學階層。測驗 C6 神學階層功能是否健在時以測肱橈肌反射之方式較佳。如圖，肱橈肌反射測驗 C6 之神經控制。在臨床案例中，網球肘便是由 C5、C6、C7、T1 控制之典型病例。網球肘之病患屈肘用力時，會使肱橈肌牽動而疼痛加重，便是因 C6 受壓迫之證據。

2. 肱二頭肌反射

肱二頭肌反射除用於測驗 C5 外，並可作為 C6 神經學階層功能是否健在的指標。由於它具有雙重神經控制，因此其反射強度與對邊比較，只要稍弱即表示有神經學方面的問題，肱二頭肌反射主要是一種 C5 反射作用。

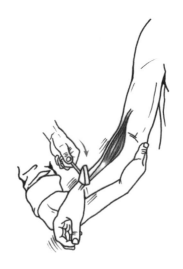

圖 2-25　肱橈肌反射測驗：肱橈肌是由橈神經控制屬於 C6 神經學階層。

3. 網球肘（Tennis Elbow）又稱為肱骨外上髁炎

因手臂前臂旋轉及伸肘用力，導致肱骨外上髁的伸肌群，尤其是橈側伸腕長短肌的附著處受到反復牽拉。非常常見，外上髁或附近有壓痛點，阻抗病人

肘伸展和／或旋後時疼痛，出現微小撕裂傷，前臂共同伸肌肌腱如肱三頭肌附著處呈現發炎現象，若急性或慢性使用前臂之伸肌和旋後肌時會加重病情。

常見於家庭主婦、廚師、教師及使用球拍之運動。而打網球會造成網球肘者，是因用力姿勢不正確，在揮拍時過度彎曲手肘且重複此錯誤姿勢而造成肱橈肌拉傷，又因低頭過久造成三角肌緊繃，及背部斜方肌又同時疲勞而導致 C5、C6、C7、T1 皆有錯位發生。

醫師在不了解網球肘之情況下，常在肘部壓痛處針灸或按摩或放血治療，如此只是火上加油徒勞無功，甚至造成局部二度傷害，引發紅腫及發炎反應，導致病程延續許久不癒，可說是醫師心中的痛。若能以整復手法將頸椎及胸椎巧妙地復位，症狀可立即緩解，甚至連一針都不必下便可獲得改善，但同時應醫囑病患一週內，不可用力握拳及屈肘出力方可完全康復。

（三）感覺測驗

手指第一、二指由 C6 神經控制，由圖中 C6 神經感覺分布區的簡易記憶法可知，前臂側面屬肌皮神經由 C6 神經傳送前臂側面，拇指、食指及一半中指的感覺。

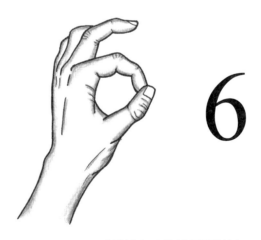

圖 2-26　C6 感覺分布區的簡易記憶法

三、C7 神經學階層

肱三頭肌，屈腕肌，伸指肌等主要由 C7 控制。

（一）肌力測驗

　　肱三頭肌，屈腕肌及伸指肌雖然部分由 C8 控制，不過主要是屬於由 C7 神經控制的肌肉。其中肱三頭肌是主要的伸肘肌，由 C7（橈神經）控制。肱三頭肌的力量非常重要，因爲他可使病人利用拐杖或標準拐支持他自己的重量。

1. 肱三頭肌

　　肱三頭肌，肌起：長頭由肩胛骨關節盂下的結節，外側頭由肱骨的後表面及側表面，內側頭（短頭）由肱骨的後表面下方。肌止：鷹嘴後表面的上方及前臂的深筋膜。

2. 屈腕肌群

　　屈腕肌群由 C7 神經（正中神經及尺神經）控制。

　　⑴橈側屈腕肌：正中神經，C7神經控制。

　　⑵尺側屈腕肌：尺神經C8控制。

　　橈側屈腕肌是這兩條肌肉中較爲重要者，它提供腕屈曲運動大部分的力量。尺側屈腕肌主要由 C8 神經控制，所提供的力量較少，但於屈曲運動時可當轉軸用。

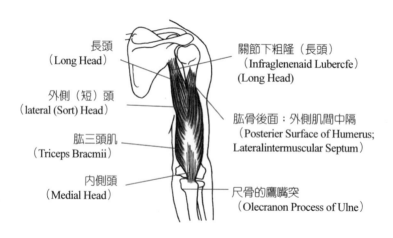

　　　　　　　　　　　圖 2-27　右手臂肱三頭肌

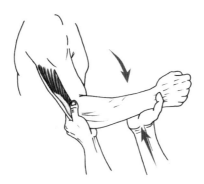

圖 2-28 三頭肌的肌力測驗

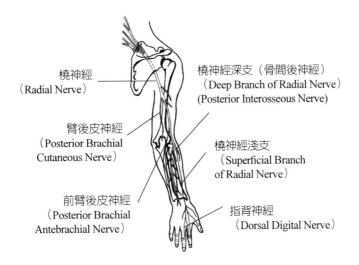

橈神經
（Radial Nerve）

橈神經深支（骨間後神經）
（Deep Branch of Radial Nerve）
(Posterior Interosseous Nerve)

臂後皮神經
（Posterior Brachial
Cutaneous Nerve）

橈神經淺支
（Superficial Branch
of Radial Nerve）

前臂後皮神經
（Posterior Brachial
Antebrachial Nerve）

指背神經
（Dorsal Digital Nerve）

圖 2-29 橈神經圖

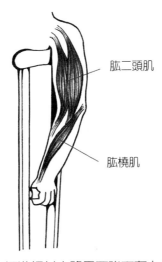

肱二頭肌

肱橈肌

圖 2-30 利用標準枴杖走路需要強而有力的肱橈肌。

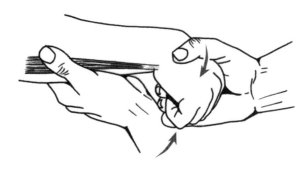

圖 2-31　屈腕肌的肌力測驗

3. 伸指肌

伸指肌由 C7（橈神經）控制。伸指肌包含以下：

⑴共同伸指肌

⑵固有伸食指肌

⑶固有伸小指肌。

肌起：藉伸肌共同肌腱附於肱骨外側上髁，肌間隔。肌止：內側四指的指骨外表面及背面。

手指伸直及屈曲運動中，手指伸直運動是 C7 神經控制，而手指屈曲運動是 C8 神經控制。例如腕垂症之病患，因 C7 受壓迫而手指無法伸直，腕部無力而下垂。常因頸椎受傷造成，例如酒醉倒地橫臥街上，手部受壓迫過久，引起 C7 神經受壓迫，酒醒之後腕部已下垂，無法將手指伸直。

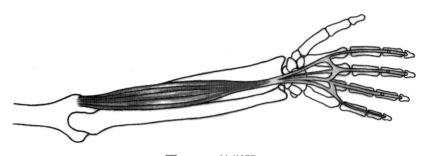

圖 2-32　伸指肌

（二）肱三頭伸肘作用及腕屈曲運動測試

1. 肱三頭伸肘作用測驗

    肱三頭肌是主要的伸肘肌，測驗時在病人手肘近端將其上臂穩定後，要求病人將他屈曲的手臂伸直，當他伸至 90 度時開始對其動作給予阻力，直到測出他能克服的最大阻力。施予的阻力應持續並且穩定，不得具有跳動式、推壓式的阻力，否則無法提供正確的評估。肱三頭肌的力量非常重要，因爲它可使病人利用枴杖支持他自己的重量。

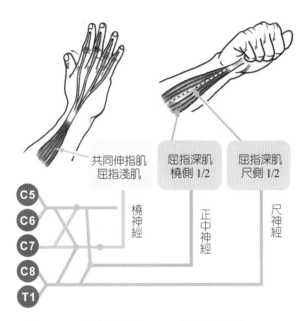

圖 2-33　指伸直運動 -C7；指屈曲運動 -C8。

2. 腕屈曲運動測驗

    屈腕肌群有橈側屈腕肌與尺側屈腕肌，橈側屈腕肌由 C7 神經控制，是這兩條肌肉中較重要者，它提供腕屈曲運動大部分的力量。尺側屈腕肌主要由 C8 神經控制，所提供的力量較少，但於屈曲運動時可當作轉軸用。

    腕屈曲測驗時，先要求病人握拳以排除屈指肌使腕屈曲的作用，然後穩定其手腕，要求病人將其握緊的拳頭屈曲。當病人手腕屈曲後，握住病人的手指並圖使其手腕無法維持屈曲的姿勢。

    指伸直運動測驗：指伸直運動由 C7 神經控制，測驗手指伸直運動時宜先將

其手腕固定在中位，要求病人屈曲其指間關節，指間關節屈曲可防止手掌本身肌肉代替伸指長肌的功能。同時要求病人在近端指間關節屈曲之下伸直展其掌指間關節，然後醫者將手掌置於近端指節之背面，用力使勁，企圖使該指節屈曲。

再提臨床中風之案例，中風常因頸動脈壓力過大，使腦部血管破裂或阻塞。起因於頸椎關節錯縫使血管受壓迫而呈現緊繃，頸動脈向上分枝為小動脈，再進入腦部分枝為腦微血管，因阻力過大而破裂或暫時阻塞，因出血壓迫腦部神經或造成語言障礙或影響對側肢體活動。病患因中風後，常有頸部僵硬及單側手腳活動受限、關節僵硬、伸指或屈指困難甚至合併單側肩關節脫臼之情形。

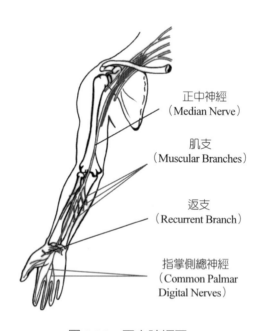

正中神經
（Median Nerve）

肌支
（Muscular Branches）

返支
（Recurrent Branch）

指掌側總神經
（Common Palmar
Digital Nerves）

圖 2-34　正中神經圖

又因無法行動而久臥病床使背部脊椎生理弧度過直，而使椎體間壓力過大；有時亦造成神經壓迫症狀，若壓迫胸椎可能造成胸悶、呼吸困難，使肺活量下降，心臟阻力變大，又再次導致腦部血液供應不足，而頭暈、嗜睡或有時煩躁不安，而不易入眠使血壓再次升高甚至二度中風，且胸椎受壓迫使手臂上舉更加困難且無力。

若腰椎受壓迫可造成腰痠、下肢僵硬無力、無法抬腳、膝關節僵硬，使行走更

爲困難，因此中風後脊椎之復位更是重要。然而因病患行動不便且身體較爲僵硬，治療時手法更應講究防止二度傷害。又人體內臟器官之神經皆由背部脊椎分出，若脊椎長期受壓迫，會使器官功能日漸退化，且脊髓又可將周邊之訊號傳回大腦，若脊髓傳遞功能受阻則腦部再次被喚醒之機會將微乎其微。因此中風後脊椎之適當整復，扮演著腦部是否被再次喚醒之重要角色，如電流經由脊髓向腦部發射，使腦部不斷被充電而甦醒一般。臨床上經不斷脊椎整復之病患，常可見其臉色皆較爲紅潤，臉部表情亦大爲改善且較自然，說明腦部被再次喚醒指日可待。

中風發生之同時除了腦部血管破裂或阻塞外，又因當時可能昏倒或跌倒或姿勢不當，引起頸椎晃動而移位，甚至造成當下頸椎錯位，引起 C6 或 C7 或 C8 神經壓迫，而有三角肌或肱三頭肌或橈側屈腕肌或尺側屈腕肌無力之症狀，及手指伸直運動與手指屈曲運動之困難發生導致單側偏癱。若只以針刺或灸，並無法獲得更好之療效，即使配合復健運動療效亦不佳。此時應體認到事件發生之當下，倒帶還原現場，將頸椎復位，可看到手臂及手指活動較爲改善，且在治療之案例中，中風病患若配合脊椎整復及針灸治療與內服藥物常有較明顯之療效。另外到前鋸肌的神經（C5，C6，C7），當舉起重物時，此神經可能因牽扯而受損，除了輕微殘廢外，尚可造成翼狀肩胛，可由要求病患將雙手靠在牆上表現出來。

（三）反射作用測試

肱三頭肌反射：肱三頭肌反射是由橈神經中 C7 神經成分控制。測驗肱三頭肌反射時，將病人的手臂置於你的前臂上，其姿勢與測驗肱二頭肌反射完全一致。要求病人將其手臂完全放鬆，當你已查知他手臂已放鬆時，輕敲其肱三頭肌跨過鷹嘴窩的部分，肱三頭肌會輕微跳動，此動作可由你支持的前臂感覺出來。

（四）感覺測驗

C7 傳送中指感覺，但中指感覺有時也由 C6 及 C8 傳送，因此並無法作爲 C7 感覺測驗的結論。

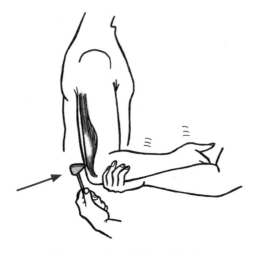

圖 2-35　肱三頭肌反射測驗

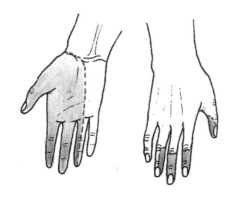

圖 2-36　C6，C7 神經壓迫在手部感覺區分布圖

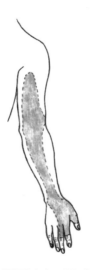

圖 2-37　C6，C7 神經壓迫在手臂背面感覺區分布圖

四、C8 神經學階層

屈指肌群是由 C8 神經控制，屈指肌群有屈指淺肌，屈指深肌，手蚓狀肌。

（一）肌力測驗

屈指肌群分為：

1. 屈指淺肌：正中神經，C8。

2. 屈指深肌：正中神經及尺神經，C8。

3. 手蚓狀肌：正中神經及尺神經，C8（T1）。

屈指深肌使遠端指骨與指骨間關節屈曲，手蚓狀肌使掌骨與指骨間關節屈曲，這兩類肌肉在手的尺側者受尺神經控制，在手的橈側者受正中神經控制。如果 C8 神經根受傷，整個屈指深肌即變無力並且所有屈肌群均發生次發性軟弱。但是如果是周圍性的尺神經受損則僅無名指及小指感到無力。屈指淺肌使近端指骨與遠端指骨間關節屈曲，它僅受正中神經控制，C8 神經根受傷及周圍性正中神經傷害均會使之受影響。

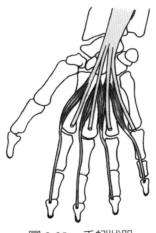

圖 2-38　手蚓狀肌

測驗手指屈曲運動時，要求病人屈曲手指上所有三組關節，亦即，掌骨與指骨間關節、近端指骨與指骨間關節和遠端指骨與指骨間關節。然後彎曲你的四指扣牢在他四指上。試圖扳開他的指節使之無法屈曲。評估此項測驗的結果時應注意那組關節無法抵擋你扳開的動作維持屈曲。正常情形下所有關節均應能夠保持屈曲。為求記憶 C8 階層的運動控制方便起見，記住在肌力測驗時你的四指套牢在病人的四指上；手指數目和為 8（見圖 2-39）。

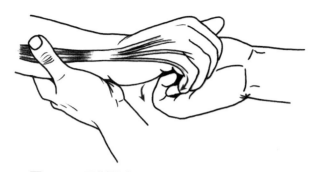

圖 2-39　屈指肌之 C8 神經控制簡易記憶法。

（二）感覺測驗

　　前臂內側（前臂內側皮神經）：C8 傳送無名指及小指及前臂遠端一半的感覺。小指尺側純粹屬於尺神經感覺區（來自 C8），測驗此位置最具效果。

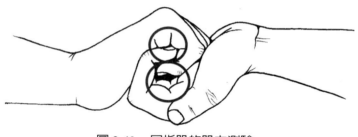

圖 2-40　屈指肌的肌力測驗

五、T1 神經學階層

　　T1 測驗僅包括肌力和感覺，因為 T1 如 C8 一樣並無自身可供檢查的反射作用。

（一）肌力測驗

1. 手指外展運動測驗

⑴骨間背側肌：尺神經，T1 控制。

⑵手外展小指肌（第五指）：尺神經，T1 控制。

手中所有小肌肉均由 T1 神經控制。測驗手指外展運動時要求病人由手正中軸線向外展開其已伸直的手指，然後壓合每對手指以圖使靠攏。將食指壓向中指、無名指及小指；將中指壓向無名指及小指；將無名指壓向小指，仔細觀察其中任何一對是否出現明顯無力現象，並測驗另一隻手以供比較。其中，將小指壓向無名指以便測驗手外展小指肌。

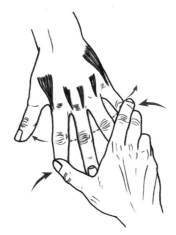

圖 2-41　手指外展運動的肌力測驗

2. 手指內收運動測驗

　　骨間掌側肌爲主要之內收肌，由尺神經，C8，T1 控制。測驗手指內收運動時要求病人併攏其已伸直的手指，然後試圖將其手指分開。也可在病人已伸直的手指間夾一張紙，然後嘗試將之拉出，以此方法測驗手指內收肌運動。病人夾紙的力量應與對側手指從事同一動作加以比較。因此手指外展及內收運動皆由 T1 控制。

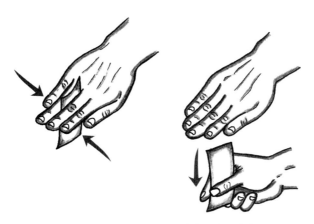

圖 2-42　手指內收運動的肌力測驗

3. 指屈曲運動測驗

測驗手指屈曲運動時，要求病人屈曲其手指上的所有三組關節，即掌指關節、近端指間關節、遠端指間關節。然後彎曲醫者的四指扣牢在病人四指上，試圖扳開他的指節使之無法屈曲，評估此項測驗的結果時，應注意那組關節無法抵擋醫者的扳開動作，正常情形下所有的關節均應能夠保持屈曲。

（二）感覺測驗

手臂內側（臂內側皮神經），T1 傳送前臂內側上半部分及手臂內側的感覺。手腕伸直（C6）、手腕屈曲及手指伸直（C7）、手指屈曲（C8）、手指外展及內收（T1）等均可在一連串的動作中做完，只有 C5 必須另外測驗三角肌及肱二頭肌。

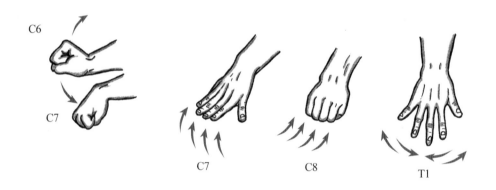

圖 2-43　上肢肌力測驗概要圖

　　反射作用可全部一次依序進行，只要手肘及上肢穩定於一固定姿勢，然後用反射錘輕敲適當的肌腱；如肱二頭肌（C5）、肱橈肌（C6）及肱三頭肌（C7）即非常容易完成。感覺也可一次依序測驗完成，由上肢外側近端開始，然後移向上肢下方（C5 為手臂；C6 為前臂），再次通過手指（C6，C7，C8）。最後沿上肢內側向上移（C8 為前臂；T1 為手臂）直達腋窩（T2）。

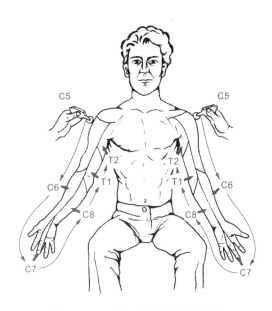

圖 2-44　上肢感覺測驗概要圖

總結以上：

1. C5 神經

　　C5 神經的感覺區是上臂外側，由肩部到肘部爲止。三角肌的外側部分純粹屬於腋神經的感覺區，這塊位於 C5 皮節內的感覺區有助於指認 C5 神經根的一般傷害及腋神經的特殊傷害。

2. C6 神經

　　C6 神經的感覺區是前臂的外側面，C6 傳送前臂外側面（即橈側面），拇指，食指，及一半中指的感覺。

3. C7 神經

　　C7 神經傳送中指的感覺，由於中指的感覺有時可能也由 C6 神經及 C8 神經傳送，因此並無可作爲結論的 C7 感覺測驗。

4. C8 神經

　　C8 神經傳送無名指，小指及前臂內側（尺側面）遠端一半的感覺。小指的尺側純粹屬於尺神經感覺區（此神經主要來自 C8），因此測驗此位置最具有效果。應同時測驗對側以供比較，並將病人感覺程度依正常、減弱（感覺遲鈍）、增強（感覺過敏）、或消失（感覺缺失）加以分級。

5. T1 神經

T1 神經傳送前臂內側（尺側）上半份及上臂內側的感覺。

運動	感覺
C5－肩外展運動	C5－手臂外側
C6－腕伸直運動	C6－前臂外側、拇指及食指
C7－腕屈曲及指伸直運動	C7－中指（不一定）
C8－指屈曲運動	C8－前臂內側、無名指及小指
T1－指外展、內收運動反射	T1－手臂內側
C5－肱二頭肌	T2－腋窩
C6－肱橈肌	
C7－肱三頭肌	

圖 2-45 上肢的神經學階層總表

第五節 神經學階層的臨床應用

頸神經有 8 條但只有 7 塊頸椎；因此第一頸神經由枕骨後頂（**Occiput**）和 C1 間穿出，第六頸神經由 C5 和 C6 間穿出，第八頸神經則由 C7 和 T1 間穿出。此外，頸椎與臟器及疾病的關係有：

（一）與神經根有關

又稱痹症型，引頸臂綜合症，C5 以上者可見頸肩痛或頸枕痛及枕部感覺障礙等；C5 以下者可出現頸部僵硬，活動受限，有一側或兩側頸、肩、臂放射痛，並伴有手指麻木、肢冷，上肢發沉、無力、持物墜落等症狀、臨床上可依主訴及症狀的輕重不同，分為疼痛型、麻木型、萎縮型三類：

1. 疼痛型

發病較急，頸、肩、臂、手等均感覺疼痛酸脹、肌力和肌張力也減弱，大多是一側發病、患者頭部可微偏向患側，以求減輕症狀、咳嗽可有震動痛、夜間症狀加重，睡眠時常自動採取較合適的臥位、例如取側臥位患側在上等。

2. 麻木型

　　發病較慢，肩臂和上胸背麻木不仁，或兼有輕度疼痛、麻木區以臂及手爲主、夜間症狀較明顯、白天可無症狀，皮膚的痛、溫覺減退，肌力和肌張力均正常。

3. 萎縮型

　　患側上肢肌力減弱，小魚際肌肉萎縮鬆弛、肌力明顯減退時影響活動，造成殘廢、但無疼痛，酸麻感覺。

（二）與脊髓有關

　　又稱痿症型，脊髓受壓者、可出現上肢或下肢，一側或兩側的麻木，酸軟無力，頸顫臂抖、甚者可表現爲不同程度均不全痙攣性癱瘓，例如肢體沉重、活動不便、步態笨拙、走路下穩，步履蹣姍易跌倒，最後無力行走，以致臥床不起，甚致呼吸困難，四肢肌張力增高，腱反射亢進，淺反射減弱或喪失，並可出現髖、踝陣攣和病理反射等椎體束症。脊髓型頸椎病多無頸部酸痛，活動受限不明顯，故易於忽視或誤診。可結合頸椎 X 光片、肌電圖、椎管碘油造影，電腦斷層攝影等檢查以提高診斷準確性、X 光片常見椎體後綠骨贅增生及椎管前後徑縮小、可在 14～12mm 以下。

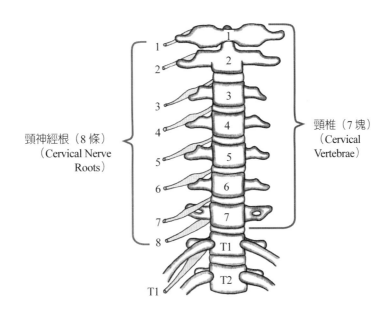

圖 2-46　頸部脊椎及神經根

（三）與椎動脈有關

又稱眩暈昏厥型，惟動脈型頸椎病可表現為頸肩痛或頸枕痛、頭暈、噁心、嘔吐、尤以位置性眩暈為特點，偶有突發暈厥、摔倒、持物落地等。常見眩暈伴有偏頭痛，同時出現或交替發作、呈脹痛或跳痛，可合併有耳鳴耳聾、視物不清等臨床症狀、上述諸症常因頭部轉動或側彎至某一位置而誘發或加重。

（四）與交感神經有關

又稱五官型、由於交感神經受刺激而出現枕部痛、頭沉、頭暈或偏頭痛、心慌、心悸、胸悶、肢涼，皮膚低溫或手足發熱，四肢酸脹等症狀，一般無上肢放射痛或麻木感，個別病例也可出現聽、視覺異常；或眼瞼無力、眼脹痛、易流淚；或耳鳴、聽力下降；或咽部不適、有異物感、易噁心；或皮膚多汗少汗、血壓忽高忽低等。

（五）與落枕有關

又稱頸型、以頸項疼痛為主要表現、多發於一側頸項部，類似落枕，有時壓痛點可觸及條索狀鈍厚改變，一般認為中年以後體質弱，肝腎之氣漸失、如兼有氣血虧虛或外傷、勞損等因素，則可導致關節囊鬆弛，韌帶鈣化，椎間盤退化、骨刺形成等，引起頸背疼痛反復發作，因此有人稱此型為韌帶關節囊型頸椎病，常因睡眠時頭頸姿勢不當、感受風寒、扛抬重物、頭頂重物等誘發，症狀發作時頸項疼痛，延及背部，不能俯仰旋轉，但不沿周圍神經幹的走向傳導，個別病例合併有眩暈或偏頭痛，每次發作三、五天後、可有一段時間的緩解。

（六）混合型

在臨床上，常見同時存在兩型或兩型以上的各種症狀，亦有伴發高血壓、低血壓、吞咽困難等症狀，稱為混合型頸椎病。上述各型以神經根型及落枕型較多見，其餘各型較少見，但對於痿症，眩暈等患者要注意鑑別是否頸椎病所引起。

一、頸椎間盤突出（椎間盤物質的移位）

椎間盤內髓核大量突出肇因於劇烈的彎曲壓迫。突出的椎間盤壓迫到由此椎間盤上方穿出並通過鄰近神經孔的神經根。例如：C5 和 C6 之間的椎間盤突出會壓迫到 C6 神經根。C5 和 C6 間的活動性較其他頸椎間活動性稍高，發生損害的機會就較大。C5-C6 椎間盤突出發生及骨關節炎的機會較任何其他頸椎間盤多。年紀漸長

C6-C7 發生率增加。

　　椎間盤必須向後突出才會壓迫到神經根，由於兩項原因造成發生這種情形。第一、前方纖維環較完整且強固，而後方纖維環則具缺陷；第二、解剖學上前縱韌帶寬粗而後縱韌帶比較狹窄。由於椎間盤通常於受壓迫時才會突出，它向抵抗力最弱的後方破裂突出。由於後縱韌帶呈稜形易從一側突出；正中位置突出很少發生，因為椎間盤必須穿過韌帶最強固的部分。神經壓迫時之症狀會出現一手發生疼痛，延著受壓迫神經根路徑輻射到手部，有時僅到肩膀。在咳嗽、噴嚏或腹部用力時，疼痛會加重且傳遍上肢受牽涉之神經區，若側突出則直接壓迫神經根；正中突出壓迫時，則傳至手、腳；若僅僅膨出而未突出，則疼痛傳至背部正中區域。

　　椎間盤突出所引起的症狀和病徵隨其突出的位置而異，如果是最常見的側邊突出，它會直接壓迫在神經根上即依神經根的階層產生典型的神經學檢查所見。如果椎間盤向正中突出，手、腳均會出現症狀；如果椎間盤澎出但未突出，疼痛即會傳至背部正中區域，側方澎出會使疼痛送至肩胛骨的棘狀緣並且輻射至手臂。

　　在檢查期間有時受犯的神經學階層症狀會出現不一致的現象。臂神經叢通常包括 C5 至 T1 的神經根，但有時其開始的神經學階層較高或較低，造成控制肌肉的神經節階層發生變化；因此，檢查所見不同即反映出上肢神經控制階層不一致現象。也可能是臂神經叢或周圍神經受損所致。

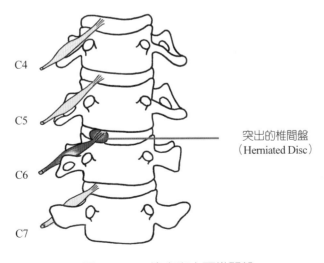

突出的椎間盤
（Herniated Disc）

圖 2-47　一塊突出之頸椎間盤

（一）決定頸椎間盤突出位置之特殊測驗

確定引起神經學變化的椎間盤突出的階層，可利用前述的神經學檢查技術加以評估。利用上述方式可顯示神經學階層測驗如何在臨床上運用於頸椎的病理變化上，尤其是使用在椎間盤突出的評估方面。

（二）決定椎間盤突出位置之其他方法

1. 脊髓 X 光片

脊髓 X 光片可顯示突出於脊髓、神經根或脊髓尾的椎間盤，在犯病階層異常膨出的情形。此為探查椎間盤突出最正確的方法，但必須保留做為最後的測驗方法。

2. 肌電圖（EMG）

肌電圖可正確記錄運動電位。神經受損兩週後停滯不動的肌肉會自然發出異常電流（**肌纖維顫動電位 Fibrillation Potentials** 及尖銳的正電波 **Positive Sharp Waves**）。此為肌肉去神經現象，椎間盤突出、神經根撕裂或脊髓病變均會造成此現象（神經叢及周圍神經病變也可能會發生）。

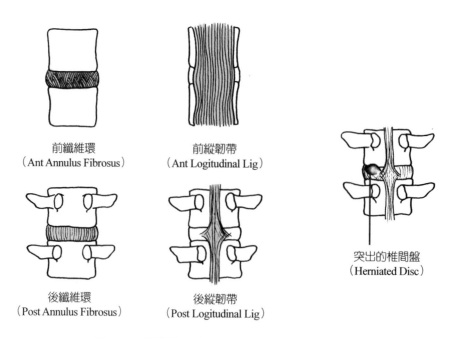

前纖維環
（Ant Annulus Fibrosus）

前縱韌帶
（Ant Logitudinal Lig）

後纖維環
（Post Annulus Fibrosus）

後縱韌帶
（Post Logitudinal Lig）

突出的椎間盤
（Herniated Disc）

圖 2-48　頸椎間盤向後突出的解剖學根據。

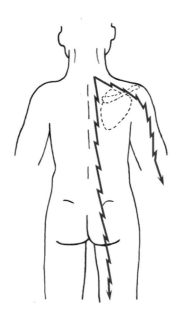

圖 2-49 頸椎間盤側方膨出的疼痛輻射樣式。

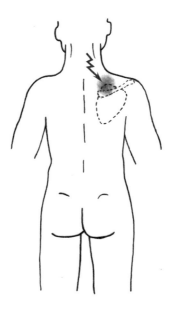

圖 2-50 頸椎間盤正中突出的疼痛輻射樣式。

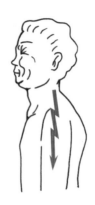

圖 2-51　Valsalva 測驗（Valsalva Maneuver）

（三）頸椎間盤突出的一般測驗

　　Valsalva 測驗（**Valsalva Maneuver**）是一種共通的測驗，它僅表示發生椎間盤突出而已。依每一階層進行神經學測驗比較正確，並能確實指出受犯的階層。

　　Valsalva 測驗（**Valsalva Maneuver**）：進行 **Valsalva 測驗**（**Valsalva Maneuver**）時，脊椎管內壓力會增加。如果脊椎管內出現佔有空間的病變，例如椎間盤突出或腫瘤，病人會因壓力增加造成頸椎疼痛，此痛會輻射到上肢，其分布區域與發生病理變化的神經學階層之分布區吻合。

　　實行 **Valsalva 測驗**（**Valsalva Maneuver**）時，要求病人向下用力，如摒住呼吸試圖解便一樣。頸椎或上肢藉傳射作用的疼痛程度是否增加。如果頸椎管內出現佔有空間的病變，例如椎間盤突出或腫瘤，病人會因壓力增加造成頸椎疼痛。此痛會輻射到上肢，其分布區域與發生病理變化的神經學階層相吻合。

二、頸部扭傷與椎間盤突出（Cervical Neck Sprain Versus Herniated Disc）

　　汽車車禍時頸椎會向前及向後**鞭動**（**Whiplash**）或扭轉，拉扯某一條神經根或使神經根置於骨關節刺上或造成椎間盤突出，頸部疼痛及傳至肩胛骨內側緣並沿手臂向下輻射產生無力、麻木感。

　　鞭索傷害（**Whiplash Injury**）是現今持續性頸部症狀的一個常見原因。標準情況是背後撞擊的結果，撞擊時車內乘客的頭因最初質量的緣故，頸椎迅速的伸直而後屈曲，主要的成因是頸部的伸展。這通常同樣是背後撞擊的結果，在大部分的

病例中，放射線攝影顯示頸部脊椎是排成一直線，但有時椎體前緣小的撕裂性骨折卻顯示出脊椎被強行伸展的證據。

在有些病例中，則是鉤狀脊椎關節有更小的骨折。在有椎關節病變的地方，因脊椎局部區域的僵硬而影響外力的分散，前方的骨贅可能撕裂。屈曲的動作有時可造成椎體的**翼狀壓縮骨折**（**Wedge Compression Fracture**）或是**棘突**（**Spinous Processes**）的**撕裂性骨折**（**Avulsion Fracture**）。這些傷害產生不等嚴重度的症狀，頸部總感覺痛和不易彎曲，常伴隨上肢或有時下肢神經學上的障礙。

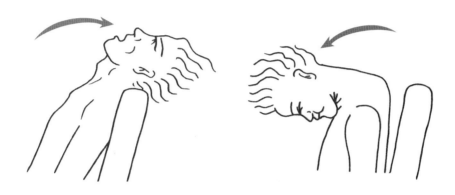

圖 2-52　頸椎之「鞭動傷」：嚴重的伸展傷害（Extension Injuries）發生在墜下時投碰地時頸部被強行伸展，通常前額有大小瘀傷。

三、鉤狀突與骨關節炎（The Uncinate Processes and Osteoarthritis）

鉤狀突是源自於頸椎側上表面的兩片骨嵴。有助於個別脊椎的穩定並構成神經孔的一部分。鉤狀突擴大或發生骨關節炎會侵入神經孔，直接壓迫其中伸出的神經根或使其能移動的空間受限。神經孔及鉤狀突包圍壓迫的部分，以斜向放射線攝影所見最清楚，臨床上，應以斜向照來確認。

神經根以 45 度角由脊髓和脊椎體分出，恰與神經孔和脊椎體之間角度相同。鉤狀突生出的骨刺除非有症狀伴隨發生，否則在臨床上並無重要性。臨床症狀可能隨汽車車禍後發生，此時病人頭部及頸部經過及大幅度的後仰及前傾，神經根隨後發生反應性水種，原已狹窄之神經孔即會對其內所含神經根施以過度壓迫，狹窄的神經孔在放射線攝影中時常呈 8 字型，此結構無法容納神經受傷後腫脹的程度，因此造成疼痛自然會在上肢受牽涉神經分布區發生疼痛及神經學症狀。例如 C6，如神根受傷後會造成前臂外側感覺減弱、伸腕肌群無力以及肱橈肌反射作用消失，不

過症狀也可能緊為轉移至肩胛骨內側上角及內側緣的疼痛感。活動較多的部位發生功能損害的機會也愈多，骨關節炎所造成的鉤狀突擴大，最常發生在 C5-C6 脊椎骨之間。

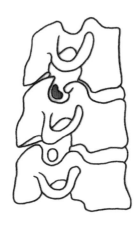

圖 2-53　鉤狀突與骨關節炎

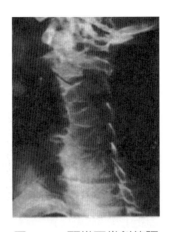

圖 2-54　頸椎正常斜位照

四、骨關節炎症狀的一般誘發及緩解測驗（General Tests for Reproducing and Relieving Symptoms of Osteoarthritis）

（一）拉離測驗（Distraction Test）

頸椎拉離測驗表示頸部牽引具有緩解疼痛的效果。藉由擴大神經孔使神經孔狹窄所引發疼痛緩解，可使存在小面關節的關節囊上的壓力獲得鬆弛；亦可使受傷緊縮的肌肉鬆弛有助於減輕肌肉痙攣狀態。實施拉離測驗時將手掌張開，一手置於病

人下顎下方，另一手置於枕骨後頂的位置，逐漸將其頭部舉起（拉離）使頸部免於承受其重量，可詢問病人是否感覺疼痛已減輕。

（二）壓迫測驗

頸椎壓迫測驗可測出當頸椎被壓迫時病人的疼痛是否增加。疼痛如因神經孔狹窄，小面關節受壓迫或肌肉痙攣所引發則會使之加重。

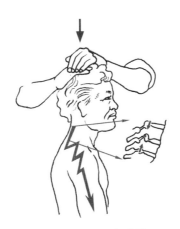

圖 2-55　壓迫試驗

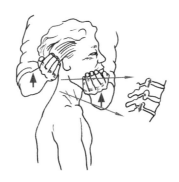

圖 2-56　拉離試驗

五、神經根撕除（Nerve Root Avulsions）

機車車禍時頸神經根時常由脊髓處被撕除。騎士由車上摔出時其頭部及頸部被壓向側方而其肩膀因撞擊地面而被下壓，因此頸神經根被拉扯終至撕除。C5 及 C6 神經根是最常被撕除的神經根。

C5 被撕除則 C5 肌節會發生運動性完全麻痺，C5 皮節的感覺也會缺失。三角

肌麻痺手臂上方側面感覺遲鈍或缺乏，並且肱二頭肌反射作用（C5-C6）減弱或消失。C8 和 T1 也可能被撕除。若騎士由車上摔落地面時，其肩膀過度外展則臂神經叢最下端的神經根即成爲受害的神經根，此時 C5 和 C6 神經根仍健在無損。

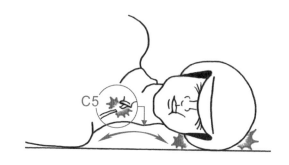

圖 2-57　摩托車車禍後 C5 神經根被撕除的情形。

六、黃韌帶的摺入

頸椎在完全伸直時，使黃韌帶產生皺褶而突入神經孔道，若突然過度伸展會造成嚴重骨性關節炎，造成神經孔道狹窄，黃韌帶骨化，此時臉上可能有瘀傷，表示已產生過度伸展形成中央脊髓症候群使遠側端運動功能完全喪失，只保留部分感覺功能。

第六節　頸部脊髓病變：四肢麻痺

四肢麻痺（**Tetraplegia**）是指所有四肢均發生麻痺，引起這類麻痺的病變位在頸椎。它不但造成下肢完全麻痺，並且依受犯之神經學階層會使上肢部分或全部受到影響。分析四肢麻痺時確定受犯神經階層並評估其嚴重程度（脊髓病變係完全或不完全傷害）乃爲重要之課題。脊髓功能恢復速率愈快，復原的程度愈大；反之恢復速率愈慢，復原程度就愈小。此種簡單原則使預測是否能行走及膀胱功能未來恢復的可能性較容易。由於發病之初，病人可能處於一種脊髓休克的狀態（神經官能聯繫不能），從當時開始神經即有部分功能恢復，因此在最初 48 小時中，每 2 至 4 小時重複一次徹底的神經學檢查，對於恢復的可能性可以提供部分答案。脊髓休克及伴隨的肌肉弛緩現象通常於外傷後 24 小時至三個月之間消逝，痙攣及陣攣開始出現，並且其嚴重性逐漸增加，深層肌腱反射強化並且出現病態反射。

一、C3 神經階層（C3 仍完整健在）

所謂 C3 神經階層意指頸椎第三神經根仍健在，而第四神經根則否，C3 神經學階層相當於脊椎 C3～C4 階層。

（一）運動功能

上肢已無運動功能，病人四肢完全麻痺，由於失去神經作用及脊髓休克因此肌肉會變得弛緩（Flaccid）。脊髓休克逐漸消逝後，肌肉集會出現程度不同的痙攣反應。由於橫膈膜大部分由 C4 控制，因此病人無法自主呼吸如無人工呼吸器即會死亡。有時最初看似發生於 C3 階層，久之，C4 功能確恢復了，並且橫膈膜功能也隨之恢復。

（二）感覺

上肢及前胸乳頭聯線上方三英吋以下失去感覺。

（三）反射

脊隨休克時深層肌腱反射作用消失，當脊髓休克消逝後反射作用異常敏銳，並且病態反射可能非常明顯。

二、C4 神經階層（C4 仍完整健在）

頸部脊髓第四節仍然健在、病變位置在頸部第四和第五脊椎之間。

（一）運動功能

上肢肌肉失去功能，由於 C4 健在因此病人可自主呼吸並能聳肩，但因肋間肌及腹部肌肉失去功能，使病人的呼吸餘力較低，但對於功能降低的人而言可能仍然夠用。

（二）感覺

前胸有感覺但下肢則否。

（三）反射

最初所有深層肌腱反射作用消失，不過隨脊髓休克消逝開始出現變化。

三、C5 神經階層（C5 仍完整健在）

在此階層的病變仍保留 C5 的完整性，由於它是脊髓中構成臂神經叢的第一個

階層，因此上肢仍具有部分功能。

（一）運動功能

三角肌和肱二頭肌仍具功能。病人能作肩外展、屈曲及伸直運動以及部分肘屈曲運動，不過皆較無力，因為這些動作的肌肉通常部分受 C5 神經根的控制。

（二）感覺

前胸上方及手臂由肩膀至肘皺之側表面感覺仍屬正常。

（三）反射

由於肱二肌反射主要由 C5 傳遞，因此他可能正常或稍減弱，但是當脊髓休克消逝並且 C5 成分恢復控制後，此反射即非常敏銳。

四、C6 神經階層（C6 仍完整健在）

受犯位置在脊椎 C6～C7 階層。

（一）運動功能

由於 C5 和 C6 健在，因此肱二頭肌及前臂轉軸肌仍能自由運動，伸腕肌群是仍保有功能的肌肉中距離最遠者，橈側伸腕長肌和短肌（C6）均具神經控制，但尺側伸腕肌（C7）已受影響。病人幾乎擁有完整的肩膀運動功能、完全的屈肘運動、完全的旋後運動及部分前臂旋前運動和部分的伸腕運動功能，因為伸腕的力量主要來自橈側伸腕長肌和短肌，所以其力量仍保持正常。呼吸餘力仍然較低，病人必須依賴輪椅可在平滑路面上操作自如。

（二）感覺

上肢側面、拇指、食指及中指半邊均具正常的感覺。

（三）反射

肱二頭肌及肱橈肌反射作用均正常。

五、C7 神經階層（C8 仍完整健在）

受犯位置在脊椎 C7～T1 階層。

（一）運動功能

由於 C7 神經根健在，因此肱三頭肌屈腕肌及伸腕長肌均具功能，病人仍能持

物，但其握力非常微弱，雖然仍須依靠輪椅，但可以開始嘗試在平行桿及穿支架時行走，並進行一般運動。

（二）感覺

上肢並無純屬 C7 的感覺區，無法測出 C7 感覺的正確位置。

（三）反射

肱二頭肌（C5）及肱橈肌（C6）及肱三頭肌（C7）反射作用均正常。

六、C8 神經階層（C8 仍完整健在）

受犯位置在脊椎 T1-T2 階層。

（一）運動功能

上肢除手內肌肉外均能正常運動，因此除指外展運動、指內收運動及拇指、食指和中指間的捏抓功能外，所有上肢其他運動均完好，持物非常困難，因為手本身萎縮或變成爪狀。

（二）感覺

上肢側表面及整個手面均具有正常感覺，前臂內側除肘下方數英吋以下異常外，仍保有正常感覺。

（三）反射

所有上肢反射作用均正常。

七、T1 神經階層（T1 仍完整健在）

受犯位置在脊椎 T2～T3 階層。

（一）運動功能

T1 神經階層受犯會造成下肢麻痺，上肢功能完全正常而下肢則依該部位脊髓受害程度會發生部分或完全麻痺，病人利用適當的支架可以有許多方式行走，但是仍以輪椅為行動之實際方法，T1 下肢麻痺之人可利用手杖支架擺至手杖之間，但若無支持物即無法站立，軀幹之穩定性消失，行走所費之力氣明顯增加，因此行走不算仍遺留之功能，但當做運動卻相當有用。

（二）感覺

乳頭聯線以上的前胸壁及全部上肢均有正常感覺。

（三）反射

上肢的反射作用正常。

八、上運動神經元反射（Upper Motor Neuron Reflexes）

四肢麻痺時上肢與下肢會出現病態反射，在上肢可誘出霍夫曼（Hoffmann）氏病徵，如果出現此病徵即表示上運動神經元病變。測驗霍夫曼（Hoffmann）氏病徵時，捏住中指指甲向下滑脫，正常情況下此動作不會引起任何反應，若出現陽性反應時，拇指的最後一節及另一指的第二和第三節會出現屈曲運動。

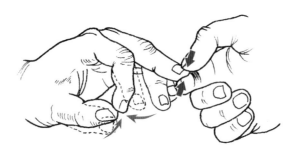

圖 2-58　霍夫曼（Hoffmann）氏病徵

第三章　脊椎傷害

第一節　頸部的傷害之臨床應用

　　頸椎病變是四肢麻痺的一項主要原因。傷害的種類包括：屈曲式傷害（壓迫性骨折）、伸直過度性傷害及屈曲－轉軸式傷害（頸椎小面脫位）。有時發病的神經學階層與脊椎階層並不符合，亦即第五和第六頸椎間發生骨折脫位時，C6 神經學階層卻能保留其功能，因此臨床應依個人之個別情況評估。

一、頸部的傷害

　　頸椎的損傷可根據病理解剖或是受傷機轉來加以分類，頸部的傷害常伴隨頭部傷害，而頭部的外傷卻常掩蓋脊髓的病灶而造成其被忽略。因此，在每個嚴重頭部外傷的病人，都應仔細檢查頸部的情況，最好照 X 光片。頭彎曲及伸展的側面照，可以顯示出一般側位照，無法看出頸椎的不穩定狀態。45 度的斜位照特別有用，可顯示出椎間孔及關節突起，可利用左 45 度或右 45 度的斜位照，因為小平面關節（Facet Joint）的半脫臼或脫臼多為兩側同時發生，很少只有一側發生。

　　透過張開之嘴巴的一項特別投射，可用來獲得寰椎（Atlas，即第一頸椎）及軸椎（Axis，即第二頸椎）的前後照，特別是可以顯示軸椎的齒突（Dens）。如果仍無法確定，則可以利用**電腦斷層掃描（CT Scanning）**，能顯示出平面 X 光片無法顯示的頸部傷害，特別是軟組織。

（一）頸椎傷害分類

　　頸椎的損傷可根據：依病理解剖與受傷機轉來加以分類。

　　1. 病理解剖

　　　⑴椎體的楔狀壓迫性骨折（Wedge Compression Fr.）。

　　　⑵椎體的爆裂性骨折（Burst Fr.）。

　　　⑶伸展性半脫位（Extension Subluxation）。

　　　⑷彎曲性半脫位（Flexion Subluxation）。

(5)脫臼及骨折性脫臼（Fracture-Dislocation）。

(6)寰椎－軸椎關節（Atlanto-Axial Joint）的骨折性脫臼。

(7)寰椎（Atlas）骨折。

(8)棘突骨折（Fr. of Spinous Process）。

(9)軟組織的脊椎內移位（Intraspinal Dislocation）。

2. 依受傷機轉分類

(1)彎曲（Flexion）。

(2)彎曲－旋轉（Flexion-Rotation）。

(3)伸展（Extension）。

(4)垂直壓迫（Vertical Compression）。

（二）診斷

　　頸椎若有骨性關節炎、骨刺，使椎孔狹窄再過度伸展，會使黃韌帶皺褶或骨刺傷及脊髓造成中央脊髓症候群，若力量經頭骨向下之垂直壓迫，會造成寰骨環骨折或椎體爆裂性骨折。需分辨骨折及脫臼是穩定（後側韌帶完整）或不穩定（後韌帶撕裂，旋轉力造成）傷害，若為穩定性骨折不易再進一步移位。頸椎大部分的傷害是非直接的強大外力所造成，例如跌倒時頭著地，或是其他自頭骨傳來之強大外力造成的運動。

　　機轉是任何方向的劇烈移動，例如彎曲、伸展、外側彎曲或旋轉，或是作用在伸直脊椎的垂直壓迫。受傷的性質和其成因之機轉雖有一定的相關，但受傷時通常是多種作用力合併造成而不是只有單一的強大外力。其中彎曲及彎曲－旋轉傷害很常見，而單獨的彎曲傾向於楔狀的壓迫性骨折，而合併彎曲及旋轉會造成半脫臼、脫臼或骨折性脫臼。

　　彎曲或彎曲－旋轉力也可造成椎間盤的大量移位，但骨頭仍完整。過度伸展造成神經孔弓（Neural Arch）斷裂，特別是寰椎及軸椎，或者是造成軸椎齒狀突。此外，若過度伸展可造成前縱韌帶及纖維環斷裂，則椎體向前移位（即伸展性半脫臼）。頸椎若有骨性關節炎、骨刺，而使椎孔狹窄，再加上過度伸展會使黃韌帶的皺褶，或骨刺本身傷及脊髓，會造成所謂的「中央脊髓症候群」（Central Cord Syndrome），其特點是神經功能的不完全性喪失。經頭骨向下之垂直壓迫，可造成寰骨

環骨折或是椎體的爆裂性骨折。

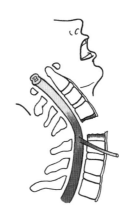

圖 3-1　頸部伸直過度性傷害

二、頸椎之穩定及不穩定傷害

　　分辨骨折及脫臼是穩定（後側韌帶完整）或不穩定（後側韌帶撕裂，通常是旋轉力所造成）傷害是很重要的事，若為穩定性骨折在造成傷害之後，便不易再進一步移位。而不穩定性骨折則較有可能進一部移位，對於脊髓有較大的危險。

三、椎體（Vertebral Body）的骨折

（一）楔狀壓迫性骨折

　　厲害的彎曲力會造成一節或多節椎體被壓扁（因為其屬於**海綿骨「Cancellous Bone」**），其中以椎體前方最明顯，因此使椎體變為楔形（Wedge-Shaped）。楔形壓迫性骨折後縱韌帶是完整的，所以是屬於穩定性骨折且未傷及脊髓。臨床上楔形壓迫性骨折常發生在 T11、T12、L1。因跌倒時彎曲力造成椎體壓扁成梯形，若未及時以手法復位最終導致椎體變形、椎體前緣變短形成駝背。一般門診中常醫囑病患臥床休養數月，但因骨折處未正確復位導致椎體癒合不良，因此病程綿延數年仍未見改善甚至引發骨牌效應導致向上椎體擠壓變形。

（二）爆裂性（Burst）骨折

　　爆裂性（Burst）骨折可視為楔狀壓迫性骨折的一項變異。乃因頸椎在伸直時，在椎骨體線上傳送的強大垂直壓迫力；而楔狀壓迫性骨折則是彎曲力所造成。外力

使椎體的端板破裂，椎間盤被擠入椎體中產生粉碎性骨折，碎片於周邊在所有方向上爆開。脊髓可能有機會逃過一劫，但通常後方的椎體碎片會向後移而傷及脊髓，情況較單純的楔狀壓迫性骨折危險。但如同楔狀壓迫性骨折，其後側韌帶是完整的，故為穩定性骨折。

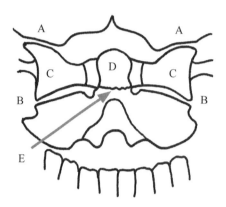

圖 3-2　頸椎放射線攝影在C1～C3 的前－後照片：A.寰椎－枕骨關節；B.寰椎－樞椎關節；C. 寰椎的側塊，注意在齒樣突；D. 和寰椎排成的直線上任何不對稱之處，E. 並尋求任何骨折的證據。

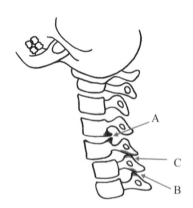

圖 3-3　頸椎放射線攝影右側及左側的斜位照：展示出鉤狀脊椎關節 (A) 上（路斯卡關節－Joints of Luschka）局部的骨唇構造可能侵犯到神經孔 (B)，同時顯示出頸部亞脫臼（Sublaxation）時，平面關節 (C) 的重疊（鎖住）。

四、頸椎的半脫臼（Subluxation）

（一）伸展性半脫臼（Extension Subluxation）

頸椎的**前縱韌帶**（**Anterior Longitudinal Ligament**）因厲害的伸展力而斷裂，會迫使椎體前端分開，造成伸展性半脫臼（Extension Subluxation），脊髓可能也無法逃過一劫。當頸椎伸展時便不穩定，但當頸部在正常姿勢或彎曲時會穩定，同樣的，此型傷害並不常見。

（二）彎曲性半脫臼（flexion Subluxation）

在頸椎的彎曲性半脫臼中，有一椎體會相對於另一椎體前移，但此移動尚不足以造成小平面關節突起的完全重疊，通常在造成傷害的外力中包含有旋轉性的成分，造成關節突起的重疊，無論是部分或全部，只發生在一側，一般發生在頸椎的下半段。其通常被忽略，因為側面 X 光片中，椎體間的移位可以很小或完全沒有。

臨床上，會有劇烈的疼痛，故患者不願移動頸部。當有單側的小平面關節脫臼或骨折，造成上下椎體間特殊型態的移位時（1/4 移位），X 光片便可確定診斷。若是存疑的病例，則斜位照的 X 光片可助於確定有一側小平面關節的移位或骨折，而另一側則無。某些半脫臼的病例在抬頭後，移位會被自動的矯正而因此被忽略掉，因此在照 X 光片時，頸部要稍微彎曲。由於後縱向韌帶受損，故此型傷害應被視作不穩定性的。此類半脫臼，脊髓通常都不會有嚴重損傷，但如果患者有骨性關節炎，骨刺使神經孔道原本就已狹窄，這時產生半脫臼便有危險。

頸椎小面關節脫位是屬於屈曲－軸轉性傷害，它會引起神經學症狀。單側小面關節脫位使脊椎管道及神經孔發生狹窄。由於單側小面關節通常使椎體向前脫位的程度低於 50%，大約 75% 病例並無神經學方面的影響，因為狹窄的程度不至於影響到脊髓。

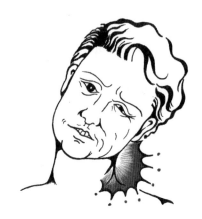

圖 3-4　小面關節脫位引起的疼痛。

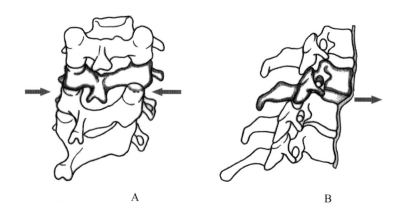

A　　　　　　　　　　　　B

圖 3-5　A、B 單側小面關節脫位時椎體像前脫位的程度低於 50%。

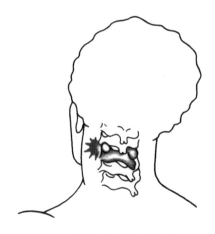

圖 3-6　單側小面關節脫位。

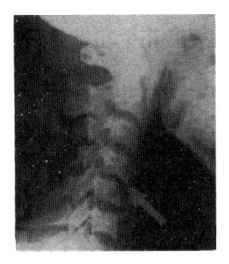

圖 3-7　單側小面關節脫位

　　雙側小面關節脫位所引起脊椎管道狹窄的程度遠超過單側小面關節脫位，因為兩側小面關節均脫位時椎體向前脫位的程度大於 50%。即因脫位程度較大所以病人中 85% 均發生神經學方面病症。由於頸椎的穩定性主要依賴韌帶維持，雙側小面關節脫位時會使韌帶發生撕裂，因此痊癒後很少能恢復脊椎之穩定。任何階層均可能發生雙側脫位，但以 C5～C6 最常見此即活動最多的階層（除 C1～C2 特殊的關節外）。

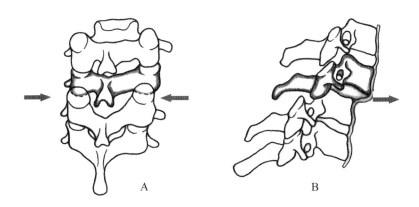

圖 3-8　A、B 雙側小面關節脫位，椎體向前脫位的程度大於 50%

　　在罕見之情況下，嚴重之頸部傷害會造成脊髓明顯嚴重損傷（部分或完全之全身癱瘓或下半身癱瘓）。但在 X 光下並未見骨頭受損或移位，乃因脊椎暫時性移位，

隨後自動歸位所造成之損傷，亦可能是軟組織移入脊椎神經孔道造成，有關之軟組織所指的是髓核及黃韌帶向後之皺褶。

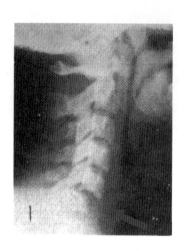

圖 3-9　雙側小面關節脫位

五、脫臼或骨折性脫臼

關節面未互相接合且關節突之間互相重疊，可造成壓迫性骨折或神經孔弓的骨折，屬於非常不穩定傷害，傷及脊髓是常見之併發症通常是完全截斷，但有時也會有不完全性的病灶。令人驚訝的是有時可以發生嚴重的移位，而脊髓卻沒有因此受到損傷。

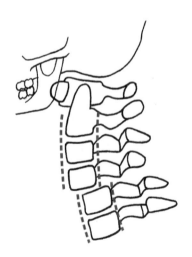

圖 3-10　移位：發生在脫臼時，而且當只波及一側的平面關節時，所產生的移位可能很小。

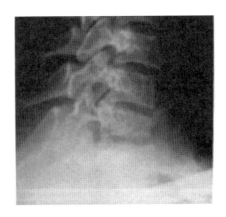

圖 3-11　屈曲性淚滴骨折（Flexion Teardrop Fracture）：此病患在車禍中受到嚴重屈曲力作用，有明顯的神經症狀 C7 椎體位移，椎體後緣線進入中央脊髓腔。

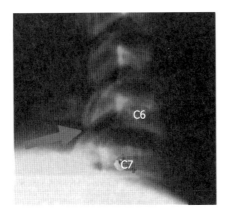

圖 3-12　單側小面鎖住（Unilateral Locked Facets）：C6～C7 椎間盤腔隙不正常變寬，C7 椎體後緣鎖住 C6，顯示 C7 脫臼。

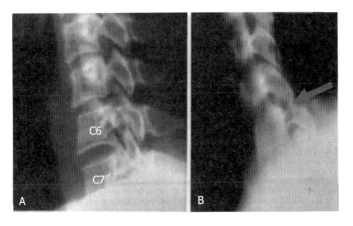

圖 3-13　單側小面鎖住（Unilateral Locked Facets）：圖 A 中 C6～C7 椎間盤腔明顯寬於正常，C7 椎體較 C6 窄因為不正常之扭轉。圖 B 顯示重疊及鎖住。

六、寰骨骨折（Jefferson's Fracture）

　　寰骨（Atlas）即第一頸椎，乃為一環狀的構造，若有經顱骨向下之垂直壓迫力，會造成寰骨前弓及後弓所形成的骨環會因枕骨髁（Occipital Condyles）的衝擊而被打開，和下頸椎爆裂性骨折相似但移位較小，脊髓大都可逃過一劫。C1 骨折又稱為寰骨骨折（Jefferson Fracture），即 C1 脊椎環發生爆炸性骨折，通常使脊髓解除正常壓力。此類骨折通常係病人從高處跌下，以頭著地造成的。若病人能繼續生存下去，通常並無永久性的神經學症狀。

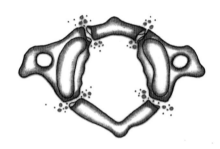

圖 3-14　寰骨骨折（Jefferson Fracture）：C1 脊椎環發生爆炸性骨折。

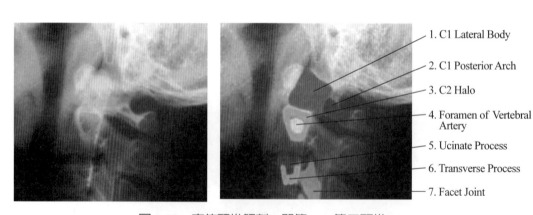

1. C1 Lateral Body
2. C1 Posterior Arch
3. C2 Halo
4. Foramen of Vertebral Artery
5. Ucinate Process
6. Transverse Process
7. Facet Joint

圖 3-15　高位頸椎解剖，即第一、第二頸椎。

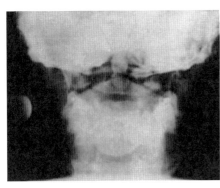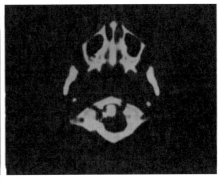

圖 3-16　寰骨骨折（Jefferson's Fracture）：圖中之右圖可明顯看出，C1 脊椎環之前前弓發生爆炸性骨折。

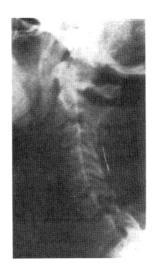

圖 3-17　C1 骨折又稱為 Jefferson 骨折，即 C1 脊椎環發生爆炸性骨折。

七、軸骨骨折

C2（軸骨）骨折（Hangman's Fracture）或稱軸骨骨折（Hangman Fracture），也是一種爆炸性骨折，使 C2 脊髓與其後面部分分離，C2 椎體骨折及明顯位移。因此可解除脊髓正常壓力。若病人能生存下來通常僅有暫時性神經學方面症狀。但如果外傷情況嚴重有時病人會死亡。

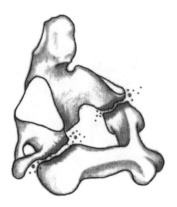

圖 3-18　軸骨骨折（Hangman Fracture），C2 脊髓與其後面部分分離。

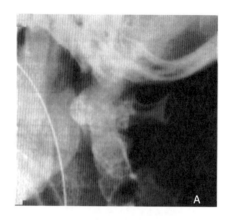

圖 3-19　軸骨骨折（Hangman Fracture）：側面照骨折但位移不明顯。

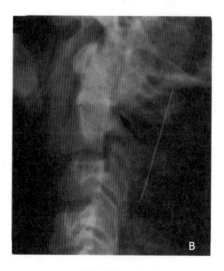

圖3-20　軸骨骨折（Hangman Fracture）：斜位照C2有明顯之骨折，C2～C3之間有明顯位移。

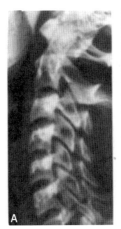
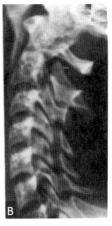

圖 3-21　圖 A 在頸椎伸展像中並未顯示骨折；圖 B 其屈曲像很明顯，顯示 C2 弓部（Arch of C2）的骨折。

八、齒樣突骨折

　　齒樣突（Odontoid Process）基部骨折通常係外傷所引起，病人通常能繼續生存，可能會出現暫時性神經學症狀，但不會受永久傷害，但如果外傷情況嚴重有時病人會死亡。有時看到關節面在 C2 肩膀上有個黑線，還是要小心是不是齒狀突骨折，還有可能是齒狀突小時候遺留下來的融合痕跡。

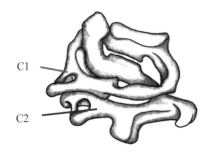
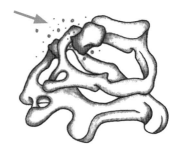

圖 3-22　齒樣突骨折

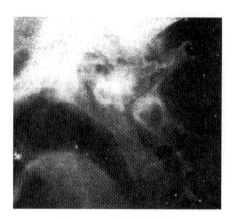

圖 3-23　齒樣突骨折

九、C3～C7 骨折

壓迫性骨折係頸部發生屈曲過度性傷害時，垂直力量使脊椎終板破裂並將椎體壓碎造成的，常發生在頸椎及腰椎會侵犯神經根及本體。C5 脊椎發生壓迫性骨折是頸椎最常發生骨折的地方，會損及大部分臂神經叢並且會造成四肢麻痺，壓迫性骨折以放射線檢查容易被診斷出來。

頸部伸直過度性傷害係過度後仰造成的，例如汽車頭尾相撞所引起的加速性傷害。伸直過度性傷害基本上屬於一種軟組織傷害，它與壓迫性傷害不同，後者會發生椎體骨折；前縱韌帶通常會斷裂，脊髓也一樣會受害。由於伸直過度性傷害是軟組織受損，因此在放射線檢查中並不明顯。

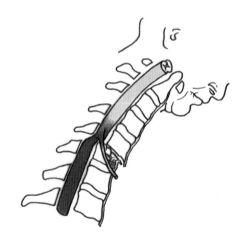

圖 3-24　C5 脊椎發生壓迫性骨折，是頸椎最常發生骨折的地方。

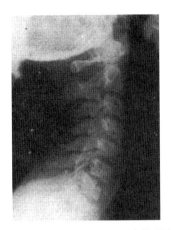

圖 3-25　第七頸椎的壓迫性骨折

十、寰骨－軸骨關節的骨折性脫臼

　　寰骨－軸骨關節的穩定性，由寰骨前弓及橫向韌帶與軸骨齒狀突貼合來達成，少見於因外力使橫韌帶斷裂。若胸部或頸椎感染發炎會使韌帶鬆軟而使寰骨移位，若受外力移位會造成齒狀突基部骨折，屬於彎曲性傷害會造成向前移位（常見）；若是為伸展性傷害則會向後移位。

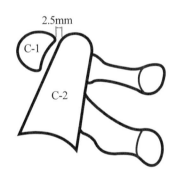

圖 3-26　正常 C1～C2 圖：C1 前弓至 C2 齒狀突之距離小於 2.5mm。

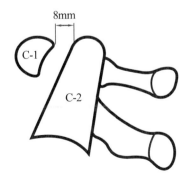

圖3-27　C1～C2脫位圖：C1前弓至C2齒狀突之距離為8.0mm，大於2.5mm顯示橫韌帶斷裂。

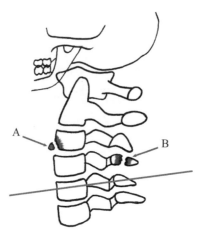

圖 3-28　A 一個骨贅或邊緣骨折的存在，表示頸部的伸展性傷害。B 棘突的骨折，表示頸椎的屈曲性傷害。

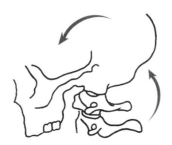

圖 3-29　枕骨後頂和 C1 間特化的關節：其容許的運動程度佔頸椎前傾與後仰運動之 50%。

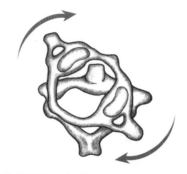

圖 3-30　C1 與 C2 間特化的關節：其容許的運動程度佔頸椎旋轉運動之 50%。

十一、棘突的骨折（Clay-Shoveller's Fracture）

棘突骨折是指頸椎過屈所致，單純棘突骨折較少見，常合併椎體或其他附件骨折。以 C6～T1 棘突多見。骨折常見鏟土工和礦工，又稱為「鏟土者」骨折。猛烈屈曲下，頸椎棘突和肌肉對抗性牽拉造成棘突撕脫骨折。垂直壓縮暴力也可致脊椎縱向劈裂骨折，致棘突沿矢狀劈開，但此不常見。棘突骨折多發生在棘突基底部上方，骨折伴有棘間韌帶和項韌帶撕裂損傷不累及椎管和椎間孔。極少伴脊髓和神經根損傷。常發生在第七頸椎或第一胸椎。乃因肌肉強大拉力造成，例如鏟土時便可發生，而因此型傷害多發生在鏟土工人，故又稱為鏟土工之骨折（Clay-Shoveller's Fracture），病灶有劇烈之疼痛及壓痛感。

棘突骨折發生部位，多在棘突基底的上方，骨折伴有棘間韌帶和項韌帶撕裂時，撕脫骨折與下位脊椎的棘突呈序列排列，與下位棘突分離。該損傷不累及椎管和椎間孔，也不伴有神經損傷。

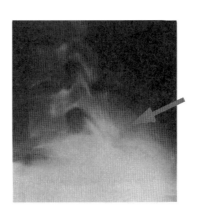

圖 3-31　棘突的骨折

十二、軟組織的脊椎內移位

在罕見之情況下，會碰到嚴重頸部傷害的病例會造成脊髓明顯嚴重損傷（部分或完全的全身癱瘓或下身癱瘓），但在 X 光下未見骨頭受損或移位，乃因脊椎暫時性移位隨後自動歸位所造成之損傷，亦可能是軟組織移入脊椎神經孔道造成，有關之軟組織所指的將說明於下。

（一）頸椎間盤物質的移入

椎間盤髓核的大量突出是造成脊髓傷害確知的原因之一。通常是劇烈的彎曲壓迫造成髓核的突然突出所造成。

（二）黃韌帶的褶入

頸椎在完全伸展時，會使黃韌帶產生皺褶而突入神經孔道中，若在突然過度伸展時，此突出便足以造成脊髓的損害。若是在嚴重的骨性關節炎患者，則此類傷害的機會大增，因為神經孔道已因骨刺的形成而較為狹窄，且黃韌帶也有可能產生骨化現象，病人臉上可能會有瘀傷，表示已發生過度伸展。可產生所謂「中央脊髓症候群」（Central Cord Syndrome），症狀很具特色，病灶遠側端的運動功能完全喪失而保留部分的感覺功能。

第二節　胸腰薦椎及胸廓的傷害

一、概論

（一）說明

任何脊椎的骨折都可能波及椎體以及位於後側的橫突和棘突。椎體傷害常是壓迫、彎曲或扭轉力造成，而橫突和棘突則是直接外力造成，許多脊椎傷害是良性的，只會造成很小或完全不會造成永久的殘障。很重要的例外是大的脊椎骨折或移位而造成脊髓或馬尾（Cauda Eguina）的損傷，會造成永久癱瘓。事實上在急診外科領域中，胸腔大的撞擊傷害是最常見的致命性急症之一。

（二）分類

脊椎及胸廓傷害可分類如下：

1. 胸椎或腰椎的大骨折及移位：

　　(1) 椎體的壓迫性骨折。

　　(2) 椎體的爆裂性骨折。

　　(3) 脫臼及骨折性脫臼。

2. 脊椎的小骨折：

　　(1) 橫突的骨折。

⑵薦椎的骨折。

⑶尾骨的骨折。

3. 胸廓的骨折：

⑴肋骨的骨折。

⑵胸骨的骨折。

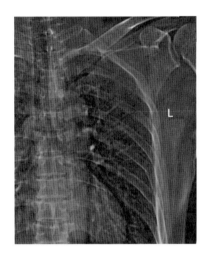

圖 3-32　正面照：左肋骨第六肋骨骨折。

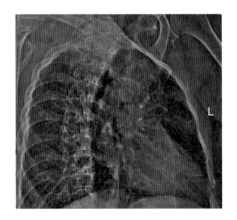

圖 3-33　側面照：左肋骨第六肋骨骨折。

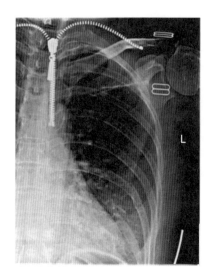

圖 3-34　正面照：左肋骨第七肋骨骨折。

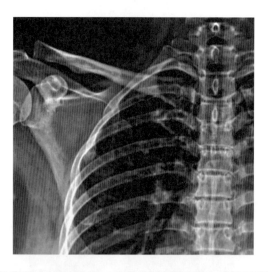

圖 3-35　正面照：右肋骨第三肋骨骨折。注意此病患右肋上下段均斷裂，若治療不當，可能導致肺部傷害甚至氣胸及血胸，在治療期間應注意是否出現嚴重的胸悶或疼痛。

二、胸椎及腰椎的大骨折及移位

（一）受傷機轉

　　胸椎或腰椎的骨折幾乎都是作用在脊柱長軸上之垂直壓迫力所造成，此力可從上方傳來，例如煤礦工被塌下的坑頂所埋沒；也可能從下方傳來，例如從高處落下而腳和屁股著地或是飛行員緊急以逃生座椅彈射出時，由於脊柱自然曲線有一處主要的彎曲，此力的作用將加重彎曲程度，因此胸部或胸腰區域的脊椎骨折大部分屬

於過度彎曲型傷害。脊柱受壓迫力衝擊時恰為直立，則作用力線落在椎體上，可造成爆裂性骨折，在常見的彎曲傷害中，一或多個椎體在其前端**萎陷**（**Collapse**），且變為楔形（Wedge-Shaped），造成局部脊椎後彎（Kyphosis，駝背）。此即常見的椎體楔狀壓迫性骨折。當造成骨折的外力非常強大，特別是當彎曲力伴隨旋轉力時，椎體的骨折可產生椎間關節脫臼的併發症，且上方的椎體會向前移位，是危險的情況，脊椎的骨折性脫臼常會造成脊髓或馬尾（**Cauda Eguina**）的傷害因而造成癱瘓。

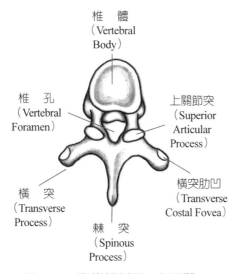

圖 3-36　胸椎解剖圖：上面觀。

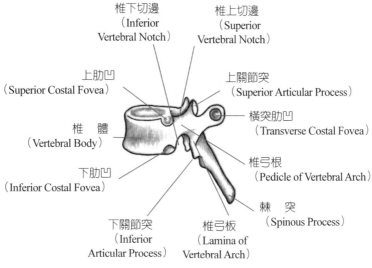

圖 3-37　胸椎解剖圖：側面觀。

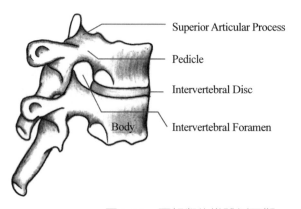

圖 3-38　兩相鄰的椎體側面觀

（二）區分穩定及不穩定傷害

　　穩定性傷害之後縱向韌帶是完整的，使脊椎穩定不會進一步移位。而不穩定傷害之後，後側韌帶破損，可能會進一步移位，造成脊髓或馬尾傷害。

1. 椎體楔狀壓迫性骨折

　　這是臨床最常見的脊椎骨折。若有嚴重的骨折，則受損脊椎處將有明顯的症狀及徵象。但若是單純壓迫性骨折的症狀及徵象常是超乎想像的輕，常被病患及醫師忽略，特別是當身體其他部位有更厲害的疼痛時，因此檢查時需注意是否有局部疼痛的特質。觸診時，有較突出的棘突，敲診時有壓痛，脊椎的運動因疼痛而受限。

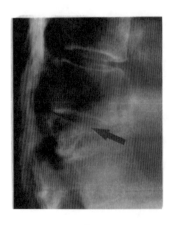
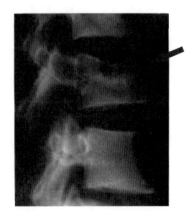

圖 3-39　椎體楔狀壓迫性骨折：左圖塌陷椎體，右圖損傷性塌陷。

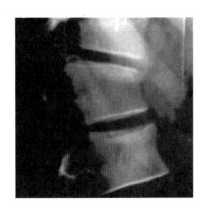

圖 3-40　安全帶（Seat Belt）骨折

當有上述情況時將建議照 X 光片確認診斷，此骨折大部分發生在中老年人身上，因跌倒撞及地面時，身體為反應瞬間而來的力量，且為了支撐身體之同時，因直接外力又加上旋轉力造成脊椎之椎體楔狀壓迫性骨折。因常誤以為只是單純之撞傷，因局部可能出現瘀青及壓痛，或只是單純扭傷，因脊椎局部有肌肉緊繃感且活動受限，常又因醫師也無法立即分辨，而誤診且延誤治療，經過一段時間之治療後，仍不見改善，才照 X 光後發現椎體已呈現塌陷，此時已為時已久，塌陷之椎體可能已成較小之梯形或甚至變成三角形。若一直沒有接受適當治療，因受傷之椎體塌陷，尤其以前緣最為嚴重，病患最後會出現身體無法直立而駝背。

治療上，醫師常醫囑病患應臥床休息即可，但骨折處椎體事實上，已有部分錯位甚至位移，應立即以整復手法復位椎體，當可立即減輕病人疼痛，且可加速骨折癒合，但因骨折時疼痛明顯，復位手法應以定椎手法操作，操作時應確實，手法宜輕、宜巧，方可達到效果。

此外，在病人因強大外力受傷後都應想到有脊椎受傷的可能性。在此強調，若從高處摔下，腳跟著地則跟骨（Calcaneus）的撞擊性骨折有一部分病例會伴隨脊椎壓迫性骨折。若椎體的楔狀壓迫性骨折伴隨有小碎片的骨折，則要懷疑有了不穩定性，因為此現象表示外力合併有彎曲及旋轉，可能會有單側小平面關節（Facet Joint）的骨折或半脫位。若無斜位照或斷層掃描則通常不易檢查出來。此型傷害很重要，因為可能隨後會產生移位。脊椎是病理性骨折常見部位，特別是年紀大有骨質疏鬆症或轉移性腫瘤病人。

2. 椎體的爆裂性骨折

這是楔狀壓迫性骨折較不常見的一個變異，在受傷瞬間脊柱恰為直立的，因此壓迫力的作用線恰垂直作用在椎體上。椎間盤被壓入椎體中，造成粉碎性的爆裂性骨折，碎片從各方向四散開，後側的碎片可打入脊髓或馬尾（**Cauda Eguina**），較具危險性，電腦斷層掃描判斷是否碎片進入神經孔道。

3. 脫臼及骨折性脫臼

此型的傷害和椎體單純的楔狀壓迫性骨折比較起來較不常見。胸椎或腰椎最常見之移位性傷害是骨折性脫臼，造成某一脊椎相對於其下的脊椎向前移位，發生時可能是關節突骨折，或小平面關節脫臼而關節突相互重疊，同時下方椎體有薄片狀骨折，後側韌帶通常會斷裂，所以脊柱不穩定容易進一步移位。骨折性脫臼大部分發生在胸椎中段或胸椎腰椎交接處，而造成骨折性脫臼的原因大都合併了彎曲力及旋轉力。

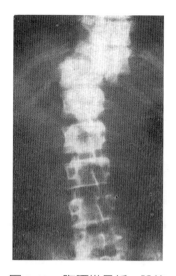

圖 3-41　胸腰椎骨折－脫位

三、脊柱小骨折

主要是指橫突、薦椎及尾骨（Coccyx）的骨折，此型的骨折被稱為小骨折的原因，是因為較不可能傷及脊髓產生併發症，若接受有效治療，將不會導致永久殘障。

（一）橫突（Transverse Process）的骨折

幾乎全部局限在腰椎區域，由直接強大外力造成，例如重的撞擊或摔落在堅硬

物體上。可只傷及單一橫突，通常同側兩個或多個橫突骨折，偶而會伴隨同側腎臟的鈍傷或刺傷。

（二）薦椎的骨折

不常見，受傷原因可能為跌倒或直接撞擊，通常只有裂縫無移位。臨床症狀明顯局部疼痛，隨後出現瘀血。罕見情況下，斷片會明顯移位傷及馬尾或薦神經叢，引起下肢麻木感，例如坐骨神經壓迫症狀。

（三）尾骨的骨折

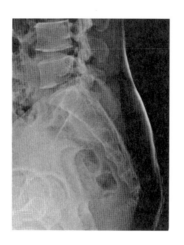

圖 3-42　尾骨骨折

常見於摔倒時，尾椎著地造成。常合併骨盆腔旋轉，在肛門口上方骨頭位置出現壓痛引起坐立難安。常造成尾骨痛（**Coccydynia**），常有坐姿跌在堅硬表面之病史，骶骨尾段骨折、尾骨半脫位呈前傾位，當坐和排便時疼痛可持續 6～12 個月，亦可能自動消失。臨床上女性居多，因在骨盆腔之先天結構上女性之骨盆形狀較寬且由側面來看薦椎也較向後突。因此在跌倒時易因直接之撞擊，使尾骨骨折合併薦椎更向後突而引起坐立皆疼痛，痛處常位於薦椎與尾骨之交接處，約肛門口上方之骨頭且同時常合併骨盆腔旋轉。在治療時應著力於薦椎向腹腔方向施力，用於調整薦椎並同時矯正骨盆方向，治療後疼痛當可立刻減輕，應醫囑病患在二週內，每次不可久坐超過 30 分鐘。

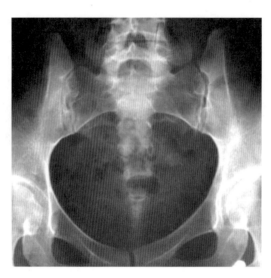

圖 3-43　骨盆腔傾斜，有四個位置可看出骨盆腔傾斜旋轉：1. 兩側腸骨棘不等高；2. 薦椎未對準恥骨聯合；3. 兩側腸薦關節空隙大小不一；4. 坐骨孔大小不同。

四、胸廓的骨折

（一）肋骨的骨折

一般因直接傷害造成，或因摔落在硬物上造成。偶而可因大笑或咳嗽造成，通常在肋骨角處有壓痛點，因附著之肌肉使斷端固定，因此少有嚴重移位。若有明顯移位會插入胸膜或肺中造成血胸（Hemothorax）或血氣胸（Hemopneumothorax）。

臨床症狀為厲害的疼痛，深呼吸時加劇，前、後方向上壓迫胸腔造成骨折部位疼痛。X 光顯示肺部底部尖端消失呈水平線。併發症在年紀大且多發性肋骨骨折者最為嚴重，如血胸（Hemothorax）、氣胸（Pneumothorax）及需手術治療之肺氣腫（Surgical Emphysema）及肺炎（Pneumonia）。

（二）胸骨的骨折

胸骨骨折可因兩方式造成：

1. 直接傷害作用。

2. 在胸廓上之垂直壓迫力造成，同時有胸椎骨折。

直接傷害不常見，但卻很嚴重。胸骨從胸腔前方凹入，造成胸腔前後徑變小，而傷及生命。部分胸骨骨折是屬於第二型也就是胸廓上之垂直壓迫力並伴隨有胸椎骨折。脊椎的受傷方式通常是高度彎曲且此力會經由肋骨傳到胸骨。

五、T1 以下脊髓病變包括脊髓尾

　　下身麻痺即下肢及身體下面完全或部分麻痺，最常因脊椎外傷引起，也可能因其他各種疾病產生，例如橫貫性脊髓炎、脊髓之囊腫病變、Pott 氏下身麻痺（結核引起的）以及其他許多疾病。此種情況極少因爲外科矯正胸椎疾病時發生，例如脊柱側彎（Scoliosis），是因爲脊髓失去適當的血液供應量引起的，或因切除突出的胸椎間盤時造成的。L1 以下即爲脊髓尾的開端，此觸病變稱作脊髓尾傷害，它很少會造成下肢完全麻痺。

（一）T1～T12 神經學階層

　　T1～T12 神經學階層所犯神經學階層可用運動力及感覺加以測定。

1. 運動功能

　　肋間肌以及腹部和脊椎旁肌肉均分節接受神經控制。呼吸時肋間如有活動，表示其神經控制完整健在。腹部肌肉及脊椎旁肌肉可用類似方式測驗，因爲他們均由 T7～T12 之神經分節控制。注意肚臍是 T10～T11 之分界線。

2. 感覺

　　感覺之神經分布可依下圖所示。

　　⑴乳頭聯線：T4。

　　⑵劍突：T7。

　　⑶肚臍：T10。

　　⑷鼠蹊：T12。

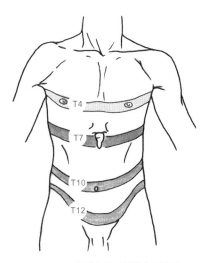

圖 3-44　軀幹的感覺皮節區

（二）L1 神經學階層（L1 仍完整健在）

1. 肌肉功能

肌肉功能除髂腰肌（T12，L1，L2，L3）尚具有部分神經控制能行部分屈臀運動外，下肢完全麻痺。

2. 感覺

L1 感覺帶位於大腿前表面之近端三分之一，其下方完全失去感覺。

3. 反射

脊髓休克期間，膝蓋肌腱及跟腱反射完全消失，但當脊髓休克消逝後，反射作用變成更敏銳。

4. 膀胱及大腸功能

膀胱失去功能，病人無法像直線一樣解尿，最初肛門會擴張，並且表層肛門反射消失。當脊髓休克消逝後，肛門擴約肌即收縮，並且肛門反射作用變成過分敏銳。

（三）L2 神經學階層（L2 仍完整健在）

1. 肌肉功能

髂腰肌（T12，L1，L2，L3）幾乎擁有完整的神經控制，因此屈臀運動相當有力，內收肌失去部分神經控制（L2，L3，L4），因此力量較弱。股四頭肌（L2，L3，L4）具有部分神經控制，但臨床上並無顯著的功能。

2. 感覺

L2 感覺帶延伸至大腿上方 2/3，其下方失去感覺。

3. 反射

膝蓋肌腱反射的神經控制來自 L2，L3，L4，但 L2 所佔成分較小。

4. 膀胱及大腸功能

膀胱及大腸功能無法自主控制。

（四）L3 神經學階層（L3 仍完整健在）

1. 肌肉功能

髂腰肌（T12，L1，L2，L3）及內收肌、外股四頭肌也出現相當大的力量，（L2，L3，L4）不過稍微較弱。

2. 感覺

膝蓋以下正常（L3 皮節帶）。

3. 反射

膝蓋肌腱具反射作用但較弱，跟腱反射消失。

4. 膀胱及大腸功能

膀胱及大腸功能無法自主控制。

（五）L4 神經學階層（L4 仍完整健在）

1. 肌肉功能

除股四頭肌此時功能正常外，臀部及膝蓋肌肉功能與 L3 神經階層病變所見一樣。膝蓋以下唯一具有功能的肌肉是脛骨前肌，可使足部背屈及內翻。

2. 感覺

大腿全部脛骨內側及足部均有感覺。

3. 反射

膝蓋反射（主要是 L4 控制）作用正常，跟腱反射（S1）消失。

4. 膀胱及大腸功能

膀胱及大腸功能無法自主控制。

（六）L5 神經學階層（L5 仍完整健在）

1. 肌肉功能

臀大肌失去功能，臀部仍呈屈曲變形，但臀中肌（L1～S1）已恢復部分功能，可對抗內收肌的作用，股四頭肌功能正常。屈膝肌具部分功能，其中腿後內側肌正常（L5）而腿後外側肌（S1）仍無功能。由於蹠屈肌及外翻肌仍無功能所以足部會發生跟骨性（背屈）變形。

2. 感覺

除足部外側及蹠表面外下肢具有正常感覺。

3. 反射

膝蓋肌腱反射作用正常，跟腱反射（S1）消失。

4. 膀胱及大腸功能

膀胱及大腸功能無法自主控制。

（七）S1 神經學階層（S1 仍完整健在）

1. 肌肉功能

除臀大肌稍微無力外，臀部肌肉功能正常，膝部肌肉正常，比目魚肌和腓腸肌（S1，S2）較無力，由於足部內在肌肉（S2，S3）無力，因此腳趾會出現爪狀變形。

2. 感覺

下肢感覺正常，肛門周圍失去感覺。

3. 反射

由於 S1 在跟腱反射作用中所佔比率較小，所以膝蓋肌腱反射及跟腱反射作用正常。

4. 膀胱及大腸功能

膀胱及大腸功能無法自主控制。

（八）上運動神經元反射

上運動神經元反射為病態反射。下身麻痺時下肢可測出病態反射。如果出現 Babinski 氏病徵及 Oppenheim 氏病徵，這兩種病態反射即表示發生上運動神經元病變。

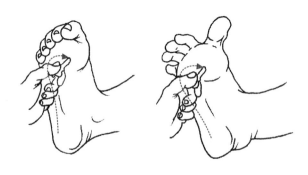

圖 3-45　Babinski 氏病徵

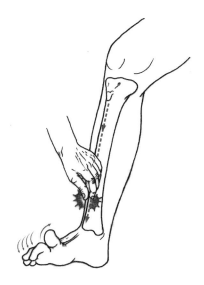

圖 3-46　Oppenheim 氏病徵

第三節　脊椎傷害造成之截癱

所有脊椎的傷害中只有一小部分會有**脊髓（Spinal Cord）**或馬尾（Cauda Equina）受損的併發症，大部分的情況下，骨骼的病灶是位於胸椎區或胸椎及腰椎交接處。

一、骨骼的傷害

（一）頸椎（cervical Spine）

在頸椎最常會有脊髓受傷併發症的傷害，是因彎曲及旋轉力所造成的骨折性脫臼。通常發生在頸椎的下半段，最常發生在 C4～C5，C5～C6 間，因彎曲及旋轉力造成的骨折性脫臼，是頸椎最常有脊髓受傷併發症之處。寰骨－軸骨關節之脫臼有時會傷及脊髓。某些病例有頸椎脊髓受損症狀及徵象，X 光上卻無骨頭受損或移位之證據，可能是以下情況：

1. 椎間盤突出所造成。
2. 黃韌帶（Ligamentum Flavum）的皺摺造成。
3. 暫時性的半脫臼，而隨後自動復位。

（二）胸椎及腰椎

在胸椎及腰椎區域會造成脊髓或馬尾受損的骨骼傷害幾乎都是因劇烈彎曲或旋轉力或兩者合併造成。頸椎或胸椎及腰椎區域的平面 X 光，通常無法提供評估受傷程度，一般而言需作 CT 確認。

胸椎椎間盤突出（Herniated Thoracic Discs）：胸椎具有附著在肋骨及胸骨板的優點，可固定脊椎使之更加穩定，由於運動較少，所以椎間盤突出及骨折的機會較少，神經學方面問題也隨之減少，因此胸椎椎間盤突出的機會與頸椎和腰椎椎間盤突出相比較顯得非常稀少。胸椎椎間盤突出通常會壓迫脊髓，腰椎和頸椎椎間盤突出則通常壓迫神經根。因為胸椎管道的硬膜外空間極小，所以雖然椎間盤突出的程度不大，也會在神經學方面產生重大的影響。胸椎椎間盤突出之臨床診斷較頸椎或腰椎椎間盤突出更困難，脊髓 X 光檢查才是確定診斷的根本辦法。

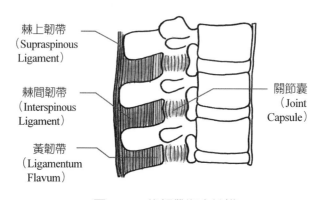

棘上韌帶（Supraspinous Ligament）

棘間韌帶（Interspinous Ligament）

黃韌帶（Ligamentum Flavum）

關節囊（Joint Capsule）

圖 3-47　後韌帶複合結構

二、神經的傷害

頸部之脊髓的損傷可以是完全或不完全性的，令人訝異的是神經受損程度和骨骼受損程度無恆常相關性。

T12～L1 是胸、腰椎交接處，脊髓最低部分及馬尾近端神經根貼於神經孔道中，因此神經病灶為混合型。因使脊椎骨位所需能量非常大所以胸椎之骨折性脫臼通常都會造成脊髓完全截斷。腰椎之馬尾對抗受傷之能力比脊髓強，高度骨折性脫臼造成神經損傷可以是不完全性的。

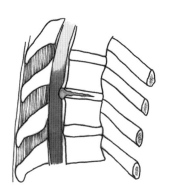

圖 3-48　胸椎椎間盤突出

　　雖然 T1～L1 任何一處發生病變均會造成下身麻痺，但最常見的位置是在 T12 及 L1。T12 與 L1 的小面關節雖然屬於胸椎型但面向側方，而其它胸椎之間的小面關節固然屬於胸椎型但面向垂直。T12 與 L1 的小面關節角度是在矢狀面，所以比額面相接的胸椎關節容許更大的屈曲運動，其它胸椎運動更受肋骨結構之限制。T12-L1 關節的活動量較高，造成它成為所受力點，並且容易發生骨折，因此造成下身麻痺的機會較大。

（一）脊髓完全截斷之特性

　　脊髓完全截斷立即出現之後遺症是，病灶以下分節的功能完全被抑制，稱脊髓休克（Spinal Shock）。最初的神經麻痺是弛緩性的（Flaccid），感覺完全喪失，臟器反射被抑制，持續幾天或數週之後，麻痺會逐漸變為痙攣性（Spastic），過大之肌腱及臟器反射已回復，而未經高位中樞修飾之感覺及隨意運動則未回復。由於脊髓休克造成的暫時現象，因此要在受傷 48 小時或更久些的時間內做脊髓完全截斷的診斷是很困難的，所以在最初的幾天內要反覆做神經學檢查。

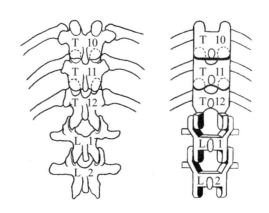

圖 3-49　胸椎和腰椎小面關節在解剖學上的差異。

（二）脊髓不完全截斷之特性

　　脊髓內之軸突連續性仍然存在的唯一確定徵象是，病灶以下的感覺或隨意運動功能獲得保留或早期便已恢復。由於脊髓的傷害主要在前方，因此要特別留意以檢查偵測出後方脊髓未受損的感覺功能及遠側的運動功能。

（三）馬尾神經受損特性

　　神經麻痺一直是維持弛緩性，病灶以下的肌腱及臟器反射消失，除非神經纖維恢復其功能，否則反射作用皆不會復原。

三、對膀胱的影響

　　膀胱排空受 S2～S3 之控制，並受大腦皮質控制。薦椎以上脊髓截斷則大腦皮質控制功能切斷，但薦椎反射中樞仍完整保留。在受傷後的最初幾週會有尿液的滯留，若未加以消除會有尿流量過多的問題。受傷最初幾週有尿液滯留，1～3 個月後反射中樞取代原有功能，會刺激脊髓反射中樞使膀胱自動排空。此種反射的狀態被稱為自動性或脊髓性（Automatic or Cord）膀胱。

　　何謂自主性膀胱？若受傷波及薦椎或馬尾神經根，則膀胱反射性控制消失，膀胱週期性之排空，靠膀胱壁本身局部性之反射，膀胱的排空或許可靠手壓迫腹部或訓練腹肌收縮引發但不完全。

四、脊椎穩定性之評估

　　為了防止神經學階層受更進一步的傷害，因此需要進行脊椎穩定性之評估。脊

椎受傷後測定脊椎是否穩定，以便保護脊髓避免受進一步的傷害是要緊的事。如果脊椎不穩定應立刻將之復位及積極固定，以便防止脊髓受更進一步的傷害或四肢麻痺和下身麻痺，此即保護脊髓之意義。

（一）診斷

不穩定脊椎的診斷是基於受傷情形的病史、理學檢查及 X 光檢查。穩定性基本上有賴於完整的後韌帶複合結構，後者包括：

1. 棘上韌帶。
2. 棘間韌帶。
3. 小面關節囊。
4. 黃韌帶。

（二）放射線攝影

放射線攝影為診斷不穩定性的基石，可顯示是否有棘狀突解離、關節突脫位及骨折現象。

（三）理學檢查

理學檢查可摸出是否具有脊椎缺陷。

（四）病史

查問病史可確定所受傷害係屬屈曲—旋轉運動或過度屈曲運動引起的。縱向直接拉扯極少數能使後韌帶複合結構的纖維破裂，但若縱向直接拉扯加上旋轉時常會造成纖維破裂，使脊椎不穩定，韌帶癒合後本身的強度不足以確保脊椎穩定性。如果骨折—脫位未使後韌帶複合結構破裂，則脊椎痊癒後通常其強度即足以使脊椎穩固。

1. 屈曲性傷害（Flexion Injury）

屈曲性傷害（Flexion Injury）時，如果後韌帶複合結構仍保持完整健在，即屈曲力量僅施於椎體造成楔狀壓迫性骨折，此情形下脊椎中板仍保完整未裂並且棘狀突僅稍微分離。楔狀壓迫性骨折最常見於頸椎和腰椎，它被認為屬於穩定性骨折。骨碎片被壓緊並且後韌帶複合結構，包括前、後縱韌帶，仍然保持完整。

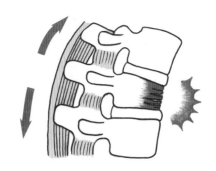

圖 3-50　屈曲性傷害，屬於穩定者。

過度屈曲造成後韌帶複合結構裂傷，並使後小面關節解離發生單純性脫位。
此情況棘狀突會分離，但因失去壓迫椎體的損桿作用支點所以椎體未被壓
碎。這類傷害發生於頸椎者較腰椎者多，由於胸椎具有肋骨和胸骨板加以穩
定，所以不曾發生這類傷害，這類單純性脫位屬於不穩定性傷害。因撞擊力
使身體向前彎曲形成屈曲性傷害，導致連接兩椎間之韌帶已斷裂及椎間盤也
破裂形成不穩定狀態。

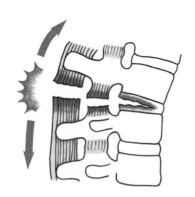

圖 3-51　屈曲性傷害，屬於不穩定者。

2. 屈曲—旋轉性傷害（Flexion-Rotation Injuries）

屈曲—旋轉性傷害（Flexion-Rotation Injuries）會造成脊椎骨折和脫位。後
韌帶複合結構斷裂，發生旋轉的脊椎在小面關節處脫位並且使關節突折斷。
脫位的小面關節下方椎體也發生切斷性骨折，此外棘狀突被拉開並向側方移
位，這類傷害必然引起下身麻痺。胸腰區域的脊椎非常不穩定必須加以保
護，因為部分受損，甚至脊髓也可能轉變成完全性病變。因跌倒身體撞擊屈

曲－旋轉使身體扭曲導致連接兩椎間之韌帶斷裂及椎體也破裂崩解則形成
不穩定狀態。

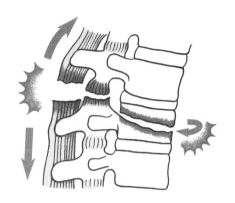

圖 3-52　屈曲－旋轉性傷害，屬於不穩定者。

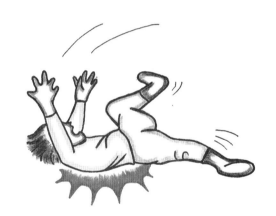

圖 3-53　屈曲－旋轉性傷害造成脊椎骨折－脫位。

3. 過度伸直性傷害（Hyperextension Injuries）

　　過度伸直性傷害（Hyperextension Injuries），發生過度伸直性傷害傷及頸椎
　　時，前縱韌帶及纖維環會斷裂並造成伸直性脫位，如果頸部屈曲即可維持此
　　傷害之穩定，頸部屈曲所照 X 光片毫無異常現象。

4. 壓迫性傷害（Compression Injuries）

　　發生壓迫性傷害時後韌帶複合結構及前、後縱韌帶保持完整未裂，並且棘狀
　　突也未分離，脊椎仍能保持其穩定，不過可能有碎片向後併出壓迫脊髓，如
　　發生於頸椎會引起四肢麻痺；如發生在腰椎會引起下身麻痺。

受傷情形的病史	穩定性 Stability	後韌帶複合結構的完整性	理學檢查理學檢查所見（N.F）	理學檢查摸到脊椎缺陷（P.S.D）	X 光所見
屈曲 Flexion	穩定	完整	無	無	楔狀脊椎棘狀突輕微分離
過度屈曲 Excessive Flexion	不穩定	不完整	N.F	P.S.D	單純椎體脫位棘狀突分離
•屈曲—旋轉 Flexion-Rotation	不穩定是脊椎傷害中最不穩定者	不完整	N.F	P.S.D	棘狀突分離關節突狀物脫位骨折下方楔狀切斷性骨折
壓迫 Compression	穩定	完整	N.F 很少發生	無	併出椎體碎片棘狀突未分離椎體碎裂裂片移位
伸直 Extension	穩定	完整（受波及的情形極少）（最常見於頸椎）	N.F	無	無

• 此為引起下身麻痺最常見的骨折形式。

圖 3-54　胸腰椎及腰椎穩定性的檢查標準

五、脊髓灰質炎（Poliomyelitis）

脊髓灰質炎是一種急性病毒感染，它會使運動功能發生暫時或永久性具破壞性的變化，它破壞脊髓的前角細胞。脊髓灰質炎通常發生於年輕病人，會引起運動麻痺及萎縮，除非所有前角細胞均遭破壞，否則感覺及反射作用不致受影響。但通常會減弱，因反射弧仍然完整健在，雖然脊髓灰質炎的病灶在脊髓，但其臨床表現與神經根病變的表現相似，因為病毒破壞神經根的細胞。臨床上出現肌肉無力的病狀前，支配這條肌肉的神經學階層其前角細胞至少 50% 已被破壞。脊髓灰質炎分節破壞前角細胞，並非單純地將某一區域所有階層均破壞，它會跳脫某些階層使之免於發生病變，此種現象對於受幾個階層控制的肌肉而言所受影響的程度較小。

例如受 L2，L3 及 L4 控制的股四頭肌，除非所有三階層中受犯的前角細胞超過 50%，否則不致出現明顯無力的現象；反之，主要受 L4 控制的脛骨前肌，只要該階層之前角細胞 50% 以上受影響，即會造成常見的垂足症狀；如果第五腰椎的前角細胞受犯，即會發生臀中肌、內側腿後肌及伸趾肌無力的現象；如果第一薦椎的前角細胞受犯，則臀大肌、外側腿後肌、腓骨肌及腓腸肌即感無力。由於接種疫苗，脊髓灰質炎實際上已由嚴重疾病之列被除名了。

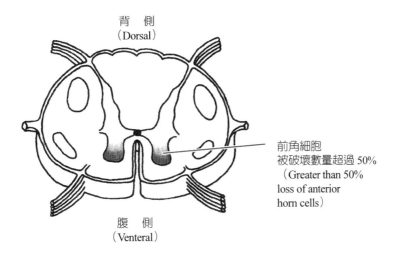

背　側
（Dorsal）

前角細胞
被破壞數量超過 50%
（Greater than 50%
loss of anterior
horn cells）

腹　側
（Venteral）

圖 3-55　前角細胞喪失會造成臨床上肌肉無力的現象。

六、回顧

（一）頸椎 1～7，神經 C1～C8

在頸椎 1～7，神經 C1～C8 上，脊髓的病灶是完全或不完全的。

（二）胸椎 1～11

胸椎 1～11 幾乎都是脊髓的完全截斷。由第一頸椎至第十一胸椎止，薦部的膀胱中樞完整，但無法獲得大腦皮質的控制。週期性的排空會在 1～3 個月內建立起來（自動性或脊髓性的膀胱）。

（三）胸腰交界（T12～L1）

在胸腰交界（T12～L1）會出現脊髓及馬尾混合性的病灶。薦部膀胱中樞被壓壞，週期性排空無法控制且不完全（自主性膀胱）。

（四）第二至第五腰椎

在第二至第五腰椎來說，馬尾的病灶是完全或不完全的。薦部反射中樞和膀胱失去連接。週期性排空無法控制且不完全（自主性膀胱）。

在臨床上病患若存在骨盆腔嚴重之傾斜，會使薦椎神經受壓迫進而影響膀胱尿液之排空，造成尿液滯留，經由輸尿管而逆行性引起腎臟發炎。在顯影劑下之腰椎及骨盆腔 X 光片中，可明顯看到骨盆腔傾斜之事實，使兩側輸尿管管徑不一，且膀胱中有尿液滯留現象。下面例子，為　位女性年輕病患，長年為腎臟發炎所苦，

經歷數年之治療，仍然時常復發，在本人建議下，照X光發現，存在一般內科醫師常忽略之結構性問題，此爲骨科造成內科疾病之實例。

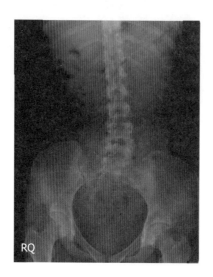

圖 3-56　在一般腰椎及骨盆腔 X 光片正面照：僅僅顯示骨盆腔傾斜之事實。

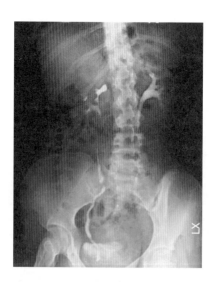

圖 3-57　在腰椎及骨盆腔 X 光片加入顯影劑正面照：顯示骨盆腔傾斜之事實之同時，兩側輸尿管管徑不一，甚至左側輸尿管與脊椎緊密貼合導致兩側輸尿管不對稱，且膀胱中有尿液滯留現象。

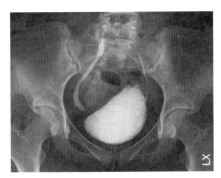

圖 3-58　腰椎及骨盆腔 X 光片加入顯影劑之正面照：顯示膀胱中有嚴重之尿液滯留現象，該病患常因尿液滯留膀胱而引起膀胱或腎臟之發炎。

在一般醫師無傷骨科之經驗下，常以單純之腎臟發炎治療，又因病患並未主述其骨盆腔傾斜存在之不適感，因此常被忽略。經常反覆發作，又常服用消炎藥之情形下，最後可能造成腎臟功能受損，甚至提早面臨洗腎危機。台灣現今洗腎人口日益增加，除了國人過度依賴藥物外，是否與西醫分科過細有關，腎臟科門診求診病患，常有骨盆腔傾斜導致尿液排空困難之病患與被忽略而誤治有關。甚至現今洗腎年齡層逐年下降更值得深思。

一般中醫師在擁有有限武器情況下，要上戰場與疾病抵抗確實是困難重重，不若西醫師分科甚細，且能持有之武器也相對更多，在多種現代精密儀器之扶助下如虎添翼，雖然各科之間仍有分際，有時不免流於各自為政，但若能緊密結合必定無往不利，但常因各科醫師無法隨時密切配合，常導致無法由一位醫師能有整體整合能力，常使病患無法立即跨越其間而忽略內、骨、傷之相關性。若今日之醫師能有整體內、外之總和概念，必可出奇制勝，也能降低許多醫療成本，甚至降低洗腎人口比例。

第四節　脊椎的異常徵象之椎間盤腔狹窄（Disc Space Narrowing）

椎間盤是纖維組織和軟骨所組成，所以在 X 光素片上呈透光性，在正常時，頸椎及胸椎各處的椎間盤腔其高度都是相同的；在腰椎則往下漸高，但在腰－薦椎接合處（Lumbar-Sacral Junction）的椎間盤腔高度則是例外，它比上一節小，椎間盤腔狹窄在退化性疾病和椎間盤腔感染有關。

一、椎體塌陷（Collapse of the Vertebral Body）

椎體的塌陷是指高度變小，是最容易用脊椎的側面像觀察的，也可以在 MRI 的矢狀切面中看清楚，但在 CT 中則很難評估。如果看到有任何塌陷，最基本是要觀察附近椎間盤是否變窄，檢查椎腳是否有部分受到破壞。椎體塌陷時常見原因如下：

（一）轉移癌（Metastases）與骨髓癌（Myeloma）

當有轉移癌（Metastases）與骨髓癌（Myeloma）時，可見到骨骼被破壞或在 MRI 中看到正常骨髓的信號被腫瘤取代。**椎腳（Pedicle）**是在 X 光素片中觀察是否有骨骼破壞最好的指標，椎間盤腔通常是正常的。

（二）感染（Infection）

若是有感染，附近的椎間盤腔幾乎都會變窄或消失在患病椎間盤旁可能有骨骼被破壞但椎腳通常是正常的。MRI 會顯現出受影響的椎體和椎間盤的信號改變。

（三）骨質疏鬆（Osteoporosis）與軟骨病（Osteomalacia）

若有骨質疏鬆（Osteoporosis）與軟骨病（Osteomalacia）的話，其全身性骨密度減小，椎間盤腔正常或高度稍微增加，椎腳是正常的，MRI 的骨髓信號是正常的。

（四）損傷（Trauma）

壓迫性骨折（Compression Fraction）通常因脊椎向前彎曲而造成，它會使椎體變成楔形，其頂面通常是內凹的，椎間盤正常，但也可能被嵌入折斷的骨骼內，伴隨的骨在椎腳或神經弓（Neural Arch）可看見伴隨的骨折，但其他骨骼結構和椎間盤是正常的。

（五）嗜酸性肉芽瘤（Eosinophil Granuloma）

在患有嗜酸性肉芽瘤（Eosinophil Granuloma）的小孩或年青人，可看見單一或多個椎體的完全塌陷，椎體是扁平的，有時稱為扁平椎體（Vertebral Plana），附近椎間盤正常，椎腳也通常完整。

二、椎腳（Pedicles）

椎腳在正面 X 光像中最容易觀察，但在頸椎卻需要斜面照才能看清楚。在 CT 中也容易觀察其變化。一個或多個椎腳的破壞診斷是脊椎轉移癌（Spinal Metastasis）的極可靠徵象。會在脊椎管內發生腫瘤時，例如神經纖維瘤（Neurofibroma）或腦膜瘤（Meningoma），可見到兩側椎腳之間的距離變寬或椎腳變扁。雖然神經纖維瘤會完全位於硬膜內，但有時也可能呈啞鈴（Dumb-Bell）形狀，有部分位於脊椎外，在這種情況下其椎間孔會擴大。

三、緻密脊椎（Dense Vertebra）

硬化（Sclerosis）有時只侵犯一個椎體，或屬於全身性病變的一部分會侵犯多處骨骼。此變化在 X 光素片中或 CT 中都能顯現。常見原因有：

1. 轉移癌（Metastases）：尤其來自前列腺或乳房的原發性腫瘤。
2. 惡性淋巴瘤（Malignant Lymphoma）。
3. 佩吉特氏病（Paget's Disease）：這可能很難與腫瘤區分。有一重要的診斷特徵就是椎骨變大。在佩吉特氏病中通常可見到典型的粗糙骨小樑型態，但不一定都會出現。
4. 血管瘤（Haemangioma）：會在大小正常的椎骨產生典型的垂直條紋。

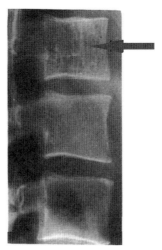

圖 3-59　血管瘤（Haemangioma）：會在大小正常的椎骨產生典型的垂直條紋。

四、脊椎的溶骨性病變（Lysis）

如同硬化病變，溶骨病變可能屬於全身性病變的一部分或侷限於單一椎骨內，其常見原因有：

1. 轉移癌（Metastases）：尤其來自肺或腎臟的原發性腫瘤。

2. 多發性骨髓瘤（Multiple Myeloma）／漿細胞瘤（Plasmacytoma）。

3. 惡性淋巴瘤（Malignant Lymphoma）偶而也會造成溶骨性病變。

4. 感染（Infection）：其溶骨性病變通常會侵犯單一椎骨或兩節相鄰椎骨且附近椎間盤腔幾乎都會變窄。

五、椎骨旁陰影（Paravertebral Shadow）

椎骨旁軟組織陰影可能是最先使我們注意到脊椎已經發生異常之處。在一般 X 光素片中，最容易辨認出這種腫脹的地方是胸部區域。靠近胸椎的軟組織密度陰影會呈現紡錘形（Fusiform Shape）。在腰部區域的腫脹必須大到會推開腰肌時，才能從 X 光素片中認出。頸椎區域的前方腫脹，經由喉部空氣陰影被往前推就能辨認出來。椎骨旁軟組織腫脹利用 CT 與 MRI 掃描輕易就能認出。感染、惡性腫瘤及受傷後的血腫都可能造成椎骨旁軟組織腫脹，其特殊性診斷徵象，經常可在這些病變附近的骨骼中發現。

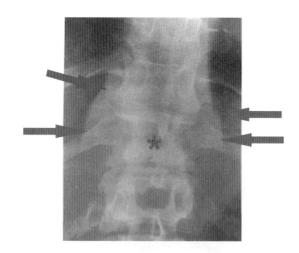

圖 3-60　環繞在被霍杰金氏病（Hodgkin's Disease）部分破壞的胸椎骨旁（星號）的梭形椎骨旁陰影（箭號）。

六、轉移癌（Metastases）與骨髓癌（Myeloma）

如身體其他骨骼一樣，轉移癌（Metastases）在脊椎 X 光素片或 CT 中的重要徵象，是出現溶骨（Lysis）或硬化（Sclerosis）區或者兩者混合出現。多發性骨髓瘤幾乎都會在椎骨造成溶骨性病變，這經常無法和溶骨性轉移癌區分。其不同點，

在於轉移癌經常同時侵犯椎腳和椎體。單一或多節椎體的塌陷可能是轉移癌造成的，但也是骨髓瘤的特殊表現。塌陷可能會掩蓋椎體被破壞的地方，真正的椎間盤腔破壞並不會在轉移癌或骨髓瘤中發生。放射核種骨掃描能在轉移癌病變的周圍顯示活性增加的現象，這是骨骼新陳代謝增加的結果，但是骨髓腫瘤則不一定會表現這種局部增加活性的現象，MRI 是顯示轉移癌及骨髓瘤最準確的方法，腫瘤組織含有與正常骨髓明顯不同的信號特性（即在 T1 加重影像「TIWI」中呈低信號；在 T2 加重信號中呈高信號）。腫瘤因此從附近骨髓中清楚地被辨認出來。正常骨骼不會產生任何信號因此不會影響腫瘤的可見度。

七、感染（Infection）

感染的特殊是椎間盤和附近椎體的破壞，在疾病早期會出現椎間盤腔狹窄及附近椎骨表面的侵蝕（Erosion），後來骨破壞導致椎體塌陷，使脊椎明顯的彎曲，稱爲「駝背」（Gibbus），椎骨旁膿腫（Paravertebral Abscess）也經常會出現。CT 對呈現骨破壞及椎骨旁軟組織腫脹的效果很好，但它在表現椎間盤腔狹窄方面卻不理想。MRI 的優點是能在一次的檢查中，就能顯示椎間盤腔狹窄、附近椎體信號的改變及附近的軟組織腫脹。

第四章 腰部

第一節 腰椎解剖構造

一、腰椎椎體

　　腰椎椎體，由一個椎體本體內部爲椎體終板、一個棘突、兩個上關節面、兩個下關節面及一個橫突構成。椎間盤連接於上下兩椎體之間由纖維環構成，係一緻密之韌帶構造，它包圍住膠質之髓核。椎間盤提供了脊椎可屈度及耐壓性。椎間盤腔的高度從 L1～L5 逐漸增加，但 L5～S1 例外，通常比其上一節要窄。在先前已有之舊傷使椎間關節面改變，又在加上突然性拉傷會使纖維環部分破裂，結果髓核進出並壓迫到神經根稱爲椎間盤滑脫（Slipped Disc）或髓核滑脫（HNP）。椎體終板不含血管，可防範將椎間盤內高壓轉送到脊椎骨而引致傷害。

　　上關節突與上一脊椎之下關節突形成小面關節。小面關節爲眞正的滑膜關節，此處常發生變性關節炎，小面關節的變性變化可能使神經孔變狹窄。錯縫之關節間，椎體兩端韌帶之拉扯會使骨頭退變形成骨刺。因此，骨刺之形成即表示纖維環附著處受到壓迫之徵候，椎間盤腔隙變窄也表示嚴重之椎間盤疾病（除非在 L5-S1，該處可能爲先天性病變）。纖維環之變性變化（續發於機械性壓力）加上髓核之液體含量喪失會導致脊椎間之輕微排列不正，姿勢異常也會導致排列不正，會壓迫到小面關節，繼而發生變性關節炎。

二、韌帶

　　引起腰椎錯縫之韌帶主要是**後縱韌帶（Posterior Longitudinal Ligament）**，與**後縱韌帶（Posterior Longitudinal Ligament）**相關聯之結構，包含其周圍之韌帶合稱爲後韌帶複合結構（Posterior Ligamentous Complex）。關係著日後之各種腰部疾病尤其是腰椎間盤突出症及腰椎滑脫症。

　　後縱韌帶（Posterior Longitudinal Ligament）是縱走於整條椎管之前壁，即

密接於各椎體後面固定椎間盤。後縱韌帶在較遠端處變窄，此乃係何以常常斜斜地發生椎間盤脫出，而很少直接自後側脫出之原因（此時係壓迫到馬尾神經）。

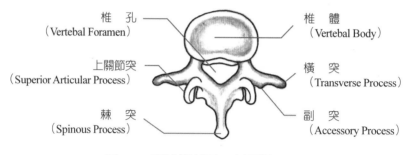

圖 4-1　腰椎解剖圖：上面觀。

後韌帶複合結構（Posterior Ligamentous Complex）是由黃韌帶（**Ligamentum Flavum**）、棘間韌帶（**Interspinous Ligament**）及棘上韌帶（**Supraspinous Ligament**）組成。

1. 黃韌帶（Ligamentum Flavum）：連接於相鄰椎骨的椎弓板之間。

2. 棘間韌帶（Interspinous Ligament）：連接於相鄰之棘突之間。由上一椎的棘突肌底連接至下一椎的棘突尖端。

3. 棘上韌帶（Supraspinous Ligament）：上由第七頸椎下至骶骨爲連接棘突尖端之韌帶，位於棘間韌帶之背面上下相連而成爲整條之構造。有限制脊柱過度前彎之作用。

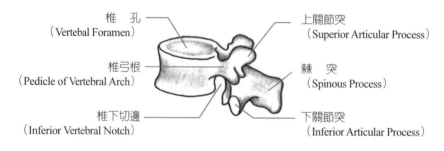

圖 4-2　腰椎解剖圖：側面觀。

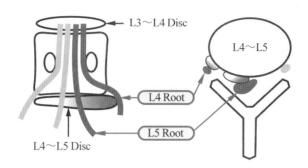

圖 4-3　椎體剖析圖

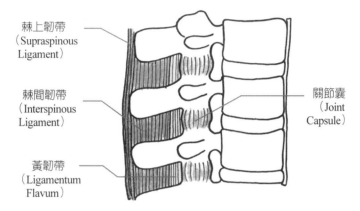

圖 4-4　後韌帶複合結構（Posterior Ligamentous Complex）

三、肌肉

與腰部活動較有關之肌肉如下：腰方肌（Quadratuslumborum）、橫突間肌、腰橫突間肌（Musculi Intertransversales Lumborum）、腹直肌、髂腰肌、腰大肌（Psoas Major Muscle）與豎脊肌（Erector Spinal Muscle）。分別敘述如下。

（一）腰方肌（Quadratuslumborum）

腰方肌（Quadratuslumborum）與左右側屈有關。起點在腸骨上緣之腸骨腰椎韌帶；終點在第 12 肋骨下緣、第 1～4 腰椎、第 12 胸椎。此肌肉被胸腰肌膜（Thoracolumbarfascia）所包覆。其功能為：

1. 讓骨盆向外傾斜（Pelvislateraltilt）。

2. 當骨盆固定住時，可以讓身體側彎並且因為其連接到腰椎的橫突（Transverse Processes, TP），所以也會造成腰椎段的脊椎側彎。

3. 兩側同時收縮可使腰椎向後伸展（Extension）。

4. 固定並且使第 12 肋骨下沉（Depression）。

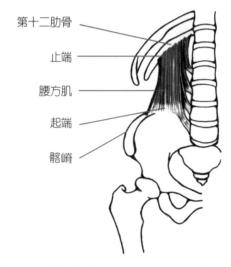

圖 4-5　腰方肌（Quadratuslumborum）

（二）橫突間肌、腰橫突間肌（Musculi Intertransversales Lumborum）

橫突間肌、腰橫突間肌（Musculi Intertransversales Lumborum）與左右旋轉有關。

（三）腹直肌與髂腰肌

腹直肌與髂腰肌與前屈有關。

（四）腰大肌（Psoas Major Muscle）

腰大肌（Psoas Major Muscle）也稱大腰肌，為一長梭形肌肉，起自腰椎兩旁，與髂肌（Iliacus Muscle）共同終點於股骨之小轉子（Lesser Trochanter）上，合稱「髂腰肌」。髂腰肌更進一步從解剖結構細分為由腰大肌及髂肌所組成，由於起始點不同，但因終點都在股骨頭的近端的小轉子同一肌腱上，一般統稱為髂腰肌。分別介紹如下：

1. 腰大肌（Psoas Major）

腰大肌（Psoas ，腰部肌肉）的肌肉起點在第十二胸椎下方的第一腰椎至第五腰椎橫突的位置，結束於股頭的上端。

2. 髂肌（Ilicas Muscle）

髂肌（Ilicas Muscle）起源自髂骨窩內側，止點與腰肌同一位置。髂腰肌是最重要的角色，就是彎曲你的大腿，也就是大腿的主要曲肌，它可以讓你的大腿骨關節彎曲，讓你自在地行走或爬樓梯，同時在你坐下時扮演重要的角色。這條肌肉解剖的走向又是從後面胸椎第十二節、腰椎第一、二、三、四、五橫突，往前往下走到大腿骨關節。所以，髂腰肌又是連接身體前、後最重要的一條肌肉。髂腰肌會左右你的脊椎及骨盆及大腿的彎曲度。當髂腰肌縮短太緊時，會帶動骨盆向前傾，增加脊椎前凸的幅度，此會將上半身重量完全集中置於腰椎上，那會造成腰椎椎間盤凸出或是關節過度磨損及長骨刺、脊椎滑脫等多項問題。

（五）**豎脊肌**（Erector Spinal Muscle）

豎脊肌（Erector Spinal Muscle）與後伸有關。豎脊肌（Erector Spinal Muscle）本身應該要算是一個肌群，包含了三個部分，分別是：髂肋肌（Iliocostalis Muscle）、最長肌（Longissimus Muscle）及脊肌（Spinalis Muscle）。雖然由表面解剖的觀點來看，是可以看到它們的輪廓，但事實上，他們都不是表淺性的肌肉，是中間層肌肉，分別被闊背肌（Latissimus Dosi M.）、菱型肌與斜方肌等等覆蓋住。起始點：腸骨棘（Iliac Crest）、骶骨（Sacrum）、脊椎的橫突及**棘突**（Transverse and **Spinous Process** of Spine）及棘上韌帶（Supraspinal Ligament）。終止處：肋骨角（Costal Angle）、脊椎的橫突及**棘突**（Transverse and **Spinous Process** of Spine）及頭骨（Skull）。其作用是把背部挺直或是側彎（Extend Back，Lateral Bending）。

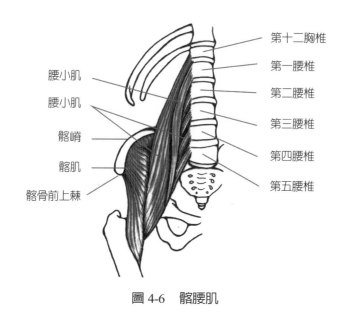

圖 4-6　髂腰肌

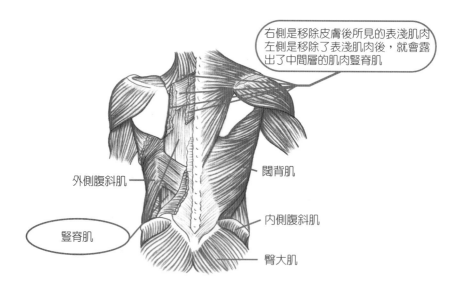

圖 4-7　豎脊肌（Erector Spinal Muscle）圖：外側腹斜肌（External Abdominal Oblique M.）、內側腹斜肌（Internal Abdominal Oblique M.）、闊背肌（Latissimus Dorsi M.）與臀大肌（Gluteus Maximus M.）。

四、胸腰筋膜

　　胸腰筋膜淺層包圍在豎脊肌的表面；深層則分隔豎脊肌及腰方肌。胸腰筋膜可區分成三層：

（一）胸腰筋膜淺層

最厚，位於背闊肌和下後肌的深面，豎脊肌的表面。在胸腰筋膜淺層與豎脊肌之間存在著間隙，稱胸腰筋膜下間隙，內有皮神經、脂肪及疏鬆結締組織。正常情況，胸腰筋膜淺層有限制豎脊肌、增強豎脊肌作用力的作用，而胸腰筋膜下的疏鬆結締組織則在胸腰筋膜和豎脊肌之間有潤滑作用。胸腰筋膜中層位於豎脊肌與腰方肌之間，向上起於第 12 肋，向下止於髂嵴，內側附著於橫突，在豎脊肌外側緣與淺層相癒合，並成為腹肌的起始腱膜。

（二）胸腰筋膜淺層與中層

與腰椎的棘突及橫突等結構組成了腰骶部骨筋膜室，其內容納豎脊肌、橫突、棘肌群及腰神經後內、外側支、營養血管，此骨筋膜室的存在可能是引起腰痛的解剖學基礎之一。

（三）胸腰筋膜深層

位於腰方肌前面，又稱腰方肌筋膜，它與前方的腰大肌筋膜相續，也是腹內筋膜的一部分。腰大肌筋膜與髂肌筋膜組成髂腰筋膜，包被腰大肌和髂肌，向下續於股骨小轉子處。故腰大肌囊腫可順此筋膜向下至股骨內側處。由於炎症刺激，此筋膜增厚，囊腫被限制在此間隙內，有時可達數千毫升。髂腰筋膜也是引起髂腰肌筋膜室綜合症的重要解剖學基礎，在腰大肌急性損傷中起重要作用。由於頸、腰部活動度大，在劇烈活動中胸腰筋膜可被扭傷，尤以腰部的損傷更為多見，是腰腿痛原因之一。

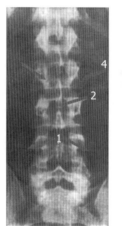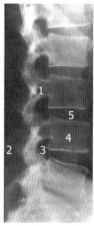

圖 4-8 　正常腰椎正面圖及側面圖：左圖正面像：1.椎腳；2.脊椎突；3.小面關節；4.椎體。
右圖側面像：1.椎腳；2.脊椎突；3.小面關節；4.椎體；5.椎間盤腔。

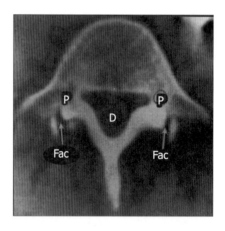

圖 4-9 　腰椎的 CT 圖：通過椎腳（P）的切面。

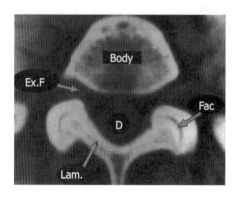

圖 4-10 　通過神經出孔（Ex. F）的切面。D：硬膜囊；Fac：小關節面；Lam：骨板。

第二節　　腰部軟組織急性損傷

下背痛（Low Back Pain）明顯地是最常見的脊椎病訴。在大部分的病案中，這乃是由於腰椎間盤脫出（Prolapsed Lumbar Intervetebral Disc）、脊椎的**骨關節炎（Osteoarthritis）**或下背扭傷（Low Back Strain）所引起。在較少見而會影響脊椎的狀況會原發性地、或次發性引起腰部背痛。在每一個病例，這些較不常見的狀況必須排除，因爲在它們的預後乃處理方面，有如此多的重要差異。椎骨的詳細構造在頸部、胸部與腰部各有不同，但其一般結構是相似的。**椎體（Vertebral Body）**在側面像中的形狀接近矩形，在椎體上下兩面有時有淺凹陷，這是椎間盤物質突入椎體終板（End Plate）所致，這些凹陷稱爲史莫耳氏結節（Schmorl's Nodes）。有時在 X 光片下可見史莫耳氏結節（Schmorl's Nodes），此爲椎體終板上的陷凹，並不具臨床意義。

腰部軟組織包括有肌肉、筋膜、韌帶及後關節囊等四個部分，現說明如下：

第一部分 －肌肉：

1. 腰方肌與左右側屈有關：當腰部扭傷痛在一側時爲腰方肌拉傷造成。使相鄰兩個或更多個椎體向一側傾斜造成腰方肌拉傷。

2. 橫突間肌與左右旋轉有關：當腰部扭傷痛在脊椎正中央時，爲橫突間肌拉傷造成。即因腰椎旋轉棘突向一側轉動，造成棘上棘間韌帶拉傷使橫突間肌拉緊。

3. 腹直肌和髂腰肌與前屈有關：當腰部扭傷痛在髖部偏向外側時爲腹直肌和髂腰肌拉傷造成。即因骨盆腔傾斜引起髂腰肌拉傷。

4. 豎脊肌則與後伸有關：當腰部扭傷痛在兩側時爲豎脊肌拉傷造成。即腰椎生理弧度過直引起。

第二部分 －**胸腰筋膜**：淺層包圍在豎脊肌的表面，深層則分隔豎脊肌腰方肌。

第三部分 －**韌帶**：

1. 棘上韌帶（Supraspinous Ligament）連接於胸腰椎的棘突間，有限制脊柱過度前彎的作用。

2. 棘間韌帶（Interspinous Ligament）由上一椎的棘突肌底，連接至下一椎的棘突尖端。

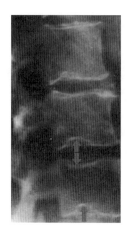

圖 4-11　史莫耳氏結節

第四部分 — 後關節囊。

腰部軟組織急性損傷主要病因可分為外因和內因：

1. 外因：搬抬重物用力不當，腰部直接受到外傷等。

2. 內因：體弱者、腰部之生理結構異常者，例如脊椎生理弧度過直。臨床上容
   易發生腰部肌肉急性損傷者，大多是肌肉過度僵硬者，例如長期勞力工作者
   或長期相同姿勢工作者。肌肉長期處於緊繃狀態是扭傷腰部之多數者，與其
   說是腰部肌肉強硬者；不如說是長期腰部肌肉處於疲勞者，即所謂體弱者。

　　主要症狀是腰部疼痛，可從輕微的不適感至劇烈的疼痛，嚴重時患者無法動
彈。腰部運動功能障礙，因疼痛使患者不敢做彎腰動作，或從坐姿起立時，腰部無
法挺直。腰椎兩側肌肉有明顯的僵硬感。在腰臀部周圍可找到明顯的壓痛點。

　　腰部軟組織急性損傷即是平時所稱之扭傷腰部，指腰部脊椎之不等程度錯位，
引起附近軟組織的急性損傷。病情輕重程度不一，若診斷錯誤或手法不正確，可能
延誤病情及造成日後腰部椎間盤突出等之慢性腰部損傷。包含有急性腰肌損傷，棘
上、棘間韌帶急性損傷及後關節滑膜嵌頓等三類。

　　其中急性腰肌損傷，棘上、棘間韌帶急性損傷及後關節滑膜嵌頓以上皆屬於急
性損傷；其餘皆因急性損傷後未適當治療，常常是受傷後脊椎錯位或椎體旋轉或生
理弧度改變，而引起關節間能量未能完全釋放至原來程度，而引起關節間時常因疲
勞或過度使用而再度增加位能，成為日後之慢性損傷，其中最常見的為腰椎間盤突
出症。

以下依受傷時椎體定位及錯位角度不同，來分別敘述腰部軟組織急性損傷之分類：

一、急性腰肌損傷

由於腰部在活動時，肌肉突然扭轉、過分牽拉以致超過正常的活動範圍，或負荷過重或組織薄弱而引起損傷。

（一）病因

常因用力不當且重複同一方向施力，使脊椎向同一方向旋轉。當關節過度使用之後，旋轉之椎體無法自行復位而停留在患側，導致在腰部一側疼痛。

（二）臨床症狀

受傷椎體一般而言位於較高之腰椎，如 L3～L4 其生理弧度變直且向一側偏轉。其症狀為損傷的部位之腰部發生劇烈疼痛，或出現臀部及下肢涉痛，局部腫脹，肌肉痙攣，腰部活動不便，俯仰轉側困難，甚至不能起床，咳嗽、深呼吸時加重疼痛，疼痛處位在一側骶棘肌為主。常常因為保護性之肌肉痙攣緣故，會引起腰脊柱生理曲度變直和側突，腰部運動功能障礙，無法挺腰，步履困頓。

治療時應以壓痛處之一側肌肉中點為支點，將過直之生理弧度復位且同時矯正。治療時，以患部為起點向脊椎中央劃一直線，所對之點之棘突為錯位之點，定椎復位同時找出骨盆高低作為施力之方向。

二、棘上、棘間韌帶急性損傷

（一）病因

受傷之椎體一般而言，位於中下椎體如 L4～L5，因相鄰兩椎體間之棘突產生相對位移，在用力時使連接其間之**棘上韌帶**（**Supraspinous Ligament**）及**棘間韌帶**（**Interspinous Ligament**）產生撕裂，因用力向下彎曲身體，使連接上下兩棘突間之**棘上韌帶**（**Supraspinous Ligament**）或**棘間韌帶**（**Interspinous Ligament**）撕裂感加重。因此病患常主述其脊椎正中央有壓痛點，造成向下彎腰時疼痛加劇且無法正常彎腰。

（二）臨床症狀

其症狀爲其痛如脊椎欲裂一般，痛處位於腰部正中央，前屈運動疼痛劇烈，局部壓痛明顯。治療時以棘突上之痛點爲支點來定椎治療。**棘上韌帶（Supraspinous Ligament）**的下端絕大多數止於 L3、L4 棘突，少數止於 L5 棘突，L5～S1 間無**棘上韌帶（Supraspinous Ligament）**。**棘間韌帶（Interspinous Ligament）**較薄弱，壓痛點常局限於 L4、L5 或 L5、S1。

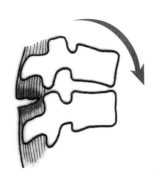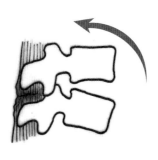

圖 4-12　棘上、棘間韌帶損傷示意圖：因棘上、棘間韌帶損傷撕裂導致彎腰時疼痛加重；相反地，可以挺腰活動。

三、後關節滑膜嵌頓

（一）病因

受傷之椎體一般而言，位於下方腰部椎體如 L5～S1。病患常因久坐彎腰，且同時身體成旋轉位，有時只是彎腰剪腳指甲而已，時間一久，使關節間肌肉疲勞而緊繃，尤其是腰方肌，使腰部與薦椎間之後關節滑膜呈現嵌頓現象。在 L5 與薦椎之小關節面有壓痛點，治療時應定椎在此處，以此爲支點。

（二）臨床症狀

後關節滑膜嵌頓，亦即腰椎後關節紊亂又稱爲腰椎小關節錯位或腰椎後關節半脫位，其意義是指相鄰椎體的上下關節突構成腰椎後關節，爲滑膜關節，有神經分布。當後關節上、下關節突的關係不正常時，急性期可因滑膜嵌頓產生疼痛，慢性病例可產生後關節創傷性關節炎，出現腰痛。此種疼痛多發生於棘突旁 1.5cm 處，可有向同側臀部或大腿後的放射痛，易與腰椎間盤突出症相混。該病的放射痛一般不超過膝關節，且不伴有感覺、肌力減退及反射消失等神經根受損之體徵。

在臨床上，佔急性腰部損傷 50%～60%。患者彎腰困難且疼痛，好發於 L、S 後關節，因 L、S 關節為人體軀幹和下肢之橋樑，負重大且活動機會也較多，因此遭受外傷機會也較多。治療時以痛點為支點，骨盆高低為施力之方向。

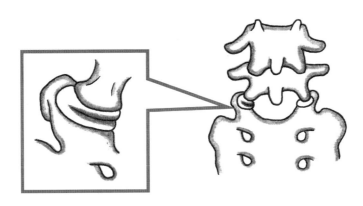

圖 4-13　後關節滑膜嵌頓圖

第三節　腰部慢性損傷

慢性腰部損傷，主要是指腰部的肌肉和筋膜等軟組織的慢性勞損。在急性腰部損傷若未被確實辯證定位治療，常因結構錯位尚未復位，導致錯位關節間之位能不能完全被釋放出來，形成日後慢性腰部損傷之起因。在慢性的腰痛中，慢性腰部損傷佔有相當高的比例。主要病因為錯位關節間之位能不能完全被釋放出來，使關節間持續存在緊繃狀態，在重複受傷之下使兩腰椎間之軟組織，如椎間軟骨或髓核的退行性變化，使纖維環及周圍的韌帶鬆弛而失穩，為了維持腰椎的穩定性，周圍的肌肉就會變得緊張僵直。椎間軟組織的退行性變化，可能使神經根出來的椎孔變小，而壓迫到神經根。腰椎椎體之**骨刺（Spur）**增生，若接近神經根，可能壓迫到神經根。腰部周圍之肌肉因過度使用而勞損，例如搬運工等體力勞動者。本症患者以中、高年齡層為多。

主要症狀為疼痛，在初期患者僅覺得腰部乏力、僵直、活動不靈活而已，但是當外傷或勞累，保持不良姿勢過久或著涼等，則腰部突顯脹頓痛或束緊腰帶的感覺。早晨起床或久坐起立時，也常有若干腰痛，但活動後，症狀會明顯減緩或消失。嚴重之患者，脊椎兩旁之肌肉僵硬，且可找到壓痛點，腰椎前凸的生理弧度減少，

而變得平坦，且運動時會有若干障礙。以下依損傷嚴重程度之類型分述慢性腰肌損傷。

一、棘上、棘間韌帶慢性損傷

（一）病因

臨床上出現棘上、棘間韌帶慢性損傷之病患，常因先前之急性棘上、棘間韌帶損傷後，又因未將椎體就其移位之方向進行復位，因日後之工作過度損耗，使原先之椎體移位角度加大，同時合併腰部後縱韌帶損傷，關節呈現不穩定狀態，又因再次重複之傷害，使椎間盤移位，甚至是髓核之突出。

（二）臨床症狀

臨床常見於有腰部受傷病史者。病患出現腰酸無力且有緊繃感，彎腰時間一久或久站後或久坐後腰酸，甚至患者會抱怨，彎腰洗一個杯子或洗碗或早晨起床刷牙皆不適，在腰部正中央之脊柱壓痛且僵硬，而且關節較僵硬，脊柱生理弧度有改變之現象。門診中常見腰椎間盤突出症的同時，會合併有棘間韌帶之損傷者約有佔40%。

二、腰椎退行性脊椎炎

（一）病因

因先前受傷後導致椎體之移位，漸漸地椎體因移位後產生不穩定，因椎體之移位，使得位在其間之椎間盤亦隨之移位，椎間盤移位後會導致椎體之變形及增生，使椎體在活動較少之處產生鈣化即所謂之**骨刺**（**Spur**）。如同地震後房屋傾斜，為了使房屋不致倒下，必須以柱子支撐之情況一樣。此處所稱之柱子，即「骨刺」（**Spur**）。正確名稱應是「骨贅」，是骨頭即椎體之衍生物；又如同房門因門框變形，使門栓生鏽此鐵鏽便是骨刺。

一般人在門診中常常聽到醫師提到骨刺（**Spur**），而骨刺（**Spur**）常出現在椎體前緣，因前縱韌帶較後縱韌帶強韌。因此在椎體受外力或反覆受傷後椎體會產生程度不一之移位，椎體前緣相對於椎體後緣較不易被移動，因此椎體前緣會被前縱韌帶強力之拉力牽絆，經常強力拉扯之結果導致椎體會被韌帶拉出而變形，形成日

後所謂之骨刺。骨刺形成後此椎體與相鄰之椎體間之摩擦力會因此而變大，形成椎體間之穩定度增加，此種結果對原先不穩定之椎體而言是一種椎體自我之保護，但對身體之活動卻是另一種負擔，病患會因此而活動受限，甚至引起行動更遲緩，也是一種身體老化之象徵。

在反覆之受傷後，會使得在上、下椎體間連接之組織－椎間盤退變。由於椎間盤退變，椎間隙變窄。在椎體之前緣常出現鈣化現象稱爲骨刺，骨刺在椎骨任何邊緣皆可能產生，但以前緣爲多。而在椎體後緣因椎體產生較大之移位，會使後縱韌帶撕裂導致椎間盤內之纖維環破裂而形成突出造成神經壓迫症狀，若骨刺已先形成而椎間盤突出在後，則椎體復位之困難度相對提高，因椎體之穩定度已經被加大更不易被進一步移動，在 X 光檢查下只見鈣化之椎體前緣（骨刺），卻未見突出之椎間盤，但又出現神經壓迫之症狀，因此常被誤導爲「骨刺壓迫神經」之錯誤說法，造成日後醫師在爲病患解說之困難。

大約在 45～55 歲常爲勞動較多之年齡，因此爲高峰期；但在 60 歲以後，活動及工作量減輕，因此亦隨之減少發作，然而卻容易造成日後之腰椎管狹窄症。

（二）臨床症狀

常在陰雨天腰痛加重，因常合併腰椎間盤之突出，會有神經壓迫症狀，產生下肢放射痛，故在一側或兩側臀部至股後部產生放散痛之症狀。常發生在中老年人，尤其是從事勞力工作者或久坐辦公室者。在 X 光顯示，晚期椎體邊緣變得銳利，骨贅形成，腰椎正常之生理弧度消失，關節間隙變狹窄且不規則，關節突關節增生，椎間孔縱徑縮小。若鄰近椎體上關節突向前移位，會導致椎間孔前後徑縮小，使神經根受壓迫。

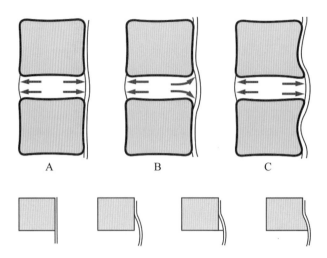

圖 4-14　骨刺（Spur）形成機轉：A.當椎體受擠壓或傾斜時，椎間盤會向一側或兩側移動，同時帶動椎體變形。B.因前縱韌帶較後縱韌帶強韌。C.因此，在韌帶之包覆下椎體會向受韌帶強力拉扯之患處移動而變形，形成日後變形增生之骨贅，即所謂之骨刺。骨刺之形成是椎體受擠壓吸收動能之表現，以位能方式儲存，此時椎體之形變即位能之表現結果，此種結果導致椎體更加穩定但卻會影響椎體之靈活運動。

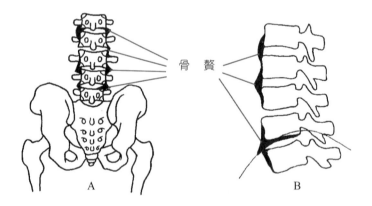

圖 4-15　骨橋示意圖：圖 A 為正位，圖 B 為側位。若骨刺繼續加長加大，會使相鄰之兩椎體間互相接合，如同橋樑一般，稱為骨橋。如此一來椎體會更為穩定，但活動會相對困難病情更為加重。若在 X 光片下出現骨橋，則代表該病患之病情已有數年之久。骨橋之形成代表更多位能之儲存，代表問題存在更久，相對地，若欲治療此症所需釋放之位能時間更須相對增加，且釋放此位能之方式必須慢慢進行使能量持續釋放，不可過於急躁，若欲達速效則需大量且瞬間釋放能量，則力量必定很大，欲將骨橋打斷時之力量甚至會將前縱韌帶撕裂，勢必影響關節之穩定，必將導致更嚴重之二度傷害。

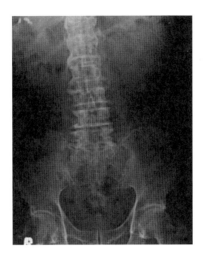

圖 4-16　骨橋正位面圖：此為一位 85 歲老人之 X 光片圖，主述腰痛嚴重，彎腰活動困難且明顯受限。由圖顯示，胸椎至第二腰椎已形成骨橋，而第二腰椎至薦椎已形成骨唇。

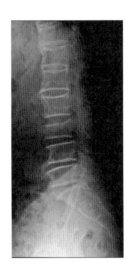

圖 4-17　骨橋側位面圖：承上之 X 光片圖，由圖顯示，胸椎至第二腰椎已形成骨橋，而第二腰椎至薦椎已形成骨唇，在第三腰椎出現楔狀壓迫性骨折。說明該患者因跌倒撞傷腰部未及時治療且復位，導致腰椎漸進地形成骨刺，甚至骨唇而最後連成骨橋而影響活動。

三、第三腰椎橫突綜合徵

　　兩側橫突周圍的肌肉、筋膜、韌帶是相互的桔抗相互協同的，以維持人體的動態平衡，若一側腰部肌肉、筋膜和韌帶緊張收縮，其同側或對側均可在肌力牽拉的作用與反作用力下遭受損傷。當第三腰椎橫突過長或左右不對稱時，腰部持續廣泛

活動，尤其易於損傷。在急性腰肌損傷時，病位處於 L3～L4 之間，受傷時其生理弧度變直且向一側偏轉，在治療急性腰肌損傷時未將其完全復位轉正；或反覆多次的損傷，局部出血滲出，產生纖維變性或形成疤痕和粘連，壓迫刺激脊神經後支而產生腰痛；加上長時間習慣性姿勢不良，導致腰部肌肉、筋膜、韌帶等軟組織過度疲勞而引起腰部酸痛，腰肌長期的超載負荷導致腰肌疲勞；或因身體疲勞，加上氣候寒冷、潮溼，使腰部肌肉痙攣，小血管收縮，使代謝和營養障礙形成慢性腰痛；下腰部的移行椎或椎間後關節的左右不對稱等，常使腰部運動不協調而誘發腰痛，以上原因皆可能造成日後之第三腰椎橫突綜合徵。

（一）病因

第三腰椎為腰椎活動中心，是腰椎生理前凸最突出處，為腰椎前屈、後伸、左右側彎、左右旋轉活動之樞紐，因兩側橫突端受牽拉應力最大，且橫突最長，所承受之槓桿力也最大。在頂端附著有腰方肌、橫突間肌、橫突棘肌、骶棘肌、胸腰筋膜的深層、橫突間韌帶等肌肉、筋膜、韌帶組織，腰部在任何方向的運動，均使第三腰椎橫突頂端承受反覆的牽拉和摩擦，因此受傷機會較多，被腰肌牽拉的力量也最多，因此本腰椎橫突上附著的肌肉和腰背筋膜，很容易因磨擦或牽拉而受傷，若未能痊癒或反覆損傷則會導致局部組織纖維化、黏連、痙攣、鈣化等一連串變化，進而橫突末端附近脊神經後支的外側支與血管，就會受到刺激或壓迫而出現症狀。因第三腰椎處於彎腰用力之中心點，在橫突間有腰橫突間肌且在 T12 至腰椎有腰方肌連接，腰方肌起於腸骨嵴和腰椎 2～5 椎，止於第十二肋骨和腰椎 1～4 椎。臨床上常因病患因久坐或搬重物姿勢不正導致。

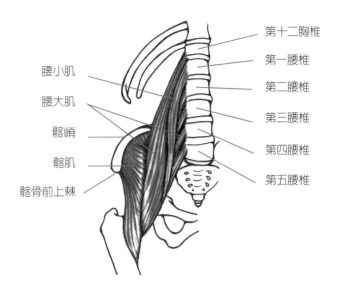

圖 4-18　髂腰肌（腰大肌、腰小肌與髂肌）示意圖：腰大肌起於第十二胸椎體及所有腰椎，止於股骨（小轉子）。若患側骨盆腔向上向後傾斜時，因腰大肌之拉扯會在小轉子處出現壓痛。

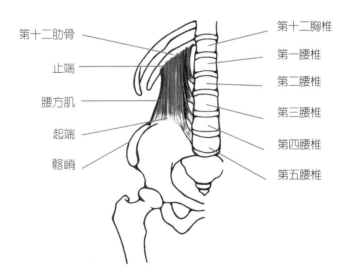

圖 4-19　腰方肌（Quadratuslumborum）示意圖：腰方肌起於腸骨嵴和腰椎 2～5 椎，止於第十二肋骨和腰椎 1～4 椎。當骨盆腔向下移動及旋轉向後時，腰方肌會拉扯腸骨嵴，因此在腸骨嵴會出現壓痛。若患側腰椎 2～5 椎向患側旋轉且同時患側之骨盆會向上傾斜，則橫突會拉扯腰方肌造成患側腰方肌之疼痛。

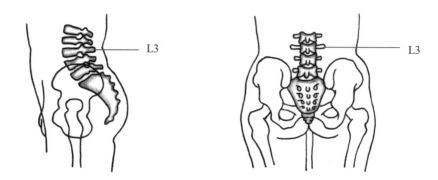

圖 4-20　左為側位圖：第 3 腰椎體處於腰椎前凸弧頂，上、下緣呈水平。右為正位圖：第 3 腰椎橫突最長。若第 4 腰椎之椎體產生旋轉，則兩側之腰方肌皆受拉扯會造成兩側腸骨嵴壓痛。若患側腸薦關節（SI-Joint）出現向上向後旋轉時在腸薦關節（SI-Joint）會出現壓痛，此時在 X 光片正面照下可看到患側腸薦關節（SI-Joint）間隙變小之情形。

（二）臨床症狀

　　病症的主要特點就是在第三腰椎橫突尖上有明顯的壓痛點，而患側的腰部暨脊肌亦通常會有痙攣、僵緊的表現，病患在劇烈運動、旋轉腰部、彎腰或勞累、受冷時疼痛會加重，但休息後則可暫時緩解。當用力不慎時，引起骨盆兩端呈現高低之落差，且在第三腰椎會出現旋轉現象，導致在兩側腸骨嵴受腰方肌拉扯而出現壓痛點。第三腰椎橫突綜合徵之表現，若已刺激和壓迫棘神經後支、外側支時，會產生腰痛、放散性下肢痛之症狀。

四、脊柱側彎（Scoliosis）

　　Scoliosis 乃是指脊椎的側彎。在處理任何病例時，所要下第一且最重的決定是：是否脊椎有任何的變形即結構性脊柱側彎（Structural Scoliosis）。如果脊椎正常（非結構性脊椎側彎 Non-Structural Scoliosis），變形原因經常是下列情形中的一種：

（一）補償性

　　變形原因可能是補償性的，乃因一隻腿真的或明顯縮短，進而骨盆傾斜所造成。此時常見於脊椎弧度為平滑型，即是因骨盆腔傾斜導致腰椎進而引起胸椎，而最後到頸椎也隨之產生側彎之現象。

　　臨床上可將此側彎分成三處轉折點；第一處為 C6，第二處為 T6，第三處為 T12。因頸椎 7 節加上胸椎 12 節共 19 節，分三處各是 6 節為一個轉折點。治療時

以此三處爲整脊之支點，可獲較佳之療效。

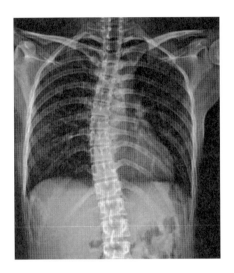

圖 4-21　脊柱側彎（Scoliosis）：此病患之脊柱側彎（Scoliosis）屬於補償性的，其脊椎弧度
　　　　　爲平滑型。因骨盆腔傾斜導致腰椎進而引起胸椎，而最後到頸椎也隨之產生側彎
　　　　　之現象。

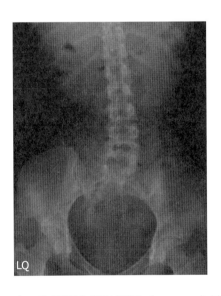

圖 4-22　脊柱側彎（Scoliosis）：此病患之脊柱側彎（Scoliosis）亦屬於補償性的，其脊椎弧
　　　　　度爲平滑型。因骨盆腔傾斜導致腰椎進而引起胸椎側彎之現象。由 X 光片顯示骨
　　　　　盆左右不等高，引起兩腳不等長。

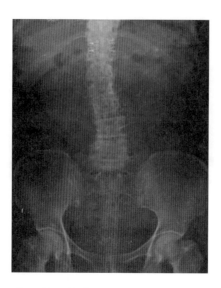

圖 4-23 脊柱側彎（Scoliosis）：此圖並非一般補償性之脊柱側彎，因其脊柱弧度並非平滑型，而是因 L4-L5 之錯位所引起，使脊柱如骨牌樣的向上擠壓造成之側彎，治療方式非一般側彎之手法。

（二）坐骨神經痛性

可能坐骨神經痛性的（Sciatic），乃因單側保護性肌肉痙攣所造成，特別是伴隨有椎間盤脫出（Prolapsed Intervetebral Disc）時。姿勢性脊柱側彎（Posturalscoliosis）最常發生於青春期的女孩子，並且通常能自動消失。在結構性之脊柱側彎（Structural Scoliosis），椎骨的形狀及活動性都有變化，且這變形不能以改變姿勢來矯正。要發現病因及設定預後，仔細的病史及檢查是必要的，而治療方法乃決定於病因及預後這兩個因素。

結構性脊柱側彎（Structural Scoliosis）可為先天性的，而這變形原因可能是半脊椎（Hemivetebral）（單一脊椎骨只有一半完全形成）、脊椎融合（Fused Vetebrae）或缺乏肋骨或肋骨融合（Fusedrib）所造成。當脊柱側彎發生於成長中的小孩，自然的趨勢乃是惡化下去。病例的預後情形決定於疾病開始的年齡（停止生長後，惡化是不常見的，但可因椎間盤變性「Disc Degeneration」和脊椎半脫臼「Vertebral Subluxation」而發生）、受影響脊椎的階層、主曲線的大小及數目、和結構性脊柱側彎（Structural Scoliosis）的型態。比如原發性或先天性。一般而言，主曲線（Primary Curve）中脊柱愈高階層受牽連，且病人愈年輕，其預後愈壞。有一種值得注意的例外，在有些發生於嬰兒期的病例，就如其神秘發病一樣地明顯，會自動痊癒。

在所有結構性脊柱側彎（Strutunil Scoliosis）的病例中，曲線的放射攝影測定及仔細觀察是重要的。在嚴重之脊柱側彎（Strutunil Scoliosis）病例中，可能最後導致胸腔體積改變，使胸腔壓力增加，迫使胸腔內之器官（例如肺、心臟）受壓迫而使肺活量下降及呼吸短促，常有胸悶之症狀。病患常因運動或工作過度或缺氧而產生呼吸窘迫甚至猝死之情況。

五、脊柱後彎（Kyphosis）

脊柱後彎（Kyphosis）是用來描述胸椎向前曲度增加的用詞，於側看病人時很明顯。腰椎凹曲線的減少，被視為失去腰椎前彎或腰椎彎曲變平；在極端的病例，會出現逆脊椎前彎（Reversed Lordosis）或腰椎曲線後凸。脊柱後彎（Kyphosis）一般影響最主要的部分是胸椎，並且增加的彎曲經常是規則的。在成角脊柱後彎（Angular Kyphosis）必須仔細分辨，會出現胸椎彎曲的突然改變，並且經常伴有過度明顯的**棘突**（**Spinous Process**）（駝背）。在後彎的脊柱，其活動力正常之處，變形最常是姿勢性的。就像姿勢性脊柱側彎（Postural Scoliosis）一樣，最常發生在青春期女孩的身上。有些病例，變形乃是繼發於腰椎前彎增加（此依次可因骨盆不正常向前傾斜而發生，此乃有時臀部屈曲痙縮或先天性臀部脫臼而造成）。較少見地，脊柱後彎（Kyphosis），可因脊髓前灰白質炎（Anterior Poliomyelitis），或肌營養不良症（Muscle Dystrophy）而繼發的肌肉無力所造成。

當胸椎彎曲無法活動而固定時，最常見的病因是修門氏病（Scheuermann's Disease）、關節黏連性脊椎炎（Ankylosing Spondylitis）、老年脊柱後彎（Senile Kyphosis）及佩傑特氏病（Paget's Disease）。當出現成角脊柱後彎（Angular Kyphosis），最常見的病因是脊椎結核性的或其他感染、骨折（傷害性或病理的）及發生於小孩的嗜酸性肉芽腫（Eosinophilic Granuloma）。

六、修門氏病（Scheuermann's Disease）

修門氏病（Scheuermann's Disease）又稱青年性駝背症，大部分發生在 14～18 歲青少年，比率：男性 > 女性，脊椎呈圓弧型後突畸形得名。1921 年修門氏（Scheuermann）報導本病是發生在椎體垢板的骨軟骨病變，X 光顯示椎體垢板骨軟骨病或修門氏病，下胸段、上腰段脊椎生理後突明顯且負重最大之 T10、T11、

T12、L1，胸腰椎後凸增加呈圓弧狀。椎體前上角、前下角有不規則骨垢板碎裂，多個椎體楔形改變，椎間隙基本正常或前部椎間隙增寬。

　　對胸椎骨體產生成長障礙。胸椎骨體從脊柱 X 光側面照可見到前側較後側窄（前側楔狀）。骨體的骺部常是不規則的且可被髓核所侵犯，髓核之脫出可前側地發生在骺部和骨體之間，或入骨體的中心（許摩爾氏結節 Schmorl's Nodes）。其活動性受到阻礙，胸椎後彎為規則的且常常相當明顯，並且腰椎前彎會補償性增加。次發性**骨關節炎（Osteoarthritis）**之改變會接著發生於胸及腰椎。病人會陳述有輕度的胸背痛、圓肩、和在後來的歲月中，會產生因次發性**骨關節炎（Osteoarthritis）**而引起的下背痛。

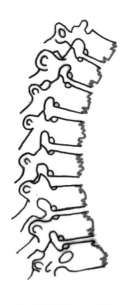

圖 4-24　椎體骺板的骨軟骨病變。

　　在有些腰痛之病人有時會見到其脊椎呈雙凹畸形之情況如下圖所示。因腰痛之虛證十居八九，成骨細胞失去固有活力，使骨基質不足而形成一種代償性疾患。骨皮質內板層丟失，骨小樑減少，髓腔增寬，骨質疏鬆脊椎，出現雙凹樣畸形。如下圖：

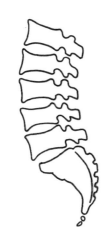

圖 4-25　脊椎雙凹畸形

七、腰椎間盤突出症

　　腰椎間盤突出症其英文名有以下數種：Lumbar Disc Heriation Rupture of the Lumbarintervertebral Disk；Slipped Lumbar Intervertebarl Disc；Herniated Lumbar Disc；Spinal Disc Herniation 等。由於名稱各異，美國骨科醫師學會對腰椎間盤病變的命名作了如下定義：

1. 椎間盤正常 ： 椎間盤無退變，所有椎間盤組織均在椎間盤內。

2. 椎間盤膨出（Bulging） ： 椎間盤纖維環環狀均勻性超出椎間隙範圍，椎間盤組織沒有呈現局限性突出。

3. 椎間盤突出（Protruded） ： 椎間盤組織局限性移位超過椎間隙。移位椎間盤組織尚與原椎間盤組織相連，其基底連續部直徑大於超出椎間隙的移位椎間盤部分。

4. 椎間盤脫出（Extruded）：移位椎間盤組織的直徑大於基底連續部，並移向椎間隙之外。脫出的椎間盤組織塊大於破裂的椎間盤間隙，並通過此裂隙位於椎管內。

　　國內對腰椎間盤突出症亦有稱腰椎間盤纖維環破裂症、腰椎間盤脫出症、腰椎間軟骨盤突出症、腰椎軟骨板破裂症等稱謂。雖然上述疾病名稱和含義有所不同，當前仍較統一的稱謂為：腰椎間盤突出症。絕大部分 60 歲以上的正常人拍 X 光片時均可發現腰椎的骨刺形成，椎間隙狹窄等退變老化現象。60 歲以上的人各個器官系統都有不同程度的退變老化，但並不是 60 歲以上的人都會有病。拍 X 光片發

現有腰椎的骨刺、椎間隙狹窄等退變老化者，絕大部分人也並不一定有相應的臨床症狀。因此不必談骨刺色變，單純的骨刺不一定引起臨床症狀，只要掌握它的規律，就可采取相應的措施，預防或減輕它帶來的不良影響。

另外還有一些病人害怕骨刺，非常關心自己的腰椎骨刺以及身體其他關節部位的骨刺是否在發展，發展的速度怎樣等。其實，骨刺的發展是人體老化的自然表現，只要不在關鍵部位，不對重要的組織結構組成壓迫，不出現相應的症狀，大家不必為人體的自然老化而過分擔憂。

（一）病因

腰椎間盤退變、損傷、使纖維環破裂，纖維環在薄弱處破裂而使其內之髓核向後外側或正後方突出，壓迫脊神經根、馬尾神經，因髓核內水分減少，引起腰椎間盤退變且變窄。後縱韌帶自 L1 以下寬度逐漸變窄，在 L5，S1 處韌帶寬度只等於原來的一半，而纖維環之後外側薄弱處是椎間盤突出的好發部位。腰椎開始退變後，首先出現椎間盤的變性，使椎間盤容易被壓縮而喪失其正常的高度，椎體間距離縮短、脊椎骨前後的韌帶因此而變得鬆弛，造成椎體之間的不穩定，相互之間活動過度。椎體間活動度增大後，在椎體邊緣易出現微小的、反覆的、積累性損傷，可以導致微小的局部出血及滲出。經過一段時間以後，出血及滲出被吸收纖維化，以後可逐步形成鈣化，從而在局部，也就是在該間隙的椎體上下緣出現骨的增生性反應，這就是骨刺。有些書上叫做骨贅或者骨質增生，其實都是一樣的意思。

腰椎的退變過程，除隨年齡變化以外，也與腰椎是否長期過度的屈伸活動及負重損傷等因素有關，這是腰椎退變及發病的外在因素。某些腰部負重過大以及腰部容易受到外傷的職業，腰椎退變的速度要快一些，出現腰椎疾病的可能性也要大一些。例如，重體力勞動者、經常肩扛背托重物者，某些運動員如舉重、體操、摔跤及其它劇烈運動，都很容易損傷腰椎，加重腰椎的勞損及退變，這就不難理解，有不少專業運動員和體力勞動者，到了中老年以後，易出現腰腿痛。據統計，在臨床上大約有很多腰腿痛人可以回憶起有過腰部的外傷史。青少年時代的腰椎外傷，也是中年以後發生腰腿痛的重要外因。

腰椎的骨刺可以長在椎體上下緣的前後部分以及關節突關節，腰椎的骨刺在反複刺激下逐漸增大，可以使脊椎骨之間的活動度減少甚至僵直，這樣可以導致鄰近

的脊椎骨之間的活動度卻代償性加大，使其椎間盤及椎骨間關節退變程度加重。這樣，久而久之，勞損因素的進一步作用，整個頸椎或者腰椎就可以出現廣泛的椎間盤膨出或突出、椎間隙狹窄、椎體緣的骨刺形成、關節突增生肥大、黃韌帶肥厚、脊椎骨之間不穩定等表現，這些表現在拍 X 光片、CT 以及核磁共振等檢查時可以得到證實。

　　大多數腰椎的骨刺並不會導致腰痛和腰神經根壓迫，也不必過分憂慮，只有少數情況下在特定部位的骨刺才會出現症狀。腰椎椎體後緣的骨刺，連同膨出的椎間盤的纖維環、後縱韌帶和創傷反應所引起的水腫或者纖維化組織，在椎間盤的節段平面形成一個向後方或側後方突出的混合物，結合後方肥厚的黃韌帶，可以對局部的腰神經根形成直接的刺激壓迫。

　　椎間盤脫出（Disc Extruded）很少發生在胸部，而且不靠脊髓 X 光攝影術（Myelography），在此階層的診斷是困難的。臨床上，腰椎間盤脫出（Lumbar Disc Prolapses）相反地則很普遍，且其診斷的決定常只靠臨床證據。在正常時不靠脊髓 X 光攝影術（Myelography）來加以確定，除非被高度懷疑，或此病例有任何特徵可顯示出椎管的腫瘤或其他病原的可能性。在 L5 和 S1 之間的椎間盤最常被牽連到，接著依次為 L4-L5 之間及 L3 和 L4 之間的椎間盤。在典型的病例中，會有屈曲傷害的病史；此傷害撕裂了纖維環（Annulus Fibrosus），使髓核（Nucleus Pulposus）漏出。背痛可因環撕裂（Annular Tear）而產生，而保護性的腰肌攣縮也會引起背痛其疼痛的感覺是在腰部。在受影響階層的脊椎之間常有壓痛；有時在旁側的痙攣肌肉之上也會有。

（二）臨床症狀

　　大多數腰椎間盤突出症患者，根據臨床症狀或體徵即可作出正確的診斷。

　　主要的症狀和體徵是：①腰痛合併「坐骨神經痛」，放射至小腿或足部，直腿抬高試驗陽性；②在腰 4～腰 5 或腰 5 骶 1 棘間韌帶側方有明顯的壓痛點，同時有至小腿或足部的放射性痛；③小腿前外或後外側皮膚感覺減退，趾肌力減退，患側跟腱反射減退或消失。X 光片可排除其他骨性病變。

1.腰痛

　　95% 以上的腰椎間盤突出症患者有此症狀。患者自覺腰部持續性鈍痛，平

臥位減輕，站立則加劇，一般情況下尚可忍受，腰部可適度活動或慢步行走，另一種為突發的腰部痙攣樣劇痛，難以忍受，需臥床休息，嚴重影響生活和工作。

2. 下肢放射痛

80% 患者出現此症，常在腰痛減輕或消失後出現。表現為由腰部至大腿及小腿後側的放射性刺激或麻木感，直達足底部。重者可為由腰至足部的電擊樣劇痛，且多伴有麻木感。疼痛輕者可行走，呈跛行狀態；重者需臥床休息，喜歡屈腰、屈髖、屈膝位。

3. 下肢麻木、冷感及間歇性跛行

下肢麻木多與疼痛伴發，少數患者可表現為單純麻木，有少數患者自覺下肢發冷、發涼。主要是因為椎管內的交感神經纖維受到刺激所致。間歇性跛行的產生機理及臨床表現與腰椎管狹窄相似，主要是由於髓核突出的情況下可出現繼發性腰椎管狹窄症的病理和生理學症狀。

4. 馬尾神經症狀

主要見於中央型髓核脫出症，臨床上較少見。可出現會陰部麻木、刺痛，大小便功能障礙。女性可出現尿失禁，男性可出現陽痿。嚴重者可出現大小便失控及雙下肢不全性癱瘓。

引起下腰部疼痛、單側或雙側之下肢坐骨神經痛，以發生在青壯年最多，年齡約 20～45 歲，男 > 女，部位在 L4-L5，L5-S1 最多。肌肉痙攣常導致正常腰椎前彎曲線（Lordotic Curve）的失去，導致腰椎運動的受限及保護性脊柱側彎（Protective Scoliosis）。凸出的髓核（Nucleus）常壓在腰神經根上，而引起坐骨神經痛（Sciatic Pain），腿感覺異常（Paraesthesiae）及有時肌肉無力，感覺障礙，和踝反射（Ankle Jerk）之減輕或消失。在高一點階層，膝反射（Knee Jerk）可能會消失。神經方面的障礙乃是分節型態的，並且決定於脫出的階層。**跳動症狀（Impulse** Symptoms）常見。當脫出（Prolapse）很大且為中央時，脊髓馬尾（Cauda Equina）可能受到影響；進而造成膀胱障礙，甚至下半身**癱瘓（Paraplegia）**。

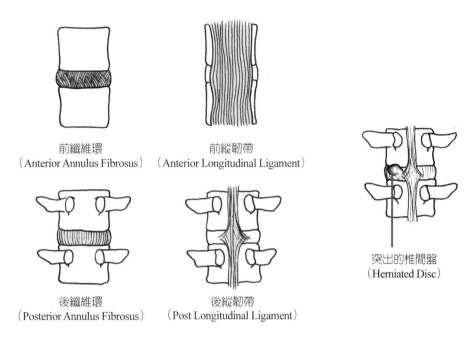

前纖維環
（Anterior Annulus Fibrosus）

前縱韌帶
（Anterior Longitudinal Ligament）

突出的椎間盤
（Herniated Disc）

後纖維環
（Posterior Annulus Fibrosus）

後縱韌帶
（Post Longitudinal Ligament）

圖 4-26　腰椎間盤向後突出的解剖學根據

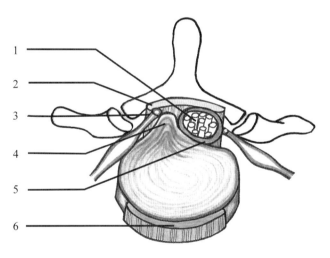

圖 4-27　椎間盤突出示意圖：1. 馬尾；2. 黃韌帶肥厚；3. 脊神經根；4. 突出的髓核；5. 後縱韌帶；6. 前縱韌帶。

　　當椎間盤脫出（Disc Prolapse）發生於青春期時，腰椎的運動明顯受限；在年紀大一點的病人，退化的變化可發生於纖維環（Annulus），症狀可因椎間盤過度向後凸出而造成，而沒有明顯的局部環撕裂（Annular Tear）。有時，特別是在年輕人，髓核可漏進椎骨骨髓的本質（沒有環撕裂存在），而引起沒有根症狀（Root Symptom）的輕微背痛。此型赫亞（Herniation）（許摩耳氏節結，Schmorl's Nodes）乃靠放射線攝影來診斷。

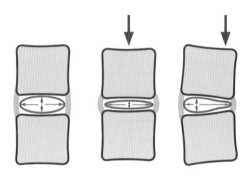

圖 4-28　髓核受壓力情形：腰椎間盤退變、損傷、使纖維環破裂，纖維環在薄弱處破裂而使其內之髓核向後外側或正後方突出。

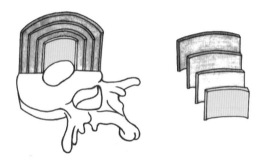

圖 4-29　纖維環之排列：為一圈包圍著一圈形成纖維環，其中包圍著含水分極高之髓核。

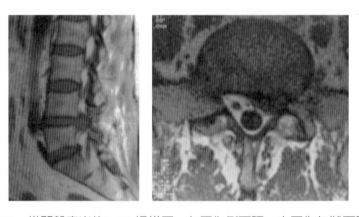

圖 4-30　椎間盤突出的 MRI 掃描圖：左圖為側面照；右圖為矢狀面照。

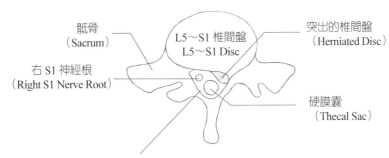

圖 4-31　椎間盤突出的 MRI 掃描圖：L5～S1 椎間盤的橫向 T1 加重掃描像中顯示壓迫到附近神經根的椎間盤突出，對側的神經根清晰可見。

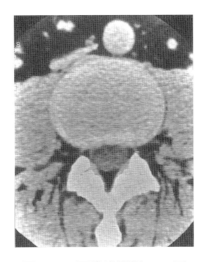

圖 4-32　正常椎間盤 MRI 圖

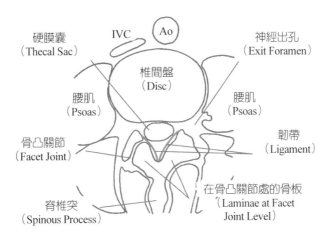

圖 4-33　正常椎間盤 MRI 示意圖

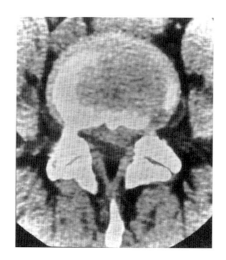

圖 4-34　椎間盤突出 MRI 圖

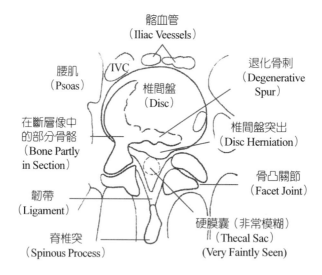

圖 4-35　椎間盤突出 MRI 示意圖

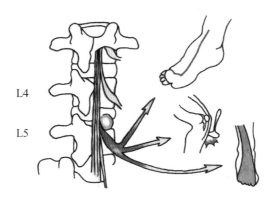

圖 4-36　L4～L5 腰椎間盤突出神經壓迫圖：L4～L5 腰椎間盤突出，為壓迫 L5 之神經根，
症狀出現在膝反射消失、足大趾向上屈曲無力及足背面麻木感。

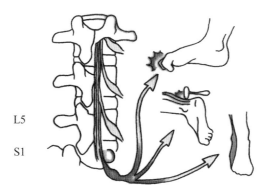

圖 4-37　L5～S1 腰椎間盤突出神經壓迫圖：L5～S1 腰椎間盤突出壓迫 S1 神經根症狀出現
在阿基里斯肌腱反射消失、足背面向下彎曲無力及小趾外側麻木感。

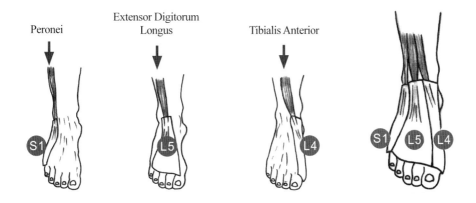

圖 4-38　神經壓迫分布圖：L4 神經壓迫分布在大趾內側；L5 神經壓迫分布在足背；S1 神
經壓迫分布在小趾外側。

	L4～L5 椎間盤突出症	L5～S1 椎間盤突出症
壓痛點	L4～L5 棘突旁	L5～S1 棘旁
受累神經	L5 神經根	S1 神經根
下肢痛放射區	足背中部	足背外側
反射改變	膝反射減弱或消失	踝反射減弱或消失
感覺改變	足背中部減弱	足背外側減弱
肌力改變	伸拇肌肌力減弱	屈拇肌肌力減弱

圖 4-39　腰椎間盤突出症定位診斷簡表

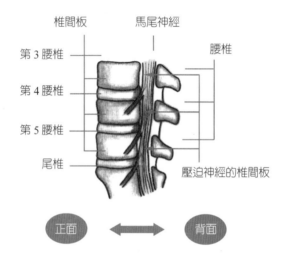

圖 4-40　腰椎的構造與椎間盤突出：從橫切面看椎間盤突出，因椎間盤突出壓迫神經根的狀態。椎間盤的突出雖也發生在頸部及胸部，但仍以腰部椎間盤突出最多，尤其是近薦椎的第 4 腰椎和第 5 腰椎間最多。

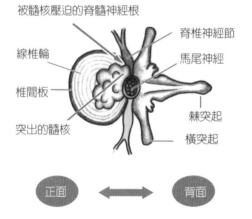

圖 4-41　腰椎的構造與椎間盤突出：從上面看椎間盤突出，因突出髓核而壓迫神經根的狀態。

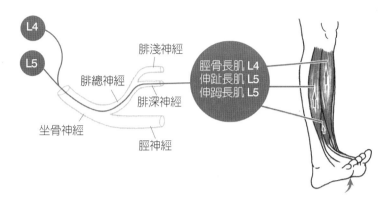

圖 4-42　L4～L5 足背屈運動：受影響之肌肉為脛骨前肌、伸趾長肌及伸姆長肌。

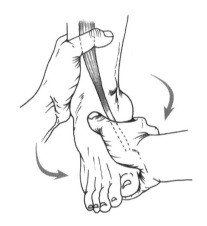

圖 4-43　脛骨前肌之肌力測驗。

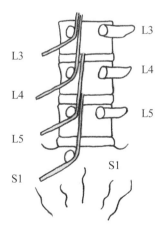

圖 4-44　腰椎椎間盤突出對神經根的影響圖。

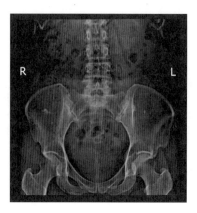

圖 4-45　此圖是一位 50 歲女性病患腰部 X 光片正面照：因跌倒撞傷腰部，由圖可看出 L3 錯位，L3～L4 間隙明顯變窄，由兩邊坐骨孔大小不一顯示，出現骨盆腔旋轉且左腳小粗隆顯示左側向後旋轉。

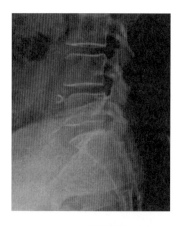

圖 4-46　承上圖腰部 X 光片側面照：在 L5 椎體靠腹側出現一塊骨碎片，顯示因椎間盤突出造成之證據。同時尾骨出現骨折，乃因此次跌倒撞傷所造成。

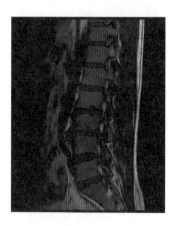

圖 4-47　腰椎間盤突出症：在 MRI 顯示在 L2～L3，L3～L4，L4～L5，L5～S12 等四處出現椎間盤突出，且在 L2～L3 間椎體皆有因椎間盤突出而破壞椎體之現象。

八、僵直性脊椎炎（Ankylosing Spondylitis）

關節黏連性脊椎炎（Ankylosing Spondylitis）即僵直性脊椎炎，會造成滑膜關節的侵蝕性關節炎，此病經常都會侵犯骶髂關節（Sacroiliac Loint）。僵直性脊椎炎主要侵犯骶髂關節及脊椎，偶而也會侵犯其他關節。在眾多的關節炎中，有一種主要侵犯脊椎關節與周邊大關節的滑膜與肌腱接骨點及附近軟組織的關節炎，其典型症狀為漸進性的慢性下背痛、脊椎僵硬及運動範圍受限，病程嚴重和控制不良者，會造成脊椎黏合而無法彎曲，形成竹竿型的脊椎。此時患者頸部前伸，胸腰椎變平直，整個脊椎僵硬，步態緩慢。這種在國內不算罕見的關節炎，我們稱之為僵直性脊椎炎（Ankylosing Spondylitis）。薦椎關節炎為其特徵；部分病人會有皮膚乾癬、腸胃道發炎、黏膜潰瘍、葡萄膜炎，甚至腎炎。

僵直性脊椎炎是一種自體免疫疾病，它與類風濕性關節炎類似的地方是－患者體內同樣會產生抗體來對抗自體組織，並造成關節與結締組織的破壞。一開始是位於臀部的兩側薦骨腸骨關節發炎，隨之由腰椎往上蔓延到胸椎，甚至頸椎炎，漸漸形成錐體垂直骨刺，嚴重者黏合形成竹子型脊椎。僵直性脊椎炎在台灣的盛行率約是 0.2%，約四萬人，好發於 20～40 歲成年人，男性居多。僵直性脊椎炎與一種遺傳記號人類白血球抗原 B27 型（簡稱 HLA-B27）有很大關係，95% 以上的患者均具此種抗原。統計上，若父親為僵直性脊椎炎患者，則小孩得此病的機率約為10%。

在脊椎受侵犯時骶髂關節也會受到侵犯，最早的 X 光片變化是關節邊緣變得模糊，然後出現明顯得侵蝕（Erosion），病程最後發展至關節腔（Joint Space）消失。在脊椎的變化有脊椎韌帶（Spinal Ligament）的骨化（Ossification）及在椎體間形成垂直的骨質橋（Bony Bridge），後側的骨凸關節（Apophyseal Joint）和肋橫突關節（Costotransverse Joint）會融合，此症常發生於年輕男性之下背疼痛，其向前屈曲以及胸部擴張受到限制（因為犯及肋骨脊椎關節）。到嚴重時期，整條脊椎就會僵硬地融合起來變成一條骨柱。此時由 X 光片的形態稱之為竹竿脊椎（Bamboo Spine）。僵直性脊椎炎（Ankylosing Spondylitis）首先會累及骶髂關節，關節間隙被破壞、變模糊、變窄、軟骨下骨質硬化，再上行侵犯腰骶關節、腰椎、胸椎及整個脊椎，最後累及頸椎較少見，X 光呈竹節狀。90% 發病於 10～40 歲，以 20～30

歲最多見。侵犯脊柱爲主，慢性進行性發展，強直、圓背畸形得名，大多男性，男性與女性比例爲 5～10：1。

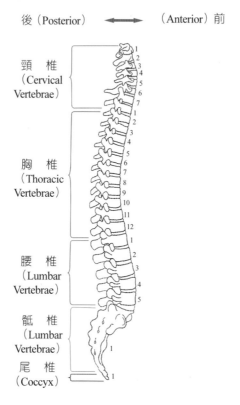

圖 4-48　正常脊椎圖側面照

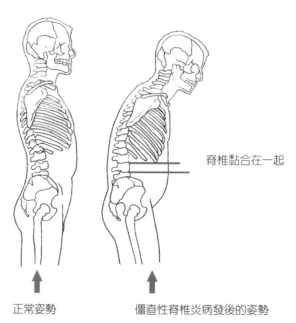

圖 4-49　左圖爲正常姿勢；右圖爲僵直性脊椎炎病發後的姿勢。

（一）病因

1. 感染因素：83% 男性合併前列腺炎；亦有潰瘍性結腸炎和局限性結腸炎合併強直性脊椎炎。

2. 遺傳因素。

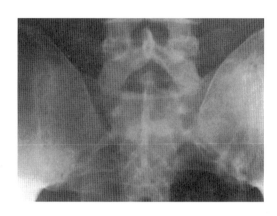

圖 4-50　關節之強直性脊椎炎：骶髂關節具有不規則之模糊邊緣。

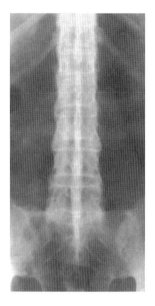

圖 4-51　關節之強直性脊椎炎：嚴重時整條脊椎會融合成竹竿脊椎。

（二）臨床表現

僵直性脊椎炎初期典型的症狀是：20～30 歲男性青壯年，下腰部疼痛、呈緩慢、持續發展、直至脊椎僵硬或骨性強直、圓背畸形。早期下腰部疼痛，僵硬，晚

期脊椎大部或全部僵直，固定於圓背畸形姿勢。僵直性脊椎炎臨床上會出現慢性下背痛、晨間脊椎僵硬及運動範圍受限，即早晨下背疼痛蔓延至臀部，而且因為僵硬造成彎腰困難。休息時症狀更明顯，運動過後則症狀減輕。當胸椎跟著發炎時，會伴隨著呼吸疼痛以及胸部擴張困難；到了頸椎出問題時，頭頸的活動會變得疼痛而僵硬。

僵直性脊椎炎的臨床表現很多，在骨骼系統上主要是侵犯脊椎、肩、膝、足踝及髖關節，另外肌腱－骨頭連接處會出現發炎、有骨質疏鬆、椎間板炎、關節固著 …… 等；在骨骼外的表現則是眼睛虹膜炎、葡萄膜炎、心瓣膜炎、心傳導系統障礙、大動脈瓣膜炎、肺上部間質性肺炎、脊髓馬尾部炎、及全身性疲倦無力。

僵直性脊椎炎除了脊椎關節發炎所帶來的疼痛之外，還會因為原本柔軟的結締組織鈣化，導致脊椎永久性的僵硬變形。若再有骨質流失加上應力異常集中的結果，會造成脊柱多處骨折。不過，會引起下背疼痛的病因種類很多，所以病人容易延誤就醫或被誤診，如果有長期下背痛現象，也可能是僵直性脊椎炎作祟。僵直性脊椎炎根據 New York Criteria 的診斷標準有四點：

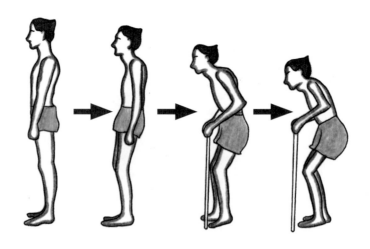

圖 4-52　正常人到僵直性脊椎炎發病之過程

1. 病人有下背部疼痛及僵硬，休息亦無法減輕，時間超過三個月。
2. 病人的腰椎運動範圍受限（腰椎的前曲、後伸及側彎三方面運動受限）。
3. 病人的擴胸範圍受限制（擴展範圍小於 2.5 公分）。
4. X 光片檢查有薦腸關節炎（骨盆與脊椎交接處），嚴重度在雙側二級或單側三級以上。

　　以上若有第 4 點再加上第 1 點～第 3 點中任何一點，便可確定診斷爲僵直性脊椎炎。而約有 29% 的人會合併周邊關節炎（常侵犯髖、膝、肩等大關節）。此病常伴隨一些特徵，例如足跟或足底疼痛現象（跟腱炎及足底筋膜炎）。僵直性脊椎炎的疾病進展有時會自動停留在某一階段，不一定會無限制的進行下去。另外，少數病人會有侵犯眼睛、心臟、肺及腎臟等情況，侵犯眼睛會造成葡萄膜炎與虹彩炎，嚴重時可能失明。心臟侵犯多爲無症狀或輕微的主動脈瓣膜閉鎖不全及傳導阻滯，少數患者併發上肺部纖維化或腎功能異常。

九、腰椎管狹窄症（Lumbar Spinal Stenosis Syndrome, LSSS）

　　腰椎管狹窄症是指因原發或繼發因素造成椎管結構異常、椎管腔內變窄，出現以間歇性跛行爲主要特徵的腰腿痛。不少腰椎間盤突出患者同時合並有不同程度的椎管狹窄，這是由於椎間盤向正後方突出壓迫椎管所致，與腰椎退行變有關，某些老年人由於腰椎廣泛勞損退變，可以出現多個節段的椎管狹窄，神經受壓。從現代醫學的角度來看，腰椎管狹窄的常見病因有以下幾類：

1. 發育性腰椎管狹窄：這種椎管狹窄是由先天性發育異常所致。
2. 退變性腰椎管狹窄：主要是由於脊柱發生退行性病變所引起。
3. 脊柱滑脫性腰椎管狹窄：由於腰椎峽部不連或退變而發生脊椎滑脫時，因上下椎管前後移位，使椎管進一步變窄，同時脊椎滑脫，可促進退行性變，更加重椎管狹窄。
4. 外傷性椎管狹窄：脊柱受外傷時，特別是外傷較重引起脊柱骨折或脫位時常引起椎管狹窄。
5. 醫源性椎管狹窄：除因爲手術操作失誤外，多由於脊柱融合術後引起棘間韌帶和黃韌帶肥厚或植骨部椎板增厚，尤其是後路椎板減壓後再於局部行植骨融合術，其結果使椎管變窄壓迫馬尾或神經根，引起腰椎管狹窄症。
6. 腰椎部的各種炎症：包括特異性或非特異性炎症，椎管內或管壁上的新生物等均可引起椎管狹窄。各種畸形如老年性駝背、脊柱側彎、強直性脊柱炎、氟骨症、Paget 氏病及椎節鬆動均可引起椎管狹窄症。

（一）病因

　　導致慢性腰腿痛，腰椎椎管（Spinal Canal）骨纖維管道的異常改變。X 光片

中椎管前後徑 <15mm ，椎管左右徑 <20mm。以正位片看左右徑，測兩側椎弓根距離。側位片看前後徑，測椎體後緣至棘突基底距離。椎管前後徑、左右徑比正常狹窄，會壓迫馬尾神經或神經根引起腰腿痛。脊柱狹窄（Spinal Stenosis）在軟骨發育不全（Achondroplasia）常見。其他的病，此情況可依臨床之根據而被懷疑到；雖然分析椎腳（Pedicles）及椎管（Spinal Canal）之大小和脊髓X光攝影術有所幫助，診斷常靠有電腦幫助的斷層攝影術（Tomography）來確定。

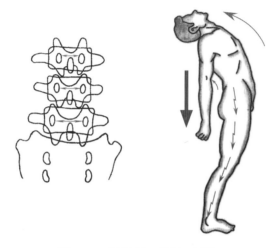

圖 4-53　正位片：測左右徑。

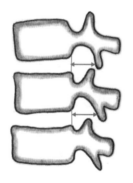

圖 4-54　側位片：測前後徑，椎體後緣至棘突基底距離。腰椎正、側、斜位X光片，有助於診斷，常在腰4～腰5，腰5與骶1之間可見椎間隙狹窄、骨質增生、椎體滑脫、腰骶角增大、小關節突肥大等改變。椎管內造影、CT、MRI檢查，可幫助明確診斷。

（二）臨床表現

本病好發於 40 歲以上中年男性，起病緩慢。主要臨床表現為腰腿痛及間歇性跛行，可在外傷後出現症狀或加重症狀。

1. 腰腿痛

發育性腰椎管狹窄病人多數有腰痛及腹股溝和股部的疼痛，而繼發性腰椎管狹窄者幾乎皆有反覆發作的下肢疼痛，並且往往伴有單側或雙側的大腿外側、後側度蚣部的放射性疼痛、感覺異常。常在行走或站立時症狀加重，下蹲或平臥時症狀減輕或消失。

2. 下腰痛

特點是前屈腰部時不受任何影響，而後伸時疼痛加重，這是因為腰椎過伸時椎間隙前部增寬，後部變窄，使椎間盤及纖維環向椎管腔內突出，同時黃韌帶也隨著鬆弛增厚，形成褶皺，使椎間孔變窄小，導致椎管容積進一步減小變窄，壓迫或刺激神經根與馬尾神經而出現疼痛。

3. 間歇性跛行

間歇性跛行的出現，主要是由於在腰椎管已有狹窄的病理基礎上，因直立時椎體及神經根的壓力負荷增大，再加上行走時下肢肌肉的舒縮活動進一步促使椎管內相應脊神經節的神經根部血管生理性充血，繼而靜脈瘀血以及神經根受牽拉後，相應部位微循環受阻而出現缺血性神經根炎，從而出現腰腿疼痛、下肢麻木、無力等症狀，當患者蹲下、坐下或平臥休息後，神經根的壓力負荷降低，消除了肌肉活動時的刺激來源，脊髓及神經根缺血狀態得以改善，因此症狀也隨之減輕、消失。再行走時，再度出現上述症狀，再休息，症狀再緩解，如此反覆，交替出現，形成了間歇性跛行。

它是腰椎管狹窄症的主要臨床特點之一。間歇性跛行是腰椎管狹窄症的另一主要症狀，多見於中央型椎管狹窄或重症病人。有人觀察過 105 例腰椎骨狹窄症中就有 98 例出現間歇性跛行，以多椎段的腰椎管狹窄多見。並呈進行性發展。具體表現為病人步行約一二百米後，或站立約數分鐘或十多分鐘即感到一側或兩側小腿和足部出現疼痛、麻木、酸脹和無力，以致不能繼續行走，必須蹲下或彎腰體息片刻後方可再走。但走不久又出現疼痛，這種走走

停停的現象即是間歇性跛行，對本病的診斷具有重要意義。有人曾將本病的間歇性跛行分爲位置性跛行和缺血性跛行兩類。

4. 位置性跛行

佔多數。步行或較久站立後出現間歇性跛行，蹲下或彎腰後症狀緩解，所以這類病人常彎腰行走。另外伸腰、仰臥、俯臥均可加重疼痛，側臥屈膝可緩解疼痛。此類間歇性跛行主要是由黃韌帶向椎管腔內隆突壓迫馬尾神經所致。

5. 缺血性跛行

佔少數。在行走或活動下肢後出現肌肉痙攣性疼痛，在停止活動後疼痛即可消失。這種痙攣性疼痛多發生在小腿時外側肌群。總之，腰椎管狹窄症之所以出現間歇性跛行，多數是站立或行走活動增加了神經根對血液供應的需要，而腰椎前凸的增大常使椎管進一步狹窄，減少了血液的供應，並影像了靜脈的回流，最終加劇了神經根的缺血狀態，所以出現神經源性間歇性跛行。它與血管源性間歇性跛行的不同處在於下肢周圍血液循環始終正常，足背動脈搏動良好，而且常伴有下擺痛症狀。

臨床觀察證明腰椎管狹窄的時間愈長，範圍愈廣，愈容易出現間歇性跛行這一症狀，約有 56%～85% 發育性腰椎管狹窄症病人出現雙下肢間歇性跛行。而退行性腰椎管狹窄症病人常爲單側下肢間歇性跛行。據 R. Porter 觀察多椎段的中央管狹窄常導致雙下肢間歇性跛行，而單一椎段中央管狹窄或單側神經根管狹窄只能引起單側下肢間歇性跛行。

6. 大小便障礙

少數病例會伴有大小便障礙。

7. 神經體徵

腰椎管狹窄症因椎管腔的減小是緩慢發生的，神經組織可逐新適應其狹窄的改變，所以多數病人僅有輕微的體徵。如令病人疾步快走後可見有趾屈肌無力，踝反射減低或消失，下肢小腿外側和足部的根性分布痛覺減低，直腿抬高試驗少數爲陽性。發育性腰椎管狹窄者多數腰椎前凸消失，少數有側彎，脊柱活動除後伸受限外多無其他異常。

8. 狹窄症

多見於腰椎 5 骶椎 1 之間，偶爾發生於腰椎 4、腰椎 5 和腰椎 3、腰椎 4 之間，凡是組成神經根管的每一結構發生異常改變，如椎間隙的狹窄、關節突關節先天性肥大、黃韌帶增厚等均可引起神經根管狹窄症。其臨床表現主要爲下腰痛，約半數病人伴有一側或兩側的臀部放射性疼痛或感覺異常。少數病人在行走後小腿疼痛加重，腰部壓痛明顯，直腿抬高試驗皆爲陽性。發病緩慢進行性加重趨勢，腰腿痠脹疼痛、間歇性跛行。雙側腰腿痛，肢體遠端麻木、脹痛，行走、站立加重，下蹲片刻或平臥休息減輕。在臨床門診中，若病患年紀約在 60 歲以上，主訴腰酸合併兩腳麻木、活動僵硬無力，似乎是腰椎間盤突出症狀時，常爲腰椎管狹窄症（Spinal Stenosis）。

行走不久便有麻木感或久站及挺腰時麻木感加重，經休息後症狀便較爲改善爲特徵時，對本病是十分重要的診斷。椎管（Spinal Canal）前後徑的減少，或許與神經根通道狹窄有關，會引起隱隱背痛及早晨僵直（Morning Stiffness）的症狀，有時會有暫時性運動麻痺，或出現與走路、運動，下肢疼痛、痙攣和感覺異常之神經性跛行（Neurogenic Claudication）。會出現腿部無力或「不行」（Giving-Way）。此跛行（Claudication）距離不一，且感覺喪失爲分節性的；**脈衝**（**Impulse**）症狀經常存在。在因血管機能不足所引起的跛行（Claudication），跛行距離是固定的，周邊的脈動常不存在，感覺喪失一般是長襪型（Stocking Type）。

腰椎間盤突出合併椎管狹窄患者早期臨床表現爲腰痛、腰脹、腰緊束感。隨著疾病的發展，腰部的症狀減輕甚至消失。並出現下肢麻木、疼痛、無力、發涼、皮膚感覺減退、甚至肌肉萎縮。典型的腰椎管狹窄症患者出現間歇性跛行，行走一段路 50～100 米後必須下蹲或彎腰休息一會兒方能繼續行走，行走一段路又出現跛行，但騎自行車幾個小時卻不會感到疼痛。這是腰椎管狹窄症典型的症狀，原因是人步行時腰椎處在伸直狀態，椎管腔相對狹窄，加之下肢運動使椎管內組織充血水腫，從而壓迫馬尾或神經根而產生下肢無力、麻木、疼痛；騎自行車時，腰部處於前屈狀態，此時腰椎間盤隙後方增寬，腰椎管腔擴大，所以症狀也就不會出現。後期則會出現下肢、腿部肌肉

萎縮、癱瘓、大小便失禁等等症狀。以下列出與腰痛有關之常見疾病的鑑別診斷如下：

⑴下腰痛伴有下肢坐骨神經痛，呈現陣發性加劇，直腿抬高試驗受限，加強試驗陽性，腰部選擇性運動功能障礙，棘旁壓痛，扣擊痛伴患肢放射痛，多為腰椎間盤突出症。

⑵中年以上的腰痛病人，呈現進行性加重，尤其以夜間疼痛明顯者，經對症處理又不能緩解其疼痛症狀時，應高度警惕，排除癌腫的可能性。

⑶腰痛伴有低熱、貧血、盜汗、食慾減退、消瘦等症狀，同時有紅血球沉降率增快、拾物試驗陽性，經X光片見有骨質破壞，腰大肌腫脹者，多為腰椎桔核。本人在治療自身姑媽時，因姑媽先前有腰椎壓迫性骨折病史，事後又出現腰痛，原先認為是單純舊傷復發，不料出現前述之症狀，最後確診為腰椎桔核。

⑷腰痛伴有大小便失禁，馬鞍區麻木、刺痛，雙下肢癱瘓者，多為脊髓馬尾部腫瘤。

⑸腰痛伴有血尿，多為泌尿系統疾病。

⑹腰痛伴有發熱等全身症狀，白血球數量增高，尿液常規檢查出現白血球，同時有腰肌痙攣、壓痛和腎區扣擊痛，多為腎周圍膿腫。

⑺女性腰痛伴有週期性改變者，多為婦科疾病。

第四節　腰椎之骨折及脫臼

一、峽部不連及脊椎滑脫症（Spondylolisthesis）

（一）病因

椎弓上下關節突之間的部分稱為峽部。某種原因導致峽部缺損或斷裂稱峽部不連或椎弓崩裂，可發生在在單側或雙側。若峽部不連發生在單側，易造成椎體的扭轉；如果峽部不連發生在雙側，則整個脊椎必將分為兩個部分。即以椎體、椎弓根、橫突、上關節突為前部；以椎板、下關節突、棘突為後部。若前後兩部分分離或椎體部分向前移位，此種引起一節椎體順者底下的椎體向前滑動之現象，此狀況

稱為脊椎滑脫症（Spondylolisthesis）。常見於腰－薦椎連接處及第 4 腰椎與第 5 腰椎之間。其中以後者居多。它通常是因為上、下關節面（Articular Facet）之間有缺損的結果，在關節間部（Pars Interarticularis）的缺陷一般相信是壓力性骨折（Stress Fracture）所致。它通常可在側面照中認出，但有時在斜面像中會更清楚。在有退化性椎間盤疾病伴隨骨突關節（Apophyseal Joint）的骨關節炎時，椎體也可能在關節間部沒有斷裂的情況下發生較些輕微滑脫。

　　脊椎崩解（Spondylolysis）一詞，是指關節間部有缺陷，但椎體並未向前滑動的情形。單純性峽部不連或僅有輕度滑脫者，一般無明顯陽性體徵。當峽部不連遭受外傷，使病痛加重有明顯滑脫者，在臨床上可見脊椎下段的自然曲線喪失，脊椎滑脫病變棘突處可顯示一陷窩，在棘突上觸診時，病變部位指下有「階梯」狀感覺，有時可見局部肌攣及運動受限。因腰椎長期受擠壓，如脊椎生理弧度過直，使關節間壓力持續未能被釋放，而引起後縱韌帶撕裂而導致滑脫，較常見於中老年人。較少見地，第四腰椎可被牽連到，其滑脫發生在 L4～L5 之間。

（二）臨床症狀

　　因椎間盤連接上下兩椎體，若出現脊椎滑脫時，移位之椎體會迫使椎間盤跟著移位，導致壓迫神經根引起單側或雙側坐骨神經痛症狀。因其症狀與一般之椎間盤突出一樣，會出現腰痛、彎腰疼痛或久坐挺腰困難與臀腿痛及下肢放射痛及麻木感之神經壓迫症狀，其腰部壓痛點常是侷限滑脫之局部。另外，脊椎滑脫症（Spondylolisthesis）局部之皮膚及肌肉按壓時，較容易有直接觸及骨頭之感覺；而單純之椎間盤突出，因突出之椎間盤使韌帶撕裂，導致局部組織膨脹，按壓局部之皮膚及肌肉則較軟、厚。

　　臨床上，除了從脊椎弧度之外觀及觸診之診斷外，常需用 X 光片來判斷，常用的 X 光片位置有腰椎正側面照及左右雙斜位照。X 光片正位照多不易顯示，陽性率不高，在環形椎弓根陰影下，可見到一密度減低的斜行裂隙。X 光片側位照可在椎弓處見到裂隙，此裂隙的寬度與滑脫的程度有關，移位越大則裂隙就越明顯，但此裂隙並不能說明是一側或雙側的病變，通過側位照可辨別出真性滑脫或假性滑脫。

1. 真性滑脫：

　　⑴椎體前緣至棘突後緣距離增加。

　　⑵受累椎骨棘突與其下位椎骨棘突保留原位不動僅椎體前移。

2. 假性滑脫：

　　⑴椎體前緣至棘突後緣距離不變。

　　⑵受累椎體與棘突同時前移。

　　⑶常伴有明顯椎間盤退形性變化及小關節改變。

（三）四度分類法

　　將第一骶椎椎體平均劃分為四格，正常時第五腰椎與第一骶椎之後緣片構成一連續的弧線，在滑脫時則第五腰椎前緣連續的弧線破壞，並根據第五腰椎後下緣在骶椎上的位置分別稱為 1～4 度滑脫。

　　斜位片是診斷峽部不連的最好位置，可全部顯示其裂隙。正常椎弓附件投影像一「獵狗」形。狗頭表示同側橫突，狗耳朵為上關節突，眼睛為椎弓根的縱切面影，狗頸即為峽部，狗體為椎弓，前後腿為同側和對側的下關節突，尾巴為對側橫突。當峽部不連時，在狗頸椎弓峽部處可見一帶狀的裂隙，通俗稱狗脖子帶「項鍊」；另外病患之年齡亦是一種判斷之依據。青壯年較可能出現單純之椎間盤突出，而中老年人則較可能出現脊椎滑脫症。

　　從力學的觀點來看，第五腰椎承受上部脊椎的重力較大，容易產生累積性勞損，在此基礎上，若遭受輕微外傷也可促使其峽部斷裂。當彎腰時骶骨上面傾斜度加大，身體重心前移，峽部受力更大。當腰椎過伸時，第四腰椎下關節突可從上面直接加壓於第五腰椎的峽部，使峽部受到鄰近上、下兩關節突的鉗夾而受損害。

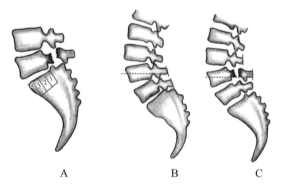

圖 4-55　滑脫四度分類法：圖 A 為滑脫四度分類法；圖 B 為假性滑脫；圖 C 為真性滑脫。

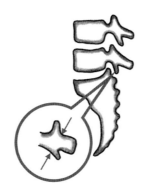

圖 4-56　第五腰椎峽部受力示意圖

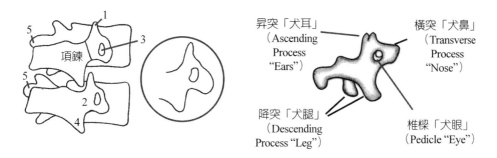

圖 4-57　腰椎斜位片

1. 犬耳：上關節突（上關節小面 Superior Articular Facet）。

2. 犬頸：峽部（關節間部 Pars Interarticularis）。

3. 犬眼：椎弓根（椎腳 Pedicle）。

4. 犬腳：下關節突（下關節小面 Inferior Articular）。

5. 尾巴：對側橫突（Transverse Process）。

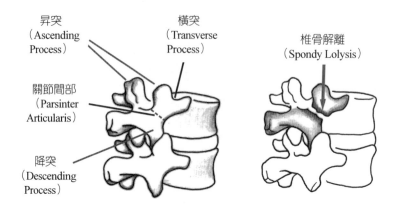

圖 4-58　腰椎斜位片：椎骨解離在「蘇格蘭犬」模樣之犬頸即關節間部（峽部）斷裂。

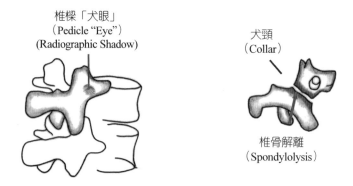

圖 4-59　腰椎斜向放射線攝影的設計圖案：其中顯示後方部分之典型「蘇格蘭犬」模樣。關節間部的缺陷像似在犬頸帶部分。

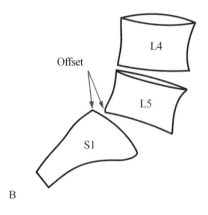

圖 4-60　脊椎滑脫症（Spondylolisthesis）

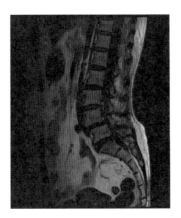

圖 4-61 第五腰椎脊椎滑脫症（Spondylolisthesis）：在 MRI 影像中可清楚看到 L5 脊椎滑脫，引起 L4-L5 間之椎間盤突出且已壓迫到神經根。

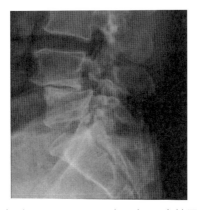

圖 4-62 第五腰椎脊椎滑脫症（Spondylolisthesis）：在 X 光片下屬於第一度滑脫，且椎間盤已退變、間隙變小，顯然已有神經壓迫症狀。

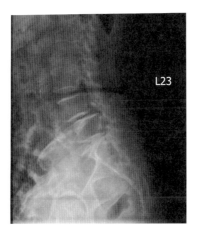

圖 4-63 第五腰椎脊椎滑脫症（Spondylolisthesis）：在 X 光片下屬於第一度滑脫，且椎間盤尚未退變、間隙稍微變小，神經壓迫症狀不明顯。

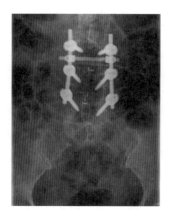

圖4-64　第五腰椎脊椎滑脫症（Spondylolisthesis）正面照：以手術鋼釘固定L3、L4、L5三椎。

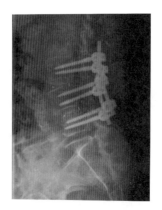

圖 4-65　第五腰椎脊椎滑脫症（Spondylolisthesis）側面照：在 X 光片下明顯看到 L3、L4、L5 三椎已被固定。但移位之椎體仍在原處並未復位。手術後 L3、L4、L5 三塊椎體已被完全固定，如同融合成一塊。因此原先每一椎體皆有其負責活動之功能因而消失，取而代之是 L2 及 S1 必須負責執行，造成此二椎喪失原先之功能，而必須執行非自身原先之工作而造成傷害。

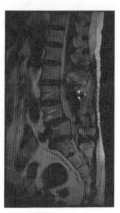

圖 4-66　第五腰椎脊椎滑脫症（Spondylolisthesis）之 MRI 側面照：在手術後之 MRI 側面照中可清楚看到，L5 椎體仍處於原先滑脫之位置，且 L2～L3 及 L5～S1 之椎間盤皆有突出現象，顯然已有神經壓迫症狀。

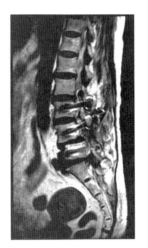

圖 4-67　承上圖第五腰椎脊椎滑脫症（Spondylolisthesis）之 MRI 側面照：在手術後之 MRI 側面照中可清楚看到，L5 椎體仍處於原先滑脫之位置，患處之肌肉組織經手術後已被破壞且呈現混亂狀態，鋼釘明顯可見。

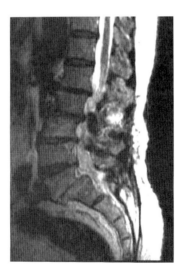

圖 4-68　薦椎滑脫：經手術後 L5～S1 椎體塌陷且向上擠壓 L2～L4 椎體，導致椎體像骨牌般向腹側擠壓排列。

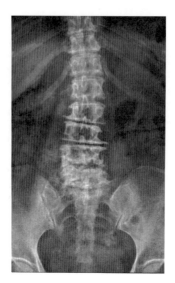

圖 4-69　第五腰椎滑脫：正面照，出現 L4～L5 間隙變窄。懷疑存在椎體或前或後之移位可能，在第二及第三腰椎處出現脊柱中心軸傾斜現象。同時第二、第三、第四腰椎出現骨刺，懷疑病灶出現已久。

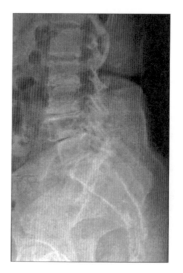

圖 4-70　第五腰椎滑脫：側面照，可明顯看出第五腰椎滑脫，且第二與第三腰椎間隙密合，應該是此病灶之起源處。

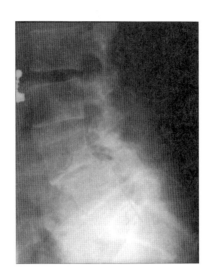

圖 4-71　第五腰椎滑脫：側面照，可明顯看出第五腰椎滑脫。

二、脊椎解離（Spondylolysis）

即椎弓解離（Spondylolysis）是一個於脊柱骨連接之間有缺陷的現象。此缺陷可能進一步導致小應力骨折，降低脊椎骨穩定度，使得椎體產生滑脫的情形（Spondylolysis）。椎弓解離是下背痛的起因中非常常見的。統計上全人口的 3%～5% 有脊椎分離情形，且 5 歲前極少見，7～8 歲時偶被見到，在 11～15 歲（青春期）逐漸增多。尤其是從事激烈運動的體操選手或舉重及足球運動員佔大多數。在人種學上，愛斯基摩人非常獨特，其全人口的 50% 有脊椎分離症。比較明確的說法是此類患者天生椎弓就有脆弱的部位，其在承受不了連續外力衝擊下發生疲勞性骨折所致。此毛病男性較女性多一倍，但罹病之女性患者其滑脫程度卻常較嚴重。

通常滑脫較常於青春期運動量大或激烈時發生，一旦骨骼成熟，如年齡 35 歲以上時滑脫就很少繼續進行。約有三分之一的患者有家族性。在脊椎分離狀況下，椎間固定力削弱不少，所以腰椎如再受劇烈運動或粗重工作等外力影響，就易向前滑動。值得注意的是如果椎間盤健全，就是有脊椎分離也不致引起其上下椎體之滑移。但如椎盤退化則上下椎體易產生不穩現象；很容易從脊椎分離症演變為脊椎滑脫症。有趣的是四足類哺乳動物及因病長期臥床患者罕有脊椎滑脫之現象。在直立的姿勢，第五腰椎（承受軀幹的重量）的骨體，在骶骨的相對面上，有滑向前的趨向，而 L5 與 S1 之間椎盤的平面不是水平，而是往前地斜向下方。此動作經常為第五腰椎向下突出之下關節突（Inf. Articular Process）所阻止，而其下關節突（Inf.

Articular Process），正好與骶骨相對往上突出的關節突碰在一起；如果第五腰椎其位於下關節突（Inf. Articular Process）前面的部分，發生骨折或先天性缺陷，此機制可不發生。在這區域有一缺陷，如果未伴隨有椎骨骨體任何有意義的向前運動，即關節間部有缺損，但椎體並未向前滑動，稱爲脊椎解離（Spondylolysis）。此缺陷可單側或雙側。椎弓解離影響了約 3%～7% 的美國人。它是兒童下背痛常見原因和也是 26 歲以下年輕人背痛的理由。椎弓解離特別容易發生在愛好從事對下背部增壓的運動的兒童和青少年，例如體操、舉重和足球較常見。這是男性比女性多見。

（一）病因

常是外力所造成，因此好發於 30～40 歲之青壯年，男性多於女性約 2：1 之比例。90% 發生在第五腰椎。椎弓解離多起因在脊椎骨椎弓（Pars Interarticularis）（連接的小關節上、下段的段落）有缺陷。小關節（Facet Joint）將腰椎上節與下節連結，形成一組可以讓脊椎活動的工作單位。造成脊椎骨椎弓（Pars Interarticularis）有缺陷的確切原因是未知的，但反覆之勞損卻是最主要之原因。一種理論指向遺傳學，意指有些人天生的腰椎椎弓較薄，使它們陷入了較高骨折風險。

（二）臨床症狀

椎弓解離有很多人沒有症狀，所以大多不自知。當出現症狀時，下背痛是最常見的。疼痛通常延伸至較低的背而且很像肌肉拉傷的感覺。疼痛會隨著劇烈運動或活動惡化。症狀經常出現在青少年成長最快速的時期，多在 15～16 歲間。常見腰痛症狀，因持續或間歇或過度負重、受壓、運動時才痛。大多侷限於下腰部，亦向臀部、尾骶或下肢放射，引起單、雙側坐骨神經痛。症狀發生乃因神經受壓迫而產生。

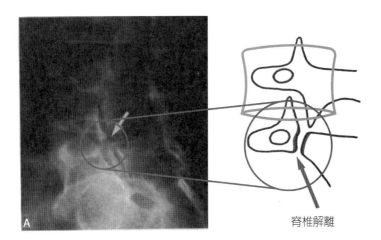

脊椎解離

圖 4-72　脊椎解離（Spondylolysis）：關節間部有缺損，但椎體並未向前滑動。

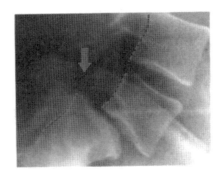

圖 4-73　脊椎解離或崩解（Spondylolysis）合併脊椎滑脫症（Spondylolisthesis）。

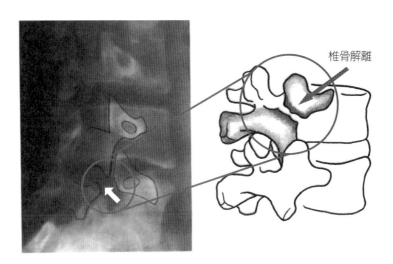

椎骨解離

圖 4-74　斜位照：脊椎解離或崩解（Spondylolysis）合併脊椎滑脫症（Spondylolisthesis）。

　　通常，一位醫師會針對疑似椎弓解離的患者做出評估，其中包括完整的病歷和體格檢查。X 光片可以檢查出脊椎骨是否有骨折。**電腦斷層掃描（CT Scanning）**或磁共振成像（MRI）掃描，我們可能檢測出很小的骨折。CT 或 MRI 掃描，也可以用於排除其他造成下背痛的疾病如椎間盤突出症。椎弓解離的痛可以導致患者移動性降低或無法活動。無法活動會導致體重增加、骨質流失和肌肉力量和身體其它地區的靈活度損失。此外，椎弓解離可能會發展成一個或多個腰椎滑脫症。

　　根據統計約有 6% 的成年人患有腰椎解離的疾病，常見於年輕的運動員身上，因在運動的過程中，腰椎需反覆地承受高負荷的彎曲與扭轉動作，在關節間部持續受到壓力而造成的壓迫性骨折。由於腰椎解離之後的力學行為若遭受到太大的外力，則會造成脊椎呈現不穩定而導致腰椎滑脫。在腰椎解離之後的力學行為發生變化，在後彎與扭轉動作下發生不穩定現象，而小面關節的受力會由端板與椎間盤承受，因此端板與椎間盤會有較高的應力，端板有較高的可能性發生破損，而椎間盤也有可能因受力趨勢改變發生退化，引發腰椎滑脫。

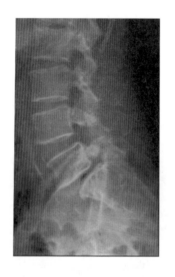

圖 4-75　薦椎滑脫合併第五腰椎與薦椎間之椎弓有斷裂情形。

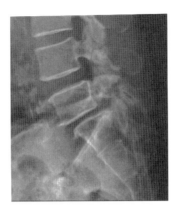

圖 4-76　薦椎向後側滑脫，同時在第五腰椎與薦椎前緣皆可明顯看到有骨刺形成，說明此病患滑脫之情形已有好久時間，合併第五腰椎與薦椎間之椎弓有斷裂情形。

三、爆裂性骨折（Burst Fracture）

爆裂性骨折是指骨頭受到外力撞擊，超出骨頭負重，導致骨頭碎裂，最常見的就是高處跌落或車禍撞擊所致。骨折破壞整個椎體且造成椎體後半部鉗入脊椎管腔內，有可能會導致脊髓神經功能缺損。爆裂性骨折的嚴重度介於一般骨折與粉碎性骨折之間，而脊椎的爆裂性骨折顯示脊椎已斷裂、變形，難以發揮正常的支撐力量；椎間盤被壓入椎體中，造成粉碎性的爆裂性骨折。後側碎片可打入脊髓或馬尾，較具危險性。CT-Scan 可判斷是否有碎片進入神經孔道。

四、脊柱小骨折

主要是指橫突、薦椎及尾骨的骨折。其特點是較不可能傷及脊髓的併發症。若有效治療，不會導致永久殘障。

（一）橫突（Transverse Process）骨折

此型之傷害幾乎全都侷限在腰椎區域。由直接強大外力造成。例如重重的撞擊，摔落在堅硬物體上。可只傷及單一橫突，通常同側兩個或多個橫突骨折；偶而會伴隨同側腎臟的鈍傷或刺傷。

（二）薦椎骨折

不常見，是跌倒或直接撞擊所造成。通常只有裂縫無移位。臨床症狀明顯局部疼痛，隨後出現瘀血。罕見情況下，斷片會明顯移位傷及馬尾或薦神經叢。

（三）尾骨骨折

抱怨尾骨區疼痛之病人常有以坐姿跌在堅硬表面之病史，合併骨盆腔之旋轉。尾骨區無神經孔分布，因此疼痛位置會出現在見椎與尾骨知交接觸約肛門口上端，發病之同時尾骨大部分會向腹腔方向彎曲，而此時薦椎會向背側傾斜偏轉，導致第五腰椎－薦椎之生理弧度過直而引起活動受限，治療時以處理骨盆腔旋轉及傾斜為主。在許多病例的 X 光片上顯示出，骶骨尾段骨折或顯示出尾骨（Coccyx）半脫位而呈現前傾位置，因在肛門口上方出現壓痛引起坐立難安。當坐和排便時的疼痛症狀可持續 6～12 個月，但也有自動消失的趨勢。

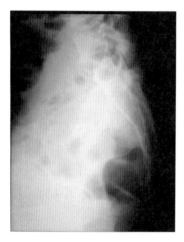

圖 4-77　尾骨骨折

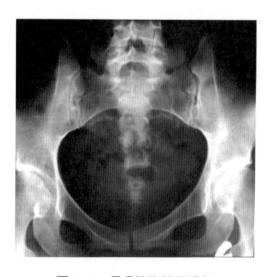

圖 4-78　骨盆腔旋轉及傾斜

第五節　腰薦部骨發育異常症

一、腰薦椎隱性裂、脊柱裂（Spina Bifida）

胚胎時期軟骨化中心或骨化中心缺乏或兩側椎弓在後部不相癒合，即形成脊柱裂（Spina Bifida）。常好發於 L5～S2，薦椎後部可全部裂開，也可以爲一窄縫，整齊或不整齊。在此種畸形中，椎板變形、棘突短小或游離或缺損，因棘突是肌肉、韌帶重要的附著點，當患此病後，部分肌肉、韌帶附著力會減弱，從而使腰薦段脊柱的穩定性減弱造成下腰部疼痛。

脊柱裂是椎管閉合不全的結果，常見於腰－薦椎區域，它可能會與脊髓的異常合併出現。嚴重的患者在出生就可見到脊髓膜脊髓膨出或脊髓膜膨出。在這些病人可能會缺少數節脊椎骨板，而且椎腳間距也會加大，椎體及椎管內構造的複雜畸形也可能出現。例如脊椎神經管閉合不全，這類病例的 CT 與 MRI 檢查可提供不少有用的訊息，可用超音波進行這些病變的早期診斷。病人外表沒有異常也沒有神經功能缺陷，但卻可在其 X 光片中看到兩側骨板未融合的情形相當常見，這可在脊椎的任何位置發生，但常見於腰－薦椎區域，它們並沒有臨床意義。

腰薦部常見的骨發育異常有腰薦椎隱性裂、游離棘突、後關節的不對稱、腰椎薦椎化和薦椎腰椎化等。腰薦椎隱性裂乃先天腰薦椎發育不良，有時在此處會出現隱性裂縫，亦即脊椎後側成分先天性無法融合，而經由此椎管（Spinal Canal）內的成份可漏出。並非後天外力所造成之骨折，應分辨之。在新生兒肉眼較可見的形式，其診斷上沒有困難。年紀較大的小孩和成人，可出現隱性脊柱裂（Spina Bifida Occulta）。雖然此病可靠不正常處之毛斑、痣、脂墊或皮膚凸陷之存在而被懷疑到，其診斷乃靠放射線學的檢查。很多病例是沒有症狀的，在一些病例中，其僅有的表現可能只是空凹足（Pescavus）；另一些病例則可能漸進地影響膀胱功能失調、腿的虛弱和動作不協調或腳部營養性（Trophic）的變化。

根據 X 光片臨床上將腰薦椎隱性裂分爲三度：

一度：棘突發育不全兩側椎板間僅有一窄縫。

二度：棘突缺損兩側椎板明顯分開。

三度：棘突與大部分椎板缺損，其裂隙距離超過椎管寬度的 1/2，同時常伴有游離棘突。

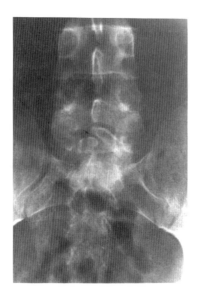

圖 4-79　薦椎第一部分的兩側骨板缺乏骨質融合是常見現象，不具臨床意義。

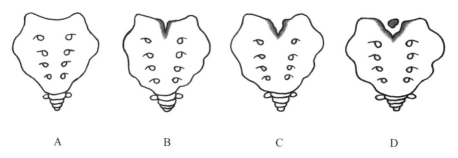

A　　　　　　B　　　　　　C　　　　　　D

圖 4-80　薦椎隱性裂示意圖：圖 A 為正常薦椎；圖 B 為薦椎隱性裂 1 度，僅有一裂縫；圖 C 為薦椎隱性裂 2 度，裂縫明顯增大；圖 D 為薦椎隱性裂 3 度，裂距 > 椎管左右 徑 1/2，游離棘突。

二、移行椎

　　當頸、胸、腰、薦、尾椎各段在相鄰的椎骨具有另一段的特徵時稱之為移行椎。在腰薦段的移行椎，主要表現為腰椎薦椎化和薦椎腰椎化兩種，其發生率較高約 10% 左右。正常人的腰椎總共有五節，而腰椎薦椎化與薦椎腰椎化是最常見的脊椎移行，簡言之，腰椎薦椎化就是腰椎少了一節；薦椎腰椎化就是腰椎多了一節。這些先天的脊椎畸形可以是單獨存在，也可能與脊柱裂、椎弓發育不全等其他畸形合併存在。

　　當第五腰椎薦化時，一側或兩側橫突增寬肥大，與薦椎或兩側腸骨接觸或相連，第五腰椎和第一薦椎間隙變窄，此時看起來腰椎只有四節。

　　第一薦椎腰椎化時，第一薦椎與其餘薦骨分離，看起來就像是有六節腰椎因與腰椎椎板常不聯合或同時有椎間盤退變，這兩種畸形均常見可為單側或雙側，以單側多見。由於此種不對稱形成，可引起腰部運動不協調而導致慢性腰痛，這種畸形常見於腰薦部疼痛的原因是：

1. 過長的橫突與薦椎翼的摩擦形成滑液囊滑囊炎。

2. 過長的橫突與髂骨形成假關節容易造成創傷性關節炎。

3. 過長的橫突與髂骨薦椎之間空隙減少對局部的韌帶筋膜等軟組織產生刺激或壓痛。

　　這一類的病患由於在移行椎的交界處，也就是腰椎與薦椎的交界處形成假性關節，影響了正長脊椎的穩定性與活動性，因此較一般正常人容易出現腰薦椎附近肌肉、肌腱、韌帶、筋膜等軟組織的勞損與退化，這也就是引起腰酸背痛的常見原因，所幸症狀都不太嚴重。

　　移行椎產生的腰痛與骨關節炎相似，單側腰椎薦椎化比雙側腰椎薦椎化所造成的腰痛更為劇烈，因一側固定另一側的活動度增加，則易發生創傷性關節炎，造成另一側的疼痛加劇，下腰部疼痛一般在勞動後或運動後明顯，休息後減輕。由於腰椎薦椎化可使脊椎運動失去動態平衡，同時加重 L4、L5 椎間盤的負擔，因此易產生 L4、L5 椎間盤組織及關節突關節的退形性改變。而薦椎腰椎化可使骶棘肌、諸椎間韌帶的張力減低，脊椎穩定性能減弱，引起慢性的腰薦部疼痛。

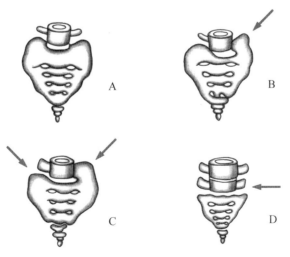

圖 4-81　移行椎：圖 A 為正常；圖 B 為第五腰椎單側骶化，圖 C 為第五腰椎一側骶化，另一側橫突過大於骶骨形成假關節；圖 D 為第一骶椎腰化。

第五章　肩部

　　上肢依其受傷的關連性，大致可區分成肩關節、**肱骨**（**Humerus**）、前臂（包括橈骨「**Radius**」及尺骨「**Ulna**」）、腕部（Wrist）及手部。在此章節僅就肩關節、肱骨、前臂討論，其餘於其他章節另行說明。肩膀，是人體中活動度最高，也是最脆弱、最不穩定的關節之一，很容易發生毛病。傳統上來說，肩部和上背部是身上最易負重的部位。臨床上，肩痛最常見的原因是頸椎及胸椎引起，甚至是椎體關節黏連。常因病人平時低頭過久、聳肩或用力過當，如上班族用電腦時間過久，且座位與辦公桌距離過遠，工作時間一久便產生低頭、聳肩之姿勢，導致頸椎生理弧度過直，此時頸部有僵硬感甚至常頭痛。聳肩過久易產生胸椎錯縫，形成胸悶及背痛之症狀，此種情形常發生在上班族身上。

　　在老年人則常因坐姿不良，如習慣斜躺在沙發上看電視，或看電視過久在沙發上睡著，導致頸椎旋轉及錯縫，引起頸部僵硬甚至單側肩痛。症狀過久，未經適當治療則可能導致肩關節疼痛，甚至手臂無法上舉，最後形成五十肩。在某些案例中，若因頸部神經根受刺激壓迫而引起的疼痛將牽涉到肩部，如同腰椎痛可能牽涉到臀部一般。若症狀從頸椎牽涉而來時，運動時的疼痛會比運動時的活動受限更明顯，此為神經壓迫症狀。神經受壓迫之症狀，會隨受壓迫之椎體不同而有不同之症狀其分布，在下面之章節會作更詳細之說明。

　　在很少且非常特別之情況下，肩痛亦考慮可能由於胸腔內之疾病或橫膈受刺激所致，如缺血性心臟病，肺腫瘤，膽囊疾病如膽結石引起。醫師在臨床上作診斷時，應就病患之主訴詳加判斷，特別是受傷之原因，是否為外力造成、或久坐造成、或用力不當造成、或是否有心臟病，肺腫瘤，膽囊疾病如膽結石之類之家族史或個人病史。若無以上之情況，應就臨床之症狀檢查頸椎及胸椎，以獲得更明確之診斷。

　　現今分科過細之醫療現狀下，過度依賴醫療器材，經常醫師未仔細聆聽病患之主訴前，便已開立檢驗單，如照 X 光或血液檢查。常忽略臨床症狀之判斷及理學之檢查，常從看不到之身體內部檢查起，一開始就假設器官之問題，從發生機率最

低之病症下思考，容易捨近求遠、延誤病情，卻忽略最常見之原因，卻是平時工作之不良姿勢及脊椎之問題最多。

第一節　肩關節結構

一、肩關節結構

　　肩關節由「肱骨頭」及肩胛骨的「關節盂」構成。關節面很淺，有相當大的活動度，因此，穩定度不足。在臨床上出現症狀之機率非常高，肩痛以中、老年人居多；在青、壯年則以外力所造成之脫臼最多。肩部包含鎖骨（**Clavicle**）、肩胛骨（**Scapula**）及肱骨（**Humerus**），而廣義的肩關節非單指肩部而言，應包括：

　　1. 盂肱關節（Glemohumeral Joint）。

　　2. 肩峰鎖骨關節（Acromioclavicular Joint）。

　　3. 胸骨鎖骨關節（Sternoclavicular Joint）。

　　4. 肩胛胸關節（Thoracoscapular Joint）。

　　盂肱關節為一般所稱之肩關節。在判斷手臂上舉之動作時，若要將手臂完全抬高時，有 2/3 之力量來自盂肱關節的貢獻，而 1/3 則是其他關節活動造成。常見之情況下，病患主訴手臂無法完全上舉，當在上舉 60 度～105 度時疼痛出現，在超過 105 度之後症狀消失，此時是因三角肌受拉扯之故，因 C5 受壓迫造成。若在上舉之過程中，手臂外側持續受牽制，則因小圓肌及斜方肌造成，疼痛出現在肱骨頭後方，常見於 T3～T5 錯位受壓迫，走中醫針灸小腸經之路徑。若在作手臂旋後時疼痛，痛處出現在肩胛下肌時，則為 T1～T3 錯位。

　　門診中常見之肩關節疼痛，常因用力不當在肩關節向後伸展時，過度用力或在背部緊繃之狀態下，手臂直接向後拿物品導致肩關向後旋轉疼痛。常因治療手法或方向不正確，引起手臂無法上舉或向後穿衣，起先因低頭過久引起第五頸椎輕微錯位，導致三角肌疼痛。若延誤治療則引起背部斜方肌及小圓肌緊繃，致使肩關節呈現向外側偏移之現象。此時肩胛下肌受到擠壓，因此導致手臂向後旋轉困難。因延誤治療或不當治療，形成手臂無法上舉甚至沾黏，手臂無法過肩之高度，約三個月後在 X 光片下，肩部肱骨頭外側出現鈣化現象，稱為五十肩。在治療上應從最初之引發點，第五頸椎依次到第三至第五胸椎一一解開，再作外展動作解開沾黏之關

節，才是必要之方針，不應土法煉鋼，以強硬手段強迫拉扯，否則後果不堪設想。

　　肩峰從肩胛骨投射出來，構成了肩膀的上方構造，它的喙突（Coracoid，肩胛骨的一部分）和周圍韌帶形成了一個窩狀構造叫做關節窩（Glenoid Fossa）。而肱骨的頭部就像球一樣裝在關節窩內，形成了所謂的關節窩即盂肱關節（Glenohumeral Joint），也就是俗稱的肩關節（Ball And Socket Joint），這個淺關節是人體內活動度最高的關節，由一群稱為旋轉袖口（Rotator Cuff）的肌腱群所支撐著，這些肌腱是附著在胸部與背部的肌肉。二頭肌腱（Biceps Tendons）是跑出肩關節而延伸至上臂的肌肉。

　　在肩峰和旋轉袖口之間有一個滑囊（Bursa），它的功用是作為韌帶和骨頭之間的緩衝墊。這小小的囊狀物裡面充滿液體，是常常發生毛病的地方。肩膀可使手臂活動範圍達 360 度，包括往前、往後、往上和往下活動。肩膀能作這麼大範圍的活動是因為其內部有 3 個關節。其中一個關節叫肩峰鎖骨關節（Acromioclavical Joint or AC Joint），它屬於一種樞紐關節，功能是舉起肩膀。

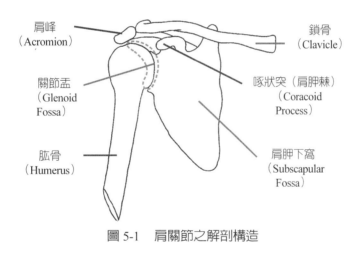

圖 5-1　肩關節之解剖構造

　　肩胛骨在肩膀的運動裡扮演一個重要的角色，因為它和肱骨的配合，才讓肩膀能作各式各樣的活動。就如同機器一樣，動得越多的部分，就越容易發生問題。肩膀的每一個部分都容易遭受到疼痛的問題，可能是單獨一個部分發生疼痛，也可能是合併多個部分的疼痛。另一個肩膀疼痛的原因，是因為有很多神經及肌腱通過或靠近肩關節，因此就會從頸部、手肘或手部產生牽移痛（Referring Pain）。當肩膀

發生疼痛，你會發現你連最簡單的日常生活的活動都避免去作，而身體上的任何關節只要長期不活動就會變得僵硬，而且不易運動。

　　肩膀的長期磨損，可能是多數人都會發生的肩部問題。每當手臂從身體伸出往任何方向做運動時，旋轉袖口和肩關節內的滑囊都會受到擠壓，經過多年的摩擦之後，肌腱和滑囊就會受到損傷。過多的磨損、不適當的活動或者是運動前沒做暖身運動，都會導致發炎。如果是滑囊發炎就叫「滑囊炎（Bursitis）」。如果是旋轉袖口或二頭肌腱發炎就叫「肌腱炎（Tendonitis）」。旋轉袖口的磨損，可能會造成潰瘍，到最後變成撕裂傷（Tear）。如果這種情況真的發生，你可以感覺到、甚至聽到，肩膀有卡嗒聲（Clicking）或者是啪的一聲（Popping），這是因為旋轉袖口因撕裂傷而造成部分構造表面不平整，而當這部分滑過肩峰時就會發出這種聲音。這個聲音也可能是因為二頭肌腱滑出它本來的溝（Groove），並且在骨頭表面不平整處發生摩擦所致。有些人會對旋轉袖口的慢性發炎產生反應，血中的鈣會沉積在發炎處。鈣的沉積如果其硬度像牙膏一樣，我們是不會感到痛，除非它跑進滑囊內，這種情況叫做鈣化肌腱炎（Calcific Tendonitis），常常會伴隨突然、嚴重的疼痛。

　　肩膀磨損的另一種結果就是關節炎（Arthritis），常會在肩峰鎖骨關節引起發炎和酸痛，而且有時會影響到肩關節。肩膀內的發炎反應會造成一種持續的鈍痛感，當你嘗試要移動手臂時，這種鈍痛感就會變成尖銳的疼痛感，尤其當你把手高舉過頭時，這種尖銳的疼痛感更是明顯。在一天的辛勞工作之後，這種疼痛感可能會在晚上惡化，甚至會影響你的睡眠。關節外附著許多韌帶及旋轉肌肉群，可協助維持肩關節穩定度。關節覆有關節囊及滑液囊，分別具有保護及潤滑關節之作用。

二、結構對於穩定肩關節的作用

　　以下所述內容的結構對於穩定肩關節有很重要的作用：

（一）肩峰鎖骨關節

　　肩鎖關節由肩峰內端及鎖骨肩峰端，藉關節囊、肩鎖韌帶、三角肌、斜方肌腱附著部和喙鎖韌帶（錐狀韌帶及斜方韌帶）等組織連接而成。有時關節內亦有軟骨盤。喙鎖韌帶為聯繫鎖骨與肩胛骨喙突的韌帶，起於喙突向後上部伸展，止於鎖骨外端下緣，分為斜方韌帶與錐狀韌帶。當鎖骨旋轉活動時，此韌帶延長，上肢外展時有適應肩鎖關節 20 度活動範圍的功能。

　　喙鎖韌帶是穩定肩鎖關節的重要結構，當肩鎖關節脫位手術整復，此韌帶必須修復。肩鎖關節參與兩組活動，即使肩胛骨垂直向上或向下和肩胛骨關節盂向前或向後，前者是聳肩活動，後者是似推鉛球活動。鎖骨與喙突之間有時形成喙鎖關節，多數由於幼年時期肩部負重迫使鎖骨與喙突之間構成關節，故其關節軟骨由附近結締組織轉變而來。

1. 關節囊：包圍關節並附著於關節表面的邊緣。
2. 韌帶：
    ⑴上及下肩峰鎖骨韌帶（Superior And Inferior Acromioclavicular Ligaments）可強化關節囊。
    ⑵非常強韌的喙突鎖骨韌帶（Coracoclavicular Ligament）從肩胛骨的喙突擴展到鎖骨的下緣。其主要目的在於自鎖骨懸吊肩胛骨及上臂之重量。

（二）盂肱關節

1. 關節囊：包圍關節囊其內側附著於盂緣（Labrum）外的關節盂腔邊緣；其外側附著在肱骨的解剖性頸（Anatomical Neck），並向下延伸至肱骨幹內側一小段距離。
2. 韌帶：
    ⑴盂肱韌帶（Glenohumeral Ligaments）是三條較薄弱的纖維組織帶狀物，可強化關節囊的前側。
    ⑵橫向肱骨韌帶（Transverse Humeral Ligament）可以強化關節囊，並可將大小粗隆間的溝槽頂連接起來（其下有肱二頭肌長頭的肌腱走過）。
    ⑶喙突肱骨韌帶（Coracohumeral Ligament）從喙突的根部延伸至肱骨的大粗隆，可以強化上方的關節囊。
    ⑷喙突肩峰韌帶（Coracoacromial Ligament）連接喙突及肩峰。其功能為保護關節的上方。
3. 肌肉及韌帶：
    ⑴三角肌（Deltoid Muscle）可強化肩關節上方。
    ⑵前方有肩胛下肌（Subscapularis Muscle）的肌腱通過，可以助於穩定關節。

⑶後方有棘下肌（Infraspinatus Muscle）及小圓肌（Teres Minor Muscle）通過。

⑷上方有棘上肌（Supraspinatus Muscle）通過。

⑸下方有肱三頭肌的長頭（Long Head of Triceps Muscle）通過。肱三頭肌長頭起於肩胛骨關節下粗隆止於鷹嘴突；肱三頭肌短頭起於肱骨近位端背面止於鷹嘴突；肱三頭肌內側頭起於肱骨背面止於鷹嘴突。

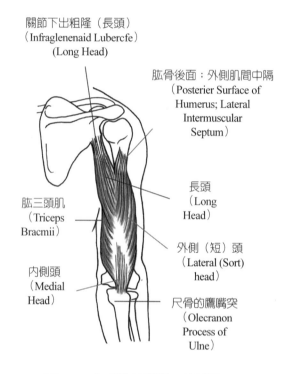

關節下出粗隆（長頭）
（Infraglenenaid Lubercfe）
(Long Head)

肱骨後面：外側肌間中隔
（Posterier Surface of
Humerus; Lateral
Intermuscular
Septum）

長頭
（Long
Head）

肱三頭肌
（Triceps
Bracmii）

外側（短）頭
（Lateral (Sort)
head）

內側頭
（Medial
Head）

尺骨的鷹嘴突
（Olecranon
Process of
Ulne）

圖 5-2　右手肱三頭肌：後面照。

⑹外側有肱二頭肌的長頭通過（在大小粗隆間的溝中，其上覆蓋橫向肱骨韌帶）。肱二頭肌的長頭，起於肩胛骨的盂上粗隆，止於橈骨粗隆及二頭肌前臂肌膜；肱二頭肌的短頭，起於肩胛骨的喙狀突，止於橈骨粗隆及二頭肌前臂肌膜。

（三）胸骨鎖骨關節

胸鎖關節由鎖骨的胸骨端、胸骨柄的鎖骨切跡與第一肋軟骨構成，屬鞍狀關

節，被關節囊及韌帶圍繞固定，其中包括胸鎖前、後韌帶以及與對側鎖骨相連的鎖骨內韌帶；第一肋和鎖骨之間有肋鎖韌帶加強。因此，鎖骨穩定而不易脫位。胸鎖關節的後部為大血管、氣管、食道及胸膜頂部，有豐富的靜脈網，並有胸骨甲狀肌及胸骨舌狀肌附著於關節囊的後部。胸鎖兩骨之間有軟骨盤將關節腔分為上下兩部，盤的上部附著於鎖骨，下部附著於第一肋軟骨，周圍與關節囊韌帶融合，有減少肩肱關節活動時對胸骨的震盪，防止鎖骨向內上方脫位和調節關節旋轉活動的能功。

胸鎖乳突肌位於關節囊前部的內側，胸大肌的胸骨頭及鎖骨頭在關節囊的前下部，兩肌的協調作用維持了關節的穩定。

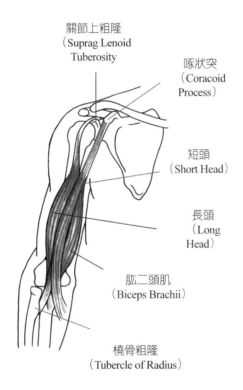

圖 5-3　左手肱二頭肌：前面照。

1. 關節囊：包圍關節並附著關節表面的邊緣。
2. 韌帶：
　⑴關節囊的前後有很強的胸骨鎖骨韌帶（Sternoclavicular Ligament）來加以強化。

⑵鎖骨胸韌帶（Costoclavicular Ligament）是一強力的韌帶，從第一肋骨和軟骨交接處到鎖骨和胸骨交接處的下緣。臨床上常見病患單側鎖骨特別凸起，因鎖骨胸韌帶（Costoclavicular Ligament）拉傷，導因於患側第二胸椎向患側偏轉造成。肩胛骨又分別與鎖骨、肋骨形成關節，後者又分別連接於胸骨與脊柱形成一連串的關節群，就是所謂的「肩環帶」，一方面固定上肢，另一方面提供肩關節更大的活動度。因此，這一肩環帶的任何部分發生病變，都會影響肩關節的活動。

（四）肩胛胸壁關節

肩胛骨與胸臂之間並無關節，但在功能上可視為肩關節的一部分。此間隙被前鋸肌分為前後二部，在肩胛下肌與前鋸肌之間的前間隙為腋窩的延續部，含有疏鬆結締組織，肩胛下動靜脈、肩胛下神經及胸背神經幹均在此間隙內通過。前鋸肌和胸廓外部筋膜之間為後間隙，充填以蜂窩組織，肩胛骨即在此間隙沿胸壁活動。肩關節的關節囊鬆弛，韌帶薄弱，關節盂較淺，主要依靠附近肌肉維持關節穩定。如果關節周圍的肌肉發生萎縮癱瘓，必然引起關節半脫位，從而影響肩關節的功能。正常肩肱關節活動應具備兩個條件：一是必須相當穩定。二是肱骨頭必須與關節盂密切接觸。前者需要肩胛部肌力的平衡，後者需要肌腱帽的完整，以防止肱骨頭半脫位。

三、肩部旋轉肌群

肩部旋轉肌群又稱旋轉袖，由棘上肌、棘下肌、小圓肌及肩胛下肌所組成的腱性組織，以扁寬的腱膜牢固的附著於關節囊的外側肱骨外髁頸。有懸吊肱骨、穩定肱骨頭、協助三角肌外展肩關節的功能。各肌起於肩胛骨不同部位，止端形成馬蹄狀腱袖，附著於肱骨頸。肌腱下部和肩關節囊連接，上部和肩峰下滑囊連接。當棘上肌或肩胛下肌腱抵止部撕裂時即可導致腱袖鬆弛而引起習慣性肩關節脫位。並可引起肩關節外展、內收、內旋、外旋諸功能的減退或喪失。所謂的旋轉袖，包括下列四條肌肉：

（一）棘上肌（Supraspinatus）

起於肩胛骨的棘上窩，附著在肱骨的大粗隆以及肩關節的關節囊，支配的神

經為肩胛上神經，主要的作用為使手臂外展及穩定肩關節。幫助三角肌作手臂之上舉，若在棘上肌處有壓痛可尋 C5～C7。

（二）棘下肌（Infraspinatus）

起於肩胛骨的棘下窩，附著在肱骨的大粗隆以及肩關節的關節囊，支配的神經為肩胛下神經，主要的作用為使手臂向外旋轉及穩定肩關節，若在棘下肌處壓痛可尋 C7～T1。收縮時使肱骨外旋。

（三）小圓肌（Teres Minor）

起於肩胛骨上 2/3 的外側緣，附著在肱骨的大粗隆以及肩關節的關節囊，支配的神經為腋神經，主要的作用為使手臂向外旋轉及外展及穩定肩關節，若在小圓肌處壓痛可尋 T3～T5。

（四）肩胛下肌（Subscapularis）

起於肩胛骨下窩，附著在肱骨的小粗隆，起於肩胛骨前面，支配的神經為上、下肩胛下神經，主要的作用為使手臂向內側旋轉及內收，用以穩定肩關節，若在肩胛下肌處壓痛可尋 T1～T3。

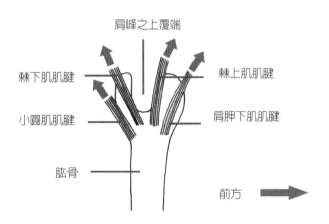

圖 5-4 右肩側視圖：旋轉帶肌腱。

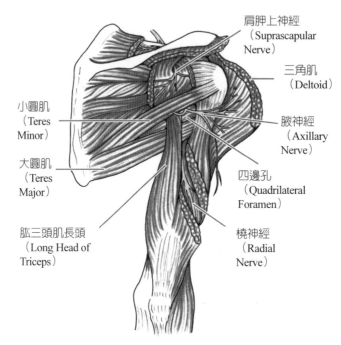

圖 5-5　肩部背側肌肉分布圖

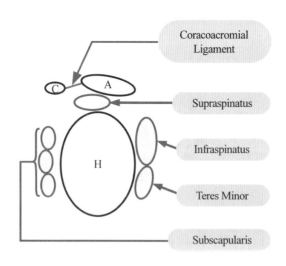

圖 5-6　左肩旋轉袖肌腱矢狀面

第二節　肩部關節肌肉韌帶之傷害

肩部周圍的肌肉有內外兩層，外層為三角肌和大圓肌；內層為肌腱袖。肩峰下

滑液囊位於此兩層組織之間，使肱骨大結節順利地通過肩峰下進行外展活動。正常肩峰下滑液囊與肩關節之間有肩袖相通，腱袖完全破裂時二者相互貫通。肩關節滑液囊有肩峰下滑夜囊、肩胛下肌滑液囊、喙突下滑液囊、前鋸肌下滑液囊及胸大肌、背闊肌和大圓肌肌腱止於肱骨結節間溝兩側的滑液囊等。其中肩峰下滑液囊有較大的臨床意義。此囊緊密連於肱骨大結節和肌腱袖的上外側，其頂部與肩峰和喙肩韌帶下面相接。肩關節的韌帶主要有喙肩韌帶、盂肱韌帶、喙肱韌帶。

（一）喙肩韌帶

喙肩韌帶是肩關節上部的屏障，在肩峰與喙突之間構成喙肩弓，有從上方保護肩關節和防止其向上脫位的作用。喙肩韌帶以廣闊的基底起於喙突外緣，逐漸變窄，在肩鎖關節的前部止於肩峰的內緣，把肩峰下滑囊與肩鎖關節分開。上臂抬高時，肱骨大結節位於喙肩弓的下部，成為肱骨頭外展的支點。喙肩弓下部的滑囊和附近疏鬆結締組織，有利於肩部淺深兩層肌肉的滑動。

（二）盂肱韌帶

盂肱韌帶位於關節囊的深層，為關節囊前壁的增厚部，起於肱骨解剖頸的前下部，向上、內止於關節盂上結節和關節盂唇。分為盂肱上、中、下三個韌帶，該韌帶位於關節囊的內面，有限制關節外旋的功能。其中以盂中韌帶最為重要，若此韌帶缺如，則關節囊的前壁薄弱易發生關節脫位。

（三）喙肱韌帶

喙肱韌帶起於肩胛骨喙突的外緣，向前下部發出，在棘上肌與肩胛下肌之間與關節同止於肱骨大小結節，橋架於結節間溝之上，為懸吊肱骨頭的韌帶。肱骨外旋時韌帶纖維伸展，有約束肱骨外旋的作用。肱骨內旋時韌帶纖維縮短，有阻止肱骨頭脫位的作用。肩周炎的患者，此韌帶固定於縮短的內旋位，限制了上壁外展外旋，從而影響肩肱關節功能。

在肩部活動影響最早的神經是 C5，因 C5 神經是傳送手臂側面感覺由肩膀至手肘為止。C5 神經壓迫若時間過久，患者無法上舉手臂，因疼痛而廢用導致肩關節黏連，關節間出現鈣化形成五十肩。

以下分述臨床常見之肩關節傷害：

一、旋轉帶肌腱炎（Rotator Cuff Tendonitis）

旋轉帶肌腱炎（Rotator Cuff Tendonitis）或稱為旋轉帶撕裂傷（Rotator Cuff Tear），跌倒壓到外展手臂引起急性創傷或拋擲導致急性拉傷之後，旋轉帶會出現壓痛，超過某定點時無力或無法主動抬高。疼痛遠端轉移至三角肌止端，當旋轉帶腱炎顯著時，肩峰下有壓痛點，若當滑囊炎顯著時，則沒有局部化之壓痛。抬高60度～105度時造成疼痛，此為 C5 神經壓迫造成三角肌疼痛，病情長久則在 X 光出現滑囊內或肌腱上鈣沉積。近肩峰端之旋轉帶肌腱因血液供應稀薄易生缺血，加上聳肩造成肩峰機械性壓迫。游泳者常發生，因 C7 錯位向患側偏移，導致喙突肩峰韌帶壓迫到前旋轉帶所致，局部有明顯突起且壓痛。通常旋轉帶之發炎會進而導致滑囊發炎。

二、肱二頭肌腱炎（Biceps Tendonitis）

肱二頭肌腱炎（Biceps Tendonitis）或稱為肱二頭肌長腱滑脫，肱二頭肌（C5 控制）長腱起於肩胛骨盂上緣的盂上結節，向上越過肱骨頭進入結節溝。溝內側為肩胛下肌，外側上部為棘上肌和喙肱韌帶，下部為胸大肌覆蓋。若上臂過度外展和外旋，則保護肱二頭肌之軟組織撕脫產生肌腱滑脫。肱二頭肌是一個跨雙關節的肌肉，其中橫跨肩關節及肘關節，其起點有兩個頭，一個是長頭（Long Tendon），另一個是短頭（Short Tendon），其中長頭是最容易出問題的地方。長頭通過肱骨的溝槽，最後接在關節盂的上層。二頭肌是手肘彎曲最有力的肌肉也是肩膀彎曲（向前平舉）肌肉之一。

肩關節外旋時，肩膀前側之肱二頭肌腱上出現壓痛，因濫用而致肌腱發炎和變性變化，有時肌腱會反覆地迸出腱溝之外，為劈啪聲之肩關節之最常見原因。第五頸椎錯位常向患側偏移，常見於運動員、長期低頭工作或搬重物之人、家庭主婦也是好發之族群。

臨床上分瞬間性傷害及持久性傷害兩種。

（一）瞬間性傷害

通常是因為運動過程中所產生瞬間性的力量，在運動員身上或是意外事件中較為常見。發生的位置會在二頭肌的長頭肌腱處，此處容易有拉傷或較嚴重的盂唇撕裂傷等等造成肩關節不穩定之現象。發生通常是一瞬間也容易會有腫的現象，動作

會受到限制，劇烈疼痛會持續一段時間。

（二）持久性傷害

此種傷害在生活中常見，主要是因爲過度使用或重複相同動作過多，過度使用二頭肌造成肌肉肌腱疲乏現象，最後漸漸產生發炎進而發展成肌腱炎。發病速度不快但會因工作量增加而逐漸加重，痠痛會隱隱約約浮現，最後產生沾黏現象。

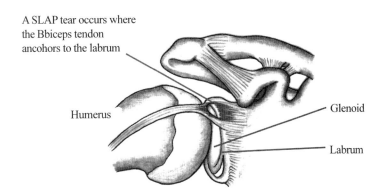

圖 5-7　投擲運動的肩關節傷害：肩盂軟骨上端撕裂傷 SLAP Lesion。肩盂軟骨（Labrum，唇部）上端是肱二頭肌腱（Biceps Tendon）與關節骨（Glenoid，淺窩）交接之軟骨結構，在反覆投擲運動中常會造成局部的撕裂傷。上圖爲右肩之前視圖，Humerus＝肱骨或上臂骨。

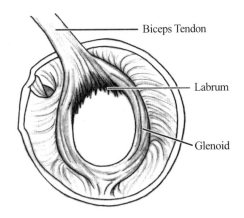

圖 5-8　由右肩外側向肩盂軟骨直視之圖示：可以發現肩盂軟骨是環繞 Glenoid 骨之「唇形結構」（拉丁文中 Labia 就是嘴唇）。而此處所呈現的 SLAP 損傷，位置就在唇形軟骨的上端，且撕裂的方向是由前向後（Anterior to Posterior）。

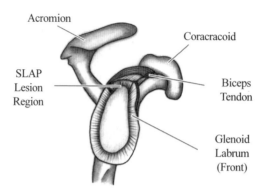

圖 5-9　Acromion= 肩峰，Coracoid= 喙突，臨床上常以 O'Brien 測試來篩檢可能潛藏的 SLAP 損傷。由於肩盂軟骨屬於 X 光可穿透的組織，因此一般以 X 光並不容易找到此問題，臨床上的影像診斷選擇是磁振造影 MRI。下圖便是在 MRI 下，顯示肩盂軟骨有撕裂情形（黃色箭頭所指）。

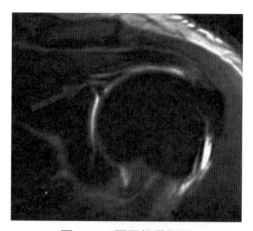

圖 5-10　肩盂軟骨撕裂

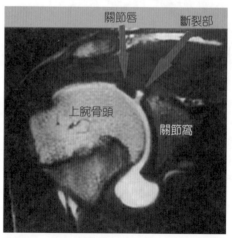

圖 5-11　另一個 SLAP 例子的 MRI 影像

三、肩峰鎖骨關節扭傷（Acromioclavicular Joint Sprain）

　　肩峰鎖骨關節扭傷（Acromioclavicular Joint Sprain）或稱為肩關節解離（Shoulder Separation），病患常因跌倒撞擊肩膀尖端所致，肩峰鎖骨關節壓痛，肩關節高舉時疼痛。第一級扭傷涉及肩峰鎖骨韌帶之不完全撕裂，第二級扭傷組織斷裂較嚴重，關節出現不完全脫位，第三級扭傷則喙突鎖骨韌帶亦發生撕裂。常是因 T2 錯位向患側偏移，導致與 T2 相接之胸骨受擠壓同時擠壓鎖骨。因椎體之旋轉使鎖骨轉向擠壓尖峰，輕微之擠壓會導致肩峰鎖骨關節產生突起且壓痛，稱為第一級扭傷，涉及肩峰鎖骨韌帶之不完全撕裂；若力量較大時，使肩峰鎖骨韌帶產生部分撕裂稱為第二級扭傷，組織斷裂較嚴重，關節出現不完全脫位，在復位後應局部固定；但若因車禍或跌倒撞擊，則可能造成更嚴重之後果，使喙突鎖骨韌帶亦同時發生撕裂，關節脫位明顯，復位後固定時間更長建議一個月，此時稱為第三級扭傷。

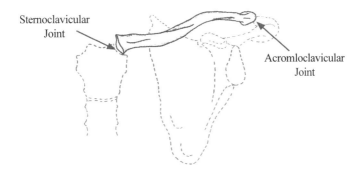

圖 5-12　肩峰鎖骨關節與胸骨鎖骨關節結合圖

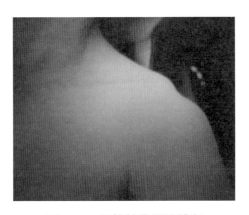

圖 5-13　肩峰鎖骨關節脫臼

四、肩峰下滑囊炎（Subacrromial Bursitis）

當肩部遭受直接的撞擊或肩部過度外展，造成急性的肩峰下滑囊炎。因棘上肌肌腱在肩峰下滑囊的底部，當棘上肌肌腱發生慢性勞損或退變時，肩峰下滑囊必然同時受到影響，故肩峰下滑囊有病變時也隱藏著棘上肌肌腱的疾病。

（一）臨床表現

急性發病時，肩部廣泛疼痛，關節運動受阻，活動時疼痛加重。疼痛位於肩部深處，常引向三角肌的止端。肩關節前方壓痛明顯，可觸及腫脹的滑囊。慢性發病時，疼痛不明顯，痛點在三角肌止點部位。肩關節外展內旋時疼痛加重，肩峰外方相當於肱骨大結節處壓痛。當肩關節外展、肱骨大結節進入肩峰下時，則壓痛點不明顯。

（二）診斷鑒別

急性發病時，肩部廣泛疼痛，關節運動受阻，活動時疼痛加重。疼痛位於肩部深處，常引向三角肌的止端。肩關節前方壓痛明顯，可觸及腫脹的滑囊。慢性發病時，疼痛不明顯，痛點在三角肌止點部位。肩關節外展內旋時疼痛加重，肩峰外方相當於肱骨大結節處壓痛。當肩關節外展、肱骨大結節進入肩峰下時，則壓痛點不明顯。X 光檢查常為陰性，但在鈣化性滑囊炎時，可顯示鈣化影像。

肩峰下滑囊炎（三角肌下滑囊炎）大多繼發於鄰近組織的病變，如肩部肌肉損傷和棘上肌腱炎等。表現為肩部局限性疼痛和壓痛，尤其在外展 50 度～130 度時更加明顯。肩峰下滑囊炎和鈣化性棘上肌肌腱炎，從臨床上和 X 光檢查上都很難區別。鈣化性棘上肌肌腱炎可能是部分或全部撕裂的結果，或由釋放結晶所致。因為肩關節鄰近組織退化和慢性炎症，尤其是棘上肌肌肌腱炎，肩部外側面疼痛，以肩峰下壓痛為主。此時 C7 錯位向患側偏移較為顯著，若因治療不當會進而引起三角肌疼痛時會使 C5 錯位，造成外展內收外旋皆疼，在女性患者常抱怨早晨起床梳頭時疼痛。

五、黏連性囊炎（Adhesive Capsulitis）

黏連性囊炎（Adhesive Capsulitis）或稱為凍肩（Frozen Shoulder）、五十肩、肩痹、漏肩風、肩關節周圍炎、肩凝症，其發生的原因說法不一，但有以下幾種可

能：

　　1. 肩峰下滑囊炎。

　　2. 肱二頭肌長頭肌腱炎。

　　3. 旋轉肌腱袖鈣化。

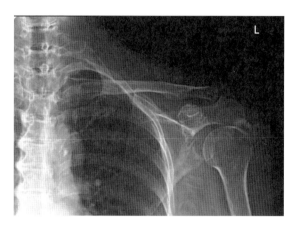

圖 5-14　　鈣化性肌腱炎（五十肩）

　　漸進性而範圍廣泛之疼痛，全部動作皆受限，因廢用引起肩關節囊組織之纖維化。當旋轉帶肌腱炎、肱二頭肌腱炎、肩峰鎖骨關節扭傷等足以影響肩關節活動之病症發生後，若未妥善治療或延遲治療皆可能導致五十肩。臨床上最常見之情況，為當受傷之初常是 C5 受壓迫導致三角肌壓痛，上舉困難且有疼痛感，常因以為是肌肉單純拉傷而誤診。經自行或醫師局部按摩或重複刺激，使疼痛未減甚至加重，或手法不當之旋轉肩關節，使小圓肌拉傷而導致 T5～T7 胸椎錯位，而無法將手臂向前活動，進一步導致旋轉袖撕裂傷。

　　若在未將關節先行復位之情形下，任意用力拉扯、甩動手臂會使棘上肌或棘下肌拉傷導致 C6～C7 錯位，形成在肩峰處局部按壓疼痛，產生肩峰下滑囊發炎，因手臂在此時上舉時會擠壓肩峰產生疼痛而不敢上舉；或不當且用力過大之將手臂被動向後拉扯，使肱二頭肌長頭肌腱發炎，此時患者因疼痛而不敢再向後活動，形成向後伸展困難。

　　因疼痛而廢用肩關節之結果，最終使旋轉肌腱袖鈣化而導致任何活動角度皆受限，即成五十肩。此使患者之患側因活動受限明顯，使肩關節腔變狹窄而自然呈現

聳肩狀態，病程已延宕許久，治療效果不佳，必須花更長時間治療為期可能 1～3 個月。此時治療之方針是先將 C5 錯位復位，再將胸椎一一復位，椎體常向患側偏移，錯位之椎體由 C5～T7 範圍甚廣。

第三節　肩部的關節脫臼

在臨床上，肩部的關節脫臼常因跌倒引起，在跌倒之時患側著地，背部轉側導致頸椎及胸椎錯位，肩部關節的旋轉袖肌腱拉傷甚至部分撕裂，形成肩關節錯位甚至脫臼，臨床上應從頸椎及胸椎先行復位，再以旋肩手法復位肩關節便可。常見之肩關節習慣性脫臼，因在復位之時未掌握頸椎及胸椎同時錯位之診斷，導致復位不完全，形成旋轉袖肌腱鬆弛無力之現象，病患時常因用力不當而引起習慣性脫臼，患部常是鬆弛無力且關節間有肌腱摩擦聲，表示旋轉袖肌腱未完全放鬆。

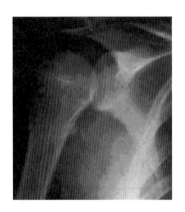 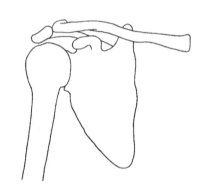

圖 5-15　為正常肩關節 AP 照

一、肩關節脫臼分類

1. 盂肱關節：分前側脫臼，後側脫臼，上方脫臼，下方脫臼。

　(1)前側脫臼，約佔95%包含：

　　① 喙突下脫臼（Subcoracoid Dis.）。

　　② 關節盂下脫臼（Subglenoid Dis.）。

　　③ 鎖骨下脫臼（Subclavicular Dis.）。

　　④ 胸內脫臼（Intrathoracic Dis.）。

2. 後側脫臼。

3. 上方脫臼。

4. 下方脫臼。

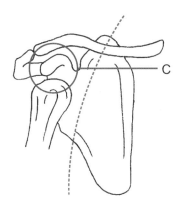

圖 5-16　肩關節前脫位之喙突下脫臼

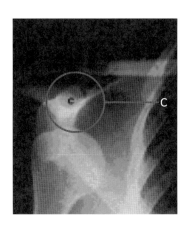

圖 5-17　肩關節前脫位：C 是喙突，肱骨移位到喙突前方。

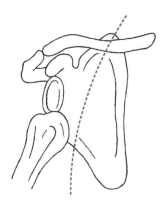

圖 5-18　肩關節前脫位之關節盂下脫臼

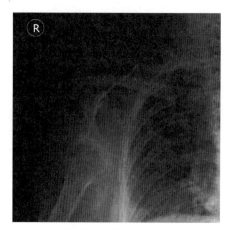

圖 5-19　右手肩關節前脫位之關節盂下脫臼

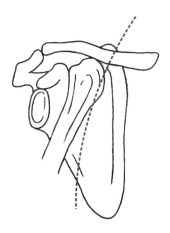

圖 5-20　肩關節前脫位之鎖骨下脫臼

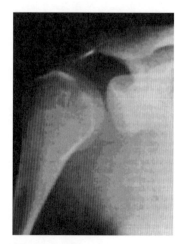

圖 5-21　肩關節後脫位（Crescent Sign，新月照）

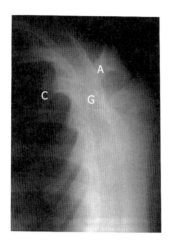

圖 5-22　肩關節後脫位

2. 鎖骨和其相連接處的脫臼：少見。

　⑴肩峰鎖骨關節脫臼。

　⑵胸骨鎖骨關節脫臼。

　⑶整個鎖骨的脫臼。

3. 肩胛骨的脫臼：所有肩部關節的脫臼中以盂肱關節的前側脫臼最常發生，其他都很罕見。

二、盂肱關節的前側脫臼

1. 發生率：盂肱關節的急性前側脫臼可發生在 10 歲以後的任何年齡層。大約 95% 的盂肱關節脫臼是前側脫臼，而其中最常見的是喙突下脫臼。大約 25% 的急性脫臼伴隨有大粗隆或關節盂緣骨折。

2. 受傷機轉：

　⑴直接外力較少。

　⑵間接外力：下列三種力共同施於手臂：

　　① 外展（Abduction）。

　　② 伸展（Extension）。

　　③ 外旋（External Rotation）。

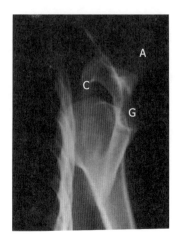

圖 5-23　肩關節前脫位

3. 復位方法：

⑴希波克拉提斯法（Hippocratic Method）：使病人平躺床上，患肢靠床
　緣，復位者將左腳撐地，右腳置於患者的腋下，兩手捉住患肢用力朝己
　側拉即可復位。

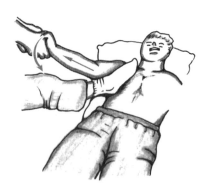

圖 5-24　希波克拉提斯法（Hippocratic Method）

⑵史丁森法（Stimson Method）：病人俯臥於床緣，患肢自然下垂於床邊，
　並在手上擺重物以利牽引復位（主要目的在抵抗肌肉的張力）。

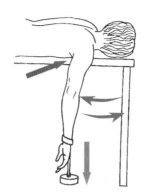

圖 5-25　史丁森法（Stimson Method）

⑶柯克手法（Kocher Method）：

　　① 患肢肘關節成 90 度彎曲，左手捉住腕部，右手捉住肘部，向下拉，
　　　　使肱骨頭和其他構造分離。

　　② 右手使肘部維持向下拉，左手向外側旋轉使肱骨成外旋。

　　③ 左手捉住腕部朝患者身體推，並以右手作支點，可使肱骨頭向外側移。

　　④ 左手使患肢做內旋（Internal Rotation），則肱骨頭便可回到關節盂中。

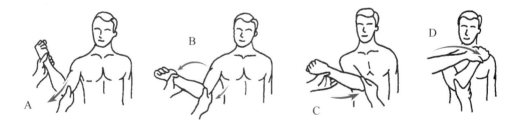

圖 5-26　柯克手法（Kocher Method）

4. 併發症：

　　⑴旋轉肌袖或肱二頭肌肌腱的斷裂。

　　⑵傷及腋動靜脈（Axillary Vessels）或臂神經叢（Brachial Plexus）。

　　⑶關節盂緣、大粗隆以及肩峰的骨折。

　　⑷反覆的脫臼（Recurrent Dislocation）：最常見，也是最重要的併發症。

5. 發生率：

(1)小於20歲，發生率80%~90%。

(2)小於30歲，發生率60%。

(3)大於40歲，發生率10%~20%。

(4)一般都在二年之內復發。

(5)大部分是男性爲主。

三、肩峰鎖骨關節的脫臼

1. 發生率：多半發生在年輕的運動員。

2. 受傷的機轉：

(1)因直接撞擊到肩部頂端。

(2)間接外力罕見。

(3)和肩峰鎖骨韌帶（Acromioclavicular Ligament）及喙突鎖骨韌帶（Coracoclavicular Ligament）有關。

3. 分類：

(1)第一型：扭傷（Sprain）。

① 韌帶仍完整。

② 肩峰鎖骨（A～C）關節穩定。

(2)第二型：半脫臼（Subluxation）。

① 肩峰鎖骨韌帶斷裂。

② 喙突鎖骨韌帶完整。

(3) 第三型：脫臼（Dislocation）。

① 所有韌帶皆斷裂。

② 肩峰鎖骨（A～C）關節完全分離。

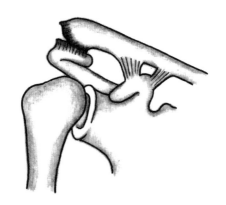

圖 5-27　肩鎖關節半脫位，喙突鎖骨韌帶完整。

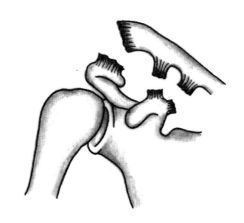

圖 5-28　肩鎖關節全脫位：A（肩峰）〜C（喙突）關節完全分離。

四、肩峰鎖骨關節脫臼分類

1. 第一型：扭傷

　(1)韌帶仍然完整。

　(2)肩峰鎖骨（A〜C）關節穩定。

2. 第二型：半脫臼（Subluxation）

　(1)肩峰鎖骨韌帶斷裂。

　(2)喙突鎖骨韌帶完整。

3. 第三型：脫臼（Dislocation）

　(1)所有韌帶皆斷裂。

　(2)A〜C關節完全分離。

第四節　肩部及鎖骨之骨折

一、鎖骨骨折（Clavicle Fractures）

1. 發生率：鎖骨是身體最容易發生骨折的骨頭之一，特別是小孩及年輕人。尤其是以機車為代步工具者最多。

2. 受傷的機轉：

    (1) 直接外力：例如機車車禍。

    (2) 跌倒時，壓到向外牽張之手臂，或跌倒撞到肩膀尖端所致。

3. 斷端的移位：

    (1) 因胸鎖乳突肌（Sternocleidomastoid）的關係，在近側斷端會向上移位。

    (2) 因手臂重量的關係，在遠側斷端會向下移位。

4. 分類：

    (1) 在中間1/3的骨折最多，約80%。

    (2) 在外1/3的骨折，佔15%，可分為三型：

    　① 第一型：只有很小的移位喙突鎖骨韌帶（Coracoclavicular Ligament）是完整的。

    　② 第二型：有移位喙突鎖骨韌帶（Coracoclavicular Ligament）剝離。

    　③ 第三型為關節面的骨折，但罕見。

    (3) 在內1/3之骨折佔15%。

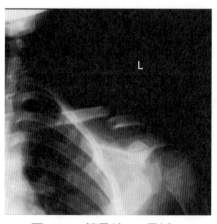

圖 5-29　鎖骨外 1/3 骨折。

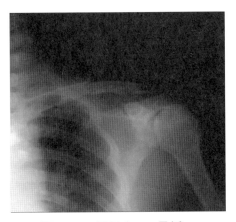

圖 5-30 鎖骨中 1/2 骨折。

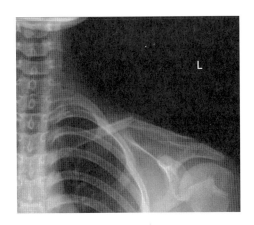

圖 5-31 鎖骨中 1/2 骨折屬小孩之青枝骨折（Greenstick Fracture）：在肱骨頭部仍可清楚看見生長板上未癒合。所以，此為小孩之骨折斷端仍未分離。

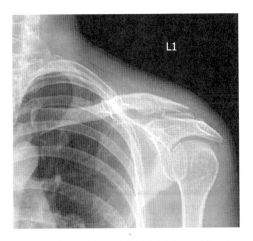

圖 5-32 鎖骨骨折在外 1/3 的骨折有移位，合併喙突鎖骨韌帶（Coracoclavicular Ligament）剝離。

5. 併發症：

　(1)臂神經叢（Brachial Plexus）損傷。

　(2)鎖骨下血管（Subclavian Vessels）損傷。

　(3)因固定不夠或開刀不當所致之不癒合。

　(4)肩關節的外傷後關節炎：常見於第二型的遠側鎖骨骨折。

　(5)肩關節的僵硬。

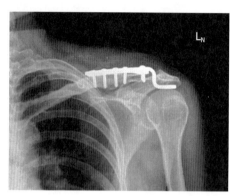

圖 5-33　鎖骨骨折（Clavicle Fractures）：手術固定鋼釘穿過肩關節腔內，使關節無法活動且導致鎖骨下血管（Subclavian Vessels）損傷，引起發炎症狀，臂神經叢亦受損，出現手臂麻木及肩關節的僵硬。

二、肩胛骨的骨折

　　肩胛骨可分成多個部位，如本體（Body）、棘（Spine）、肩峰（Acromion）、喙突（Coracoid Process）等構造。肩胛骨之骨折不需特別之治療，因為癒合後的角度、對位等因素，對於其功能的影響不大，倒是應注意周圍是否有其他的骨折，如肋骨、鎖骨的骨折。

　1. 本體、棘、肩峰、喙突的骨折：

　　(1)受傷的機轉：直接撞擊。

　　(2)併發症：罕見。

　　　①腋動靜脈（Axillary Vessels）及臂神經叢（Brachial Plexus）的損傷。

　　　②多發性的肋骨骨折、脊椎骨的骨折、以及氣胸（Pneumothorax）的形成。

　2. 肩胛骨頸的骨折：

　　(1)受傷的機轉：直接撞擊。

⑵若有明顯移位的骨折，一般分開的角度大於45度才要復位。

3. 肩胛關節盂（Glenoid）骨折的受傷的機轉：

⑴直接外力：放射狀骨折。

⑵間接外力：關節盂緣的骨折。

第五節　肱骨的骨折

一、肱骨近端的骨折

1. 發生率：

⑴大約佔所有骨折的5%。

⑵較常見於老年人。

2. 受傷機轉：

⑴直接外力：罕見。

⑵非直接外力：手向外展開時著地。

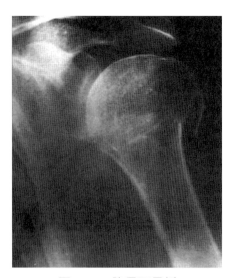

圖 5-34　肱骨頸骨折

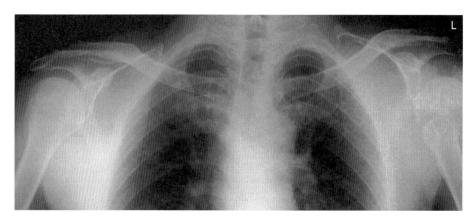

圖 5-35　病人因車禍撞擊，導致肱骨頸粉碎性骨折合併向前脫臼：X 光片顯示左右肩關節不等高左側聳肩存在說明頸椎及胸椎之錯位。

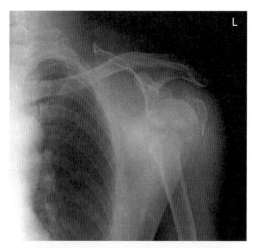

圖 5-36　同上，此病人因車禍撞擊，導致肱骨頸粉碎性骨折合併向前脫臼：在此正面照中發現，骨折及脫臼發生之同時，可能也產生肱骨幹之旋轉位，且因脫臼使肱骨頭向前及向下移位，而肱骨大粗隆（Greater Tuberosity）因棘上肌拉住而向上移動，使骨折形成三塊之粉碎性骨折。由下一張 X 光片中可明顯看出同時合併肘脫臼。因在受傷當時撞擊後跌倒，手臂向後旋轉撐地。此時頸椎及胸椎因扭轉力引發錯位，也使腕部及肘部脫臼，而引起上肢之不平衡，最後導致肱骨幹扭轉，使肱骨頭無法承受當時巨大力量而扭斷肱骨頸，同時使肱骨頭脫離肩關節而脫臼，治療時應先從頸椎及胸椎復位開始，其次腕部復位，再復位肘部，最後再復位肩關節。

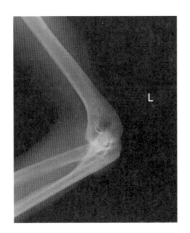

圖 5-37　承上圖，肱骨頸粉碎性骨折合併向前脫臼及肘部脫臼：看出遠端肱骨出現扭轉位而脫離鷹嘴窩，此扭轉力之結果造成肱骨頸扭斷。

3. 分類：常用四部分分類法（Four-Part Classification），又稱爲尼爾氏分類法，此分類法中的四個解剖部位將列於下，此四個主要分節任一個移位大於 1cm 或角度大於 45 度時，乃視爲有移位。

⑴關節面（Articular Segment）。一般而言可以徒手復位固定。

⑵大粗隆（Greater Tuberosity）。大粗隆的移位性骨折，因爲其上有旋轉肌袖（Rotator Cuff）附著，因此常要手術復位並修補肌腱。但若先在門診時，就頸椎及胸椎先行復位錯位之關節，臨床上仍可以徒手復位。

⑶小粗隆（Lesser Tuberosity）。可以徒手復位固定。

⑷肱骨幹（Humeral Shaft）。一般不易固定，常需手術固定。

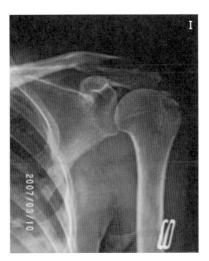

圖 5-38　肱骨近端的骨折。

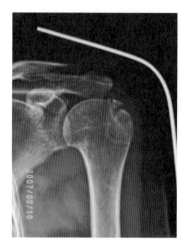

圖 5-39　肱骨近端的骨折：立即經過固定後，骨折碎片明顯有被復位。

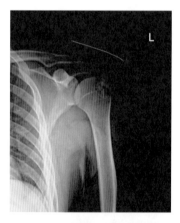

圖 5-40　肱骨近端的骨折。

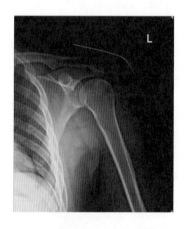

圖 5-41　肱骨近端的骨折：經治療後一個月後骨折癒合良好，骨折處已不明顯。

4. 併發症：

　⑴關節僵硬：這是最常見的併發症，是因滑液囊及關節囊的沾黏所引起。

　⑵癒合不良：除非很嚴重才會影響功能，一般而言，建議在固定一個月後照X光檢查，若骨折已癒合，建議開始活動肩關節。

　⑶不癒合：通常是因為有軟組織卡在中間。

　⑷無血管性壞死：若骨折所有段片，都已移位又未經治療，可能產生無血管性壞死。

　⑸骨化性肌炎（Myositis Ossificans）：通常是固定太久所導致，在受傷之當下，肱骨因跌倒時撞傷同時合併肩關節旋轉，且在治療時未將肩關節之旋轉復位，骨折癒合時角度不正，最後使關節間隙狹窄形成關節沾黏而活動受限，受傷處血液供應不足又回流受阻，病患在日後時常在局部感到酸痛且有緊繃感。

二、肱骨幹的骨折

1. 發生率：多半發生在活躍的成人，因直接的強烈外力引起。

2. 受傷機轉：

　⑴直接外力：橫向、分節或粉碎性骨折。

　⑵間接外力：螺旋狀或斜向的骨折。

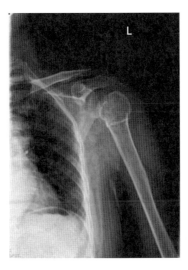

圖 5-42　肱骨幹的骨折：合併肩關節前脫臼。

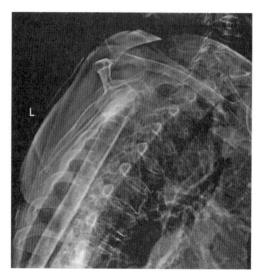

圖 5-43　斜位照：肱骨幹的骨折，合併肩關節前脫臼。

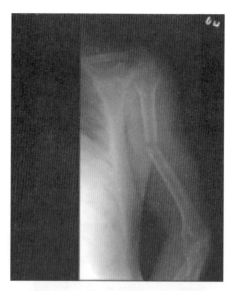

圖 5-44　正面照：肱骨幹的骨折，合併肩關節前脫臼。

3. 併發症：

　(1)橈神經麻痹（Radial Palsy）：

　　① 發生率：

　　　a. 約為 5%～10%。

　　　b. 80%～85% 會自動痊癒。

　　② 臨床症狀：

　　　　a. 腕下垂。

　　　　b. 前臂無法旋後。因旋後肌是由橈神經的深層分枝所支配。

　　　　c. 手指及拇指無法伸展。因指頭的伸肌都是由橈神經深枝所支配。

　　　　d. 前臂及手的背面之感覺喪失。

　⑵血管受損：少見。

　⑶不癒合：橫向骨折較易發生。斜向骨折則易前後伸縮，故癒合後變短的

　　　機會較大。

　⑷癒合不良：

　　　① 前後的角度大於 20 度。

　　　② 內翻－外翻大於 30 度。

　　　③ 縮短超過一吋（2.5cm）。

三、肱骨遠側端的骨折

1. 分類：肱骨遠側端的骨折多發生在小孩常合併肘部脫臼，以鷹嘴窩脫臼最常
　　見。可分為：

　⑴髁上骨折（Supracondylar Fr.）

　⑵穿髁骨折（Transcondylar Fr.）。

　⑶髁間骨折（Intercondylar Fr.）：雙髁骨折，或稱T型或Y型骨折。

　⑷骨髁骨折（Fractures of Condyles）：

　　　① 外髁（Lateral Condyle）。

　　　② 內髁（Medial Condyle）。外側比內側多

　⑸僅有關節面的骨折：

　　　① 肱骨小頭（Capitellum）。

　　　② 滑車（Trochlea）。

　⑹上髁的骨折（Fractures of the Epicondyles）：

　　　① 外上髁。

　　　② 內上髁。

　　以上 6 種骨折，其中以**髁上骨折**（**Supracondylar** Fr.）最常見。屬於關節囊外
骨折，其餘都是**囊**內骨折。肱骨髁上骨折多係間接暴力所致。肱骨髁上骨折多發生

於運動傷、生活傷和交通事故。因間接暴力所致。各個類型骨折損傷機制不盡一致。通常將骨折分為伸展型、伸展尺偏型、伸展橈偏型和屈曲型。

（一）伸展型

跌倒時，肘關節呈半屈狀手掌著地，地面的反作用力經前臂傳導至肱骨下端；在肱骨髁上部骨折，骨折的近側端向前移位，遠側端向後移位。骨折線方向由後上至前下方斜形經過。移位嚴重者，骨折近側端常損傷肱前肌並對肱動脈造成損傷。骨折近側端引起神經損傷多為正中神經、橈神經。

（二）伸展尺偏型

外力自肱骨髁部的前外側，肱骨髁受力作用，使肱骨髁上骨折的遠側端向尺側和後側移位。內側骨質可能部分被壓縮，外側骨膜有時尚完整。此類骨折的內移和內翻的傾向性大，骨折移位時必須加以整復，以避免肘內翻畸形。

（三）伸展橈偏型

外力自肱骨髁部的前內側，骨折後，遠側骨折端向橈側和後側移位；這種骨折不易發生肘內翻畸形。

（四）屈曲型

多因肘關節屈曲位，肘後著地。外力自下而上，尺骨鷹嘴直接撞擊肱骨髁部，使之髁上部骨折。骨折遠側段向前移位，近側段骨端向後移位。骨折線自前上方斜向後下方。患者多見於兒童，有外傷史，傷后肘關節局部不能活動，腫脹明顯。肘部骨性三角關係存在，表示未脫位。肘處於半屈位，肘窩飽滿。且可在肘窩觸到肱骨近折端。如因腫脹、疼痛重無法作仔細檢查，應迅速照 X 光片，正、側位片以確定骨折及移位情況。

在 5～6 歲以下的兒童，肱骨髁上骨折應注意和肱骨遠端全骺分離相鑒別。因肱骨小頭的骨化中心在 1 歲左右出現，而滑車的骨化中心在 10 歲左右才出現，故骨骺全分離在 X 光片無骨折線，橈骨縱軸線與肱骨小頭關係不改，但與肱骨下端關係改變，肘部腫脹，環周壓痛。單純肱骨小頭骨折，則在 X 光片上可以橈骨縱軸線不通過肱骨小頭而確診。在診斷中應注意橈動脈搏動及正中神經的功能。

伸直型肱骨髁上骨折的特點是：骨折線位於肱骨下段鷹嘴窩水平或其上方，骨折的方向為前下至後上，骨折向前成角，遠折端向後移位。屈曲型肱骨髁上骨折的

骨折線可爲橫斷，骨折向後成角，遠折端向前移位或無明顯移位。診斷主要依據以下內容：

1. 外傷史以生活及運動意外爲多發，且多見於學齡前兒童。

2. 臨床表現以肘部腫脹（多較明顯）、劇痛及活動受限爲主，並應特別注意有無血管損傷。

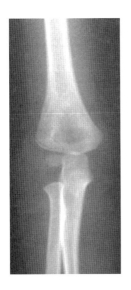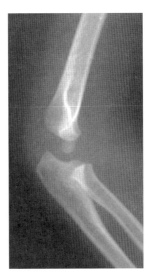

圖 5-45　左圖肱骨髁上骨折。右圖肱骨髁上骨折合併肘脫位。

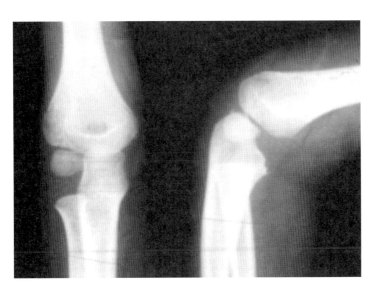

圖 5-46　左圖肱骨髁上骨折。右圖肱骨髁上骨折合併肘脫位。

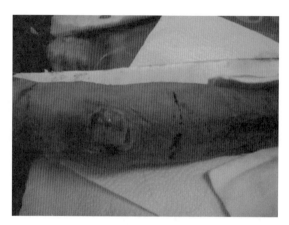

圖 5-47　肱骨髁上骨折：未經適當治療任意外敷灼熱之藥膏，使皮膚破損，導致斷端骨頭已穿出皮膚表面，此屬開放性骨折。

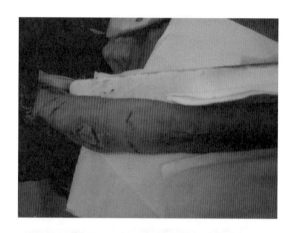

圖 5-48　從另一個角度看肱骨髁上骨折：斷端骨頭已穿出皮膚表面，此屬開放性骨折。

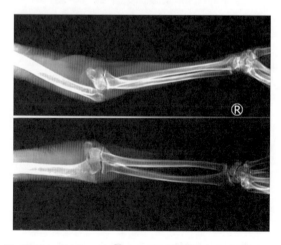

圖 5-49　肱骨髁上骨折：在 X 光下可明顯看出骨折斷端分離錯位。

　　總結：最常見的是髁上骨折，只有髁上骨折是屬於關節囊外的骨折，其他都是囊內的骨折。骨髁骨折是外側比內側多，而上髁的骨折則是內側比外側多。

2. 肱骨的髁上骨折（Supracondylar Fr.）：

　　(1)發生率：

　　　　① 最常見於 11 歲以下兒童。

　　　　② 男孩是女孩的三倍。

　　(2)受傷機轉：間接外力較多，手向外張且肘部過度伸展時著地造成，屬於伸展型。佔95%。

3. 髁間 T 型或 Y 型骨折（Intercondylar T-or Y-Fractures）：

　　(1)發生率：好發於中年的成年人。

　　(2)受傷機轉：直接的劇烈外力。

　　(3)分類：

　　　　① 第一型：未移位的骨折。

　　　　② 第二型：肱骨小頭和滑車分離，而斷片在額面上無明顯轉動。

　　　　③ 第三型：斷片分開，並有旋轉變形。

　　　　④ 第四型：關節面嚴重的粉碎性骨折，而肱骨髁有很大的分離。

4. 上髁的骨折：

　　(1)發生率：內上髁比外上髁多。

　　(2)受傷機轉：在手肘向後脫臼時，內上髁會被撕扯下來而和肱骨分離。如棒球投手因投球過猛形成的棒球肘（Baseball Elbow），即含有上髁的撕裂性骨折。

5. 肱骨小頭的骨折（即 Kocher Fr.）：

　　(1)發生率：佔所有肘部骨折的0.5～1%。

　　(2)受傷機轉：當肘部伸直時手著地，力量由橈骨頭傳到肱骨小頭上引起。

6. 滑車的骨折（即 Laugier'S Fr.）：單獨滑車骨折很罕見。

7. 肱骨髁（Condyle）的骨折：

　　(1)發生率：外骨髁比內骨髁常發生。

　　(2)受傷機轉：

　　① 直接的外力：施於肘部離心向的撞擊。

　　② 間接的外力：肘部在伸展時，而有外展或內收的力施於手上。

8. 肱骨遠側端骨折的併發症：

　(1)不癒合：少見。

　(2)癒合不良：最常發生在髁上骨折，變形分：

　　① 肘部內翻（Cubitus Varus）：較常見。

　　② 正常的角度：尺骨（Ulna）和肱骨中心線的交角，正代表前臂外翻，負代表內翻。

　　　A. 男孩：0～11 度（平均 5.4 度）。

　　　B. 女孩：0～12 度（平均 6.1 度）。

　(3)血管的損傷：臂動脈（Brachial Artery），但很少發生。

　(4)神經受損：兒童內上髁骨折可傷及尺神經。

　(5)骨化性肌炎（Myositis Ossificans）：常見。

　　病因不同可分爲創傷性骨化性肌炎與進行性骨化性肌炎。進行性**骨化性肌炎**（**Myositis Ossificans**）是一種非常罕見的遺傳疾病。是指發生於軟組織特別是肌肉內的一種瘤樣病變，是一種遺傳性、進行性結締組織疾患，是一種全身性的疾患。創傷性骨化性肌炎是一種以纖維性、軟骨或骨性化生爲特徵的局部反應性病變，常發生於靠近骨或骨膜的軟組織。通常是固定太久所導致，患部呈現過度反白，且關節緊密、骨頭明顯腫脹、變大。在受傷之當下，肱骨因跌倒時撞傷同時合併肘關節脫位，且在治療時未將肘關節之脫臼復位，骨折癒合時角度不正，最後使關節間隙狹窄形成關節沾黏而活動受限，受傷處血液回流受阻，病患在日後時常在局部感到酸痛且有緊繃感，屈伸活動困難及彎曲角度受限。骨化性肌炎一詞不恰當，因爲骨骼肌並不受累也無炎症改變。肘關節周圍是**骨化性肌炎**（**Myositis Ossificans**）的好發部位之一，這種異位性骨化，其確切發病機制還不清楚，常與肘部創傷有關。

　　肘關節損傷發生骨化性肌炎約 3%，85% 骨化性肌炎的病人來自肘關節脫位。肘關節骨摺合並脫位者發病率更高，尤以橈骨小頭骨摺合並肘關節脫位發生率爲最高。由於肘部肌肉常常也受到損傷，骨折脫位可使骨膜掀起、撕裂。肌肉內血腫有可能包含碎裂骨膜或骨片，其釋出骨母細胞。也可能在血腫機化過程中纖維母細胞

演變成骨母細胞，形成異位骨化。由於骨質創傷，促使其周圍骨形成蛋白（Bone Morphogenetic Protein）轉移到肌肉等損傷軟組織中，軟組織內血管周圍的間葉細胞在骨成形蛋白的刺激下演變成骨母細胞、骨細胞，造成異位骨化。

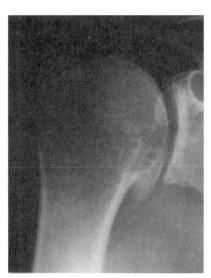

圖 5-50　肱骨頭骨折後復位不良：導致肩關節退化。

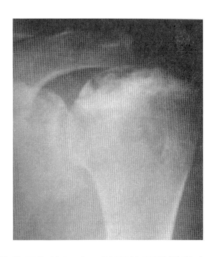

圖 5-51　肱骨頭骨折合併脫位且復位不良：使關節間隙變狹窄，鎖骨與肱骨頭互相擠壓，導致肩關節產生缺血性壞死。

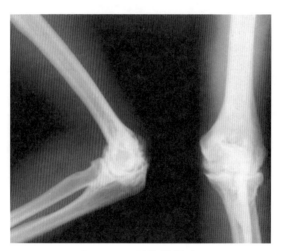

圖 5-52　骨化性肌炎

(6) Volkmann氏缺血性攣縮。

註：Volkmann 氏缺血性攣縮

德國生理學家 Volkmann 在 1863 年描述傳送血液的骨膜下層小管這些小管稱為弗克曼氏管（Volkmann's Canal）。Volkmann 氏缺血性攣縮最嚴重的併發症。肘部骨折固定時是保持彎曲的姿勢，藉由肌肉的拉力防止斷片移位，但是肘部彎曲時會壓迫血管，故可能使肌肉產生缺血性壞死。肱骨髁上骨折在小兒肘部骨折中最多見，佔肘部骨折的 30%～40%，如處理不當，易引起 Volkmann 缺血性肌攣縮，導致爪形手畸形或後遺肘內翻畸形。

(7) 關節僵硬：常見於成人患者，乃因關節內及關節外的沾黏造成。多半是固定太久所引起。

第六章　肘部及前臂部

第一節　肘之結構

一、肘關節結構

　　肘關節結構是由遠端肱骨（上臂骨）下端與前臂外側的近端橈骨（**Radius**）及內側的近端尺骨（**Ulna**）所組成。這三個骨頭有一個共同的關節囊和關節腔包繞著，關節囊前、後較鬆弛、薄弱，兩側各有副韌帶加強保護著。橈骨頭部與肱骨小頭形成關節，橈骨頭部有環狀韌帶維持橈骨頭與尺骨（**Ulna**）之接觸；尺骨鷹嘴突與肱骨外上髁形成關節，而外上髁為前臂伸肌之共同起始端。

二、韌帶

　　在肘部外側韌帶有外側副韌帶連接肱骨與尺骨（**Ulna**），與環狀韌帶維持橈骨頭與尺骨（**Ulna**）之接觸。在內側有內側副韌帶連接肱骨與尺骨（**Ulna**）；肱骨內上髁為前臂屈肌之共同起始端。尺骨喙突與肱骨滑車構成關節，不論內、外側，尺骨（**Ulna**）與橈骨（**Radius**）間皆有骨間韌帶連接。發生肘關節橈骨（**Radius**）與尺骨（**Ulna**）間之脫臼時，環狀韌帶常出現撕裂現象，有時嚴重之脫臼位移時會合併骨間韌帶也產生撕裂之情形。

三、神經

　　肱骨遠端之肱骨外上髁有橈神經通過，內上髁有尺神經通過，在外側肱骨小頭與橈骨頭接合，在內側肱骨滑車與尺骨（**Ulna**）形成屈戌關節。因此，在臨床上，肘關節脫臼之患者，常因脫臼復位不完全，造成橈神經或尺神經之壓迫，導致拇指或小指側面麻木感，甚至因延遲或誤診或只是單純作神經重建手術，最後肘關節僵硬，形成骨化性肌炎且活動、屈伸皆受限，引發手指及手掌萎縮變形，臨床上時有所聞。若因跌倒撞擊後引起肘關節脫臼時應立即復位，可當場解除神經壓迫之症狀，避免日後之各種後遺症。即使合併肘部其他部位之骨折，復位亦應是當務之急，

若能復位完全，則骨折會因斷端韌帶及肌肉之牽拉作用，也會同時對齊、復位，達成骨折與脫臼同時復位之功效，當中之技巧為「脫臼與骨折同時存在時，應以脫臼為主」。但在一般手術治療上，卻常以骨折為主，而忽略脫臼才是引起骨折之最主要動力來源，因此日後常需經歷一段漫長之復健路程。

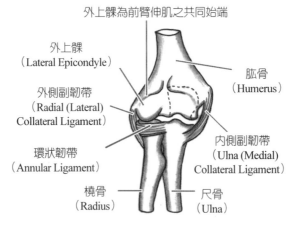

伸肘狀態
（Elbow in Extension）

外上髁為前臂伸肌之共同始端

外上髁
（Lateral Epicondyle）

肱骨
（Humerus）

外側副韌帶
（Radial (Lateral)
Collateral Ligament）

環狀韌帶
（Annular Ligament）

內側副韌帶
（Ulna (Medial)
Collateral Ligament）

橈骨
（Radius）

尺骨
（Ulna）

圖 6-1　肘之解剖圖：正面照。側面照。

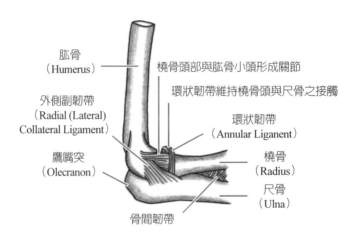

屈肘狀態
（Elbow in Flexion）

肱骨
（Humerus）

橈骨頭部與肱骨小頭形成關節

環狀韌帶維持橈骨頭與尺骨之接觸

外側副韌帶
（Radial (Lateral)
Collateral Ligament）

環狀韌帶
（Annular Liganent）

鷹嘴突
（Olecranon）

橈骨
（Radius）

尺骨
（Ulna）

骨間韌帶

圖 6-2　肘之解剖圖：側面照。

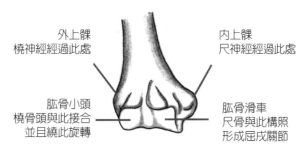

外上髁
橈神經經過此處

內上髁
尺神經經過此處

肱骨小頭
橈骨頭與此接合
並且繞此旋轉

肱骨滑車
尺骨與此構照
形成屈戍關節

圖 6-3　肱骨遠端之前視圖

四、肘之運動

　　肘的彎曲與伸展是利用肱骨與尺骨（Ulna）間的臂尺關節來進行。**橈骨（Radius）**與**尺骨（Ulna）**所形成的上橈尺關節，可以立正的姿勢將手掌向前向後繞。此一上橈尺關節便是繞軸的車軸關節。此外內旋運動的軸並不是手臂的中心，而是連接**橈骨（Radius）**的中樞關節與尺骨末梢端的連接線。肘關節的運動範圍比肩關節要來的狹小，伸展肘的時候，能夠彎曲的範圍約 145 度，相反的伸展的限度約 5 度左右。其次，內旋與外旋的範圍量最大為 90 度。人支撐著杖時是在伸展肘，洗臉時則是彎曲肘，寫字時是內旋肘，拿碗時則是外旋肘，所以肘關節對人類的日常生活而言是很重要的角色。

　　肘關節乃由肱骨、**橈骨（Radius）**及**尺骨（Ulna）**組成之單軸型關節，不同於髖、膝及肩等關節，它的運動只有兩度空間之旋轉，也就是只有彎曲伸直及旋轉，並沒有內外翻之動作，至於旋轉動作乃因橈骨之特殊結構，使**橈骨（Radius）**延著**尺骨（Ulna）**並以肘關節為支點產生幾近 180 度的旋轉。肘關節的運動傷害，除了衝擊扭轉等外力引起的骨折脫臼外，最常見的運動傷害要數因為運動本質重覆動作引起的慢性或疲勞性運動傷害，由運動學分類時，可分為投擲（Throwing）及打擊（Batting）兩種，最典型的投擲運動為棒球的投球動作，而打擊運動則以網球的擊球動作為最典型的運動。

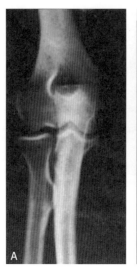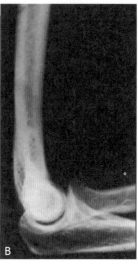

圖 6-4　圖 A 為肘部正常前－後照；圖 B 為肘部正常－外側照。

　　在小孩之 X 光片上會出現如上圖所示之不同時期生長板，屬於正常之 X 光片圖。臨床上，常被誤認為骨折碎片，但有些情況下，小孩之骨折亦有可能出現在生長板上，在門診時容易被誤診，應注意若經外力撞擊或跌倒，導致局部出現明顯之瘀青腫痛症狀時應特別注意，且懷疑可能發生生長板骨折。

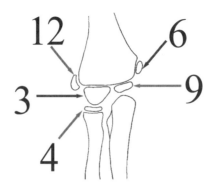

圖 6-5　小孩肘部正常前－後照：其中（3、4、6、9、12）代表 3、4、6、9、12 歲時生長板出現處，此為判斷骨齡之依據。

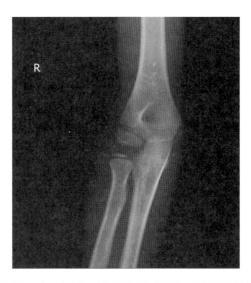

圖 6-6　小孩肘部前－後照：由上圖生長板出現之位置，可判斷出此為一位 6～8 歲小孩。

第二節　肘部之軟組織損傷

　　肘部扭傷以內側損傷居多。內側肘關節傷害在肌肉骨骼皆尚未成熟的少棒選手是非常常見的，主要原因可能是由於投球過程中，手臂舉起期晚期施加於肘關節的外翻壓力，造成手肘內側組織牽張所產生的結果。從生物力學的觀點來看，投球動作是一連串的動力鏈（Kinetic Chain），從地上的反作用力、小腿、大腿、臀部、軀幹核心肌群，傳到肩膀、手肘直到球投出。若此動力鏈沒有能夠很順暢的將從地面上的反作用力，透過軀幹核心肌群傳到肩膀、手肘，爲了達到相同的球速或投球效果，勢必將使得肩膀及手肘需要產生更大的肌力或改變投球姿勢來幫忙，使得關節受力增加，增加受傷的可能性。

　　研究顯示，少棒選手和成棒選手的投球動作類似。主要差別在於少棒選手在揮臂準備期（Arm Cocking）到手臂加速期（Arm Acceleration），軀幹（Trunk）和腳抬起那一側的髖部（Lead Hip）有較快的旋轉速度。這有可能是因核心肌群力量不足以帶動肩部向前旋轉所產生的結果。這個肩部落後髖部動作的結果，可能導致肩部受到更多向前的力量及手肘受到更多向內側的力量。發育中的選手，骨骼生長板尚未發育完全，若投球數量和頻率又過多，很容易因爲肩膀、手肘關節長時間受到重覆又劇烈的負荷而受傷。肘外側傷害主要是肱骨外上髁炎，其他較爲少見的疾

病，包括後骨間肌神經壓迫症候群，可能與肱骨外上髁炎。青少年投手的外側關節壓迫力過大，易導致分離性軟骨炎（Osteochondritis Dissecans）。肱骨小頭骨折及肘外側關節軟骨退化，亦導因於肘外側關節壓迫力過大。

　　肘內側傷害常因內側過度張力所致，常見的有肱骨內上髁炎、尺側牽引性骨刺、關節與軟骨退化性關節病變與韌帶拉傷。若是在青少年投手長久過度外翻動作，則易於引起內側上髁骺傷害甚至撕離性骨折。在伸張性之運動則易於產生鷹嘴突、鷹嘴窩與三頭肌的損傷。

　　以下分述臨床常見肘部之傷害：

一、網球肘（Tennis Elbow）

（一）定義

　　網球肘又稱為肱骨外上髁炎，其最常見於使用球拍的運動型態，但是其他運動如棒球，高爾夫，游泳等亦可能發生，是一個非常常見的肘部之軟組織損傷，其常發生於較大年紀、較差技能或突然增加運動負荷的病患。臨床上病患經常呈現肱骨外上髁內側遠端 1 公分處之疼痛與壓痛。

（二）發生原因

　　通常是腕部反覆伸直、重複或過度使用、拉傷、腕部穩定度不足、慢性發炎、環狀韌帶壓迫且重複使用同一隻手臂，又有長期低頭之姿勢，在過度使用同一手臂時反覆地有聳肩之動作，使單側三角肌拉緊造成**網球肘**（**Tennis Elbow**）之最先起因。

（三）主要症狀

　　肘關節外側有明顯的壓痛（腕共同伸直肌腱處）、或拿東西時會產生疼痛、或是手臂覺得酸重無力等等。最容易發生在橈側伸腕短肌的肌肉肌腱處。當前臂旋轉、用力伸肘時，導致肱骨外上髁的伸肌群，尤其是橈側伸腕長、短肌的附著處受到反復牽拉。會在外上髁或附近壓痛，阻抗病人肘伸展和／或旋後時疼痛，肘部出現微小撕裂傷，前臂共同伸肌肌腱附著處呈現發炎，若急性或慢性使用前臂之伸肌和旋後肌時會加重病情。以大拇指觸摸外側上髁，能很精準的在此處或恰在此處的遠心部定出壓痛點，就幾乎是網球肘的診斷了。在臨床診斷時，會發現網球肘病患

會在 C5-T1 產生錯位現象。C5 會向患側偏移導致三角肌壓痛。C6 錯位會壓迫肱橈肌，此時握拳時會使肱橈肌疼痛加重。C7 壓迫時會出現在肱三頭肌壓痛，而肱三頭肌止於遠端肱骨之肱骨外上髁，正是網球肘之痛處。

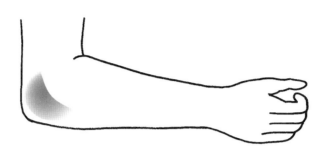

圖 6-7　網球肘（Tennis Elbow）

　　因網球肘之病患常習慣用單一手出力過多，且有長期低頭之情形，會導致 T1 向患側錯位。常見於各行各業，如需用力握拳屈肘或需要反覆不斷使用者，也常見於廚師、老師、家庭主婦及使用球拍之運動。若是出現在打網球之病患，應屬於動作不標準者或初學者。而發生此運動傷害時常是在肌肉處於離心收縮時，因離心收縮是最容易受傷的肌肉用力模式。

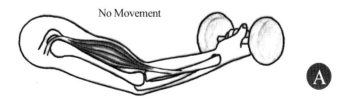

圖 6-8　肌肉收縮用力的不同模式：圖 A 為等長收縮，肌肉收縮但長度不變。

Concentric Contraction

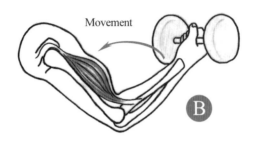

圖 6-9　肌肉收縮用力的不同模式：圖 B 為向心收縮。

Eccentric Contraction

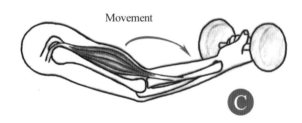

圖 6-10　肌肉收縮用力的不同模式：圖 C 為離心收縮。三個收縮中以離心收縮（Eccentric Contraction）為最容易受傷的方式。因為肌肉在用力向中間收縮的同時，又被外力拉扯開來，也就是外力與肌力的方向相反，此時是最容易受傷的情況。

　　網球運動反拍打法時，肘部肌肉用力方式形成離心收縮。球要去的方向會將力量轉移，使手腕向下彎曲；而手臂肌肉的用力方向，卻又是將手腕向上伸展。因此，當帶著大量動能的球與拍面接觸的一剎那，肌肉一時之間是以離心收縮的方式在用力；之後因反應性的加大力量，才得以向心收縮（Concentric Contraction）的方式將球反擊出去。

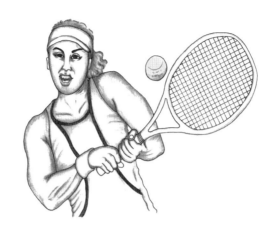

圖 6-11 網球運動中肌肉收縮用力的不同模式

二、高爾夫球肘

（一）定義

高爾夫球肘又稱為內上髁炎（Medial Epicondylitis），其包含了右手的肱骨內上髁炎（Medial Epicondylitis）與左手的肱骨外上髁炎（Lateral Epicondylitis）。

（二）受傷原因

一般而言，造成高爾夫球選手手肘附近傷害的原因，大多是因為有過多重複性的揮桿動作，使得手肘處產生了累積性的傷害，或是因為擊球時未擊中球，而是擊中草皮或是樹根而產生反作用力而受傷。就業餘選手而言，可能因為握桿過緊或是過鬆造成前臂用力不當，或是揮桿動作不良，太常先擊中草皮才擊中球而有微小的創傷產生，常久累積下來因而受傷。

（三）生物力學分析

在姿勢準備期（Ball Address）中，手臂過度伸直或是肌肉過度緊繃（手把握的過緊）都會影響下桿時速度，並有可能在擊球時產生手肘的受傷。而在擊球（Ball Impact）時，如果手把握的太緊、手肘附近肌群用力過度或是手肘過度伸直，都有可能造成手肘的高爾夫球肘。而如果手把握的過鬆，則會讓球桿滑出，進而擊中地面，使手肘受傷。在正常的下桿動作中，右手手腕的彎曲肌群會作出相當大的收縮，手腕會從橈側偏移（Radially Deviated）與伸直（**Extended**）的姿勢下快速往正中姿勢（Neutral）下移動。如果下桿時擊中地面或是過多的練習都會使手腕承受極大

的壓力，而控制手腕的肌群就會因此而受傷。

（四）症狀

在內上髁處出現壓痛，於阻抗性腕屈曲和／或旋前時疼痛，因濫用前臂屈肌和旋前肌所致。觸摸內側上髁在高爾夫球肘（Golfer's Elbow）尺骨側韌帶（**Ulnar Collateral Ligament**）撕裂及內側上髁的傷害時，此處會出現壓痛的變化。常見於投擲和高爾夫球運動。病患常因從事投擲，或高爾夫球運動等彎曲背部，又使用單一手臂，且反覆用力之情形下使用背部，導致單邊背部用力過多且過久而使背部肌肉疲勞，第5至第7胸椎向患側錯位，治療時應以處理背部胸椎為主，即可緩解症狀。

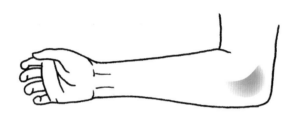

圖 6-12　內上髁炎（Medial Epicondylitis）

三、投手肘（Pitching Elbow）

（一）發生原因

投手肘又稱為棒球肘，在少棒年齡發生時則又稱少棒球肘（Little League Elbow），棒球投擲動作可區分為 Wind-Up（投手在投球前揮動胳臂的準備動作），Cock-Up（豎起），Acceleration（加速），Follow Through（投出）及 Deceleration（減速）五個階段，經由快速攝影的動作分析，發現在肘關節內側會承受很大的張力，相反的在肘關節外側，承受同等大小的壓力，因此肘部的內、外側皆會出現疼痛。

（二）診斷及臨床症狀

產生的症狀，最先是在內側有疼痛、無力感、手握拳或手腕彎曲時肘關節內側會有疼痛的現象，肘關節外側則因壓力使橈骨頭與肱骨外髁處產生壓力，使外髁產生壓迫性的傷害，形成一很特殊外髁骨頭壞死現象。嚴重時，會使軟骨分裂（Osteochondritis Dissecans），分離的碎片有時會游離體（Loose Bodies），引起關節老

鼠（Joint Mice），這種情形雖然不常見，但一罹患此症，很可能就不能在從事棒球運動。

四、肘後血腫

（一）發生原因

常見於因跌倒時直接撞擊地面，引起肘關節後方血腫、肘關節外血腫，活動角度限於 90 度～150 度。此時應注意是否合併鷹嘴窩骨折或遠端肱骨骨折，且此時常合併肘關節脫臼。

（二）診斷及臨床症狀

診斷時應以受傷方式及年齡來區分，若是小孩常因跌倒時直接撞擊地面造成，若出現明顯血腫時應高度懷疑存在骨折之可能；若合併肘關節呈畸形位掌面向後方時，且手肘無法完全打直時應注意合併肘脫臼之可能。若是出現在成年人，則常因跌倒撞擊地面，骨折機率較小孩低，應注意血腫是否只是關節囊腫造成或是合併脫臼，若出現肘關節脫臼時，病患手臂常呈現無法完全屈伸且旋轉畸型位，局部壓痛非常明顯，此時應建議照 X 光確認。若是因肘關節不當使用造成之腫脹，常常只是肘關節之腱鞘囊腫而已，局部外表膚色正常並未出現瘀青現象。

五、肘關節強直

（一）發生原因

此因肘關節受創傷後引起關節硬化，或外傷後產生腫脹，且合併肘關節存在不明顯之脫位。

（二）臨床表現

因誤診或治療不當，經過一段時間未復位或未將外傷後之腫脹適當處理、消腫，則會導致因肌肉不活動而引起靜脈和淋巴鬱滯現象。關節因長時間未活動且關節間之韌帶持續處於緊繃狀態而充血，關節間隙變狹窄且有鈣化現象而形成強直狀態。若能在受傷之時先處理關節錯縫問題，腫脹會因關節之復位使關節間隙恢復且放鬆而隨之消腫。若未能適當治療，日後會造成關節活動受限且變形，日後形成骨化性肌炎。這種情形在肘部的髁上骨折及脫臼時最常發生。發生在肱肌的血腫會鈣

化，而肱肌是蓋在肘關節的前方，因伸縮不良則導致關節僵硬強直。

六、肘創傷

若合併出現異常脂肪墊徵候（Fat Pad Sign）存在時應懷疑撕脫性骨折之可能。肱骨內上髁骨折常見於平地跌倒或投擲等運動性損傷。跌倒時前臂後伸並外展，前臂屈肌猛烈收縮時，肱骨內上髁被屈肌群牽拉而造成撕脫骨折。宜檢查遠端神經肌肉之機能，若在受到直接或間接創傷後，肘部感到厲害疼痛或腫脹時（如跌倒壓到向外伸展之手部），或 X 光上呈現陽性脂肪墊徵候（Pad Sign），即使未見到骨折仍須懷疑之。

（一）診斷

有外傷史，出現在肘關節內側腫脹、疼痛、皮下瘀血及局限性壓痛，有時可觸及骨折，X 光片檢查可確定診斷。同時應注意有無合併其他損傷，例如橈骨頭、頸、尺骨鷹嘴骨折等。

（二）臨床表現

肘部常出現撕脫性骨折，其臨床表現在兒童比成年人多見。受傷後肘內側和內上髁周圍軟組織會腫脹，或有較大血腫形成。臨床檢查肘關節的等腰三角形關係存在。疼痛，特別是肘內側局部腫脹、壓痛、正常內上髁的輪廓消失。肘關節活動受限，前臂旋前、屈腕、屈指無力。合併肘關節脫位者，肘關節外形明顯改變，功能障礙也更為明顯，常合併有尺神經損傷徵狀。發生肱骨內上髁的撕脫性骨折時，肘關節內側組織，如側副韌帶、關節囊、內上髁和尺神經等均可損傷。肘關節內側腫脹，疼痛，局部皮下可見瘀血，壓痛局限於肘內側，有時可觸及骨摩擦感，肘關節伸屈和旋轉功能受限。

肱骨內上髁骨骺與肱骨下端內髁部分離、移位或旋轉移位，並據骨折片移位情況判斷其移位程度。兒童肱骨內上髁骨折，較易與肱骨內髁、橈骨小頭撕脫骨折有移位者相混淆，兒童肱骨內髁骨骺尚未出現之前（通常 6 歲），骨化中心的徵象不能在 X 光片顯示出來，骨骺線未閉合，更增加了鑑別診斷難度，必要時拍對側肘關節 X 光片。詳細體格檢查，詢問受傷情況，結合年齡特點。只有這樣，才能準確診斷並選用較好的治療方法。

　　X光診斷十分重要，應注意仔細觀察。I度骨折有時可能漏診，但有以下情況存在應考慮有骨折存在的可能：①當有脂肪墊徵（Fat Pad Sign）出現時，即肘部傷後出血或滲出物將冠狀窩和鷹嘴窩內脂肪墊推開呈「八」字型；②骨骺與幹骺端不平行；③骨骺邊緣不清楚，特別是發現有薄層幹骺端骨折片；④肱骨下端內外側突起對稱者，因正常的肱骨下端內外側突起形狀是不對稱的，內上髁向內突起較多。

　　III、IV度骨折應注意觀察內上髁骨骺是否存在，如有困難應強調拍攝雙側同位置的正側位或斜位X光片，觀察雙側關節間隙是否等寬，雙側內上髁是否對稱。5歲以下的兒童，因肱骨內上髁的骨化中心尚未出現，故較難與肱骨內髁骨折區別。嚴重損傷時應注意有無合併橈骨頭、尺骨鷹嘴、肱骨外上髁骨折存在。

　　尺神經走行於肱骨內上髁後方的尺神經溝內，骨折時尺神經可能被牽拉、輾挫，甚至連同骨折塊一起嵌入關節間隙，造成尺神經損傷。

（三）損傷類型

　　根據撕脫骨折片移位及肘關節變化，可分為四度。

　　I度：肱骨內上髁骨折，輕度分離或旋轉移位。

　　II度：內上髁骨折片，牽拉移位明顯，可達肘關節水平位，並可能有旋轉移位，手法複位較困難。

　　III度：骨折片撕脫瞬間，外翻暴力較大，使關節內側張開，骨折片嵌夾在關節間隙內，此骨折片與關節囊粘在一起，如紐扣樣進入關節，很難手法整復。

　　IV度：肱骨內上髁撕脫骨折伴肘關節脫位，為內上髁骨折最嚴重的損傷，少數有合併尺神經損傷。

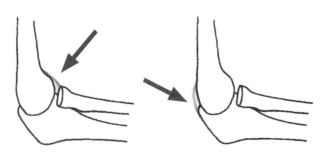

圖 6-13　肘之 X 光上之正常脂肪墊徵候（Fat Pad Sign）。

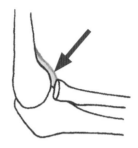

圖 6-14　肘之 X 光上之異常脂肪墊徵候（Fat Pad Sign）

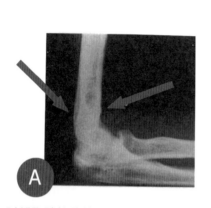

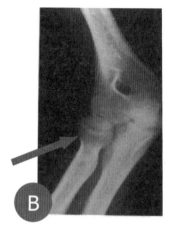

圖 6-15　肘部脂肪墊移位：圖 A 肘部之前方及後方脂肪墊都被從肱骨移開，這幾乎就表示有骨折之存在；圖 B 同一個病人之斜位照中顯示橈骨頭有一缺角，骨折只有在斜位照才能顯示出來。

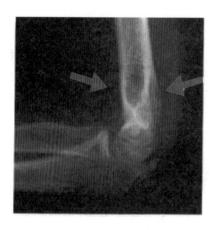

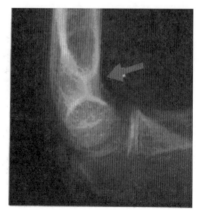

圖 6-16　肘部脂肪墊移位

若肘關節真正之卡住不動，表示關節內出現游離小體，可能導因於先前傷害，如分割性骨軟骨炎（Osteochondritis）或嚴重之變性變化，應照 X 光確認。肘腫脹若發紅或局部溫熱，表示可能為急性發炎過程。檢查運動範圍：旋前／旋後，以及屈曲／伸展（正常 0～160 度）。若發生屈曲性攣縮即不能完全伸展，此係長期肘部疾病和廢用之非特殊徵候。在未發生急性創傷而作關節運動會感到劇痛，表示關節內部疾病，在慢性病例中最可能為變性關節炎而在急性病例中則為結晶體或感染。

七、鷹嘴突滑囊炎（Olecranon Bursitis）

（一）發生原因

鷹嘴突位於肘關節的伸側，上臂與前臂交界的地方。由於它的位置很淺，正好位在皮膚下方，因此很容易受到刺激而導致發炎。鷹嘴突滑液囊炎常常是因為撞擊、發炎或感染而引起的。跌倒或直接的挫傷是會引起急性發炎，另外由於須長期以肘關節倚靠，也會因長期的刺激造成慢性發炎，這種狀況通常是因為工作所引起的。有些是存在肺部疾病時，也會因使用雙肘倚靠以增進呼吸而導致發炎。若有細菌性的感染可以是原發的，也可以是由於無菌性滑液囊炎的併發症。

（二）診斷

理學檢查時可以發現鷹嘴突上的腫塊，其大小可大到直徑六公分，如果是因為受傷引起的，則皮膚可能有擦傷或撕裂傷。紅、腫、熱、痛則以細菌感染最為常見。慢性、反覆的腫脹則通常比較不痛，腫脹的大小在治療之前應該記錄。當腫脹較大時，直接抽取滑液是診斷也是治療的方法。急性受傷時，抽出來的液體以血液最常見，如果抽出液混濁或臭味時，則必須做細菌培養。如果是受傷引起的則必須照 X 光片以斷定是否有骨折。鑑別診斷包括痛風，類風濕性關節炎，鷹嘴突骨折，肘關節之滑膜囊腫等症。不治療時會有活動的限制，細菌感染、慢性反覆腫脹或滲液等併發症。如果病人常會有反覆腫脹，則可以建議病人帶上護肘的彈繃。

（三）臨床表現

隨著滑液囊炎的發展，鷹嘴突附近會慢慢的或很快的腫脹，疼痛的程度可能不一，急性受傷或細菌感染疼痛劇烈。腫脹如果很嚴重則手肘的活動範圍會受限，特

別是在穿長袖衣服的時候會造成困難。當腫脹逐漸消退時，病人或許會發現肘關節後面會呈現硬塊，這個硬塊就是滑液減少之後遺留的瘢痕組織，有時壓迫到硬塊會產生疼痛。

在鷹嘴突可能尙未出現侷限性無痛或微痛性之腫脹。在發炎之滑囊內聚積液體，通常是因工作時長時間倚靠肘部而摩擦引起，偶而會因感染引起。在罕見之情形下係痛風所致，若是痛風所致則會有局部腫脹壓痛甚至紅腫，時間一久會有結晶石產生而鈣化，最後亦會導致肘關節僵硬甚至無法完全伸直。類風溼關節炎也會出現鷹嘴突滑液囊炎，痛風的結晶會沉澱在滑液囊內及尺骨（**Ulna**）的邊緣，但是痛風石則在比較嚴重的痛風病人才會有。類風溼性關節炎的皮膚下結節則也會在鷹嘴突出現，但是有時也會自然萎縮或消失。若為鷹嘴突滑囊炎（Olecranon Bursitis），此腫脹會出現在肘部；若腫脹出現在前臂處甚至不只一處腫脹，則可能為風濕性結節（Rheumatoid Nodules）。有滲透液的最早徵象是在屈曲的肘部鷹嘴突上的空洞被填滿，第二個徵象是，橈骨與肱骨關節的腫脹液體可在這兩處間被擠來擠去。

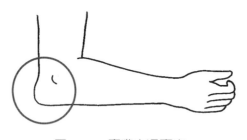

圖 6-17　鷹嘴突滑囊炎

八、肘內翻及肘外翻（Cubitus Varus & Cubitus Valgus）

（一）發生原因

在小孩，肘部攜帶角（Carrying Argle）的減少或增加通常是在踝上或其他肘部骨折之後，小孩受傷害之後自行癒合能力強，但可能有些骨骺的傷害無法矯正，很明顯會影響攜帶角，數年後都應被觀察，可能造成延遲性尺神經麻痺。

通常發生在小孩肘部脫臼合併骨折後，因治療不當或復位不完全或以手術鋼釘固定或石膏固定過久，因生長板尙未閉合，關節內復位不當，使關節間能量釋放不完全，在日後生長板閉合後會導致肘關節之間隙變窄，進而使肘部攜帶角（Carrying

Argle）的減少或增加，造成活動角度受限。

（二）臨床表現

若是骨折處出現在近端**橈骨**（**Radius**）則可能造成橈神經麻痺；若骨折出現在近端尺骨鷹嘴窩或遠端肱骨髁，則會形成延遲性尺神經麻痺。單獨一邊**攜帶角**的變化最普通的原因是因舊的**髁**上骨折（**Supracondylar** Fracture）。在視診時，可要求病人伸展兩肘，並注意兩邊的攜帶角，兩邊之間任何微小的差異都可明顯看出。

1. 伸展

　將肘部完全伸展訂為 0 度，當手臂和前臂可放在同一條直線上時即是如此。完全伸展能力的喪失特別容易出現在骨關節炎及舊的骨折（特別是橈骨頭）波及肘關節時。

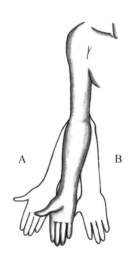

圖 6-18　攜帶角（Carrying Argle）：A 在肘外翻時攜帶角會增加；B 在肘內翻時攜帶角會減少。

2. 伸展過度

　若肘部可伸展超過自然的地方，記錄為「伸展過度」，0 度～150 度是可被接受為正常的伸展。特別在女人，超過這個限度，應看是否在其他關節也有過度的可動性（如艾勒斯—唐羅斯症候群，Ehlers-Danlos Syndrome）。

3. 屈曲

　要求病人試著去碰觸兩肩，兩邊在屈曲時輕微的差異通常可明顯看出。可測

量屈曲的範圍其正常範圍為 145 度，屈曲時受限制的情形常見於所有肘部附近的骨折之後以及在各種形式的關節炎。

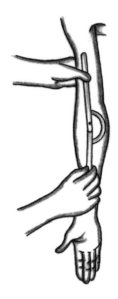

圖 6-19　攜帶角（Carrying Argle）：可用一根量角器來測量，平均值男性 11 度（2～26 度），女性 13 度（2～22 度）。

九、延遲性尺神經麻痺

人體上肢主要有三條神經支配，靠內側而沿著尺骨（**Ulna**）走向者為尺神經，在外側而沿著橈骨（**Radius**）走向者為橈神經，居兩者中間的是正中神經。尺神經由上臂到前臂時，經過肘部的後方，該處神經非常表淺，僅介於皮膚與硬骨間，最容易受傷。

（一）發生原因

延遲性尺神經麻痺病患年齡層分布在 30～50 歲，因先前發生在肘部的傷害，被認為是造成神經缺血性及纖維化原因，通常發生在兒童時代，最常被檢視是否有肘外翻變形。局部在肘或腕部創傷所發生的一個併發症是尺神經炎及其常伴隨發生小肌肉衰廢及手部感覺失常，在腕部可見神經不正常滑動，在內上髁前面及後面往復滑動造成摩擦性損傷。通過腕部下方，尺側屈腕肌的兩個頭之間，或在尺隧道中時，亦是壓力作用對象。

（二）臨床表現

尺神經壓迫症又稱爲肘隧道症候群、延遲性尺神經麻痺或是尺神經炎，是上肢僅次於腕隧道症常見的神經壓迫症之一。尺神經可能被壓迫的位置，由肘關節以上10公分，到肘關節以下5公分都有可能，最可能的位置是在當尺神經通過肱骨內上踝後面的溝道。這就是所謂的肘隧道。

每個人手肘的內側後方會有一條尺神經通過，如果尺神經受壓迫會造成後二指，包括小指、無名指出現麻痺感，嚴重者造成手掌的肌肉萎縮及手指無力等，無法輕鬆地做出手部動作，例如東西拿不穩、無法用單手力量按鈕、按抽水馬桶，甚至連翻書都很吃力，造成生活中莫大困擾。

十、拉扯肘（Pulled Elbow）

（一）定義

拉扯肘（Pulled Elbow）又稱爲牽拉肘，其正確應稱爲「小兒橈骨頭半脫位」，是五歲以下幼兒肘部最常見的外傷。兒童因過度牽拉前臂或伸屈不當，用力過猛，患肢下垂前臂呈旋前位活動受限，不敢抬舉。即爲小孩之肘脫臼，一般而言，此時只是單純之脫臼。若因跌倒造成小孩之肘脫臼則應注意是否合併遠端肱骨骨折之發生。

（二）主要症狀

患兒患肢手肘呈現半屈狀旋前垂於體前，不能舉手，拒絕拿、取食物及玩具，並拒絕大人碰觸。肘部略有腫脹但外形無明顯變化，肘部由於受牽拉傷後疼痛、怕觸碰，尤其在橈骨頭處壓痛明顯，肘關節活動範圍受限制。

（三）臨床解剖及病因病理

橈骨近端的骨大約於5～7歲左右才開始出現，到6～7歲時橈骨頭逐漸增大，18～20歲左右開始與橈骨癒合。故幼兒的橈骨頭尚未完全發育，橈骨頭與橈骨頸的橫徑幾乎相等。橈骨頭完全位於肘關節囊內，周圍無任何韌帶和肌腱附著。但被一條起於尺骨後緣的一條環形韌帶所圍繞，即橈骨環狀韌帶，此韌帶由堅韌的強力纖維構成，內面襯以一薄層軟骨。當肘關節過於內收位，該韌帶可因橈側副韌帶的過度牽張而被動運動。此病多見於5歲以下的幼兒，是有一定的道理，

引起的原因是幼兒的橈骨頭未發育，環狀韌帶不足以緊密包裹橈骨頭，二者間並有潛在的間隙，加上關節囊鬆弛、在外力的作用下易發生半脫位。通常幼兒在走路跌倒時，由於幼兒手腕部恰恰被成人握持而肘部突然受到強大的牽拉力所致。肱橈關節鬆動，關節間隙加大，關節腔負壓增加，而把關節囊的滑膜組織和環狀韌帶吸入關節腔，加上環大頭小，使得**橈骨**（**Radius**）被環狀韌帶卡位而阻礙自行復位，呈現半脫位。肱橈關節鬆動產生疼痛，小兒反射性屈肘，致使肱二頭肌突然收縮，由於肱二頭肌止於橈骨粗隆，恰好將鬆動的橈骨頭拉向前方，引起橈尺近側關節的錯位。由於橈骨頭發育不全，頭頸相差無已，寬鬆的環狀韌帶會發生不全滑脫，會阻礙關節的自行復位，造成半脫位。橈尺近側關節錯位也會引起前臂骨間膜和環狀韌帶的緊張，交鎖住橈骨頭而不得自行復位，須經手法復位。簡單地說 <5 歲小孩，牽扯手臂產生是因橈骨頭從環狀韌帶的覆蓋下滑拖出，會出現疼痛及旋後受限之症狀。

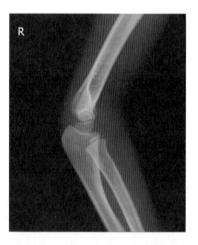

圖 6-20　肘部拉扯肘（Pulled Elbow）、牽拉肘之側面照：正常小孩肘關節是否脫臼可依上圖，一條經肱骨內側緣線與另一條經橈、尺骨中線。兩線交會是否出現在肘關節中心點來判斷。此圖交會點不再中心點因此可判定為脫臼。

十一、肘關節解離性骨軟骨炎（Osteochondritis Dissecans）

（一）原因

　　體操選手的運動傷害－肘關節解離性骨軟骨炎（Osteochondritis Dissecans）青少年投手的外側關節壓迫力過大，致使肱骨小頭（**Capitellum**）和橈骨頭重複性顯微傷害，因血流供應不足，導致分離性骨軟骨炎，一般影響肱骨小頭為主。臨床症

狀以疼痛併手肘呈 10～15 度屈曲性攣縮。肘部之外翻作用力使外側的橈骨小頭關節形成壓迫；內側的側副韌帶、內上髁、屈肌內旋肌群與尺神經則可能因過度拉伸而受傷。外側的壓迫力造成肱骨小頭與橈骨頭的病變，青春期的運動員則可能產生分離性軟骨炎（Osteochondritis Dissecans）。加速期造成的大量伸張作用力需要肱二頭肌拉回，此作用之過度或不足將分別造成二頭肌或鷹嘴部之傷害。長期投擲訓練下的運動員，常有前臂屈肌與肱骨之過度肥大，因而形成肘部屈曲攣縮，這在一半的職業投手可見此現象。

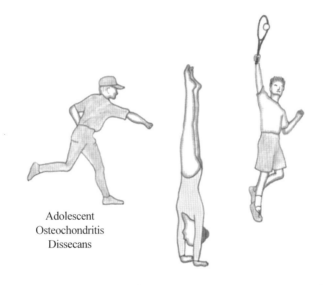

Adolescent
Osteochondritis
Dissecans

圖 6-21　青少年解離性骨軟骨炎（Osteochondritis Dissecans）

（二）生物力學的觀點

　　體操、投球、揮拍運動是青少年肘關節解離性骨軟骨炎 OCD 的高危險群。以生物力學的觀點來看，上述的運動項目彼此間有幾個共通點：

1. 都發生在青少年身上，也就是骨頭尚未完全融合而仍有生長板（Growth Plates，或稱為 Physes）存在的狀況下。

2. 若非關節內側的張力（Tensile Forces）過高（如揮拍，投球等動作）；便是外側關節之壓力（Compression Forces）太大（如體操選手以上肢支撐體重倒立時），此時過高的壓力會造成局部骨軟骨受損而產生發炎的現象，當壓力高到使末梢血流無法通過，局部的骨頭便會因缺氧而壞死。等到壞死的骨頭吸收掉之後，缺損的區域便會增加整個骨軟骨碎片掉進關節中的危險性。

（三）病理變化

1. 在伸肌腱附著點之骨膜下出血，因血腫機化所引起。

2. 在伸肌腱附著點有撕裂傷。

3. 出現環狀韌帶創傷性炎症或纖維組織炎。

4. 肱橈關節外滑囊炎或肱橈關節滑膜為肱骨與橈骨小頭所嵌擠。

5. 關節囊撕裂。

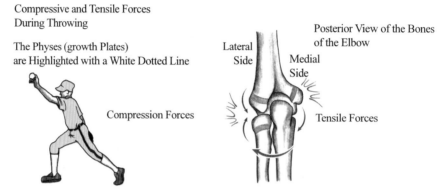

圖 6-22 投球時壓力和張力之作用。

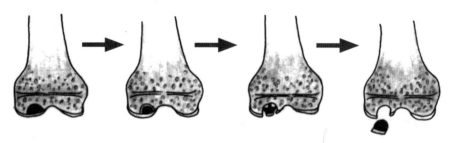

圖 6-23 解離性骨軟骨炎 OCD 的臨床進程發展示意圖：從局部發炎壞死到最後解離成為關節內碎骨。

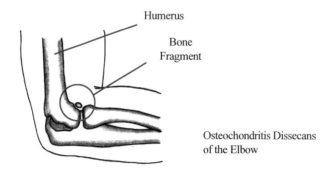

圖 6-24 肘關節 OCD 的圖示：指出局部一塊骨片（Bone Fragment）自損傷處游離出來。

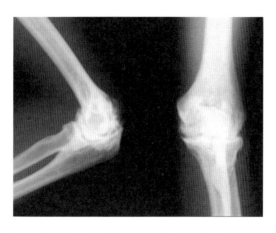

圖 6-25　肘關節 OCD 的 X 光影像：在側面角度時（右圖），可以看到關節前方有一顆游的骨碎片。

十二、骨化性肌炎（Myositis Ossificans）

（一）原因

　　常因骨折時合併脫臼，復位不完全或固定過久未及時活動及屈伸肘關節，建議肘關節固定不應超過 3 週，應適度活動關節，否則導致關節鈣化。在受傷數週後 X 光片上出現鈣化跡象，在數月之中骨化通常即告完成，若很大則可觸及骨質塊。易與骨腫瘤混淆。

（二）主要症狀

　　肘部髁上骨折及脫臼時最常發生。在大血腫處持續存在著疼痛和壓痛，最常見於大腿或上臂。肌肉受傷發炎時本身會有自癒能力，此時的肌肉復原期若沒有給予充分的休息，重複性的炎症反應將導致肌肉發展出纖維化硬塊，此時若不及時加以處理，最後終將導致鈣化的結果，影響到肌肉正常功能的恢復以及彈性。

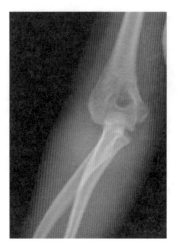

圖 6-26　骨化性肌炎

第三節　肘部的脫臼及骨折

手肘關節是由肱骨（上臂骨）下端與前臂外側的**橈骨**（**Radius**）與內側的尺骨（**Ulna**）所組成，這三個骨頭有一個共同的關節囊和關節腔包繞著，關節囊前、後較鬆弛薄弱，兩側各有副韌帶加強保護著。肘關節脫臼依照尺骨鷹嘴突（手肘後面碰到的尖尖突起）與肱骨遠端的相對關係，臨床上以手肘後脫位最常見，大多是由於跌倒時以手掌撐地所造成的。

手肘脫臼後的診斷重點如下：

1. 受傷的手肘呈現彎曲，不敢伸直。

2. 手肘疼痛、腫脹、變形。

3. 注意合併是否有神經（如正中神經與尺神經）及血管的壓迫損傷。

4. 手肘 X 光片可確定診斷並發現是否有骨折。

一、肘部的脫臼

（一）分類

1. 橈骨及尺骨同時脫臼。

2. 單純橈骨脫臼。

3. 單純尺骨脫臼。

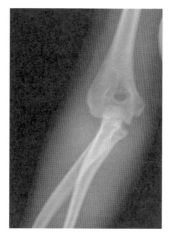

圖 6-27　橈骨及尺骨同時脫臼：正面照可明顯看出。

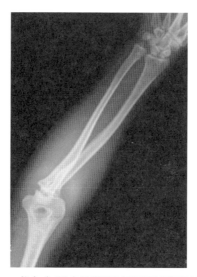

圖 6-28　成人右手之近端橈骨及尺骨同時脫臼。

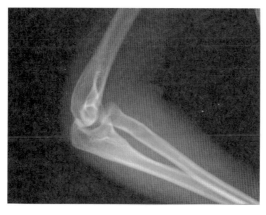

圖 6-29　成人右手之橈骨及尺骨同時脫臼是屬於肘關節前脫位。

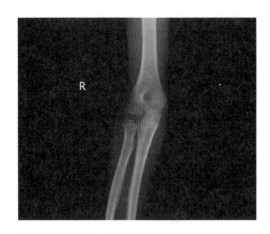

圖 6-30　小孩右手之橈骨及尺骨同時脫臼因生長板清楚可見。

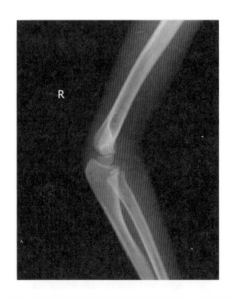

圖 6-30　小孩右手之橈骨及尺骨同時脫臼側面照：此屬於肘關節前脫位。

　　最常見的是橈骨（**Radius**）及尺骨（**Ulna**）同時脫臼同時向後外側脫臼，而單純尺骨脫臼最少見。前後內外側是以肱骨的遠側端爲基準，如橈骨跑到肱骨後側稱後側脫臼，有時肘部脫臼會伴隨喙突的骨折。體操與舉重選手是肘關節脫臼的高危險族群，但傷害的力學機制（**Patho-Mechanics**）並不盡相同。體操選手通常是在跌落時以手撐地，此時強大的地面反作用力會經由稍微彎曲（**Semiflexed**）或過度伸展（**Hyperextended**）的手肘而將關節撐開。

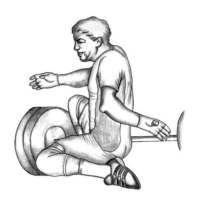

圖 6-31　體操選手的運動傷害－肘關節脫臼（Elbow Dislocation）。

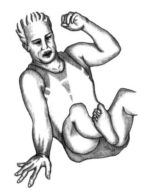

圖 6-32　體操選手的運動傷害其跌落時以手撐地。

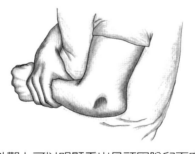

圖 6-33　從外觀上可以明顯看出骨頭因脫臼而突出的狀態。

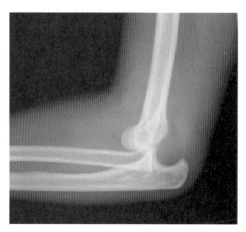

圖 6-34　從 X 光可以很清楚的看到肘關節之後側脫臼的情況。

肘關節脫臼在臨床上分為許多類型，其中以上例中後向**脫臼**（Posterior **Dislocation**）最為常見。在評估選手肘關節脫臼傷勢時，有幾點需要特別注意：

1. 向後脫出的動作有時候可能會傷到鄰近的血管與神經組織，所以如果有麻木無力等現象時要特別小心，需要進一步評估。此外，在做復位（Reduction）時，也有可能會將肘關節前方的正中神經（Median Nerve）夾到。

2. 小選手的肘關節脫臼有一半的機會，會伴隨有骨折的現象，有些選手甚至可能會因此結束或拖延了運動生涯。

3. 復位的手法有很多，但建議在還沒有確定損傷的嚴重度之前，不要當場幫選手復位。

4. 選手在單純脫臼固定之後 10 天，就應該在醫師的鑑定核可下，開始做關節活動度的復健運動，避免日後產生關節攣縮的後遺症。

5. 一般體操選手在肘關節脫臼後 3 個月，關節的運動功能會恢復 80%～90% 左右。

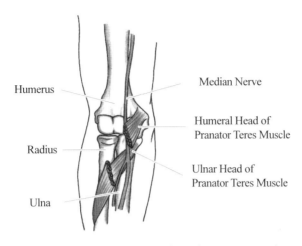

圖 6-35　肘部正中神經（Median Nerve）

（二）併發症

1. 相伴隨的骨折：佔 12%～16%。

　⑴內上髁。

　⑵喙突。

2. 異位的骨頭生成：

　⑴韌帶鈣化。

　⑵骨化性肌炎。

3. 神經之受損：罕見。

　⑴正中神經。

　⑵尺神經。

4. 血管之受損：臂動脈（Brachial Artery），罕見。

5. 反覆脫臼，罕見，若發生則原因可為：

　⑴喙突不癒合。

　⑵側韌帶減弱。

　⑶肘關節僵硬：很常見，常是復位固定後，物理治療不足所造成。

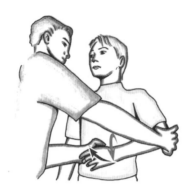

Nursemaid's Elbow Reduction

圖 6-36　肘關節復位手法：1. 一手壓住橈骨頭；2. 另一手握住腕部並且輕微拔伸；3. 當彎曲手肘至 90 度時，同時將腕部旋後。

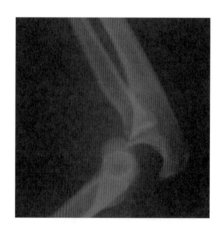

圖 6-37　肘後側脫臼

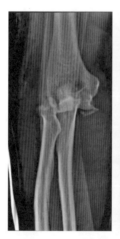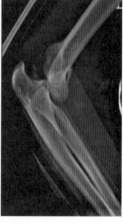

圖 6-38　後側脫臼合併肱骨骨折：左圖正面照，橈骨與尺骨向橈側移位且周圍有骨碎片；右圖側面照，橈骨與尺骨向肱骨後側移位脫臼且遠端肱骨髁部有骨折。

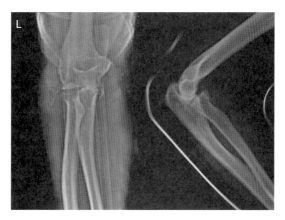

圖 6-39　承上圖：後側脫臼合併肱骨骨折，經復位後骨折碎片已不明顯了。

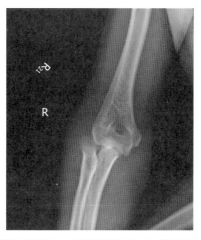

圖 6-40　後側脫臼，正面照較不明顯：肘關節脫位是以遠端肱骨為基準，鷹嘴窩移位到肱骨後側，則稱後側脫位。

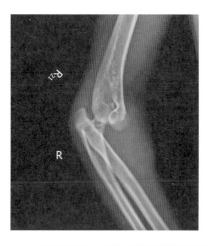

圖 6-41　後側脫臼：側面照可明顯看出。

二、前臂的骨折

前臂由橈骨與尺骨組成；近端橈骨頭與尺骨鷹嘴窩與遠端肱骨組成肘關節；遠端橈骨頭與遠端尺骨與腕部八塊掌骨組成腕關節。

（一）鷹嘴突骨折

1. 直接外力：粉碎性骨折。
2. 間接外力：撕裂性斜位或橫向骨折。

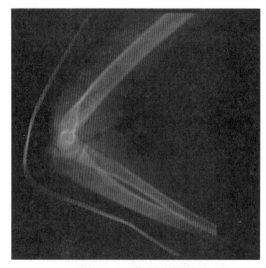

圖 6-42　鷹嘴突骨折

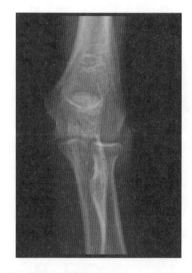

圖 6-43　鷹嘴突骨折合併橈骨脫位：正面照骨折不明顯。

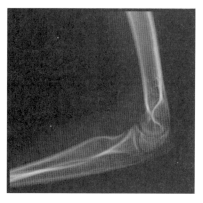

圖 6-44　鷹嘴突骨折合併橈骨脫位：側面照骨折可明顯看出，近端橈骨頭部整個埋入尺骨，顯示橈骨脫位。

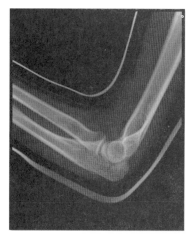

圖 6-45　鷹嘴突骨折合併橈骨脫位：側面照骨折可明顯看出，近端橈骨頭部已從尺骨端浮出，顯示橈骨已復位。

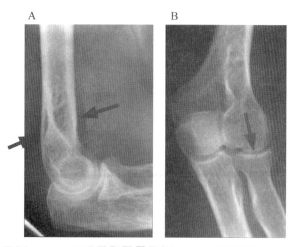

圖 6-46　前臂骨折：圖 A 為橈骨和尺骨骨折，只有輕微移位；圖 B 為明顯彎曲。

（二）橈骨頭（Radial Head）骨折

人的橈骨位於大拇指側，上端爲扁圓形的頭，上面參與肘關節的組成，而以其周緣與尺骨構成橈尺近側關節（組成肘關節的一部分），下端粗大，下面參與橈腕關節的組成，其內側面與尺骨下端相接，構成橈尺遠側關節。由於橈骨與尺骨上、下端之間均有關節，橈骨可以環繞尺骨做 140 度～160 度的迴旋運動，即前臂和手的旋前和旋後運動；當橈骨下端旋至尺骨前方稱「旋前」，此時橈骨與尺骨交叉，與此相反的運動稱「旋後」，此時兩骨並列；這樣大大增加手的活動範圍。如果跌倒時用手掌撐地，由於橈骨須承受所有力量，有可能因此發生骨折。

1. 受傷機轉：摔倒時手向外伸展，使肘部變爲外翻，並使橈骨頭推向肱骨小頭（Capitellum）。

2. 分類：

　　⑴第一型：未移位的骨折。

　　⑵第二型：邊緣的骨折，並有移位。

　　⑶第三型：粉碎性骨折，波及整個橈骨頭。

　　⑷第四型：橈骨頭的骨折，並有尺骨的脫臼。

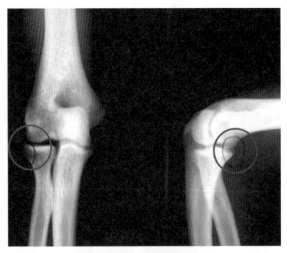

圖 6-47　近端橈骨頭骨折

（三）單獨尺骨的骨折（Nightstick Fr.）

尺骨由於沒有旋轉肌附著，因此單獨尺骨的骨折較單純。

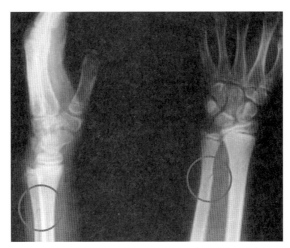

圖 6-48　單獨尺骨的骨折（Nightstick Fr.）：此為不完全性骨折，因小孩生長板尚未癒合骨頭有彈性，可在骨膜鞘內裂開彎曲，斷端未完全斷裂屬於年輕人之青枝骨折（Greenstick Fracture）。

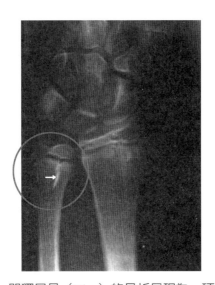

圖 6-49　單獨尺骨（Ulna）的骨折呈現為一硬化線。

（四）蒙特加氏骨折（Monteggia's Fr.）

蒙特加氏骨折（Monteggia's Fr.）如 Policeman's Nightstick。

1. 定義：尺骨近端 1/3 內的骨折，加上橈骨頭的脫臼。

2. 發生率：約佔前臂骨折的 7%，約 25% 發生在 15 歲以下兒童。

3. 受傷機轉：

⑴直接外力：撞擊到前臂尺側。

(2)間接外力：摔倒時手向外伸展，前臂正值旋轉位置，且手肘正當不同程度彎曲或過度伸展的姿勢。

4. 分類：

(1)第一型：尺骨骨幹的骨折，並有橈骨頭的前側脫臼。是最常見的一型，大約佔60%～80%。

(2)第二型：尺骨骨幹的骨折，並有橈骨頭的後側或後外側脫臼。

(3)第三型：尺骨垢幹的骨折，並有橈骨頭的外側或前外側脫臼。最常發生於兒童。

(4)第四型：橈骨及尺骨在近端1/3內同一位階的骨折，並且有橈骨頭的前側脫臼相當少見。

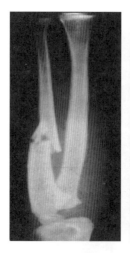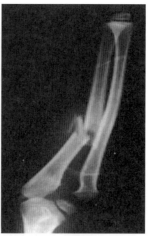

圖 6-50　蒙特加氏骨折（Monteggia's Fr.）

（五）單獨橈骨的骨折

1. 受傷機轉：直接撞擊，手向外伸展時著地，而前臂明顯旋前。

2. 橈骨近側端的骨折：近側斷端旋後並向上移位，遠側斷端旋前並被拉向尺骨。因為旋前肌（Pronator）、旋後肌（Supinator）及肱二頭肌（Biceps）三條肌肉作用的結果。

3. 橈骨遠側端的骨折：近側斷端在原來位置，遠側斷端會旋前。

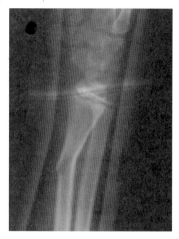

圖 6-51　橈骨遠側端的骨折：斷端未完全分離，屬小孩之青枝骨折（Greenstick Fracture）。

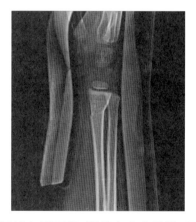

圖 6-52　右手橈骨遠側端的骨折之側面照：斷端未完全分離，屬小孩之青枝骨折（Greenstick Fracture）。

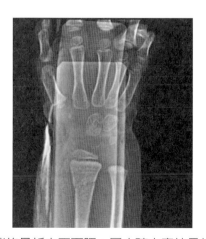

圖 6-53　右手橈骨遠側端的骨折之正面照：屬小孩之青枝骨折（Greenstick Fracture）。

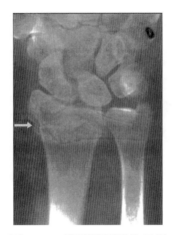

圖 6-54　橈骨遠側端的骨折

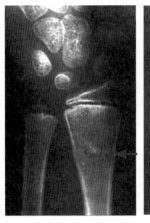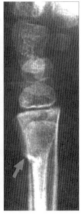

圖 6-55　橈骨遠側端的骨折：斷端未完全分離，屬小孩之青枝骨折（Greenstick Fracture）。左為正面照，右為側面照。過度的壓力有時會將體操小選手的手腕生長板撐開，X 光會看到橈骨遠端的生長板間隙增加的情形。

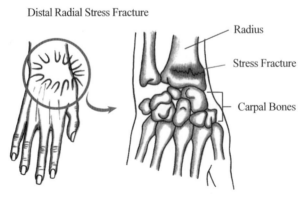

圖 6-56　遠端橈骨壓迫性骨折

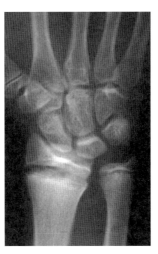

圖 6-57　橈骨遠端的生長板間隙增加：說明遠端橈骨骨折之存在。

（六）特殊型態的橈骨遠側端骨折

1. 蓋氏骨折（Galeazzi 骨折）

⑴定義

橈骨遠側端骨折，並有遠側橈尺關節的脫臼。橈骨中下 1/3 骨折，合併下尺橈關節脫位具有許多名稱。早在 1929 年法國人即稱之爲反孟氏骨折。1934 年 Galeazzi 詳細描述了此種損傷，並建議強力牽引拇指整復之。此後即稱此種損傷种爲蓋氏骨折。還曾被稱爲 Piedmon 骨折。蓋氏骨折可因直接打擊橈骨遠端 1/3 段的橈背側而造成；亦可因跌倒，手撐地的傳達應力而造成，還可因機器絞軋而造成。受傷機轉不同，其骨折也有不同特點。

⑵骨折分型

① 橈骨遠端青枝骨折合併尺骨小頭骨骺分離，均爲兒童。此型損傷輕，易於整復。

② 橈骨遠端 1/3 骨折，骨折可爲橫形、短斜形、斜形。短縮移位明顯，下尺橈關節脫位明顯。多爲跌倒手撐地致傷。前臂旋前位致傷時橈骨遠端骨折段向背側移位，前臂旋後位致傷時橈骨遠折段向掌側移位。臨床上以掌側移位者多見。此型損傷較重，下尺橈關節掌背側韌帶，三角纖維軟骨盤多已斷裂（三角纖維軟骨盤無斷裂時多有尺骨莖突骨

折）。骨間膜亦有一定的損傷。

③ 橈骨遠端 1/3 骨折，下尺橈關節脫位，並合併尺骨幹骨折或尺骨幹之
外傷性彎曲。多爲機器絞軋傷所致。損傷重，可能造成開放傷口。此
時除下尺橈關節掌、背側韌帶，三角纖維軟骨盤破裂外，骨間膜多有
嚴重損傷。通常骨折部位在橈骨中下 1/3 交界處，爲橫形或短斜形，
多無嚴重粉碎。如橈骨骨折移位顯著，下尺橈關節將完全脫位。於前
後位 X 光片上，橈骨表現爲短縮，遠側尺橈骨間距減少，橈骨向尺骨
靠攏。側位 X 光片上，橈骨通常向掌側成角，尺骨頭向背側突出。比
Monteggia's 骨折常見。

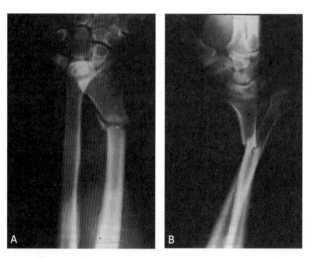

圖 6-58　Galeazzi 骨折（蓋氏骨折，葛列茲骨折）：A：正面照只見遠端橈骨骨折，不見尺
　　　　　骨骨折；B：側面照可明顯見到尺骨脫位。

2. 柯雷氏骨折（Colle's Fr.，Pouteau's Fr.）

⑴定義

① 橈骨遠側端骨折，並向背側移位。尺骨向背側脫位合併橈尺下部關節
（Inferior Radio-Ulnar Joint）障礙，尺骨莖突壓痛，旋後困難。

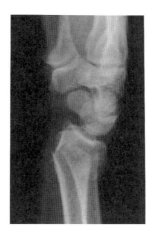

圖 6-59　Colle's（Pouteau's）骨折：橈骨遠側端骨折，並向背側移位。

⑵發生率

Colle's 骨折是橈骨遠側端骨折中最常見的骨折。可發生在任何年齡層，但常見於在年紀大的人。

⑶變形

發生 Colle's 骨折時，手會變型像叉子（Dinner-Fork）一樣。

⑷柯雷氏骨折（Colles' Fracture）併發症

柯雷氏骨折是最常見的骨折，於是它的併發症也很重要，不過，比較上並不會更常有，通常可見的是腕部乏力，還有不明所以的變形，活動滯礙和疼痛。常見的變形是手偏往橈骨方向（Radial Deviation），而尺骨方向產生突起，加上復原的時候，骨折的部位其骨頭會吸收，以致**橈骨（Radius）**隨之縮短。另外，腕的背部，尺骨（**Ulna**）頭部會突出來。這種巨視性的半脫臼（**Subluxations**），發生在尺骨的位置，稱作 Madelung 氏變形，有時候，青少年在沒有外傷的導因下，也會有這種變形。柯雷氏骨折總伴有橈尺下部關節（Inferior Radio-Ulnar Joint）障礙，有些病例，這會使緊靠尺骨莖突（Styloid）側方，產生持續的疼痛及壓痛。

此外，橈尺下部關節的分裂，也是使腕部活動喪失的之一。譬如，病人最關切的病狀：腕部不能旋後（Supination），正是由此引起，另外，大部分這類骨折，腕部背彎（Dorsiflexion）也會有滯礙，不過，牽連的問題較少。還有幾樣重要的併發症是：

① 伸拇長肌（Extensor Pollicis Longus）肌腱破裂，通常發生在受傷幾月
之後，這是由於該肌腱損傷或缺血（Ischemia）所引起。

② 蘇迪克氏萎縮症（Sudeck's Atrophy），一般是停止煆石膏（P.O.P.）固
定幾星期之後才被診斷出來，其主要症狀是：手腕和手指明顯的腫大，
巨視性的指部僵硬，腕骨（Carpal）脫鈣。脫鈣情形在 X 光片上可清
楚看出。

③ 指頭活動喪失。

④ 癒合不良。

⑤ 正中神經受損。

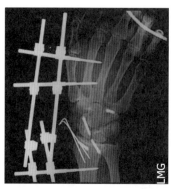

圖 6-60　此患者因車禍造成，左手遠端橈骨骨折及鉤狀骨骨折合併舟狀骨骨折：以骨內
鋼板固定及骨外鋼釘外固定，因合併尺骨脫位及橈骨與掌骨間之錯位，因骨折而
未能先行復位，恐造成日後關節僵硬合併活動受限，甚至形成蘇迪克氏萎縮症
（Sudeck's Atrophy）。

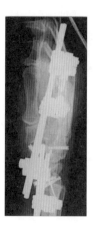

圖 6-61　此患者因車禍造成，左手遠端橈骨骨折及鉤狀骨骨折合併舟狀骨骨折：以骨內鋼
板固定及骨外鋼釘外固定，從側面照可明顯看出合併尺骨脫位及橈骨與掌骨間之
錯位且未復位，尺側三角纖維軟骨可能已經受損。

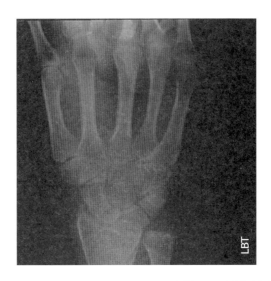

圖 6-62　此患者因車禍造成，左手遠端橈骨骨折及鉤狀骨骨折合併舟狀骨骨折：以骨內鋼板固定及骨外鋼釘外固定，骨內鋼板及骨外鋼釘雖已拔除，但因固定時間過久之故，關節間血液回流不佳且無法活動之下，在日後 X 光片顯示，腕部及掌部已出現脫鈣現象，形成蘇迪克氏萎縮症（Sudeck's Atrophy）。

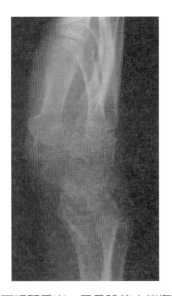

圖 6-63　側面照：從側面照亦可明顯看出，尺骨脫位未能復位且尺側三角纖維軟骨可能已經受損，腕部及掌部已出現脫鈣現象，指頭活動喪失形成蘇迪克氏萎縮症（Sudeck's Atrophy）。

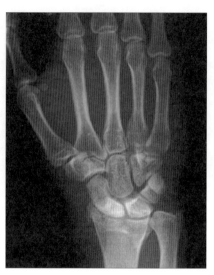

圖 6-64　正面照：此患者因車禍造成，左手遠端橈骨骨折及鉤狀骨骨折合併舟狀骨骨折。
　　　　原本已造成蘇迪克氏萎縮症（Sudeck's Atrophy），經治療一個月後脫鈣現象已有明
　　　　顯改善。

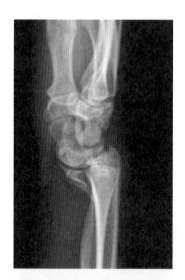

圖 6-65　側面照：尺骨脫位未能復位且尺側三角纖維軟骨可能已經受損，腕部及掌部已出
　　　　現脫鈣現象，指頭活動喪失形成蘇迪克氏萎縮症（Sudeck's Atrophy）。經治療後 X
　　　　光片顯示，尺骨已復位使血液回流改善，手指末梢血流較為通暢，脫鈣現象亦隨
　　　　之消失。

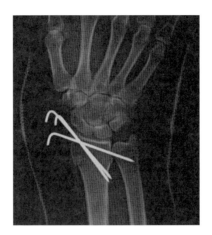

圖 6-66　正面照：右手遠端橈骨骨折合併尺骨脫位以鋼釘外固定。遠端橈骨與掌骨關節間隙變窄，可說明橈骨復位不完全，日後會造成腕關節活動受限。

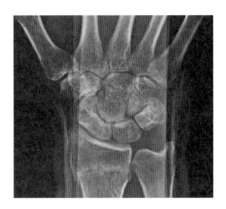

圖 6-67　正面照：右手遠端橈骨骨折合併尺骨脫位以鋼釘外固定，鋼釘拔出又重新復位。

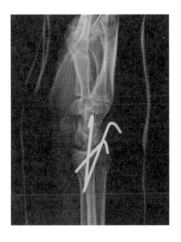

圖 6-68　側面照：右手遠端橈骨骨折合併尺骨脫位以鋼釘外固定。遠端橈骨與掌骨關節間隙變窄，且尺骨脫位未復位。說明橈、尺骨若復位不完全，日後會造成腕關節活動受限。

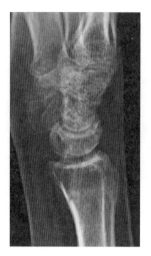

圖 6-69　側面照：右手遠端橈骨骨折合併尺骨脫位以鋼釘外固定，鋼釘拔出又重新復位尺骨，X 光片顯示骨折癒合良好。

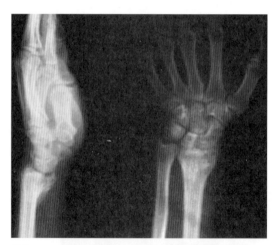

圖 6-70　Colle's（Pouteau's）骨折尚未復位。

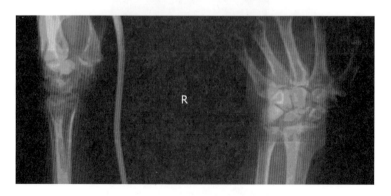

圖 6-71　Colle's 骨折已復位。

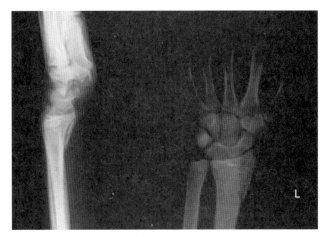

圖 6-72　Colle's 骨折側面照：骨折斷端向背側移動。

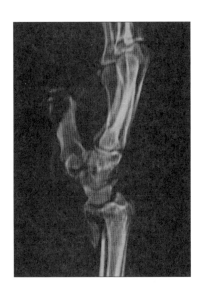

圖 6-73　Colle's 骨折側面照：骨折斷端向背側移動且重疊。

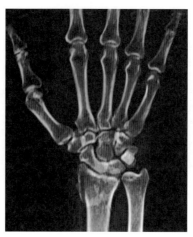

圖 6-74　Colle's 骨折正面照：橈骨斷端重疊。

3. Smith's（Reverse Colle's）骨折

　　⑴定義

　　　　橈骨遠側端骨折，並向掌面移位。1847 年 Smith R. W. 詳細描述了橈骨遠端骨折，其遠折端向掌側移位，合併下尺橈關節脫位的病例。此後即稱此類骨折為 smith 骨折，沿用至今。此類損傷其畸形恰與 Colle's 骨折相反，故亦稱之為反 Colle's 骨折。其學說成立前 9 年，即 1838 年，Barton JR 曾經描述了此種骨折的一種類型（Smith 骨折第Ⅲ型），後人稱之為 Barton 骨折。較早的同樣報導尚有 Lecomte，他描述的骨折乃係 Smith 骨折的第Ⅰ型和第Ⅱ型；Lentenneur，描述了 Smith 骨折的第Ⅲ型。Smith 骨折為一少見創傷，約占全身骨折的 0.11%。某院 81 年治療的橈骨遠端骨折 600 例中，Smith 骨折僅占 15 例。

　　⑵受傷機轉

　　　　此類骨折多為跌倒，腕背著地，腕關節急驟掌曲致傷。但 Thomas（1957）、FIandream、Sweeney（1962）等認為，其更容易發生此種骨折的機轉的是跌倒時手掌伸展，旋後位著地而造成。直接暴力也可造成，例如騎摩托車撞車時。

　　⑶骨折分類

　　　　按骨折線形態來區分，Thomas（1975）將 Smith 骨折區分為三種類型：

Ⅰ型：骨折線爲橫形，自背側通達掌側，未波及關節面，遠折段連同腕骨向掌側移位，向背側成角。

Ⅱ型：骨折線斜行，自背側關節面的邊緣斜向近側和掌側，遠折段連同腕一併向掌側及近側移位。

Ⅲ型：爲橈骨下端掌側緣骨折，骨折線斜行通過關節面，遠骨折端爲三角形，連同腕骨向掌側及近側移位，腕關節脫位。

⑷症狀

傷後腕部腫脹，疼痛，並出現腕部畸形，此畸形恰與 Colles 骨折的典型畸形相反。腕部活動受限。橈骨遠端有明顯壓痛，並可感知骨擦音，尺橈骨莖突關係異常。

X 光片上，典型的畸形是橈骨之遠折端連同腕骨向掌側移位，向近側移位。尺骨莖突可受累或不受累。很少有嵌入骨折，掌側骨皮質常有粉碎。

⑸變形

Smith's（Reverse Colle's）骨折其變形爲圓鍬狀（Garden-Spade）。

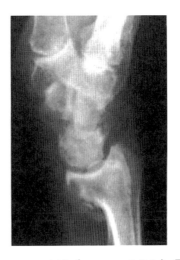

圖 6-75　Smith's（Reverse Colle's）骨折

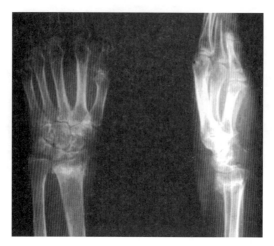

圖 6-76　Smith's（Reverse Colle's）骨折：左圖為正面照，可明顯看出橈骨斷端之骨折線反白特別明顯表示斷端重疊；右圖為側面照，可清楚看出橈骨斷端重疊且向掌面移位。

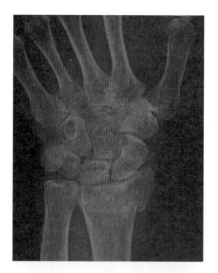

圖 6-77　正面照：橈骨遠側端骨折向尺側位移，橈骨掌骨關節間隙變窄，使腕掌部之血液受阻形成脫鈣現象。

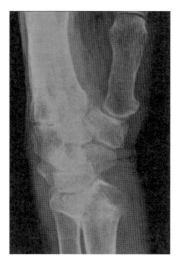

圖 6-78　側面照：橈骨遠側端骨折，橈骨骨折合併移位，復位不佳使橈骨掌骨關節間隙變
　　　　　窄，在側面照上，橈骨與尺骨與虎口開口應成一直線方是正常角度。上圖顯示，
　　　　　橈骨已向掌側移動使腕掌部之血液受阻形成脫鈣現象。

4. 巴頓氏骨折（Barton's 骨折，背緣的骨折性脫臼）

　⑴定義：遠側橈骨關節面背緣（Dorsal Rim）的骨折，並且有移位產生。

　　　橈骨遠端關節內骨折，伴橈腕關節脫位，有兩種類型，背側Barton骨
　　　折、掌側barton骨折，後者更常見。1838年美國外科醫生john Rhea Barton
　　　（1794～1871）首先描述這類骨折，故此得名。

　⑵發生率：70%發生在年輕男性。

5. Volar（掌側的）Barton's（Lentenneur's）骨折

　Volar（掌側的）Barton's（Lentenneur's）骨折爲遠側橈骨關節面掌側緣（Pal-
　mar Rim）的骨折。

　⑴定義：遠側橈骨關節面掌側（Volar）緣（Palmar Rim）的骨折，並且有
　　　移位產生。

　⑵原因：常因跌倒時手掌撐地所致。

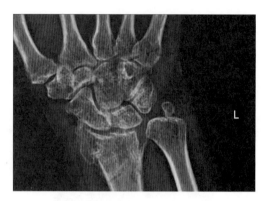

圖 6-79　正面照：左手遠側橈骨關節面掌側緣（Palmar Rim）的骨折，又稱 Volar Barton's（Lentenneur's）骨折，並且有移位產生。此患者因騎腳踏車跌倒，手掌撐地所致。

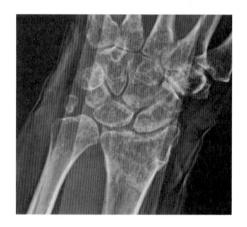

圖 6-80　背面照：左手遠側橈骨關節面掌側緣（Palmarrim）的骨折。此患者因騎腳踏車跌倒，手掌撐地所致。經復位治療後已明顯改善，骨折癒合良好。

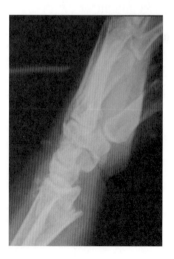

圖 6-81　側面照：似乎病情不甚嚴重，左手遠側橈骨關節面掌側緣（Palmar Rim）的骨折。此患者因跌倒手掌撐地所致。

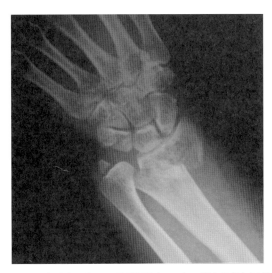

圖 6-82　背面照：接上圖，在側面照可明顯看出，左手遠側橈骨關節面掌側緣（Palmar Rim）的骨折和橈骨與尺骨脫位事態嚴重。遠側橈骨斷端明顯位移且向尺側移動，同時將尺骨推向尺側，造成三角纖維軟骨撕裂傷合併尺骨末端骨折。骨折復位之技巧「以大對小」。因此以此例來說明：掌部為小；腕部包含橈、尺骨為大。若以股骨頸骨折為例：股骨頸以下為小；髖關節以上為大，治療時應以髖關節對股骨作復位。在復位時應先拔身掌部，使掌部與腕部橈、尺骨分離，再將腕部向拇指側對位掌部，便可達成復位目的。如此病患便不需接受手術之固定，並且不影響腕部橈、尺神經之功能及患部血液之供應，也免去復健之路，預後甚佳。

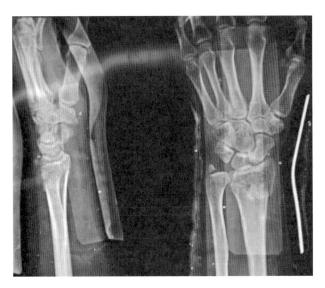

圖 6-83　側面及背面照：接續上圖，左手遠側橈骨關節面掌側緣（Palmarrim）的骨折，遠側橈骨斷端位移與尺骨脫位皆已復位。由圖 6-82 與圖 6-83 可看出在腕部之骨折，若單由正面照或側面照很難看出真正之事實，臨床上經驗不足之醫師，常會因單一照片而忽視病情，因此必須由至少兩個方向觀察才能釐清真相。

6. Chauffeur's（Hunchinson's）骨折

橈骨莖突（Styloid）的骨折，又稱 Chauffeur's（Hunchinson's）骨折，也是屬於關節面骨折。

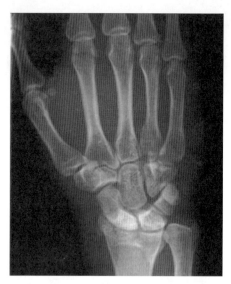

圖 6-84　正面照：橈骨莖突（Styloid）的骨折，又稱 Chauffeur's（Hunchinson's）骨折。

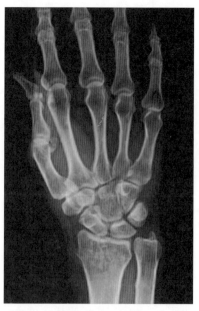

圖 6-85　正面照：橈骨莖突（Styloid）的骨折，又稱 Chauffeur's（Hunchinson's）骨折，在橈骨莖突處可明顯看到，因橈側伸腕肌瞬間用力拉扯而將橈骨拉出之撕除性骨折。

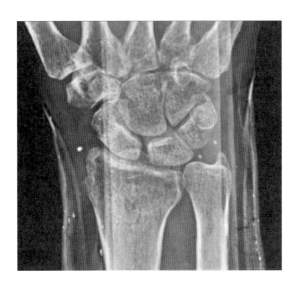

圖 6-86　正面照：橈骨莖突（Styloid）的骨折，又稱 Chauffeur's（Hunchinson's）骨折，在
　　　　橈骨莖突處可明顯看到，因橈側伸腕肌瞬間用力拉扯而將橈骨拉出之撕除性骨折，
　　　　經復位固定後骨碎面較平整。

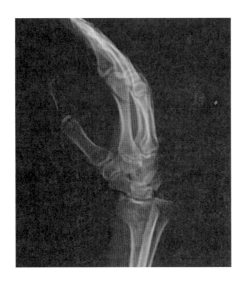

圖 6-87　側面照：橈骨莖突（Styloid）的骨折，在橈骨莖突處可明顯看到，因橈側伸腕肌
　　　　瞬間用力拉扯，而將橈骨拉出之撕除性骨折，合併出現尺骨脫位。

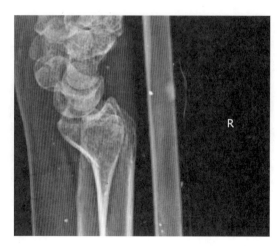

圖 6-88　側面照：橈骨莖突（Styloid）的骨折，經治療後在橈骨莖突處可明顯看到，尺骨脫位已復位。

（七）橈骨及尺骨一併發生骨折

1. 受傷機轉：

(1)直接的撞擊：橫向骨折或粉碎性骨折。

(2)非直接力（扭轉力）：螺旋狀骨折。

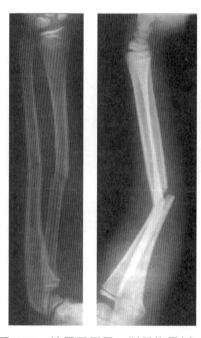

圖 6-89　橈骨及尺骨一併發生骨折。

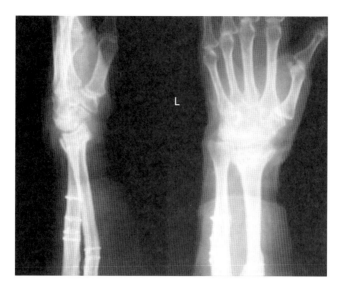

圖 6-90　橈骨及尺骨一併發生骨折。

（八）前臂骨折的併發症

1. 不癒合。

2. 癒合不良：很常見。

3. 血管及神經受損：不常見。

4. 腔隙症候群（Compartment Syndrome）：可造成 Volkmann's 缺血性攣縮。

5. 骨性接合（Synostosis）：因有異位的骨頭形成，而使橈骨及尺骨連合在一起，如此會使旋前旋後功能喪失。其造成的原因可為：

　⑴有骨斷片沒看到，癒合後造成兩骨相連。

　⑵兩骨間的骨間膜被破壞，產生血腫，進而促進異位骨生成。

第七章　手部（手指、腕部）

第一節　手指部、腕部構造

一、手指部構造

　　手部由掌骨、近端指骨、中指骨、遠端指骨組成。掌骨與近端指骨間之關節稱掌指關節（MCP），近端指骨與中指骨間之關節稱近側指間關節（Proximal Interphalangeal, PIP），中指骨與遠端指骨間之關節稱遠側指間關節（Distal Interphalangeal, DIP）。蚓狀肌和骨間肌分別源自於深屈肌肌腱和掌骨而止於遠端伸肌。而副韌帶則能防範手指外展和內收之不穩定性。

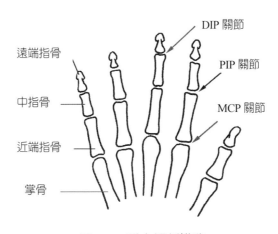

圖 7-1　手之解剖構造

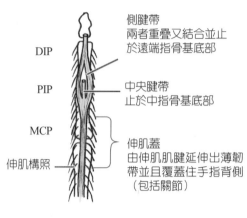

DIP

側腱帶
兩者重疊又結合並止
於遠端指骨基底部

PIP

中央腱帶
止於中指骨基底部

MCP

伸肌蓋
由伸肌肌腱延伸出薄韌
帶並且覆蓋住手指背側
（包括關節）

伸肌構照

圖 7-2　手指背側圖

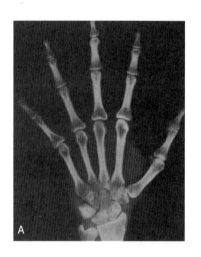
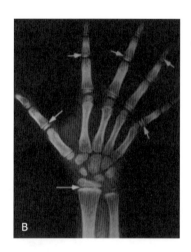

圖 7-3　手部 X 光片：圖 A 為正常成人手部 X 光片；圖 B 為正常小孩手指之 X 光正面照，
其中箭頭處所指的是生長板。

二、腕部構造

　　腕部由 8 塊小骨組成，分別爲舟狀骨、月狀骨、三角骨、豌豆骨、鉤狀骨、頭狀骨、小多角骨及大多角骨。其中舟狀骨最容易發生骨折而第二常發生骨折爲月狀骨。在月狀骨、三角骨及尺骨之間有纖維軟骨板，此結構之損傷或變性係慢性腕痛之常見原因。橫腕韌帶形成腕管之頂側（腕骨形成底部），若八塊掌骨之間存在錯縫時往往壓迫到其內之正中神經。橈骨莖突在此處拇指外展長肌和伸姆短肌之肌腱，形成一角度往往會磨損，稱爲 De Quervain 氏腱炎（媽媽手）。

　　腕管有 11 條屈肌肌腱穿過手腕的掌側面。包括 4 條屈指淺層肌、4 條屈指深層肌、屈拇指長肌、尺側屈腕肌及橈側屈腕肌。如果這些全被切斷則將有 22 個肌腱斷端，而如果正中神經也被切斷則有 24 處斷端。

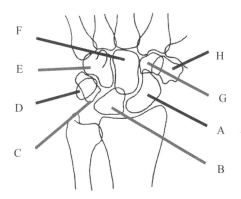

圖 7-4　腕部正面圖：A. 舟狀骨，B. 月狀骨，C. 三角骨，D. 豌豆骨，E. 鉤狀骨，F. 頭狀骨，G 小多角骨，H 大多角骨。

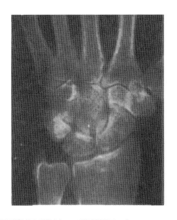

圖 7-5　正常腕部前－後視圖（A-P Radiograph）

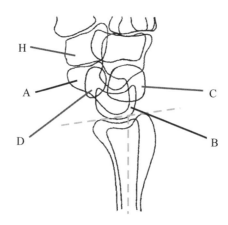

圖 7-6　腕部側面圖：腕骨雖然重疊但尚可分明白。A. 舟狀骨，B. 月狀骨，C. 三角骨，D. 豌豆骨，H. 大多角骨。

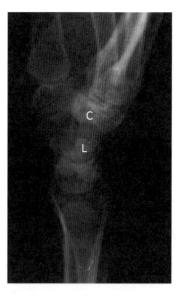

圖 7-7　正常側面圖：注意（舟狀 C 骨）（月狀 L 骨）。

三、關節的損傷

　　通常是脫臼之後引起關節韌帶的傷害。掌骨與指骨（Metacarpophalangeal, MCP）關節埋在手掌中，且關節間有強力的韌帶拉住，故不易脫臼。因此手指關節的損傷通常是在關節發生脫臼之後而引起關節韌帶之傷害。而遠側指間（Distal Interphalangeal, DIP）關節正常完全屈曲約 70 度，由於較容易復位，且即使復位不理想，對手部活動的影響也不大。至於近側指間（Proximal Interphalangeal, PIP）關

節正常完全屈曲約 110 度，對手的活動範圍（Range of Motion, ROM）影響較大，需小心處理。常見之症狀如板機指，即是因掌指關節錯位造成彎曲後無法伸直，必須用手將它板開才可伸直之症狀。

其病因之源頭，乃是因重複用力搬重物或彎曲手指，如從事勞動工作，需反覆用手指勾住物品，或家庭主婦上市場買菜提重，由於重複活動同一關節使關節超過應有之負重能力導致韌帶疲乏，尤其是最常見於食指及中指，因造成月狀骨之脫位而使掌骨關節韌帶緊繃所致。MCP 關節正常運動範圍為屈曲 90 度，過度伸展 20 度，伸展時可能發生部分外展及內收。PIP 關節主要的受傷機轉是脫臼可分為側面脫臼及背面脫臼。

（一）側位脫臼（Lateral Dislocation）

關節上有兩類韌帶：一種為側韌帶（Collateral Ligament）是屬於一種帶狀物；另一種為副側韌帶（Accessary Collateral Ligament）是一種膜狀物。側韌帶又有兩種：

1. 當向尺側脫臼時，傷及橈側韌帶。
2. 當向橈側脫臼時，傷及尺側韌帶。

（二）背側脫臼（dorsal Dislocation）

掌板（Volar Plate）為一纖維軟骨性構造，覆蓋 MCP 與 PIP 關節之掌面，位於關節的腹側面很強韌，可以避免 PIP 關節過度的伸展。當受到很強的外力使指頭後翻時，結果不是掌板斷裂，便是造成撕裂性骨折（Avulsion Fr.）（中段指骨之撕裂性骨折）。

1. 單純的背側脫臼（Simple Dorsal Dislocation）

   單純的背側脫臼（**Simple Dorsal Dislocation**）即使只有掌板斷裂，在斷裂的初期只要將骨頭復位，固定幾週即可。

2. 骨折性脫臼（Fracture-Dislocation）

   骨折性脫臼（**Fracture-Dislocation**）其掌板未斷，而將中段指骨拉扯一塊下來，由於此處位於關節面，且因 **PIP** 的活動角度達 **100～110** 度，活動度很大，易在日後形成外傷性關節炎。

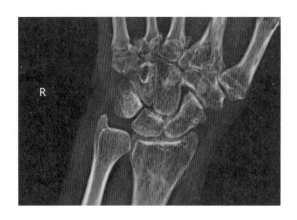

圖 7-8　正面照：右手橈骨合併第四、第五掌骨骨折，因騎腳踏車跌倒手掌撐地所致。

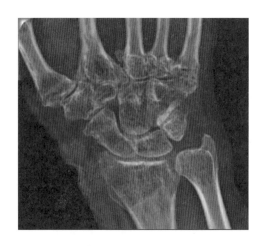

圖 7-9　正面照：右手橈骨合併第四、第五掌骨骨折，因騎腳踏車跌倒手掌撐地所致，經
　　　　復位治療後已明顯改善。

第二節　手部軟組織損傷

　　手是人體最複雜、最精細的器官之一，也是在工作和生活的重要器官之一。人
們進行各種各樣的活動和工作都離不開雙手。腕關節周圍肌腱較多，還有進出手部
的血管和神經。所以，腕與手指都因勞損引起的傷筋比較常見，如橈骨莖突部狹窄
性腱鞘炎、拇長屈肌腱和屈指肌腱狹窄性腱鞘炎、橈側伸腕肌腱周圍炎、腱鞘囊腫、
指間關節扭傷以及伸指肌腱、側副韌帶斷裂、腕關節軟骨盤破裂和腕管綜合症等。

　　腱鞘就是套在肌腱外面的雙層套管樣密閉的滑膜管，是保護肌腱的滑液鞘，
具有維持手指的正常屈伸和肌腱滑動的功能。它分兩層包繞著肌腱，兩層之間一空

腔即滑液腔，內有腱鞘滑液。內層與肌腱緊密相貼，外層附於腱纖維鞘裏面，共同與骨面結合，具有固定、保護和潤滑肌腱，使其免受摩擦或壓迫的作用。當手部固定在一定位置作重複、過度活動時，肌腱和腱鞘之間因經常發生摩擦，以致水腫、纖維性變化，引起內腔狹窄。由於肌腱在腱鞘內活動時，通過的徑道狹窄，從而出現疼痛和運動障礙，這種情況便稱爲腱鞘炎。若不治療，便有可能發展成永久性活動不便。多見於中年以上，女多於男（約 6：1），好發於家庭婦女和手工操作者（例如紡織工人、木工和抄寫員等），哺乳期及更年期婦女更易患本病，故又稱「媽媽手」。手部之肌腱包含屈肌肌腱（Flexor Tendons）及伸肌肌腱（Extensor Tendons）。

一、屈肌肌腱（Flexor Tendons）

屈肌肌腱就是使手腕彎曲手指握拳的肌腱，肌腱就是所謂的筋，屈肌肌腱一旦斷裂，手部就無法做出彎曲的動作，拿東西就會出現問題，影響手功能非常的明顯，所以萬一發生屈肌肌腱受損的情況時，一定要盡早處理才不會引發日後關節僵硬、手部變形的併發症。

屈肌肌腱近端附著於手肘肱骨的內側，遠端則終止於各手指的指骨上，所以發生屈肌肌腱斷裂之後必須將手腕及手指都固定保護在彎曲的姿勢，此時的屈肌肌腱爲最鬆弛的狀況，才可以得到較佳的修復及肌腱張力。屈肌的肌腱部分走在滑液鞘及纖維鞘中。纖維鞘內襯一層滑液膜，從遠側指端（DIP）關節一直到遠側的掌紋，在指頭彎曲可避免肌腱變成「弓弦狀」。滑液鞘若在拇指及小指一直向進側延伸過腕管（Carpal Tunnel）。中間的三指在指頭部分並無屈肌鞘，但在掌部有一個且也是延伸到手腕部。

屈肌肌腱的損傷可區分爲 5 區：

第一區：在 DIP 關節的遠側。

第二區：指頭部分（從 DIP 到第一掌紋間）。

第三區：在掌部（Palm）。

第四區：在腕管（Carpal Tunnel）。

第五區：在前臂（Forearm）。

前臂肌腱的損傷都不在任何腱鞘內，因此修補起來比其他部位簡單。

二、伸肌肌腱（Extensor Tendons）

（一）一般情況

由於伸肌只有在跨過腕部處才有腱鞘，因此修補指頭屈指肌腱時遭遇到的問題並不存在。若在手背處斷裂，則因為有相互連結的纖維帶交錯著，故斷裂處收縮不會超過幾毫米之遠，因此即使不修補，某些伸肌的功能最後仍能恢復。

（二）槌狀指（Mallet Finger）

劇烈的屈指或橫過 DIP 關節背側的撕裂傷，都會扯下或切斷伸指長肌在遠側指骨基部的附著處。若不治療會使遠端指節掉下來而成為槌狀形變。雖然不治療功能也會改善，可利用槌狀指夾板來固定 6 週以獲得較佳結果。使 DIP 關節過度伸展而保留 PIP 關節的活動性。

（三）鈕口狀病灶（Boutonniere Lesion）

伸肌肌腱在末端會膨散成三條。若因受切割或肌肉強力收縮，造成中央那條從中段指骨的附著處掉下來，則兩側的條狀帶（Slip）會向下掉，而使 PIP 關節自兩條帶間突出，成為一具特徵的形變且會阻礙功能（Boutonniere 在法文為 Button-Hole，即鈕口）。

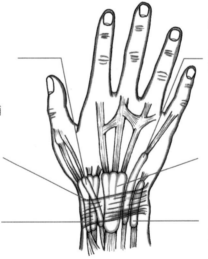

拇長肌伸肌腱鞘
（Tendinous Sheath of Extensor Pollicis Longus）

拇長展肌和拇短伸肌腱鞘
（Tendinous Sheath of Abductor Longus and Extensor Pollicis Bevis）

橈側腕長伸肌腱鞘
（Tendinous Sheath of Extensor Carpi Radialis Ingus）

小指深肌腱鞘
（Tendinous Sheath of Extensor Digitorum Minimi）

指伸肌腱鞘
（Tendinous Sheath of Extensor Digitorum Digitorum）

尺側腕伸肌腱鞘
（Tendinous Sheath of Extensor Carpi Ulnaris）

圖 7-10　伸肌肌腱（Extensor Tenrons）

三、屈指肌腱腱鞘炎

（一）簡介

　　腱鞘炎是一種很常見的疾病，實質上它是腱鞘與肌腱共同的炎症。腱鞘炎共有以下 5 種類型：狹窄性腱鞘炎；急性纖維性腱鞘炎；急性漿液性腱鞘炎；急性化膿性腱鞘炎和結核性腱鞘炎。屈指肌腱腱鞘炎，多發於拇指、中指與第四指，因此又被稱為彈響指或板機指。尤其以拇指為最常見，故又稱拇長屈肌腱鞘炎。發生在其他四指者，稱為屈指肌腱腱鞘炎。其發病原因都是因手指屈腱在掌骨遠端處的腱鞘狹窄所致，常伴有局限性肌腱增厚，其治療方法也是一樣的，只是發病部位不同而已。病人在患指屈曲後而再度伸展時，在半途中會感到阻抗力，有時只有以另一手被動地伸展該指才能克服，重新伸展時會伴隨可以觸摸得到的劈拍聲，在伸肌腱鞘底部往往出現壓痛有時也可觸摸到腫塊。手指屈肌肌腱變厚，且在手指伸展時屈肌腱鞘底部入口處會感到阻力。變厚之原因，最常由於濫用所致，但也與類風濕性關節炎有關。

　　屈指的腱鞘炎多發生在右手的拇、中兩指的掌指關節處。每一掌骨頭掌側均有一淺溝，與鞘狀韌帶共同構成一狹窄堅硬的纖維骨管，在第一掌骨有拇長屈肌腱通過進入拇指，其餘掌骨則有指淺深屈肌腱通過進入手指。長期手握硬物操作，例如燙衣、持剪、握鍋柄等，可使纖維骨管受到硬物和掌骨頭的擠壓、摩擦，產生同橈骨莖突狹窄性腱鞘炎同樣的病理變化。也並非整個腱鞘都有增厚和狹窄，而是僅限於局部。最常見的位置是各指屈肌腱腱鞘的起端，即位於掌指關節掌骨頭的掌面。

（二）診斷

　　在臨床表現中，絕大多故患者有勞損病史，常可追詢到病人有反覆使用手指，如屈伸拇指，或用拇指頂壓等動作的病史，如較長時間從事鞔鞋或編結等工作。患者主訴拇指或手指酸痛無力，在屈伸時有彈響聲，在晨起時疼痛更甚，活動手指後反好轉些。

　　掌指關節掌側有疼痛、壓痛及硬結，彎曲手指時，患指突然停留在半彎曲約閉鎖狀態，再用力屈指時，出現手指如槍機般突然跳過才能最後完成屈指動作，有時有彈響聲。當手捫在硬結處時，這種彈響感覺更為清楚，而且能夠感覺出肌腱通過狹窄區的滑動情況，有時並能看到患指有彈跳情況。所以本病又名彈響指或扳機

指。相反，伸指時也會出現同樣的閉鎖現象。這種既不能屈，又不能伸的閉鎖現象，輕者可靠患指堅持屈或伸的動作解除，重者需用健手被動地板動才能解除。

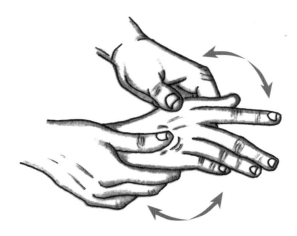

圖 7-11　手部扭傷復位手法

四、手指側副韌帶撕裂

（一）簡介

　　由於手指是人從事工作或其他活動必不可少的器官，所以受傷的機會極為常見，尤以指間關節及掌指關節之側副韌帶及關節囊等軟組織纖維的損傷。嚴重時可有一側或兩側側副韌帶斷裂。各指間關節兩側均有側副韌帶，當指伸展時，各側副韌帶即行緊張，故手指不能側屈；在關節屈曲時，韌帶均行鬆弛，即可有較小側屈運動。故多數患者受傷時手指為伸直位，外力衝擊指端，使其向側方彎曲。由於槓桿作用損傷多發生於近端指間關節，造成一側或兩側側副韌帶斷裂，並可併發半脫位（但後者多自行復位）。

（二）診斷

　　傷後關節周圍腫脹、疼痛劇烈、功能障礙、局部有壓痛等損傷症狀。如側副韌帶斷裂時，除上述症狀更明顯外，有少數患者伴有畸形，手指偏向一側，並向該側活動程度增加；如有關節囊撕裂，側方運動更為明顯，有時可伴有一側撕脫骨折，可有移位；如同時有關節囊撕裂，由於關節內負壓作用，撕脫骨折或韌帶可被吸引至關節腔內，使復位不易。為明確診斷起見，可攝 X 光片。如將患指在異常側方

活動的情況下攝取正位 X 光片，可診斷指掌關節或指間有無向側方脫位。

　　常發生在掌指關節 MCP 側副韌帶或指間關節兩側，後者為多。一般多因撞擊或打球受傷，輕者患部彎曲困難；重者局部瘀青腫痛。建議冰敷即使受傷已數日仍需冰敷及拔伸關節。例如打球時手指吃蘿蔔乾，即為姆指間關節尺韌帶撕裂（Ulnar Collateral Ligament Tear）。姆指間關節尺韌帶 MCP 之扭傷又稱為守門球員拇指症，通常是曾因在跌倒時壓到拇指內側，令拇指與手指分開。特別常見於滑雪和橄欖球選手。

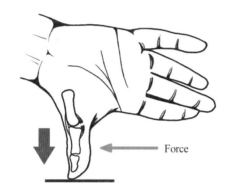

圖 7-12　手指側副韌帶撕裂

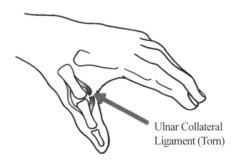

圖 7-13　姆指間關節尺韌帶撕裂（Ulnar Collateral Ligament Tear）

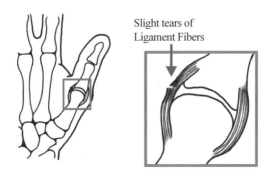

圖 7-14　姆指間關節尺韌帶撕裂（Ulnar Collateral Ligament Tear）

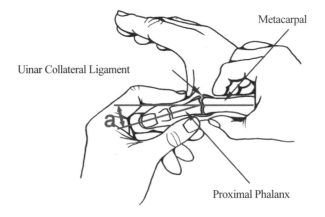

圖 7-15　姆指間關節尺韌帶撕裂（Ulnar Collateral Ligament Tear）

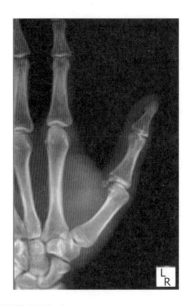

圖 7-16　姆指間關節尺韌帶撕裂（Ulnar Collateral Ligament Tear）同時合併骨折。

五、伸指肌腱斷裂

（一）簡介

手部肌腱損傷多爲開放性以切割傷較多，常合併神經血管傷或骨關節損傷，也可發生閉合性撕裂傷肌腱斷裂後，相應的關節失去活動功能。如指淺屈肌腱斷裂相應指近側指間關節不能屈曲；指深屈肌腱斷裂表現爲遠側指間關節不能屈曲；指深淺屈肌腱均斷裂，則遠近側指間關節均不能屈曲。由於手內肌仍完整掌指關節屈曲不受影響。

伸肌腱不同部位斷裂，其相應關節不能伸展並可出現畸形。手指伸肌肌腱因損傷而斷裂時稱爲錘（杵）狀指畸形，部分病人伴有撕脫骨折。伸指肌腱斷裂過去又叫棒球指。其治療效果、功能復原與否，須視損傷與開始治療相隔時間長短而定，如損傷後立即開始治療，其可預期功能恢復。

若伸肌腱中央束斷裂則在屈指時，近側指間關節背側突出，該處易受損傷，常伴中央束斷裂，正常進中央束與兩側束均在手指長軸的背側，中央束斷裂後，側束仍可伸指，若不及時修復中央束隨著屈指活動，兩側束逐漸滑向掌側，此時側束就不能起伸指作用，反使近側指間關節屈曲，遠側指間關節過伸，形成手指畸形。

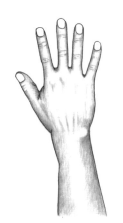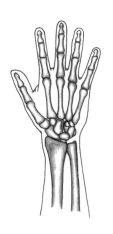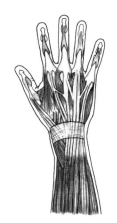

圖 7-17　伸指肌腱

（二）診斷

打球時手指吃蘿蔔乾，造成伸肌腱末端斷裂，此現象稱爲杵狀指（Mallet Finger），在過去稱爲棒球指。手指在劇烈的屈指或橫過 DIP（遠側指端）關節背側的撕裂傷，末節指骨底部撕裂或伸肌腱雖不斷裂但部分撕裂，發生撕脫骨折，二者皆因伸指與屈指肌力量失去平衡引起。

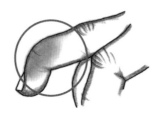

圖 7-18　杵狀指（Mallet Finger）伸肌腱斷裂

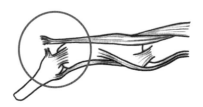

圖 7-19　杵狀指（Mallet Finger）伸肌腱斷裂

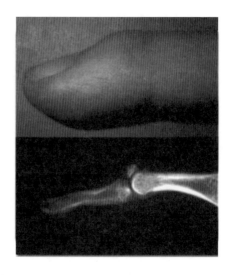

圖 7-20　杵狀指（Mallet Finger）：X 光片顯示末節指骨底部韌帶撕裂或骨折。

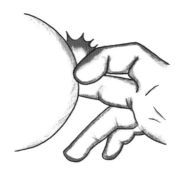

圖 7-21　杵狀指（Mallet Finger）末節指骨底部撕裂：打球時手指末節擠壓球面使指骨底部韌帶撕裂或骨折。

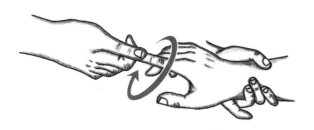

圖 7-22　手指旋轉手法

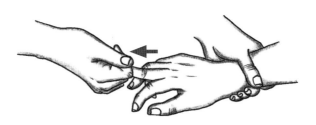

圖 7-23　手指拔伸手法

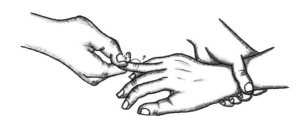

圖 7-24　手指末節拔伸復位手法

第三節　腕部軟組織之損傷

一、De Quervain 氏腱炎（媽媽手）

（一）簡介

　　De Quervain 氏腱炎又稱為腕腱炎（媽媽手），乃因侵犯拇指外展長肌及伸拇指短肌的纖維腱鞘，在其通過的橈骨莖突位置。狹窄性腱鞘炎在指、趾、腕、踝等部均可發生，但以橈骨莖突部即拇長展肌腱和拇短伸肌腱的共同腱鞘，及第一掌骨頭部的拇長屈肌腱鞘為最多見。由於腱鞘因損傷而發生纖維變化，引起鞘管狹窄，肌腱在鞘管內活動受限制，因此稱為狹窄性腱鞘炎。

　　腕部在橈骨下端莖突處有一個腱鞘，鞘內有拇長展肌腱與拇短伸肌腱兩根肌腱一起通過而進入拇指背側。由於腱溝淺而窄，底面突出不平，溝面覆蓋腕背韌帶，因此，兩腱均被約束於僅在正常時尚能容納的一狹窄且較堅硬的鞘內。人們在日常生產活動中，任何需要持續外展拇指的操作，例如抱小孩、擰洗衣服、包裝等經常的持久的操作，使肌腱在狹窄的腱鞘內不斷地運動摩擦，可以引起腱鞘的損傷性炎症。腱鞘由於損傷性炎症，水腫，並逐漸增厚，而使腔道更狹窄，嚴重者在鞘內滑動的肌腱也可變細，但其上下端則稍可變粗形如葫蘆狀，甚至會發生肌腱纖維的磨損或裂斷。當肌腱腫脹後，鞘內的張力增加，即產生疼痛及功能障礙，臨床上稱為狹窄性腱鞘炎。多發生於腕部經常向尺側或橈側屈曲時使用手指握力或做快速動作之人員，多為慢性職業性疾患，例如包裝工人、製鞋工人、鋼板謄寫員、家庭婦女及產婦多抱小孩後。

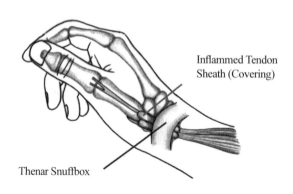

圖 7-25　De Quervain 氏腱炎（媽媽手）

（二）診斷

　　無明顯急性外傷史，但有引起慢性損傷的病史。主訴腕部橈側及拇指周圍疼痛，腕部無力，腕部的活動也有不等程度之限制，在橈骨莖突虛有明顯壓痛點，或有輕度腫脹，有時甚至有較硬的顆粒樣突出，疼痛或可放射至手、前臂。拇指主動內收與外展，或腕部外展，均可引起疼痛。

　　如使患者拇指內收握拳，腕向尺側偏屈，引起腱鞘部的緊張，壓力增加，可引起劇痛。發生疼痛之原因，是伸拇短肌及外展拇長肌因握拳而呈緊張，若再向尺側傾斜，則緊張更甚，與肌腱之摩擦也更劇。但如將拇指不屈於掌內而在掌外，則手向尺側傾斜時，有時疼痛就不明顯。X 光檢查一般無特殊。倘若病人將其拇指放到其彎曲之手指內時，而醫師將病患之腕推向尺骨側，則疼痛會加重（Finkelstein 氏檢查）。在橈骨莖突和／或穿過其上之肌腱部位出現壓痛，使外展拇短肌和伸拇短肌肌腱在橈骨莖突上形成銳角，因摩擦而致發炎，此症狀出現在編織、扭轉、抱小孩時。

　　因拇長肌與拇短肌於前臂橈側，斜跨在伸腕肌上，二肌群交叉時已走出腱鞘，活動時無腱鞘保護造成橈側伸腕肌損傷。病患之腕部及前臂出現疼痛，在急性期會有腫脹現象，活動時出現微細摩擦音，在沿著病變之橈側伸腕肌腱可觸及條索狀腫脹。受傷時間較久時，常合併發生第一腕掌關節之變性關節炎，其關節之被動性運動會造成疼痛及捻髮音。橈側伸腕肌腱炎因前臂肌肉，長期處於緊張或手指持久重覆運動引起。如橈骨莖突部腱鞘炎，腕部常向尺側或橈側屈曲或經常握物及拇指外展，經常持久外展拇指，引起腱鞘損傷性水腫。

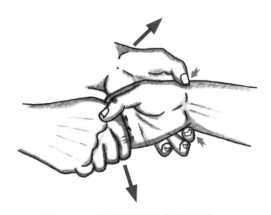

圖 7-26　腕部媽媽手復位手法

二、拇指腕掌關節之變性關節炎

（一）簡介

　　該關節附近出現壓痛。運動該關節時出現壓痛，往往出現捻髮聲，以拇指和手指夾捏物件時，因加速性磨損和撕裂傷而致。屈指肌腱腱鞘炎，多發於拇指、中指與第四指，尤以拇指為最常見，故又稱拇長屈肌腱鞘炎。發生在其他四指者，稱為屈指肌腱腱鞘炎。其發病原因都是因手指屈腱在掌骨遠端處的腱鞘狹窄所致，常伴有局限性肌腱增厚，其治療方法也是一樣的，只是發病部位不同而已。

　　屈指的腱鞘炎多發生在右手的拇、中兩指的掌指關節處。每一掌骨頭掌側均有一淺溝，與鞘狀韌帶共同構成一狹窄堅硬的纖維骨管在第一掌骨有拇長屈肌腱通過進入拇指，其餘掌骨則有指淺深屈肌腱通過進入手指。長期手握硬物操作如燙衣、持剪、握鍋柄等，可使纖維骨管受到硬物和掌骨頭的擠壓、摩擦，產生同橈骨莖突狹窄性腱鞘炎同樣的病理變化。也並非整個腱鞘都有增厚和狹窄，而是僅限於局部。最常見的位置是各指屈肌腱腱鞘的起端，即位於掌指關節掌骨頭的掌面。

（二）診斷

　　絕大多故患者有勞損史，常可追詢到病人有反覆使用手指，如屈伸拇指，或用拇指頂壓等動作的病史，如較長時間從事編結等工作。患者主訴拇指或手指酸痛無力，在屈伸時有彈響聲，在晨起時疼痛更甚，活動手指後反好轉些。掌指關節掌側有疼痛、壓痛及硬結，彎曲手指時，患指突然停留在半彎曲約閉鎖狀態，再用力屈指時，說出現手指如槍機般突然跳過才能最後完成屈指動作，有時件有彈響聲。當手們在硬結處時，這種彈響感覺更為清楚，而且能夠感覺出肌腱通過狹窄區的滑動情況，有時並能看到患指有彈跳情況。所以本病又名彈響指或扳機指。相反，伸指時也會出現同樣的閉鎖現象。這種既不能屈，又不能伸的閉鎖現象，輕者可靠患指堅持屈或伸的動作解除，重者需用健手被動地板動才能解除。

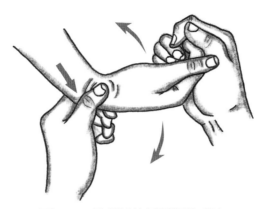

圖 7-27　腕部拔伸屈指復位手法

三、腕關節背側腱鞘囊腫（Ganglia）

（一）簡介

　　腱鞘囊腫是一種異位的滑囊液（Bursa），其有纖維性之內襯且含有澄清但具有黏滯性的液體，多半是膠凍（Jelly）狀的物質。能發生在許多部位，但大多和關節或腱鞘有關，是良性的。腕部任何部位皆可能發生，有時劇痛，偶而造成神經壓迫，無搏動性，大小約 1.5～2cm。可用加壓法直接擠破再用錢幣加壓固定，嚴重時或時間較久導致鈣化出現圓形如骨頭之硬塊時可用針頭抽出淡黃色黏稠液體。

　　腱鞘囊腫特別好發於手之背面，常見於舟狀骨與月狀骨間關節，一般情況下若腱鞘囊腫發生時間不久直接以按壓手法，加壓包扎即可。腱鞘囊腫（Ganglia）是指在關節或腱鞘附近發生的囊腫，以腕關節背側最爲常見，相當於舟骨和月骨的背面；其他如腕關節之掌面、手指背面或掌面、足及趾背面、膝之側面和膕窩等處亦多見。

　　囊腫常是單房性，有時也可能是多房性，囊內充滿液體。囊腫外膜乃纖維所組成，內層由白色光滑的內皮膜所覆蓋，腔內貯有膠凍狀黏液，多附著於關節囊上、腱鞘內或與關節腔腱鞘互相溝通，但也有囊腔呈封閉狀者。本症的囊腫，固然有一部分囊腫來自腱鞘，但另外也有一部分來自關節囊上的，因此本症的命名實質上是一個統稱。

（二）診斷

　　單從臨床觀察，與外傷有一定的關係。有人認爲是由於關節囊或腱鞘膜向外突

出，形成疝狀物；亦有人認爲係黏液樣變性所致。或由於結締組織內局部膠樣變性所致。常見於青壯年，女性多見，比例約爲 3：1。臨床表現爲局部小腫塊，可有輕度酸痛、無力感，腫塊發展緩慢。這類腫塊呈固形或橢圓形，高出皮面，大小不等，外形光滑，初起質軟，觸診輕度波動感，但日久纖維化後則可變得較小而硬，按壓之有酸脹感。無或輕微疼痛，也能向囊腫周圍組織作散射性疼痛。如果囊腫與腱鞘相連，則該肌腱所屬手指可能有軟弱乏力感。腕部的腱鞘囊腫常在腕背部發生，最常見的是從舟骨與月骨間關節、或小多角骨與頭狀骨間關節發生，臨床上每在伸拇長肌肌腱與伸指總肌肌腱的間隙顯露。其他在足部的，也可在足背面任何蹠間蹠節發生。一般比腕部略小並較扁平，膝部常在股骨與脛骨間隙發現在外側者多在股二頭肌前方，在內側者多在膝內側韌帶前後。

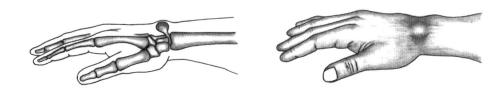

圖 7-28　腕關節背側腱鞘囊腫（Ganglia）

四、腕隧道症候群（Carpal Tunnel Syndrome）

腕隧道症候群（Carpal Tunnel Syndrome）又稱爲腕管綜合症或腕管症候群。

（一）簡介

腕道症候群（Carpal Tunnel Syndrome）俗稱滑鼠手，是一種常見的職業病。是指正中神經在腕管內受到壓迫所引起的手指麻木等神經症狀，臨床上並不少見，但往往在診斷上被疏忽，致被遺漏而沒有及時治療。正中神經主管輸送腦部神經訊息至拇指、食指、中指以及一部分無名指感覺神經。其實正中神經只提供輸送腦部神經訊息至拇指、食指、中指以及一部分無名指感覺神經；而餘下的無名指感覺神經及尾指神經是由尺**神經（Ulnar Nerve）**提供。尺**神經（Ulnar Nerve）**和正中神經（Median Nerve）起源於頸椎神經根，穿出椎間孔成臂神經叢分支。

腕關節掌側橫行韌帶與腕骨連接形成一「腕管」，就像一座拱橋，它的背面由腕骨構成，掌面由堅韌的腕橫韌帶構成；腕管內除有正中神經通過外，腕管處有

11 條屈肌肌腱穿過手腕的掌側面，包括 4 條屈指淺層肌、4 條屈指深層肌、屈拇指長肌、尺側屈腕肌及橈側屈腕肌。在正常情況下，屈指淺肌腱在腕管內滑動，因腕管有一定的容積，不會妨礙正中神經。當掌骨 8 塊小骨之間存在相互間之錯位時，屈指肌腱會發生炎性變化，此時腱鞘結構增生，體積增大，在腕管內就會壓迫正中神經而發生神經刺激症狀。尤其是舟狀骨或月狀骨導致正中神經壓迫，臨床上會有手掌麻木感，此種情況稱為腕隧道症候群（Carpal Tunnel Syndrome）。好發於 30～60 歲婦女，屬於正中神經壓迫。

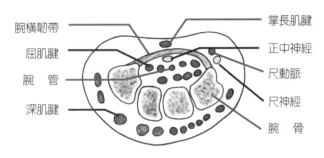

腕橫韌帶　　　　　　　　掌長肌腱
屈肌腱　　　　　　　　　正中神經
腕　管　　　　　　　　　尺動脈
　　　　　　　　　　　　尺神經
深肌腱　　　　　　　　　腕　骨

圖 7-29　腕管部橫斷面顯示腕管的結構。

（二）診斷

　　診斷要點為將患者兩手背相對壓迫，若時間少於 1 分鐘即有麻木感此時稱為腕管壓迫，治療分法只要將錯位之掌骨復位即可。一般骨科常以手術治療，但療效不佳，門診中常有頸椎神經壓迫先被誤診為腕隧道症候群（Carpal Tunnel Syndrome）之後，發現療效不彰時再從 MRI 中發現是頸椎椎間盤突出，病患常被開了手腕又再被開頸椎，實是浪費醫療資源又傷身。在受傷初期時，患者主訴手指麻木和刺痛。睡後也常因這種麻木刺痛而驚醒；但是當揮動患手後，手指麻木刺痛即可解除。麻木等症狀主要在食指，其次是中指、拇指和無名指，小指不被累及。針刺這些手指時，多數是刺痛減退或指端感覺消失，但掌部刺痛都存在。多數病例，可通過屈腕試驗使症狀再發，用手指壓迫腕部時有疼痛，以手指或叩診錘叩打腕部屈面正中時，也可引起向食、中指放射的刺痛。少數患者的手指有疼痛，有時會有一種燒灼性痛，就像火燒著皮膚一樣的疼痛。

　　後期患者出現大魚際肌（拇展短肌，拇對掌肌）萎縮、麻痺及肌力減弱，或拇

指、食指及環指之橈側一半的感覺消失；拇指處於手掌的一側，不能當側外展（即拇指不能與掌面垂直）。肌萎縮程度常與病程長短有密切關係，一般病程在四個月以後即可逐步出現。

五、尺骨隧道症候群（Ulnar Tunnel Syndrome）

（一）簡介

尺神經是由上臂神經叢中段索構成，就是由第八頸椎神經及第一胸椎神經匯集，經上臂到前臂，靠內側而沿著尺骨走向，途經手肘關節及手腕關節處，由肌肉、韌帶、骨頭組成的肘隧道（Cubital Tunnel），經蓋氏管（Guyon's Canal）進入手掌至小指及部分無名指。尺神經十分表淺，因此容易受到外來碰撞受傷或發炎壓迫。蓋氏管（Guyon's Canal）壓迫發炎會形成蓋氏管道症候群（Guyon Canal Syndrome），造成手部小指及無名指出現麻痺感，即是臨床所謂之「手肘隧道症候群」或「手腕隧道症候群」，嚴重時甚至造成手掌肌肉萎縮及手指無力、小指彎曲變形、無法輕鬆做出手部動作。尺神經壓迫危險族群包括：

1. 需大力敲擊工作的人。例如水泥匠鐵匠。
2. 需彎著手肘做事的人。例如修理手錶金飾匠、鋼琴家、小提琴家。
3. 肘關節脫臼或幼年時有手肘骨折的病患，由於多年之肘關節變形而壓迫尺神經。
4. 不正確的姿勢：午睡以手當枕頭或長時間打麻將，因前臂手肘以下靠在桌面易壓迫尺神經。習慣把手肘靠在桌面長時間打電腦、遊戲機的人。愛好手拿電話聽話筒「煲電話粥」的人。

（二）診斷

尺骨隧道位於豆狀骨及鉤狀骨的鉤之間，病患常因跌倒手掌撐地造成橈骨遠端骨折，此時常合併尺骨脫位。橈骨遠端與尺骨之間存在骨間肌，因橈骨遠端已固定，因此尺骨端便無法再活動而持續停留於脫臼位置，因尺神經受壓迫，最後導致小指肌肉消瘦，手部乏力，小指側感覺障礙。肘隧道症候群或稱尺神經壓迫症（Cubital Tunnel Syndrome）是上肢常見的神經壓迫症。早期的症狀是小指與無名指的麻痺、刺痛及肘關節內側的酸痛。麻木感通常在晚上比較嚴重。嚴重患者的肌肉會萎縮，

出現「爪」手的畸形現像。

　　直接的撞擊可導致急性尺骨神經發炎。慢性的尺神經壓迫及發炎，多因手肘關節受到長期倚靠的動作，例如開車習慣把手倚靠放在車窗上、裁縫師因長時間用力壓布剪裁。又或因手肘經常性屈曲，例如電腦操作員、工廠生產線組裝工人等。肘骨折手術後的骨質及肌肉增生等，都會壓迫尺神經。若於受傷當下以徒手整復手法先將錯縫之掌骨，包括豆狀骨及鉤狀骨先行復位，之後再復位橈骨與尺骨之間，則可避免尺骨隧道症候群（Ulnar Tunnel Syndrome）之發生。醫師以手術鋼釘固定而忽略尺骨脫位造成手腕三角纖維軟骨撕裂，同時形成豆狀骨及鉤狀骨的鉤之間錯位，待骨折已癒合後，因橈側以被手術固定下來，又因橈、尺骨間存在骨間肌以將兩骨固定之故，此時尺骨已無法再復位，時間一久引起尺神經壓迫，最後治療及復健療效皆不佳實是遺憾，更是現今西醫學之盲點。

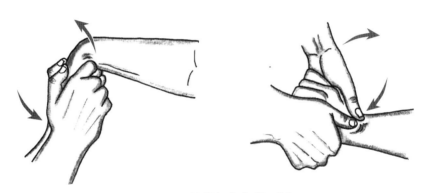

圖 7-30　腕部扭傷復位手法

六、手腕三角纖維軟骨撕裂傷、腕關節軟骨盤破裂（Triangular Fibrocartilage Complex, TFCC）

　　腕部是一複雜的部位，其中包含骨骼、肌腱、韌帶、神經及血管，只要有其中任何一項受到創傷，都可能影響手腕的功能。腕關節的創傷常發生在車禍、高處落下、及不經意的跌倒而用手腕去「撐地」，此時會有一縱向的軸力經過腕部，不僅會造成骨骼的骨折，腕骨的脫臼、錯位，甚至也會造成腕部韌帶的破裂，這些皆可能影響腕部的功能。

（一）簡介

　　就解剖而言，腕關節連接前臂及手部，骨骼包含了前臂遠端橈骨及尺骨、腕部

八塊骨頭；近端有舟狀骨、月狀骨、三角骨、豆狀骨；遠端有大多角骨、小多角骨、頭狀骨、勾狀骨；韌帶部分大約包括了遠端橈尺韌帶、三角韌帶群、腕骨近端腓內骨間韌帶、遠端骨腓內骨間韌帶及一些掌側與背側腓骨外韌帶；這些韌帶造就了這八塊骨掌骨的相關位置，更維持了腕關節的穩定性。在解剖上，腕關節軟骨盤又稱為三角纖維軟骨它位於腕關節尺側，也就是靠小指的那一邊，由於它包含了許多軟組織結構（韌帶，軟骨，肌腱等），而且形狀類似三角形而得名。本病過去被看作為一般的腕部傷筋，實際上這是軟骨損傷，在預後上也與一般扭傷有區別，故作專題介紹。

　　腕關節軟骨盤為一等腰三角形的纖維軟骨組織，三角尖端附著於尺骨莖突的基底部，底部附著於橈骨遠端關節面的尺側緣，在掌面與背面均與腕關節囊相連，因而把尺橈下關節與橈腕關節隔開為兩個關節腔。三角軟骨的生理功能是限制前臂過度的旋轉活動，當損傷外力是在手部固定情況下，使前臂過度旋轉而使下尺橈關節出現異常活動時，如旋轉力過大則引起三角纖維軟骨破裂。可單純發生也可併發於橈骨下端骨折與下尺橈關節脫位。腕部損傷時，若發生了橈骨遠端的撕脫或尺骨莖突的基底撕脫，這種損傷反而可避免軟骨盤的損傷。

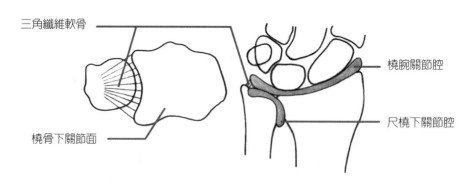

圖 7-31　腕關節軟骨盤

（二）診斷

　　在臨床表現上，大多數病者均有明顯外傷史，主要是腕關節於背伸或掌屈的情況下扭轉受傷。初期可有不同程度的腫脹，腫脹多局限於尺骨莖突背側隆起處。患者自覺腕部疼痛與無力感，並有握力減退。疼痛以尺側疼痛最為突出，旋前或旋後時可有疼痛，背屈支撐時亦可有疼痛感。幾乎所有患者在下尺橈關節背側或掌側有

明顯壓痛，軟骨盤擠壓試驗全部均陽性（用力將手腕極度的掌屈、旋前、尺側偏並加上擠壓旋轉的力量）。部分患者下尺橈關節鬆弛，尺骨頭較正常隆起，容易前後推動有鬆動感。

本病與舟狀骨骨折和月狀骨無菌性壞死的鑑別，前者壓痛局限於橈側的鼻煙窩而不在尺側；後者壓痛在腕部背側正中。與腕尺側副韌帶損傷及腱鞘炎的鑑別，前者損傷時腕橈側偏可加劇疼痛，尺偏不痛；後者壓痛在相應的腱鞘上。

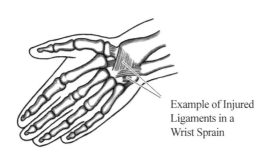

Example of Injured
Ligaments in a
Wrist Sprain

圖 7-32　手腕三角纖維軟骨撕裂傷。

當手腕三角纖維軟骨撕裂傷時，在 X 光片下通常看不到什麼東西，有時則可以看到尺骨前端太突出了，使原來的 X 光中三角纖維軟骨撕裂傷（Triangular Fibrocartilage Complex, TFCC）所代表的三角形空隙壓縮了，這樣的情形專業上稱為「尺骨變異陽性」（Positive Ulnar Variance），這就好像 TFCC 遭到上下兩塊骨頭以胡桃鉗的方式被夾破了。尺骨小頭突出是三角纖維軟骨破裂的一大特徵。只要尺骨小頭有突出，就能確定是三角纖維軟骨損傷。其原因是尺橈韌帶斷裂，三角纖維軟骨盤破裂，不能將骨頭固定住，以致遠端尺橈分離突出。三角纖維軟骨盤是使橈尺骨遠端緊密連結的主結構（遠端橈骨尺骨關節脫位併韌帶拉傷）。

臨床上手腕三角纖維軟骨的撕裂傷，常造成橈尺骨間之脫位或單純之尺骨脫位或三角骨之錯位。臨床表現出腕部腫脹、尺側明顯壓痛、旋後困難、腕部彎曲疼痛，甚至延誤治療後，會導致尺神經壓迫引起小指側麻木無力；日後可能造成小指肌肉萎縮、屈曲變形。

在門診中，常見病患因手術治療上療效不佳而來求診之案例，發現腕部尺側已有明顯僵硬變形，且活動受限，疼痛遲遲未減。就其原因是，三角骨或尺骨之脫位

仍未復位使然。治療「應求其本」，此「本」乃指，在三角纖維軟骨撕裂之同時，瞬間之強大力量已導致三角骨或尺骨之脫位。治療時，若只針對韌帶或軟骨進行修補並無法將關節內之緊繃感釋放，多餘之位能仍然存在於關節內，造成能量一直無法平衡，病情自然無法如期痊癒。

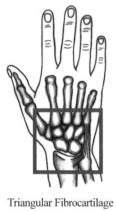

Triangular Fibrocartilage
Complex (TFCC) Injuries

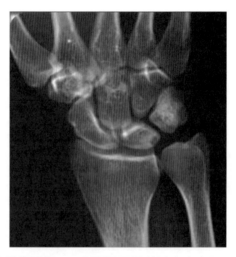

Triangular
Fibrocartilage
Complex
Ulna

圖 7-33　手腕三角纖維軟骨撕裂傷

圖 7-34　手腕三角纖維軟骨撕裂傷：X 光顯示尺骨前端太突出了，且尺骨出現偏轉之現象。

七、體操選手的手腕疼痛

（一）簡介

　　體操選手在以手腕撐地時，過度的伸展，會使腕骨產生夾擊的現象，造成疼痛。最常見爲腕掌關節之錯位。如手腕撐地時力量集中在掌部，因重心不穩，再加上身體向前移動之慣性，容易造成月狀骨之脫位；若力量集中在橈側，則會造成舟狀骨之脫位，甚至骨折。

（二）診斷

　　因舟狀骨之骨折常被忽略，故臨床上，當橈側出現明顯之瘀青腫痛、且拇指活動明顯受現時，應懷疑存在舟狀骨之骨折；若更不幸地，可能造成橈骨之骨折。亦有因重心偏尺側受傷時，可造成三角骨之脫位。臨床上會出現小指麻木感，且可能同時合併尺骨之脫位，表現出腕部旋後困難、尺側壓痛明顯、腕部外觀上出現畸型腫脹、關節緊繃且活動受限。練體操常有過度的壓力會集中在手腕，當局部破壞大於修補時，便會導致橈骨的壓力性骨折（Stress Fracture）。因受傷當下身體重心向前導致骨折時斷端向被側移動，其中以 Colle's 骨折最常見。

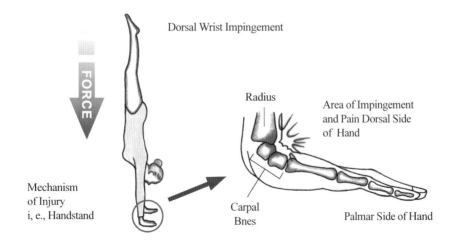

圖 7-35　體操選手運動圖：體操運動時手掌著地，使腕管受力而擠壓橈骨，因腕骨產生夾擊，形成腕、掌骨之間產生錯縫，嚴重時會使橈骨產生壓力性骨折。

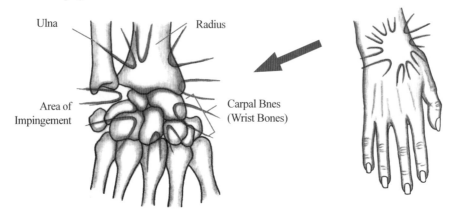

圖 7-36　腕骨產生夾擊，形成腕、掌骨之間產生錯縫：治療時應檢查腕部關節間是否存在錯縫，先適度復位腕關節再接合橈骨。

第四節　掌骨及指骨的損傷

　　首先要提到的是手指骨折的固定問題。根據研究報告，掌指關節（Metacarpo-phalangeal Joints）若保持伸展時易產生僵硬，而指間關節（Interphalangeal Joints）則相反。若在彎曲時會僵硬（大部分的情形）。因此若需要固定時，應使掌指關節維持 90 度彎曲，而指間關節則保持幾乎完全伸直的姿勢。雖然此規則也有少數的例外，但大部分的病例都必須要考慮到此姿勢的優點。此外，必須謹記在心的是手指對於固定不動的耐受性很差，即使遵循了上述的規則。若是固定受傷的手指太久（一般是不超過 3 週為原則），則會產生長期甚至永久的關節僵硬（Stiffness）。再次強調以下鐵律：手指骨折之固定不可以超過 3 週，在此期後，要立即做主動的關節活動，無論骨折情況如何。

一、第一掌骨基部的骨折：

　　1. 受傷的機轉：縱向的強大外力直接撞擊在第一掌骨的基部所造成，例如拳擊時。

　　2. 病理：此型的傷害有兩種不同類型：

　　⑴第一型：橫過第一掌骨基部的橫向或短斜向骨折，但是未進入關節面。

⑵第二型：進入掌腕（Carpometacarpal）關節的斜向骨折，大約恰在關節面的正中，此即所謂班奈特骨折性半脫臼（Bennett's Fracture Subluxation）。第二型的較爲嚴重，因爲除非能恢復平整的關節表面，否則日後很可能會產生骨性關節炎。當骨折是斜向（Oblique）時，則有很大的傾向遠側的大斷片會移位至近端小斷片的後上方。

3. 併發症：骨關節炎（Osteoarthritis），產生骨性關節炎的可能性前已提及，尤其是以手術方式鋼釘固定後，關節面被鋼釘固定下來，時間一久關節間韌帶無法正常活動，加上在手術前未作其他小關節面之適當復位，等骨折癒合後爲時已晚最終導致骨關節炎（Osteoarthritis）。臨床上骨關節炎（Osteoarthritis）只有在骨折波及關節面，且使其表面不規則後才會發生。若手要做粗重工作時，會造成很麻煩的殘障。

二、其他掌骨的骨折

掌骨的骨折在所有年齡層都相當常見。最常見的原因是摔倒時手著地，或是像在拳擊時的直接撞擊。根據位置骨折可分成兩類：

1. 掌骨基部的骨折，通常是橫向而沒有移位。

2. 經過骨幹（Shaft）的骨折。此可爲橫向或斜向的。橫向的骨折可是未移位的，也可以有廣大的分離並且有斷端間的重疊。若是斜向的骨折會相互伸縮，並因而會變短及造成指節（Knuckle）處凹陷。

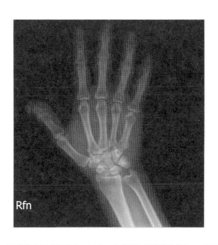

圖 7-37　正面照：可清楚看到右手無名指近端骨折，合併第五掌骨骨折。

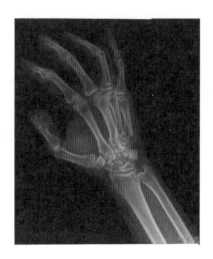

圖 7-38　另一角度仍可清楚看到，右手無名指近端骨折，合併第五掌骨骨折。

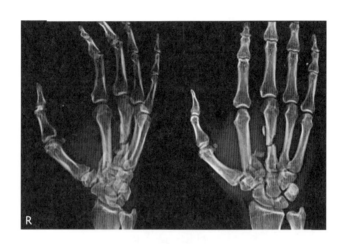

圖 7-39　第二、第三掌骨骨折性脫臼，被機器絞碎造成：同時可以看到手掌間有骨頭碎片，
　　　　左圖為側面照，右圖為正面照。

三、指骨的骨折

1. 類型：

⑴骨幹縱向的螺旋狀骨折。

⑵基部的斜向骨折。

⑶骨幹的橫向骨折。

⑷遠側指骨的粉碎性骨折。

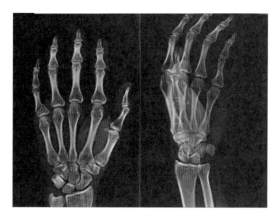

圖 7-40 左手小指近端骨折：正面照可清楚看到骨折線，斜位照則較不明顯。

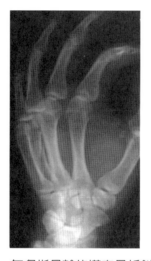

圖 7-41 無名指骨幹的橫向骨折斜位照。

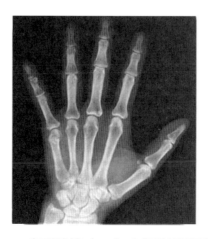

圖 7-42 左手遠端（DIP）小指骨折正面照。

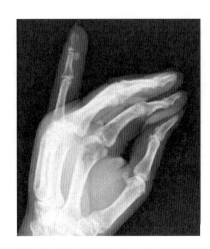

圖 7-43　更清楚看到左手遠端（DIP）小指骨折的側面照。

第五節　腕部的脫臼及腕骨的骨折

　　整個腕部的完全性脫臼，也就是所有腕骨整個從橈骨上脫出，是非常的罕見一種情況，在此不做介紹。腕骨的脫臼以月狀骨最常見。腕骨完全脫臼少見，有幾種不完全脫臼可被辨識出，其中可有一個或多個腕骨移位且可能合併骨折發生最常見為：

1. 月狀骨（**Lunate Bone**）的脫臼。
2. 腕骨在月狀骨旁的脫臼（**Perilunate Dislocation**）。

一、月狀骨（Lunate Bone）的脫臼

（一）說明

　　令人訝異的，一個和周圍骨頭如此緊貼且有強力韌帶附著的骨頭，竟會在跌倒而手部撐地時發生脫臼。但因為月狀骨有點成楔形，基部在前，故在跌倒而手伸直時，月狀骨會自頭狀骨（**Capitum**）及**橈骨**（**Radius**）間滑脫，移位的特點是月狀骨會在水平軸上旋轉 90 度以上，故其遠側端內凹的關節面會向前由於月狀骨已到達此位置，很明顯的，其後側附著的韌帶必定已被撕裂。

（二）併發症

　　由於許多附著其上的軟組織被撕裂，因此移位之月狀骨的血流供應汲汲可

危，產生無血管性壞死及隨後產生骨性關節炎的機會很高。也有機會傷及正中神經（Median Nerve）。

1. 無血管性壞死

在月狀骨脫臼後，無論是藉手操作或以手術來復位，其狀況應每個月照一次X光片來檢查。如果血液供應不足則無血管性壞死的徵象可在 1～4 個月出現，這些徵象包括：和周圍的骨頭比較起來密度較高，因為周圍的骨頭會因固定沒有活動而骨質疏鬆，壞死的骨頭反而較白。另一個徵象為骨頭會**萎陷**（**Collapse**）。如果已有無血管性壞死的明顯跡象，月狀骨應趕快切除。切除月狀骨，就像切除舟狀骨一樣，會使腕部的功能遠不如正常，但總比留著死骨在腕中的結果要好。

2. 骨性關節炎

若月狀骨已經產生無血管性壞死而未加以切除，則骨性關節炎的發生將是無可避免的。當骨性關節炎確實發生了，則後悔沒有及早切除骨頭已為時過晚。

3. 傷及正中神經

正中神經可能會被夾在移位的月狀骨，和腕部屈肌群的支持帶（Flexor Retinaculum）之間。如果正中神經受損，則會出現手部感覺及運動上的症狀。必須儘快將脫臼的月狀骨復位以去除正中神經受壓迫的情況。

二、月狀骨周圍腕骨的脫臼

摔傷時腕部處於極度背伸位，外力自上而下之重力與自下而上的反作用力，使橈骨遠端諸骨與頭狀骨相擠壓，橈骨與頭狀骨之間的掌側間隙增寬，頭狀骨與月狀骨間的掌側韌帶與關節囊破裂，月狀骨向掌側脫位。如月狀骨留於原位，而其他腕骨完全脫位。在此情況下，整排腕骨除了月狀骨外（其和橈骨仍保持正常的連接）都向後移位。

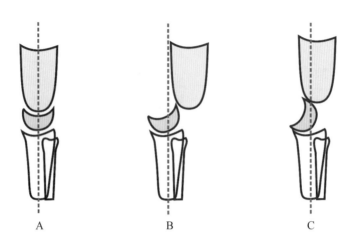

　　A　　　　　　　　B　　　　　　　　C

圖 7-44　月狀骨脫位：圖 A 為正常腕部側面照；圖 B 為月狀骨及周圍之頭狀骨脫位（Perilu-
　　　　nate Dislocation）；圖 C 為月狀骨脫位（Lunate Dislocation）。

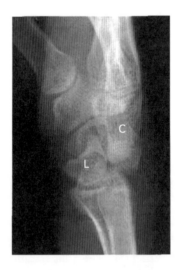

圖 7-45　月狀骨周圍脫位（Perilunate Dislocation）的側面照：雖然月狀骨（Lunate）（L）與
　　　　腕部遠端橈骨相對位置是正常的，但頭狀骨（Capitate）（C）在腕部切跡上，與月
　　　　狀骨之間是背側脫位（Dorsally Dislocation）的。

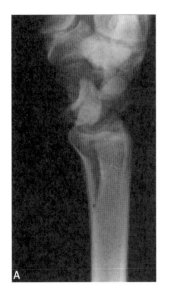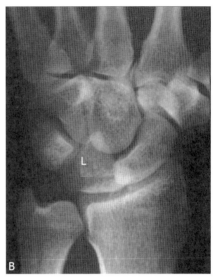

圖 7-46　月狀骨脫位（Lunate Dislocation）：圖 A 側面照注意 L（月狀骨）偏轉，圖 B 正面照注意 L（月狀骨）與舟狀骨重疊。

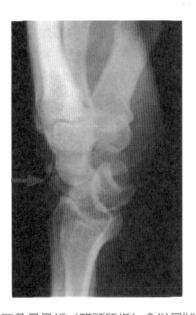

圖 7-47　三角骨骨折（箭頭所指）合併月狀骨脫位。

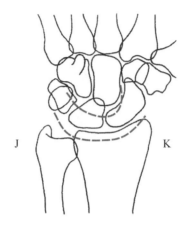

圖 7-48　A～P 視圖：注意舟狀骨、半月骨、三角骨的近端和遠端所形成之平滑曲線。

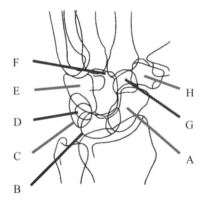

圖 7-49　懷疑腕部有毛病，除 A～P 圖外，側視圖可偵測細絲狀之爆裂骨折：A. 舟狀骨；
　　　　　B. 月狀骨；C. 三角骨；D. 豆狀骨；E. 鉤狀骨；F. 頭狀骨；G. 小多角骨；H. 大多角骨。

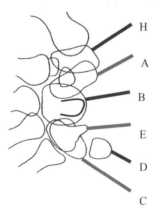

圖 7-50　懷疑腕隧道症候群時，此視圖有時也可顯示是骨關節炎唇變及其他病因：A. 舟狀
　　　　　骨；B. 月狀骨；C. 三角骨；D. 豆狀骨；E. 鉤狀骨；H. 大多角骨。

三、舟狀骨的骨折

（一）簡介

舟狀骨（**Scaphoid Bone**）的骨折在年輕成人常見，在小孩及中年之後則不常見。常見的原因是跌倒而手向外伸展時著地所造成。骨折幾乎總是橫向地發生在舟狀骨的中段部位，即腰身的位置；因此近側斷端及遠側斷端的大小幾乎相等。在少數情況下骨折會穿過骨頭近側端的邊緣。通常斷端間沒有移位而密切的相互對位。若移位發生且持續存在則會在斷端間形成間隔容易產生退化性關節炎。

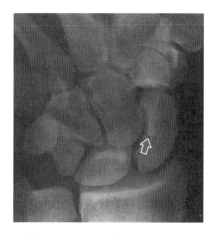

圖 7-51　舟狀骨（Scaphoid）骨折呈現為一透光線。

（二）診斷

舟狀骨的骨折常被忽略。建議對每個腕部受傷的傷者且舟狀骨區域（特別是鼻咽盒「Anatomical Snuff Box」）有壓痛點者，進行 X 光斜位照檢查；腕部活動受損者亦然。

（三）併發症

併發症的發生機率不低，其最重要的併發症包括：

1. 延遲癒合（Delayed Union）。

2. 不癒合（Non-Union）。

3. 無血管性壞死（Avascular Necrosis）。

4. 骨性關節炎（Osteoarthritis）。

其中骨性關節炎（OA）是舟狀骨骨折令人熟知的一項晚期併發症。常發生在不癒合或無血管性壞死之後。開始是舟狀骨的骨關節面軟骨被破壞，接著是橈腕關節兩側的軟骨也被破壞，最後可能其他腕關節也被侵犯。

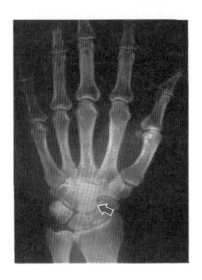

圖 7-52　Paget's Disease：在此病人之頭狀骨出現緊密硬化現象。

骨折發生到產生骨性關節炎的時間從數月到幾年不等，和舟狀骨受損程度及手腕承受的壓力有關。其他腕骨的骨折少見。其中一例是三角骨（Triquetral Bone）的骨折，常因跌倒造成症狀爲手腕背側疼痛。

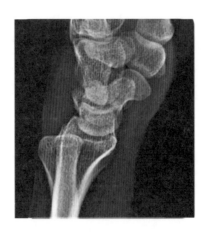

圖 7-53　舟狀骨骨折合併橈骨骨折及三角骨（Triquetral Bone）的脫臼：側面照舟狀骨骨折並不明顯，而尺骨脫位及橈骨骨折可明顯看出。

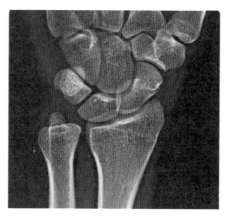

圖 7-54　舟狀骨折合併橈骨骨折及三角骨（Triquetral Bone）的脫臼正面照：舟狀骨骨折及尺骨脫位和三角骨（Triquetral Bone）的脫臼與橈骨骨折皆可明顯看出。

四、其他腕骨的骨折

除了舟狀骨之外，其他腕骨很少出現骨折，其中一例爲三角骨（Triquetral Bone）的骨折，常因跌倒造成，診斷以側面照 X 光最好。

第六節　腕部神經症狀及傷害

一、腕部神經症狀

以下分別陳述神經壓迫引起之症狀。以神經解剖而言，腕部活動受 C6、C7 及 C8 控制，橈側拇指及食指受 C6 控制，爲橈神經路線；食指及中指及無名指受 C7 控制，爲正中神經路線；無名指及小指受 C8 控制，爲尺神經路線；此三條神經皆通過腕部，若腕部活動受限嚴重時，可出現神經壓迫症狀。肱三頭肌爲主要之伸肘肌受 C7 控制；屈腕肌群亦受 C7 控制。C7 傳送中指感覺，但中指感覺有時也由 C6、C8 傳送。

1. 屈指肌群包含：

⑴屈指淺肌受正中神經及C8控制。

⑵屈指深肌受正中神經及尺神經，C8控制。

⑶手蚓狀肌受正中神經及尺神經，C8及T1控制。

周圍性尺神經受損僅無名指及小指無力，而 C8 傳送無名指及小指及前臂遠端一半感覺，因此小指尺側在 C8 測驗最具效果。

2. 手指外展運動有：

(1) 指間背側肌受尺神經、T1控制。

(2) 手外展小指肌受尺神經、T1控制。手中所有小肌肉均由T1神經控制，手指內收運動則靠骨間掌側肌，骨間掌側肌爲手指主要內收肌。

二、神經的傷害

依照 1942 年許登（**Seddon**）的分類，神經受損可分三型：

（一）神經失用症（Neurapraxia）

神經只有輕微的損傷，造成功能暫時性的受阻，數週內便可自行恢復。

（二）軸突斷傷（Axonotmesis）

神經的內部結構仍在，但軸突過度嚴重受損而導致周邊的神經退化。也能自動恢復，但要等軸突再生，常要數月之久（通常再生的速度每月只有 2～3 公分）。

（三）神經斷傷（Neurotmesis）

神經因爲斷裂或嚴重的瘢痕而受破壞，必須手術加以吻合再待其再生後才能恢復（速度約每月只有 2～3 公分），在手部的神經傷害以神經斷傷居多。

第八章　髖部及骨盆

第一節　髖關節結構

　　髖部由髂棘（Iliac Crest）、髂前上棘（Interoir Superior Iliac Spine）、髂前下棘（Anterior Inferior Iliac Spine）、股骨頭、坐骨粗隆（Ischial Tuberosity）、恥骨聯合（Pubis Symphysis）、股骨大粗隆（Greater Trochanter）與股骨小粗隆（Lesser Trochanter）等組成。而髖關節是一個杵臼關節，由髖骨的髖臼和股骨頭組成。股骨頭呈球形，朝上、內、前。髖臼由髂骨、坐骨和恥骨三者連接而成，像倒杯形的半球凹。髖關節的穩定除了依賴關節骨的組成特點外，關節囊和韌帶起著重要的作用。關節囊很堅固，起於髖臼邊緣及髖臼唇，前面止於粗隆間線，後面止於股骨頸中1/3 與遠側 1/3 交界處。因此股骨頸前面全部在關節囊內，後面有內側 2/3 部分在關節囊內。關節囊前壁有堅強的髂股韌帶，內側有恥股韌帶，後方有坐股韌帶。髂股韌帶有限制髖關節過度後伸的作用，與臀大肌共同保持身直立姿勢。股骨頭與髖臼之間有圓韌帶，有供給血液及穩定股骨頭的作用。

　　髖關節窩較深，包繞關節頭較緊，關節囊厚而堅韌，有不少韌帶加以固定關節，因此，髖關節穩固性大，而靈活性較肩關節差。加強髖關節的輔助結構有髖臼關節唇（Labrum）。髖關節要適應人體直立行走以及進行各種運動，所以要求該關節有很大的穩固性和較好的靈活性。髖關節是典型的球窩關節，它能繞三個基本軸運動。能作屈伸、收展、回旋以及環轉運動。大致與肩關節相同，但運動幅度比較小。

　　髖臼關節唇為一環狀的纖維軟骨，分布在髖關節的髖臼上，來增加髖臼的深度，適合股骨頭的大小，而軟骨唇可以增加關節腔的深度和增加關節面的面積來穩定髖關節，髖臼關節唇的破裂就是指這裡的纖維軟骨破裂。可能發生的原因為股骨頭不斷地重複回轉的動作，或者是由嚴重強大的外力所造成的傷害。就運動員而言，過度的屈曲、伸展、和極限的外展都是可能發生傷害的機轉。這樣的傷害常被

忽略爲關節炎或肌肉拉傷。患者均有運動創傷史，表現屈髖或某一體位時腹股溝區疼痛，症狀並非持續存在，有時僅持續數秒。

髖臼關節唇在髖關節結構正常時，常因運動創傷引起撕裂或磨損。在髖關節發生病變，如髖臼存在發育不良、後傾和髖股撞擊綜合症等時，關節唇常出現慢性磨損，嚴重時可能引起關節退行性病變。髖臼關節唇撕裂的病人往往早期只有輕度的屈伸髖痛；如撕裂嚴重，關節唇脫出甚至嵌頓於關節間隙時，患者常常出現絞鎖及彈響症狀，並伴有極度屈髖內旋、內收位伸髖痛或極度屈髖外旋、外展位伸髖痛。

髂脛束繞過大轉子，由髂前上棘到脛骨近心端外側，步行時會前後摩擦，臀中肌也止於此處，腿長不等步行而致腱炎，在其他腿部之站立期時髂脛束需維持骨盆平衡。門診中常見髂脛束拉傷之案例。一般出現在任何年齡皆有，主要是因快走運動或跑步或跳躍造成患側骨盆較高，使髂前上棘向上移位，而使髂脛束緊繃造成。其症狀痛在髖關節外側之髂前上棘及大腿外側肌肉，嚴重時會向下延伸至脛骨外粗隆，常被誤診爲腰椎間盤突出之神經壓迫症狀。治療後建議三天內，不宜再快走運動及跑跳及在身體轉彎時應放慢步伐。

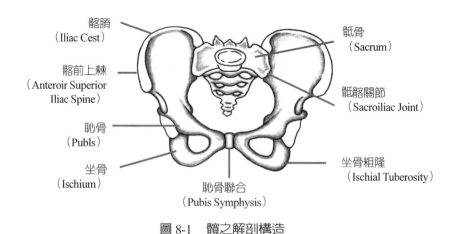

髂脊
（Iliac Cest）

髂前上棘
（Anteroir Superior
Iliac Spine）

恥骨
（Publs）

坐骨
（Ischium）

骶骨
（Sacrum）

骶髂關節
（Sacroiliac Joint）

坐骨粗隆
（Ischial Tuberosity）

恥骨聯合
（Pubis Symphysis）

圖 8-1　髖之解剖構造

第二節　骶髂關節損傷

骶髂關節（Sacroilac Joint, SI Joint）爲滑膜關節，骨盆弓的組成部分，骶骨和髂骨的耳狀面構成爲微動關節，其間靠強韌之韌帶來維持。骶髂關節是身體的大關

節之一。屬於微動關節、摩擦關節。這個關節會發生的運動是滑動，傾斜和旋轉的結合。在滑動過程中或許只是 2mm ，並且可以傾斜旋轉 2 度或 3 度。這裡有幾條非常粗壯的韌帶，將骶髂關節結合在一起。

1. 前骶髂韌帶（Anterior Sacroiliac Ligament）。
2. 骨間骶髂韌帶（Interosseous Sacroiliac Ligament）。
3. 後骶髂韌帶（Posterior Sacroiliac Ligament）。
4. 骶粗隆韌帶（Sacrotuberous Ligament）。

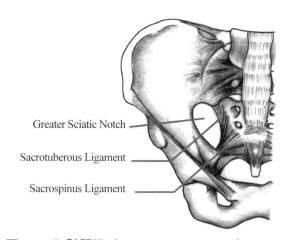

圖 8-2　骶髂關節（Sacroilac Joint, SI Joint）

　　就好比要將木製圓形浴桶用鋼條圍繞結合起來一樣。如果這些韌帶被拉傷或撕裂，骨盆將變得不穩定而歪斜成年人的骶髂關節幾乎沒有什麼動作，主要影響骨盆歪斜的原因來自髖關節的支撐張力，髖關節的構成由大腿骨的股骨頭銜接在髖骨的髖臼內，由一條強韌的韌帶固定在髖臼窩中心，外圍再加包裹大群粗壯的肌肉、韌帶，這才使得大腿骨能負荷支撐軀體的重量，對於跑跳負重巨大壓力時才不致於脫臼。這些關節的正常組合，才構成人體的骨盆腔的穩定，任何一個關節輕微的改變都會造成盆腔的移動，只是絕大部分的人都無法察覺，因此，在臨床門診中來求助之病人，常因一般醫師無法體認此結構與症狀之相關性，而導致求助無門甚至最後以手術終結一切，在門診無法獲得合理解釋之問體，最後手術似乎是醫師唯一的解答，好像手術可用來治百病一般，這才是造成現代醫學缺失的一塊核心地。

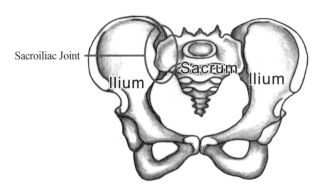

圖 8-3　骶髂關節（Sacroilac Joint, SI Joint）

一、關節黏連性脊椎炎（Ankylosing Spondylitis）和骶髂關節炎（Sacroileitis）

（一）說明

　　關節黏連性脊椎炎（Ankylosing Spondylitis）即僵直性脊椎炎，會造成滑膜關節的侵蝕性關節炎，此病經常都會侵犯骶髂關節（Sacroiliac Loint）。僵直性脊椎炎主要侵犯骶髂關節及脊椎，偶而也會侵犯其他關節。僵直性脊椎炎是一種自體免疫疾病，它與類風濕性關節炎類似的是，患者體內同樣會產生抗體來對抗自體組織，並造成關節與結締組織的破壞。一開始是位於臀部的兩側薦骨腸骨關節發炎，隨之由腰椎往上蔓延到胸椎，甚至頸椎炎，漸漸形成錐體垂直骨刺，嚴重者黏合形成竹子型脊椎。

　　僵直性脊椎炎 90% 發病於 10～40 歲，以 20～30 歲最多見。侵犯脊柱為主，慢性進行性發展，強直、圓背畸形得名，大多為男性得病，男性與女性比例為 5～10：1。在台灣的盛行率約是 0.2%，約四萬人。在眾多的關節炎中，有一種主要侵犯脊椎關節與周邊大關節的滑膜與肌腱接骨點及附近軟組織的關節炎，其典型症狀為漸進性的慢性下背痛、脊椎僵硬及運動範圍受限，病程嚴重和控制不良者，會造成脊椎黏合而無法彎曲，形成竹竿型的脊椎。首先累及骶髂關節，關節間隙被破壞、變模糊、變窄、軟骨下骨質硬化，上行侵犯腰骶關節、腰椎、胸椎及整個脊椎，累及頸椎較少見，X 光呈竹節狀。此時患者頸部前伸，胸腰椎變平直，整個脊椎僵硬，步態緩慢。這種在國內不算罕見的關節炎，我們稱之為僵直性脊椎炎（Ankylosing Spondylitis）。薦椎關節炎為其特徵；部分病人會有皮膚乾癬、腸胃道發炎、黏膜潰

瘍、葡萄膜炎，甚至腎炎。

（二）病因

1. 感染因素：83% 男性合併前列腺炎，亦有潰瘍性結腸炎和局限性結腸炎合併強直性脊椎炎。

2. 遺傳因素：僵直性脊椎炎與一種遺傳記號人類白血球抗原 B27 型（簡稱 HLA-B27）有很大關係，95% 以上的患者均具此種抗原。統計上，若父親爲僵直性脊椎炎患者，則小孩得此病的機率約爲 10%。

（三）診斷及臨床表現

在脊椎受侵犯時骶髂關節也會受到侵犯，最早的 X 光片變化是關節邊緣變得模糊，然後出現明顯的侵蝕（Erosion），病程最後發展至關節腔（Joint Space）消失。在脊椎的變化有脊椎韌帶（Spinal Ligament）的骨化（Ossification）及在椎體間形成垂直的骨質橋（Bony Bridge），後側的骨凸關節（Apophyseal Joint）和肋橫突關節（Costotransverse Joint）會融合，此症常發生於年輕男性之下背疼痛，其向前屈曲以及胸部擴張受到限制（因爲犯及肋骨脊椎關節）。到嚴重時期，整條脊椎就會僵硬地融合起來變成一條骨柱。此時由 X 光片的形態稱之爲竹竿脊椎（Bamboo Spine）。會出現慢性下背痛、晨間脊椎僵硬及運動範圍受限，即早晨下背疼痛蔓延至臀部，而且因爲僵硬造成彎腰困難。休息時症狀更明顯，運動過後則症狀減輕。當胸椎跟著發炎時，會伴隨著呼吸疼痛以及胸部擴張困難；到了頸椎出問題時，頭頸的活動會變得疼痛而僵硬。僵直性脊椎炎的臨床表現很多，在骨骼系統上主要是侵犯脊椎、肩、膝、足踝及髖關節，另外肌腱－骨頭連接處會出現發炎、有骨質疏鬆、椎間板炎、關節固著……等；在骨骼外的表現則是眼睛虹膜炎、葡萄膜炎、心瓣膜炎、心傳導系統障礙、大動脈瓣膜炎、肺上部間質性肺炎、脊髓馬尾部炎、及全身性疲倦無力。僵直性脊椎炎除了脊椎關節發炎所帶來的疼痛之外，還會因爲原本柔軟的結締組織鈣化，導致脊椎永久性的僵硬變形。若再有骨質流失加上應力異常集中的結果，會造成脊柱多處骨折。

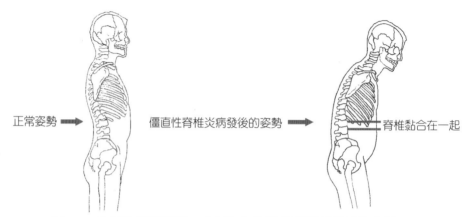

正常姿勢 ➡ 僵直性脊椎炎病發後的姿勢 ➡ 脊椎黏合在一起

圖 8-4　左圖為正常姿勢，右圖為僵直性脊椎炎病發後的姿勢。

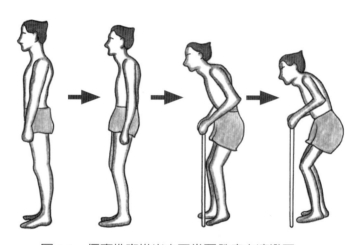

圖 8-5　僵直性脊椎炎由正常至發病之演變圖。

　　不過，會引起下背疼痛的病因種類很多，所以病人容易延誤就醫或被誤診，如果有長期下背痛現象，也可能是僵直性脊椎炎作祟。僵直性脊椎炎根據 New York Criteria 的診斷標準有四點：

1. 病人有下背部疼痛及僵硬，休息亦無法減輕，時間超過三個月。
2. 病人的腰椎運動範圍受限（腰椎的前曲、後伸及側彎三方面運動受限）。
3. 病人的擴胸範圍受限制（擴展範圍小於 2.5 公分）。
4. X 光檢查有薦腸關節炎（骨盆與脊椎交接處），嚴重度在雙側二級或單側三級以上。

以上若有第 4 點再加上 1～3 中任何一點，便可確定診斷為僵直性脊椎炎。而

約有百分之廿的人會合併周邊關節炎（常侵犯髖、膝、肩等大關節）。此病常伴隨一些特徵如足跟或足底疼痛現象（跟腱炎及足底筋膜炎）。僵直性脊椎炎的疾病進展有時會自動停留在某一階段，不一定會無限制的進行下去。另外，少數病人會有侵犯眼睛、心臟、肺及腎臟等情況，侵犯眼睛會造成葡萄膜炎與虹彩炎，嚴重時可能失明。心臟侵犯多為無症狀或輕微的主動脈瓣膜閉鎖不全及傳導阻滯，少數患者併發上肺部纖維化或腎功能異常。

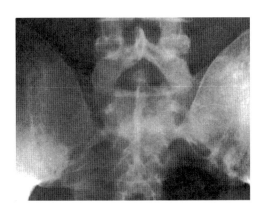

圖 8-6　關節之強直性脊椎炎：骶髂關節具有不規則之模糊邊緣。

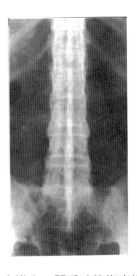

圖 8-7　關節之強直性脊椎炎：嚴重時整條脊椎會融合成竹竿脊椎。

二、骶髂關節扭傷（Sacroiliac Joint Sprains）

　　骶髂關節扭傷是由於保護骶髂關節的軟組織受傷所致。骶髂關節位於骶骨和髂

骨之間，是盆骨的一部分。骶髂關節表面呈不規則形狀，其連鎖機制具有穩定作用，是身體重要的負重關節。骶髂韌帶是人體最堅韌的韌帶。該韌帶受到過度拉扯時會引致骶髂關節扭傷。年輕患者、孕婦或退變性關節症患者的連鎖承托力較差，很容易因長時間或突然提起重物或彎腰而引致骶髂關節扭傷。

骶髂關節扭傷的典型症狀是由彎腰姿勢直立起身時，骶髂關節範圍突發性疼痛。疼痛可能輻射至大腿後側，而較少機會伸延至小腿。坐下或躺下可舒緩疼痛。避免長時間彎腰或快速直立身體可預防骶髂關節扭傷。若要經常提起重物，可用腰封保護骶髂關節。骶髂關節由凸凹不平相互交錯的耳形關節面組成，前後有長短不等的韌帶予以穩定，軀幹的重力經骶髂關節傳達至兩下腰。當孕婦受內分泌改變的影響，或因長期臥床，腰麻或全麻後均能引起骶髂關節鬆弛，影響骶髂關節的穩定，當受到外力時引起骶髂關節扭傷或錯位。但由於骶髂關節堅強而穩定，不易引起扭傷或錯位。當姿勢不正、肌力失調、韌帶鬆弛時，扭轉的外力可使凸凹不平的骶髂關節面排列紊亂，間隙加寬。在關節腔負壓的情況下將滑膜吸入關節間隙嵌頓，引起劇烈疼痛。根據扭傷的方向不同可引起骶髂關節前脫位或後脫位。

（一）骶髂關節前脫位

當髖關節伸直，膝關節屈曲，拉緊股四頭肌和髂股韌帶向前牽拉髂骨時，軀幹、脊柱及骶骨，向後旋轉的外力可使髂骨向前移位。

（二）骶髂關節後脫位

當髖關節屈曲，膝關節伸直，膕繩肌緊張向後牽拉髂骨時，軀幹脊柱及骶骨向對側前方旋轉時，則骶骨與髂骨發生方向相反的扭轉，可引起髂骨後旋移位。臨床表現為骶髂關節扭傷後突感傷側骶髂部劇烈疼痛，轉動不靈，面色蒼白甚而休克，同側下肢不敢負重，軀幹向前及病側傾斜，約 20%～60% 的患者合併同側下肢放射痛，多在臀部、大腿後部（股後側皮神經）坐骨神經分布區和大腿根部前內側。引起放射痛的原因有：

1. 骶髂關節附近的韌帶、肌肉或其他軟組織受第 4 與第 5 腰神經、骶神經支配，當骶髂關節扭傷時可引起這些神經的反射性神經疼。

2. 坐骨神經或股後側皮神經束緊貼骶髂關節和梨狀肌的前側，當骶髂關節周圍的韌帶因扭傷出血，腫脹或梨狀肌痙攣時可直接刺激神經束引起放射痛。

3. 骶髂關節扭傷時合併腰骶關節扭傷也可刺激神經根引起坐骨神經痛。

　　當檢查時可發現：立體姿勢，站立時軀幹向健側傾斜，以健肢負重，患腰足尖著地，手扶患髖以減少活動及疼痛。坐位姿勢、坐位時以健則坐骨結節負重，雙手支登以減輕負重。上床姿勢，患者先坐於床旁，然後以雙手扶住患肢以防止患側骶髂關節疼痛。骨盆分離試驗陽性，內收肌緊張。骶髂旋轉試驗陽性。直腿抬高受限。髂後上棘較對側升高或降低。壓痛在髂後上棘。髂後上棘高低不等，斜位片可見骶髂關節間隙加寬，凸凹關係紊亂。女性在分娩後或傷害到末期姙娠之婦女。亦常見於運動或跌到撞傷或久坐姿勢不正或翹腳使骨盆腔傾斜，尤其是使薦椎骶骨出現旋轉。在 X 光片正面照可看出，SI Joint 左右兩側出現大小不一之間隙。主述其疼痛點位在骶髂關節部位上出現壓痛和骶髂關節檢查陽性。

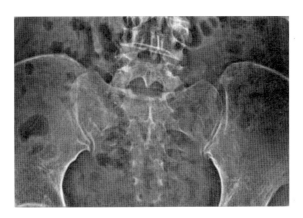

圖 8-8　骶髂關節扭傷（Sacroilac Joint Sprains）：X 光片正面照可看出 SI Joint 左右兩側出現大小不一之間隙。

三、骨質疏鬆症（Osteoporosis）

　　非常常見，雖然它在引起下背痛之重要促因上何等常見但仍不清楚。病人通常會訴說悶悶而又令人煩擾之疼痛，此在活動增加時會加重，而在休養後即會減輕。在發生因壓迫性骨折而引起之嚴重疼痛症狀時往往會加重病程，而後者也可能包含唯一之症狀，且病人在其間則完全沒有症狀。X 光顯示出沒有水平方向之骨小樑（合併出現續發性垂直紋相當明顯），骨質緻密度減低，除非使用電腦局部 X 光攝影術（Computerized Tomography），否則很難準確定量，且可能出現脊椎體之陳舊壓迫性骨折。宜檢查血清鈣、磷、鹼性磷酸酶、CBC、甲狀腺功能檢查、電解質和

血清蛋白電泳分析，以排除其他骨骼質塊減少之致因，例如軟骨症（Osteomalacia）或其他方面不明顯之 Paget 氏病，並且排除續發性骨質疏鬆症，例如副甲狀腺機能亢進、Cushing 氏症候群、轉移性癌和骨髓瘤（Myeloma）等所引起者。

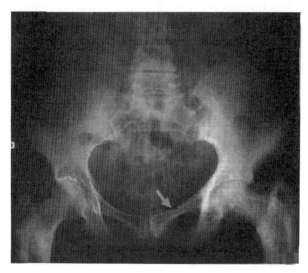

圖 8-9　Paget 氏病

　　骨骼質塊消失係導因於骨骼吸收超過骨髓製造，且見於年紀較大之病人及停經後之婦女。大部分病例致因不明。有時候本症可導因於其他狀況，需藉助上述檢查排除其可能性。骨質疏鬆症之疼痛最可能肇因於脊椎內之靜脈壓力增加，此係續發於血液容積增加所致（因為骨骼質塊減小，且已知脂肪容積未改變）。

四、臀上皮神經損傷

　　在腰臀部筋肉的急慢性損傷中，多直接或間接地影響到臀上皮神經。主要為臀上皮神經在走行中離位元，或其鄰近組織損傷，使該神經受到擠壓，而產生急、慢性腰臀部伴同側下肢膝平面以上的疼痛。臀上皮神經是由 L1～L3 腰脊神經後支的外側皮支組成。在深層於 L1～L4 腰椎橫突間骶棘肌外緣及附著於此處的腰背深筋膜之間穿過，達骶棘肌纖維間；在中層，穿過骶棘肌纖維行走於骶棘肌與腰背淺筋膜之間；在淺層，由腰背淺筋膜穿出到皮下筋膜中；最後，在第 4 腰椎棘突與髂脊中點連線的外三之一處越過髂脊，分布於臀上部皮膚。臀上皮神經伴行的血管，主要來自腰部和臀部的動脈，分別匯入腰靜脈和臀上靜脈。

　　多因勞動或運動時，腰骶部過度扭傷、伸屈，或腰臀部受到直接暴力的撞擊，致局部深、淺筋膜和肌肉損傷。受傷組織反應性充血、滲出、腫脹，繼而機化，傷處肌肉與筋膜發生粘連、攣縮，壓迫營養血管，使血流不暢，代謝發生障礙，擠壓、牽拉行走於該部的臀上皮神經，或使其在行走中離位，而產生疼痛。當暴力傷及皮下筋膜時，可致筋膜破裂，脂肪小葉水腫，從破裂處膨出形成脂肪瘤，牽拉或擠壓位於其間的臀上皮神經的細小分支，亦是產生疼痛不原因。

　　髂骨骨折或變形、骨折增生等，可直接刺激跨越髂脊的臀上皮神經而產生疼痛。與該神經伴行的血管也會受到牽拉、壓迫或破裂，損傷血管局部因出血、血腫機化而黏連，進一步累及臀上皮神經。慢性勞損或陳傷未癒，損傷局部和相應部位的血液迴圈發生障礙，組織液滲出，肌纖維脂肪樣變，血管壁正常形態結構發生變化，勞損局部發生黏連。這一系列病理改變刺激神經末梢，產生臀上皮神經區疼痛。由於該神經長期受壓迫或牽拉，其結果必然影響神經的傳導功能，甚至引起神經組織結構發生改變，導致臀上皮神經炎。或由於該神經受黏連包繞而變粗，且較固定，不能適應下肢的正常活動。當腰部前屈和端坐時，腰部筋肉、筋膜、皮膚緊張，使皮神經進一步受到牽拉、刺激，疼痛加重，並通過脊神經後支傳入中樞，引起反射性腿痛，但疼痛多不過膝。

　　其臨床表現與診斷為病人常有腰、骶部急性損傷或慢性勞損史。傷側腰臀部疼痛，多為刺痛、撕裂樣痛、或酸痛不適，可出現同側下肢膝平面以上的牽扯樣疼痛。疼痛部位較深，區域模糊。彎腰及行走不便，起坐困難，腰部無力。由坐位改人立位時，病人多需多手扶膝才能勉強站起。直腿抬高受限，並出現腰部和大腿後部的牽涉性痛。傷側下腰部及臀部皮膚緊張、肌肉痙攣。髂脊中點下方可觸及軟組織內有一滾動、高起的繩索狀物，一般寬約 1cm、長約 3cm～4cm，壓之酸脹、麻痛難忍，重壓可引起或加重下肢的疼痛。偶可觸及該物之旁的溝痕，周圍組織腫脹明顯。慢性損傷，局部可觸及更為粗大的繩索狀物，活動度大，但壓痛不明顯。X 光檢查除偶可發現髂脊異常外，一般無異常改變。根據病史、症狀及局部體徵，即可明確診斷。但不少病例可伴有腰椎後關節紊亂、腰椎間盤突出或梨狀肌損傷等，應細心檢查，注意鑒別。

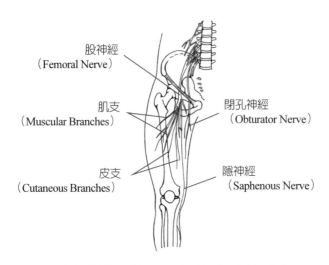

股神經
（Femoral Nerve）

肌支
（Muscular Branches）

閉孔神經
（Obturator Nerve）

皮支
（Cutaneous Branches）

隱神經
（Saphenous Nerve）

圖 8-10　大腿內側股神經、閉孔神經與隱神經分布圖。

五、闊筋膜緊張症

　　闊筋膜是大腿的深筋膜，大腿上部前外側，起自髂前上棘，肌腹在闊筋膜兩層之間，向下移行於髂脛束，後者止於脛骨外側髁，能使闊筋膜緊張，可屈髖並使之內旋。是全身最厚筋膜呈鞘狀包裹大腿諸肌，並向肌群之間突入形成三個肌間隔。在近側，它與腰胸筋膜和腹外筋膜相延續。外側部分，因有闊筋膜張肌的腱纖維編入而特別增厚呈扁帶狀，稱為髂脛束。

　　臀中肌的功能為外展與內旋股骨，平衡骨盆；而闊筋膜張肌的功能則為外展、屈曲與內旋股骨，透過髂脛束延伸膝蓋。闊筋膜緊張症臨床表現和診斷為：

　　1. 患腿不能內收，患腿變長。

　　2. 壓痛點在髂脊的前部和股骨大粗隆的前方。

　　3. 闊筋膜緊張試驗陽性。

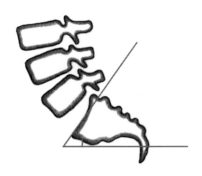

圖 8-11　腰骶角加大示意圖：因骨盆向前旋轉，腰椎生理前突增加，導致腰骶角加大。

六、梨狀肌綜合徵

　　由於梨狀肌受外傷或勞損等因素致傷，損傷後的梨狀肌充血、水腫、筋攣、肥厚而刺激或壓迫坐骨神經引起臀腿痛，稱爲梨狀肌綜合徵。是引起坐骨神經痛的其中一個原因。梨狀肌起於盆內骶骨前 2、3、4 骶前孔外側，向外穿過坐骨大孔向後到臀部，形成狹細的肌腱，止於股骨大轉子。爲外旋肌，主要作用是使大腿外旋，坐骨神經在稍外側通過。患者常在下肢外展、外旋或由蹲位變爲直立位時，使梨狀肌拉長或過遷造成損傷。損傷可使該肌肌膜破裂或有部分肌束斷裂，梨狀肌出血、炎性水腫並呈保護性筋攣狀態，常可壓迫刺激坐骨神經而引起反射性疼痛。

（一）病因

　　變異梨狀肌壓迫坐骨神經，坐骨神經在梨狀肌處受炎症因素刺激。

（二）臨床症狀

1. 臀部及下肢有扭傷或受涼史。

2. 單側或雙側臀部疼痛，爲深在性酸脹痛，放射至患側大腿後側，小腿後外側，負壓增加如咳嗽、噴嚏、排便時疼痛加劇。嚴重時患者臀部呈持續性「刀割樣」劇痛，翻身困難，下肢不能行走。

3. 腰部無明顯畸形及壓痛，患側梨狀肌投影部觸痛明顯，可觸及條索狀肌束，嚴重者可見臀肌萎縮。

4. 直腿抬高試驗 60 度前疼痛明顯，超過 60 度則不痛或疼痛減輕。

5. 梨狀肌緊張試驗陽性。即檢查臀部可以觸到緊張的梨狀肌，患側下肢在內收內旋時局部及坐骨神經疼痛加劇。

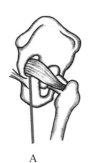 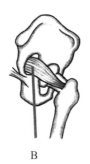 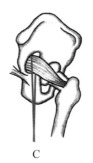 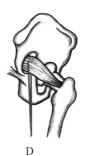

| A | B | C | D |

圖 8-12　坐骨神經與梨狀肌關係模式圖：圖 A 從梨狀肌下緣穿出佔 60%；圖 B 從梨狀肌中穿出佔 30%；圖 C 從梨狀肌上下緣穿出佔 9.7%；圖 D 從梨狀肌下緣及中間穿出佔 0.7%。

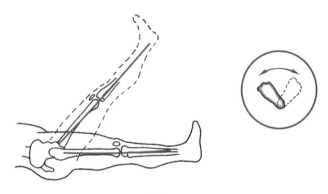

圖 8-13　梨狀肌緊張試驗

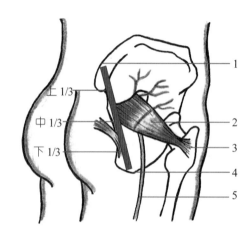

上 1/3
中 1/3
下 1/3

1
2
3
4
5

圖 8-14　梨狀肌體表投影

七、大轉子（粗隆）黏液炎（常見）

　　股骨（**Os Femoris 或者簡爲 Femur**）是人體最長最粗壯的長骨。股骨上方彎曲，在此有股骨頭（Caput Femoris），近圓形，其關節面與骨盆形成髖關節。彎曲的部分被稱作股骨頸（Collum Femoris）。這種彎曲連接能有效降低外界對骨盆的衝擊，股骨頸有如一緩衝器。相對股骨頭有一骨性突起，被稱爲大轉子（Trochanter Major）。它是臀大肌，臀中肌和臀小肌的附著點。在內側有小轉子（Trochanter Minor），它是髂肌和腰大肌的附著點。一些哺乳類動物（例如馬、兔）還有第三轉子（Trochanter Tertius）。

　　股骨體（Corpus Ossis Femoris）是眾多收肌的附著點。股骨的下端有兩個關節隆起，分別稱爲內側髁和外側髁（Condylus Medialis 和 Condylus Lateralis），形成

膝關節的一部分。脛骨髁（Condyli Tibiae）和脛骨相連。只在大轉子處出現壓痛，在外旋及內收時疼痛，數條肌肉附著在大轉子，止端施壓使大轉子和其上之髂脛束間產生摩擦，導致股骨大粗隆部滑囊炎。常因患側骨盆較高造成其上之髂脛束拉緊而出現壓痛感。因髂脛束之拉傷造成，嚴重時疼痛會向下延伸至脛骨外粗隆，容易被誤診為膝關節之外側腹韌帶拉傷而造成大步行走困難且疼痛甚至跛行，治療後三日內避免過度運動及大步快走。

股骨大轉子（粗隆）向外側稍有突出，每當髖關節前屈和後伸的動作時，此突出部與闊筋膜和臀大肌的聯合腱膜互相摩擦，股骨大粗隆部的皮下和腱膜下部有緩衝這種摩擦作用的滑囊。如果滑囊慢性勞損產生無菌性炎症，每當邁步腱膜劃過大粗隆時即產生疼痛。慢性滑囊炎的囊壁變厚，所以走路時不但疼痛而且有「咯嗒」的音響，旁人雖聽不到而患者通過骨傳導感到有明顯的響聲，檢查者用手扶在大粗隆的外側並醫囑患者兩腿坐原地踏步的動作，可以觸到有條索狀的東西在手下滑動，並且有疼痛。

（一）主要體徵

1. 患側大粗隆前外側腫脹。（因滑囊位於髂脛束深面，故輕度腫脹不易查出。）
2. 局限性壓痛明顯，有時可觸及條索狀物在大粗隆上滑動。
3. 患肢內收受限，但旋轉活動正常（此點可與髖關節膿性關節炎鑒別）。

（二）臨床表現

關節外彈響、不適，髂脛束後緣或臀大肌肌腱前緣增厚組織滑過大粗隆突起部，慢性下腰部疼痛為歐伯爾徵。

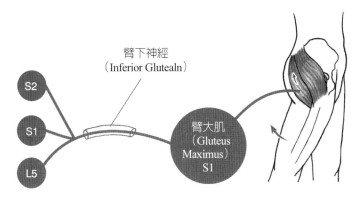

圖 8-15　S1－臀伸直運動

八、坐骨黏液囊炎（Ischeal Bursitis）

主要是因在坐骨結節（Ischial Tuberosity）遭受直接撞擊或坐太久所引起。長期坐立病史，特別雙腿交叉坐在堅硬表面，因長期壓迫導致發炎。常因骨盆後傾造成，只在坐骨粗隆上出現壓痛。常是發生在單側，亦有雙側皆同時發生之可能。若病程延續過久，可能造成膝關節後方膕窩之疼痛及緊繃感。

在人的骨盆上有兩塊坐骨，每塊坐骨下面有一塊小突起，稱為坐骨結節。坐骨結節的頂端長有滑囊，坐下來時滑囊便與所坐的物體互相接觸，滑囊能分泌黏液，起到緩衝作用，以減少和硬物接觸時的不舒服感覺，就好像在坐骨結節上增加了一層海綿墊，所以在一般情況下，人們坐在硬物上沒有特別不舒服的感覺。可是老年人就不同了，隨著年齡的增加，臀部的肌肉逐漸萎縮，坐骨結節上的滑囊也發生退行性變化，黏液分泌減少，緩衝能力降低，再加上有些老年人過於消瘦，臀部的皮下組織變薄，坐在硬物上便會硌著坐骨結節。尤其是坐力不平衡時，常使一側滑囊受到不合理的負重和壓擠，甚至把它硌傷，時間久了，便會引起坐骨結節性滑囊炎。

九、腹股溝拉傷（Groin Pull）

主訴急性或反覆發作之外展拉傷，腹股溝或大腿內側壓痛，考慮是否罹患疝脫或淋巴腺炎，常因患側骨盆向後旋轉，造成腹股溝或內收肌拉傷。臨床上若出現在老年人，應注意是否有跌倒病史，若是因跌倒造成腹股溝或大腿內側壓痛，且局部出現明顯之瘀青時，建議應照 X 光片，判斷是否存在股骨頸骨折。因股骨頸之骨折其最初之痛點亦可能出現在腹股溝或大腿內側，之後會向下延伸至膝關節上方之股四頭肌肌腱上，臨床應審慎評估以免造成誤診。

十、髖挫傷（Hip Pointer）

只常見於運動員，往往有直接撞擊到髂骨嵴部位病史，經常跑步，X 光用以排除髂前棘或髂骨嵴撕除性骨折之可能，若直接傷害附著該處之軟組織而導致劇痛性血腫，肌肉始端之牽拉性傷害，腿後肌腱拉傷，急性拉傷或反覆性拉傷，疼痛和壓痛局限大腿後部肌肉任何部位，問題在於股四頭肌比其相對之腿後肌腱強勁許多。治療時，應先檢查其骨盆腔之角度，是否有旋轉或傾斜現象，先行復位之後，再處理外傷，手法應輕巧，勿直接接觸患部，造成二度傷害。

十一、髖扭傷

　　髖關節扭傷常見於 4～10 歲幼兒，常因相互打鬧、跌撲或急跑摔倒猛力扭轉髖關節，或自高處跳下，單足落地扭轉髖部而導致受傷。髖關節周圍的肌肉和韌帶堅實穩固，傷筋的發生率較低，多因摔跌或高處墜下時，髖關節過度展、收、屈、伸所致。其周圍肌肉、韌帶、關節囊等可能有撕傷、斷裂、水腫等現象。如患肢過度後伸可傷及前側；用力踢球踢空時，或彎腰搬運重物轉身斜扭時，可傷及後側；過度內收或局部遭受撞擊時可傷及外側；下肢過度外展、外旋時可傷及內側。

　　若出現在五歲以下的幼兒，因股骨頭骨骺發育不良，關節囊比較鬆弛，由於關節囊遭受牽拉外展性損傷，將股骨頭自髖臼內拉出，致使關節內側的關節囊嵌入於關節間隙，則髖關節呈外展、外旋的半屈曲位，造成髖關節半脫位。臨床上，髖扭傷嚴重者會出現股骨頸骨折，尤其是老年人更是多數，輕者出現局部肌肉韌帶損傷，若發生在老年人建議應照 X 光，排除股骨頸骨折或粗隆間嵌插性骨折。受傷後局部疼痛、腫脹、功能障礙。患肢呈保護性姿態，例如跛行、拖拉步態、骨盆傾斜等。患側腹股溝部有明顯壓痛及輕度腫脹，在股骨大轉子後方亦有壓痛，髖關節各方向運動時均可出現疼痛加劇。偶有患肢外觀變長，但 X 光片檢查卻無異常發現。

十二、兒童髖扭傷

　　常發生在 4～12 歲之小孩，患側下肢變短者，股內收肌群緊張，下肢呈內收內旋位。因股內收肌群緊張。使下肢呈內收內旋位。5～10 歲的兒童發生髖扭傷較為常見，男女均可發病，一般為單側性。跳躍、奔跑、舞蹈等運動為常見病因。實際上是髖部肌群的急性扭傷導致髖關節輕度錯位，發病較緩，往往當時無症狀，故無明顯外傷史，而在 12 小時後發現一側髖部疼痛，不敢走路，此時才由父母送至醫院治療。休息時無疼痛，下地走路則疼痛明顯，稍活動一段時間疼痛反而減輕，休息後再動時疼痛加重，患兒往往不能明確指出疼痛部位，只訴說腿痛，跛行，患側下肢變長者多，較健側長 1.5～3 釐米。

　　患側變長者，患肢處於外展外旋位，臀部肌肉緊張，壓痛廣泛，將其患肢被動內收內旋，則產生劇痛，並有彈性固定樣感，但髖屈伸活動一般不受限。傷側變短者，股內收肌群緊張，被動外展外旋則疼痛加劇，無全身症狀。

　　小兒髖關節半脫位，可見患側髖部疼痛腫脹外，下肢不能著地，走路明顯跛行，仰臥時患肢髖關節屈曲，伸直受限。有的髖部疼痛會沿大腿內側向膝部放射，患兒髖關節呈外展外旋的屈曲位，走路跛行以足尖觸地，休息時不顯任何症狀，而走路或強屈其髖關節時疼痛明顯。

十三、尾骨痛（Coccydynia）

　　在解剖學上，人類尾巴經過進化，已經萎縮爲大約兩寸長的組織，由四節脊椎骨所組成，稱爲尾椎。人類的尾椎非但不能像其他脊椎類動物那般自主地擺動，它還與身體其他的脊椎有著三大明顯區別：

　　1. 脊椎體與脊椎體之間並沒有椎間盤的存在。

　　2. 脊椎體的後邊沒眞正的關節。

　　3. 尾椎間亦沒有椎間孔道給神經線通過。

　　但是由於每節尾椎骨之間是由纖維組織所聯繫，尾椎仍然保持一定的彈性，容易因受到撞擊而受傷。萎縮了的尾椎骨雖然已失卻了脊椎骨及脊柱的一般功能，但並不代表它是沒有功用的組織。尾椎不論在前面或後面都有肌肉和韌帶附著。肌肉方面有提肛門肌，尾骨肌，它們形成了盤隔膜的後部，鞏固尾骨的位置。當排糞便時或孕婦生產時，尾骨會被向後推移，這些尾骨的肌肉能夠把尾骨拉回原來位置。在打噴嚏、咳嗽、嘔吐、排尿、提舉重物或前屈身軀時，尾骨的肌肉主要是協助腹肌提升腹腔內的壓力，令這些動作得以有效地運作。因此在臨床上有**尾骨痛（Coccydynia）**之病患，常造成排便排尿困難或不適或無力感。若在排便排尿困難或不適或無力感上之內科問題病症，或許在問診上亦應就是否有曾經跌倒撞傷尾骨之病史上加入考慮。

　　至於附著在尾骨的韌帶，則有前薦尾骨韌帶、側薦尾骨韌帶、薦結節韌帶與薦棘韌帶等等。它們的作用是穩固薦骨及尾骨的位置和組成盤隔膜。在西方的醫學文獻中，**尾骨痛（Coccydynia）**這個名稱首次於 1861 年出現。而當時尾骨痛是指尾骨的部位出現痛楚現象。直到現在，醫學上尾骨痛這個名稱仍然被應用來籠統地形容尾骨部位痛楚如下圖所示。但是如果要把尾骨作較深入的分類，其實尾骨痛是可以分爲兩大類，創傷性尾骨痛和非創傷性尾骨痛。

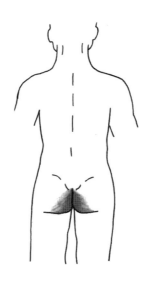

圖 8-16　尾骨痛（Coccydynia）示意圖

（一）創傷性尾骨痛

　　成因是尾骨受到直接的外力衝擊，尾骨的肌肉韌帶組織出現拉傷現象。這類尾骨痛的痛楚範圍十分明確，患者有瘀傷及扭傷的感覺，患處出現水腫現象。

（二）非創傷性尾骨痛

　　痛楚範圍就並不明確，患處沒有明顯水腫出現，而成因很可能是腰部脊椎的毛病所致，例如椎間盤突出、腰部脊骨錯位、骨盆腔錯位、腰部及臀部肌肉狀態不良出現痛點而產生牽涉痛現象等等。不論是創傷性或非創傷性尾骨痛，患者除了會感覺到尾骨範圍痛楚之外，在打噴嚏、咳嗽、嘔吐、排尿、排糞便、提舉重物、躺睡、端坐、性交或把身軀向前屈曲時，尾骨痛楚會增加，感到十分不適。常有坐姿跌在堅硬表面之病史，骶骨尾段骨折或尾骨半脫位呈前傾位，當坐和排便疼痛可持續6～12個月，亦可能自動消失。合併骨盆後傾及旋轉。

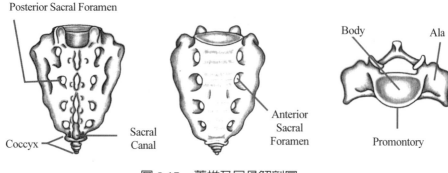

圖 8-17　薦椎及尾骨解剖圖

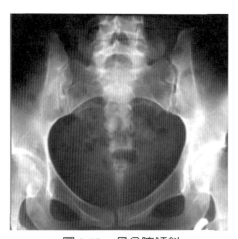

圖 8-18　骨盆腔傾斜

十四、無血管性壞死（Avascular Necrosis）

　　股骨頭壞死全稱股骨頭無菌性壞死，或股骨頭缺血性壞死，是股骨頭血供中斷或受損引起骨細胞及骨髓成分死亡，繼而導致股骨頭結構改變、股骨頭塌陷、關節功能障礙的疾病。引起股骨頭缺血性壞死的因素歸納起來，分為創傷性和非創傷性兩大類。創傷類包括股骨頸骨折、髖關節脫位等髖關節周圍的各種創傷；非創傷類因素很多，主要為長期或大量應用激素和酒精中毒。髖關節積液與股骨頭壞死沒有必然的聯繫。股骨頭壞死因其主要病理是因股骨頭血運受阻，遭受破壞而引起的頭部骨質缺血，故多稱為股骨頭缺血性壞死或股骨頭無菌性壞死。

（一）創傷導致股骨頭壞死

　　如外力撞擊引起股骨頸骨折、髖關節脫位、髖關節扭挫傷等。創傷是造成股骨頭壞死的主要因素，但創傷性股骨頭缺血壞死發生與否、範圍大小，主要取決於血

管破壞程度和側支循環的代償能力。無疑，由於各種外傷導致骨內血管或股骨頭血管的破裂及扭曲或受壓均可引起股骨頭壞死。臨床表現爲痕跡骨折、頭呈半脫位、下肢肌肉萎縮、跛行、負重疼痛加重等。

（二）藥物導致股骨頭壞死

如因氣管炎、哮喘、風濕、類風濕、糖尿病、皮膚疾患等，而長期服用類固醇藥物，由於大量或長期使用類固醇，導致了類固醇在體內的積蓄而發病，這是早期的一種說法。近期認爲股骨頭壞死的發生與類固醇使用的種類、劑型、給藥途徑有直接關係，與類固醇的總量及時間並不成正比，但長期大量使用類固醇或日量過大，劑量增減突變也是發生股骨頭壞死的原因之一，類固醇性股骨頭壞死雙側同時發病多見，且一半以上均患者先一側發病，經數月或數年後，另一剛才發病。臨床表現爲髖關節疼痛、浮腫、久暈、胸悶、下肢功能受限等。

（三）酒精刺激導致股骨頭壞死

在各種可能引起股骨頭壞死的病因中，慢性酒精中毒是一個重要因素。由于長期大量的飲酒而造成酒精在體內的蓄積，導致血脂增高和肝功能的損害。血脂的升高，造成了血液粘稠度的增高，血流速度減緩，使血液凝固性改變，因而可使血管堵塞，出血或脂肪栓塞，造成骨壞死。臨床表現爲酒後加重、行走鴨子步、心衰、乏力、腹痛、噁心嘔吐等。其他病因可能爲膠原血管病、放射線治療、暴露在高壓環境（例如隧道工人及深海潛水員）、骨折或鐮狀細胞貧血症。其特徵爲軟骨下骨骼密度增加，關節輪廓不規則，甚至骨骼碎裂。

十五、髖之變性關節炎（Degenerative Arthritis）

當從事負重活動時，髖關節慢性疼痛加劇，休養後好轉，疼痛會出現於腹股溝、大腿或膝關節。髖之變性關節炎（Degenerative Arthritis）分布在年紀較大或曾發生嚴重髖疾患或創傷之病人。

（一）臨床特徵

1.變性關節炎

係指一或多個關節之磨損，乃老化過程中無所不在且避免不了結果。當被濫用或是處於牽張過度之關節會磨損得更早。髖關節、膝關節、第一掌指關節

以及脊柱之小面關節都是最常發病之關節，但是任何關節都可能出現症狀。一般來說，病人會訴說在關節感到酸痛，而在使用或負重後會加劇，在休養後會感到僵硬，但是此不如類風濕性關節炎病人那樣劇烈。在因為神經系統疾病而致感覺喪失之關節會發生嚴重漸進性之關節炎，此稱為恰氏關節炎。

2. 骨關節炎（Osteoarthritis, OA）

是一種以關節軟骨退行性變化和繼發性骨質增生為特性的慢性關節疾病。多見於中老年人，女性多於男性。好發於負重較大的膝關節、髖關節、脊柱及遠側指間關節等部位。該病亦稱為骨關節病、退行性關節炎、增生性關節炎等。主要是侵犯小關節，最常見於手指遠端關節，該處在關節側邊之骨性肥厚會造成關節肥厚，此即荷氏結節。較不常見的是手指近端關節受犯而形成布式結節。本病主要為婦女疾病，且可早在三、四十歲即開始，並有家族性傾向。疼痛和僵硬通常比類風濕性關節炎輕微許多。**骨關節炎（Osteoarthritis, OA）** 可分為：

⑴原發性：指發病原因不明，患者沒有創傷、感染、先天性畸形病史，無遺傳性缺陷，無全身代謝及內分泌異常。多見於50歲以上的中老年人。

⑵繼發性：指由於先天性畸形，如先天性髖關節脫位；創傷，如關節內骨折；關節面後天性不平整，如骨的缺血性壞死；關節不穩定，如關節囊或韌帶鬆弛等；關節畸形引起的關節面對合不良，如膝內翻、膝外翻等原因，在關節局部原有病變的基礎上發生的骨關節炎。

（二）診斷

此兩類關節炎皆無系統性病徵，血液檢查正常，但在滑液分析顯示出典型的非炎性病況變化，白血球數目在 500～5,000 之間，且大多數為單核球。檢查時，可能具有關節線壓痛，運動範圍內感到疼痛（有時候會限制運動），在較末期病況之關節，可能骨畸形會很明顯。早期 X 光片可能正常，該時疾病限於關節軟骨，但是在較末期則具特徵，會顯示出關節腔狹窄，骨性肥厚（特別是關節緣），以及有時候會出現關節周圍硬化而無骨質疏鬆之現象。

（三）病態生理學

　　最早之變化見於關節軟骨，此會變黃且局部軟化而且粗糙。接著這些變化會擴散而犯及整個關節面，而再時日一久即逐漸發生磨損和破裂。隨著這些變化的發生，關節周圍之骨骼也會出現改造之情形，而在關節軟骨下方之骨骼會出現硬化，關節緣出現骨刺，而肌腱和韌帶附著部位也會出現骨刺。這些變化乃是正常骨改造過程之結果。此見於所受之應力發生改變之骨骼，此時受力之改變乃續發於關節構造之改變所引起。滑液發炎之程度變化不一，此可導因於關節力學改變後應力不同之結果，或者因關節軟骨之小碎片掉落到關節腔而直接刺激滑膜所致。最後，所有的關節軟骨接被磨損殆盡，而留下由骨和骨構成之關節。大的軟骨和骨骼碎片會在關節腔內形成游離小體，而導致關節卡住不動和崩解。最後，在處理髖關節時下列重點應牢記：

1. 成人髖部疼痛最常見的原因，乃是因椎間盤脫出（Prolapsed Intervertebral Disc）引起的疼痛。髖部運動未有障礙並且幾乎一成不變地會有原發性病理的徵象，如直腿上舉的減小。

2. 在老年人，髖部疼痛且無力承受重量，常是因股骨頸部或恥骨枝（Pubic Rami）的骨折，相當數目的病例沒有受傷的病史，因此放射線攝影的檢查非常重要。

3. 髖部屈曲攣縮（Flexion Contracture），可起因於骨盆內次發於腰肌鞘區域發炎或髖之腰肌（Psoas）痙攣，例如闌尾炎（Appendicitis）、闌尾膿腫（Appendix Abscess）或其他骨盆發炎性疾病，因此腹部的檢查非常重要。

第三節　骨盆腔

　　骨盆的許多突起是肌腱韌帶與骨頭相接之處，在青少年期間，這些突起處仍然有生長板存在，尚未與骨融合。雖然名為生長板，但此處與四肢的生長板不同，不會對身高及手腳的長度作出貢獻，醫學上則稱為 Apophysis，常見於骨盆周邊的剝離性損傷部位。若生長板已經癒合，則力量會將局部的骨頭拉裂開，此時則稱為**剝離性骨折（Avulsion Fracture）**。常見於髂上棘（Iliac Crest）、大轉子（Greater Trochanter）、小轉子（Lesser Trochanter）、坐骨粗隆（Ischial Tuberosity）及恥骨聯

合（Pubic Symphysis）。在體操選手急性軀幹或髖關節扭傷時，肌腱韌帶的拉扯力量會將 Apophysis 拉裂開來，稱為骨盆周邊著骨點剝離性損傷（Pelvis Apophyseal Injuries）。

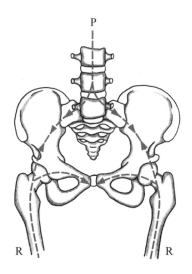

圖 8-19　骨盆腔力學觀察

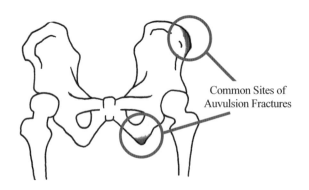

圖 8-20　骨盆之剝離性骨折（Pelvic Avulsion Fracture）

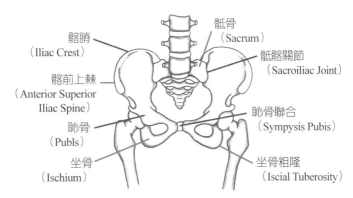

圖 8-21　常見骨盆之剝離性骨折（Pelvic Avulsion Fracture）位置

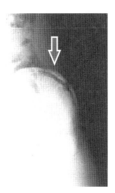

圖 8-22　骨盆周邊著骨點剝離性損傷（Pelvis Apophyseal Injuries），從 X 光看起來就像圖箭頭所示。

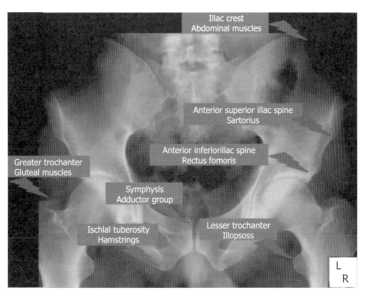

圖 8-23　常見剝離性損傷部位與相關的肌肉名稱；以 X 光片說明常見剝離性損傷部位與相關的肌肉名稱。

一、骨盆骨折（Pelvic Fractures）

（一）單獨的骨盆骨折（Isolated Pelvic Fr.）

單獨的骨盆骨折（Isolated Pelvic Fr.）不影響骨盆環狀結構，大致可分爲：

1. 撕裂性（Avulsion）骨折：多半是運動員，肌肉劇烈收縮而將骨頭拉下一塊。
   發生部位有以下三個部位：

   (1) 髂前上棘（Anterior Superior Iliac Spine）。

   (2) 髂前下棘（Anterior Inferior Iliac Spine）：傷後突然感覺腿部無力，向前
   邁步舉腿無力。

   (3) 坐骨粗隆（Ischial Tuberosity）：傷後大腿後伸無力，走路不穩。

2. 恥骨枝（Pubic Rami）的骨折：傷後仍可行走，走路時出現疼痛，局部壓痛，
   皮下可觸及骨折端凹凸不平。

3. 薦椎（Sacrum）骨折：除非從高處下墜，否則其骨折多半是橫向的。

4. 髖臼（Acetabulum）的骨折：此型中最常見的，與股骨脫臼有關。

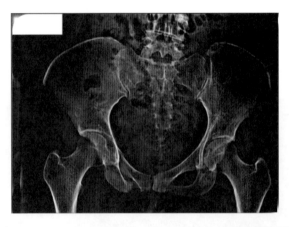

圖 8-24　坐骨粗隆（Ischial Tuberosity）骨折：從 X 光片中可明顯看到坐骨粗隆（Ischial Tu-berosity）骨折同時出現骨盆腔之旋轉，且腸薦關節有錯縫之現象，治療時應著重在 L5 與薦椎及腸薦關節之復位。

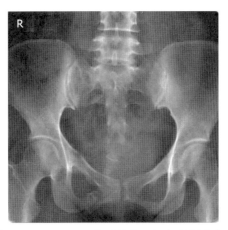

圖 8-25　右側坐骨粗隆（Ischial Tuberosity）骨折：注意尾骨產生偏移現象，說明受傷當時是因跌倒直接撞擊地面造成，同時必定合併薦椎旋轉。治療時應當以復位旋轉之骨盆為要件，如此一來，骨折處自然隨之復位完成。

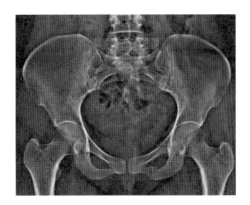

圖 8-26　坐骨粗隆（Ischial Tuberosity）骨折

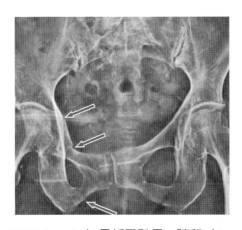

圖 8-27　坐骨粗隆（Ischial Tuberosity）骨折及恥骨、髖臼（Acetabulum）的 3 處骨折。

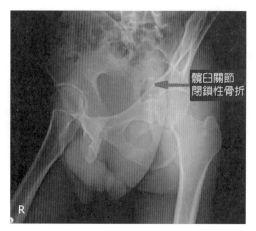

圖 8-28　髖臼（Acetabulum）關節閉鎖性骨折

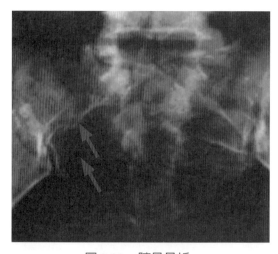

圖 8-29　髖骨骨折

（二）骨盆環狀結構被破壞

若骨盆骨前後都發生骨折，則骨盆環狀結構會改變，可分爲兩型：

1. 不完全性：較穩定，乃因爲：

　　⑴骨盆後側連接髂骨（Ilium）和薦椎的韌帶仍保持完整，此韌帶包括：

　　　　① 後骶髂韌帶（Posterior Sacroiliac Ligament）。

　　　　② 骶骨粗隆韌帶（Sacrotuberous Ligament）。

　　　　③ 骶骨棘間韌帶（Sacrospinous Ligament）。

　　⑵骨折後斷骨若嵌在一起，雖骨盆環受破壞但外型仍然穩定。

2. 完全性骨折：骨盆環狀結構不穩定。

（三）骨盆環狀結構被破壞

盆環狀結構被破壞，可能傷害如下：

1. 前側的病灶：通常不重要。

　⑴恥骨聯合分離（Diastasis of Symphysis Pubis）。

　⑵恥骨枝（Pubic Rami）的骨折。

　⑶兩者合併發生。

2. 後側的病灶：較為嚴重。

　⑴骶骨髂骨間的脫臼（Sacroiliac Dislocation）：易生關節炎。

　⑵骶骨骨折：易傷及神經。

　⑵髂骨骨折：預後最好。

　⑷合併發生。

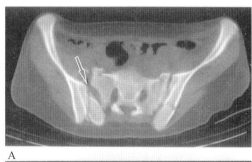

A

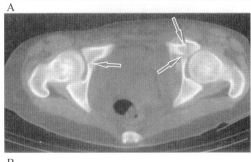

B

圖 8-30　圖 A 箭頭處為骶骨與髂骨骨折；圖 B 箭頭處為髖臼骨折。

（四）骨盆骨折的特徵及受傷的機轉

1. 骨盆骨折的特徵：

　⑴高能量：骨盆骨折中80%為高能量所致。

　⑵高死亡率：骨盆骨折有15～20%的死亡率，若是開放性骨折可高達50%。

⑶高罹患率：骨盆骨折中70%伴隨頭部、腹部等相關之傷害。

2. 受傷的機轉：

⑴前後方向的力：可導致恥骨聯合（Symphysis Pubis）以及薦骨髂骨（SI）關節裂開。在X光片上有時不易清楚看出SI Joint裂開的程度，但若是恥骨聯合分開大於3公分，則薦骨髂骨（SI）關節多半也已裂開了。

⑵側面的壓迫力：常會有股骨頭的嵌入性骨盆骨折，但屬於穩定性的骨折，預後較好。

⑶剪力（Shearing Force）：多半是上下方向的力，可造成多處骨折，多為不穩定性骨折，結構已異位，預後最差。

⑷複雜性：有兩種以上的力造成。

（五）骨盆骨折的臨床評估

1. 軟組織的挫傷：有助於辨別外力的方向及大小。

2. 大致的變形程度：如果是前後向的壓迫力，則腳會向外旋轉；若是側面向的壓迫力，則腳會向內旋轉；剪力則會造成長短腳。

3. 在前上髂骨棘處壓下，若病人會動，則表示骨盆已經不穩定了。

4. 神經功能的缺損：薦骨骨折有 30% 的機會會造成神經功能的缺損。

5. 泌尿系統的出血：若有骨盆骨折，據統計有 10% 的機會會造成泌尿系統的出血，因此膀胱、輸卵管等都要詳加的檢查。

（六）骨盆骨折的分類

根據骨盆後側受傷的程度來區分可分為三型：

1. 第一型：無骨盆後側的不穩定。

2. 第二型：骨盆後側有部分的不穩定，影響到前側的薦骨髂骨複合體。

3. 第三型：薦骨髂骨複合體的完全破壞。

（七）骨盆骨折後遺症

1. 慢性疼痛：

⑴薦髂關節分開後引起之關節炎。

⑵薦骨骨折傷及神經引起之疼痛。

2. 跛腳（Limp）。

3. 神經學上的缺損：薦骨骨折有 30% 會有神經受損，造成此後遺症。

4. 泌尿系統功能異常：骨盆骨折中 10% 會有泌尿系統功能異常，特別是女性的尿道受損最常見。

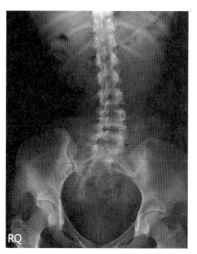

圖 8-31　此為一位十多歲女生，因長期有腎臟及膀胱發炎之困擾且時常復發，在醫師建議下照 X 光檢查，在 X 光下顯示存在長期的骨盆腔傾斜，懷疑是否存在有其關聯性。

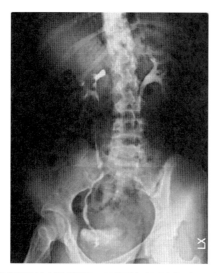

圖 8-32　由此圖顯示在注射顯影劑後發現，因長期的骨盆腔傾斜，導致腎臟兩側輸尿管受到不同程度之擠壓。右側較明顯引起膀胱排尿困難，形成尿液滯留膀胱之症狀。

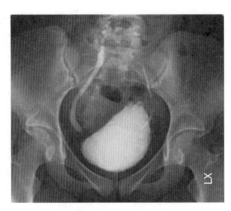

圖 8-33　左右兩輸尿管受到不同程度之擠壓。右側較明顯引起膀胱排尿困難，形成尿液滯留膀胱之症狀。反白處為顯影劑，顯示尿液滯留。

二、髖部的脫臼及骨折性脫臼

　　髖部的脫臼及骨折性脫臼可分為三類：前位脫臼、後位脫臼及中央骨折性**脫**臼（Central Fracture-**Dislocation**）。

（一）前位脫臼

　　約佔 5%。因踢球時沒踢著，卻踢到地面或從高處摔下，而髖部過度伸展及外旋所造成。因髖臼前窄淺，後寬深。故前位脫臼常只有單純的脫臼。

（二）後位脫臼

　　80%～90%，一半合併髖臼骨折（因髖臼前窄淺，後寬深，向後脫臼本屬不易，硬是脫臼便只好骨折）；有 30% 伴隨膝部傷害。屬於高能量的外傷，在膝部彎曲而髖部呈不等程度彎曲時受力。

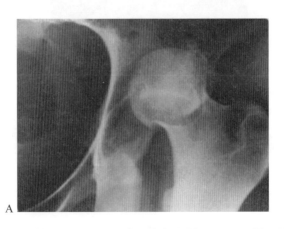

圖 8-34　髖部脫臼 A 圖：前後照僅左髖部顯示股骨頭脫臼。

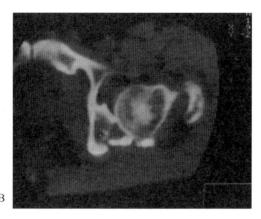

圖 8-35　髖部脫臼 B 圖：為 CT-scan 髖骨骨折，後髖臼皮質破裂。

（三）中央骨折性脫臼（Central Fracture-Dislocation）

中央骨折性脫臼（Central Fracture-Dislocation）的預後最為不好。受力是由股骨大轉子（Greater Trochanter）朝向髖臼，屬側面力。

三、先天性髖關節脫位（Congenital Hip Dislocation）之成人髖部先天性脫臼（CDH）

髖部之先天性脫臼乃是一般或兩邊之髖部在出生時或生命的最初幾週發生脫臼，比起男孩其非常普遍發生於女孩，此疾病有家族傾向，可與其他先天性缺陷同時發生。當小孩時期的治療未成功或甚至此種情況未被診斷出來，病人可能會在 20～30 歲之間尋求幫助，症狀可起於髖部或脊椎。在髖部，次發性關節變化可發生於假性關節，而此假關節乃發生於脫臼股骨部與髂骨（Ilium）之間相接觸處；在脊椎，骨關節炎（Osteo-Arthritic）變化乃是長期脊柱側彎（Scoliosis）（在單側病例）或腰椎前彎（Lumbar Lordosis）增加（在單側及兩側病例）的結果，在一些病例中，髖部置換手術可被考慮。而新生兒期之先天性髖脫位不易診斷。

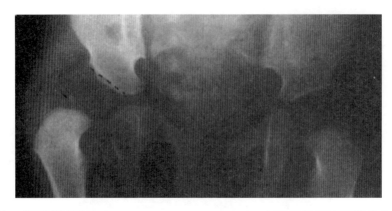

圖 8-36　先天性髖關節脫位（Congenital Hip Dislocation）：右股骨骨板比正常的左側者要小，且沒有位在髖臼內。

四、髖關節脫臼及骨折性脫臼之併發症

（一）坐骨神經不全麻痺

　　坐骨神經不全麻痺約有 8%～20%。坐骨神經的傷害多半是拉扯（Extraction）或壓迫（Compression）所造成，多能自動恢復。

（二）無法復位之脫臼

　　無法復位之脫臼約有 3%～16%。以下三種情況不易復位：

　　1. 股骨頭穿過關節囊，像鈕釦一樣卡位。

　　2. 有軟組織卡在中間，以梨狀肌（Piriformis M.）最常見。

　　3. 髖臼緣內翻或骨斷片卡位。

（三）重複地脫臼

　　重複地脫臼約佔有 0.3%～1.2%。

（四）骨化性肌炎（Myositis Ossificans）

　　骨化性肌炎（Myositis Ossificans）約佔有 2%，肘關節最常見，髖關節居次。

（五）股骨頭無菌性壞死（Aseptic Necrosis）

　　股骨頭無菌性壞死（Aseptic Necrosis）約佔有 6%～40% 之間，其變化很大，要看下列二因素而定：

　　1. 損傷的型式：愈單純、移位愈小。

　　2. 復位的快慢。

（六）外傷性關節炎

外傷性關節炎很常見。與骨折位置有關。

所謂髖部的骨折包括股骨頭的骨折、股骨頸的骨折、股骨粗隆（轉子）區域的骨折，是高年齡層較易患之骨折，尤其是老年女性因骨質疏鬆（Osteporosis）更易罹患。股骨粗隆（轉子）區域的骨折之年齡層一般比股骨頸的骨折高十歲左右。

第四節　　大腿之骨折

大腿股骨骨折依受傷部位分為：

1. 股骨頸的骨折。

2. 股骨粗隆（轉子）區域的骨折。

3. 股骨幹的骨折。

4. 髁上的骨折：屬股骨遠側端（Distal Femur）骨折。

5. 股骨髁的骨折：屬股骨遠側端（Distal Femur）骨折。

以下分別敘述：

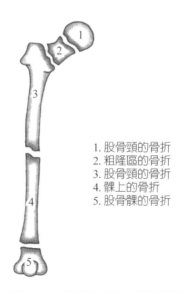

1. 股骨頸的骨折
2. 粗隆區的骨折
3. 股骨頸的骨折
4. 髁上的骨折
5. 股骨髁的骨折

圖 8-37　股骨骨折依位置分類

一、股骨頸的骨折

股骨頸骨折指股骨頭以下至股骨頸基底部之間的骨折。若轉子間骨折屬髖部骨折。

（一）受傷機轉

1. 直接傷害：強烈外力直接作用在大轉子上。較少見，年輕人較多。

2. 間接傷害：摔倒而肢體呈向外旋轉時引起。老年人居多。股骨頸附近只有股骨內環狀動脈供應，且易傷及此動脈，容易發生不癒合及無血管性壞死。

（二）併發症

1. 感染。

2. 不癒合：5%～15%，癒合約需 6 個月，若 9～12 個月仍不癒合則稱不癒合，因治療不當造成。

3. 無菌性壞死：5%～25%，與受傷類型及治療之適當與否有關。

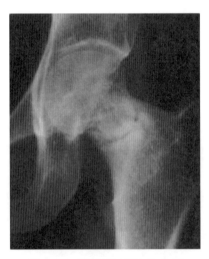

圖 8-38　股骨頸壓迫性骨折

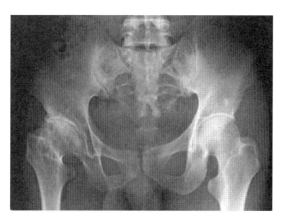

圖 8-39　股骨頸壓迫性骨折：在正面照顯示，右股骨之髖臼關節間隙變窄且股骨頸曲線改變，高度懷疑右股骨頸可能有骨折存在。

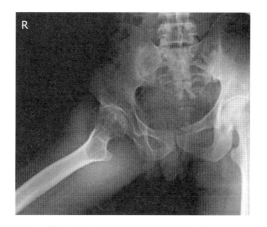

圖 8-40　股骨頸壓迫性骨折：將右腳向外伸直以青蛙照（Frog View）方式顯示，右腳股骨頸確實存在壓迫性骨折。

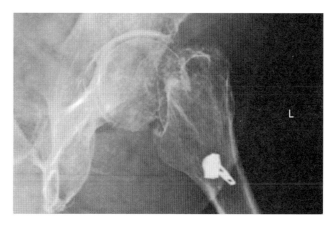

圖 8-41　左股骨頸壓迫性骨折：將左腳向外伸直以青蛙照（Frog View）方式顯示，左腳股骨頸確實存在壓迫性骨折。

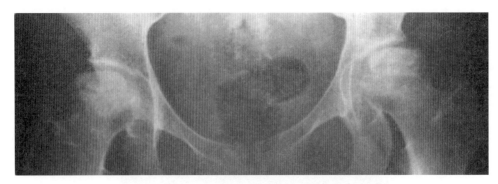

圖 8-42　無血管性壞死：在兩側股骨頭部有骨骼碎裂及硬化現象。

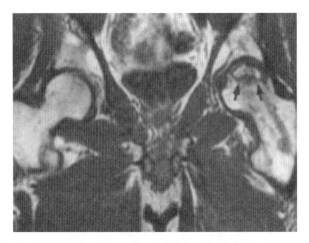

圖 8-43　左股骨頭無血管性壞死：冠狀 MRI 掃描像，左股骨有一通過其頸部的鋼釘通道，右股骨頭部的型態正常。

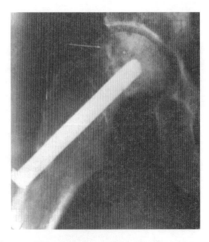

圖 8-44　受傷後無血管性壞死：因股骨頸部的頭下骨折而打入一鋼釘，骨折是在 10 個月前發生的，在股骨頭部發生了無血管性壞死，並可見到它呈現硬化。

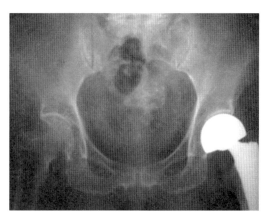

圖 8-45　股骨頭無血管性壞死後置換人工股骨。

二、股骨粗隆（轉子）區域的骨折

常因老年人跌倒或輕微外傷引起。和股骨頸骨折比較起來，肢體變得更短且向外旋轉更厲害。股骨粗隆（轉子）區域的骨折好發平均年齡較股骨頸骨折大 10 歲，感染機會較高。不癒合罕見。無菌性壞死罕見，因此處有多條動脈供應。癒合不良常見，因老人骨質疏鬆且無法利用助行器行走，故容易變形。常有內翻變形及向外旋轉變型。

三、股骨幹的骨折

任何年齡。股骨幹任何部位，骨折型態各色皆有。可以是單純骨折（包括橫向、斜向及螺旋性骨折），也可是粉碎性或分節性骨折，或是兒童之**青枝骨折**（**Green-stick Fracture**）。若因腫瘤轉移造成的病理性骨折，常發生在股骨的上半段。

（一）受傷機轉

1. 直接傷害：交通事故。
2. 間接傷害：高樓摔下。

（二）臨床表徵

斷裂時常有明顯移位，斷肢會變短、變粗，有時肌肉也會卡在兩斷端之間，遠側的斷端常會保持外旋。理由有三點：

1. 大腿內收肌附著於遠端，而外展肌附著於近端，當自股骨幹斷裂時外展肌會使近側斷端向上提及外展；而內收肌則使遠側斷端內收，是造成移位主因。
2. 腳的重量使遠側斷端向外旋轉。

3. 由於缺乏股骨縱向穩定力，肌肉會收縮使大腿變短，加上骨折常會扯傷大血管而造成嚴重出血，使之變爲腫脹。

四、髁上的骨折

髁上的骨折屬股骨遠側端（Distal Femur）骨折

五、股骨髁的骨折

股骨髁的骨折屬股骨遠側端（Distal Femur）骨折。

髁上的骨折及股骨髁的骨折皆屬股骨遠側端（Distal Femur）骨折，受傷機轉爲嚴重外翻或內翻的力並伴隨中軸的負荷及旋轉力，屬高能量外傷。

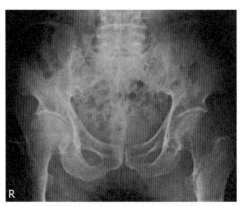

圖 8-46　此爲一位 91 歲老人，因跌倒受傷引起之左股骨粗隆（轉子）區域的骨折：骨折線由股骨粗隆向下往股骨幹延伸。

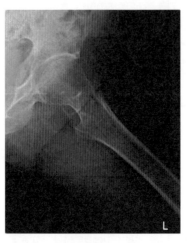

圖 8-47　承上圖左股骨粗隆（轉子）區域的骨折：骨折線由股骨粗隆向下往股骨幹延伸，形成股骨幹之縱向骨折。

第五節　骨骼疾病

一、佩耳茲氏病（Perthe's Disease）

最早的變化是骨密度增加及股骨骨骺變平，之後股骨骨骺變平會坍塌及碎裂，骨骺會因新骨沉積在死骨架構上的合併效果而發生硬化。最後骨骺變寬股骨頸部會增大，並可能含有小囊腫。關節腔會變寬，但髖臼不受影響。在癒合後股骨頭部會重新形成，但可能永遠保持扁平，日後成為骨關節炎之因素。

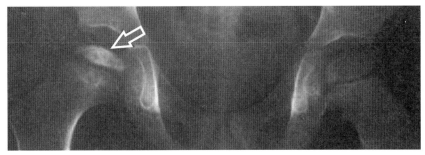

圖 8-48　佩耳茲式病：此病童的右股骨骨骺呈現硬化和扁平。

二、滑動股骨骨骺（Slipped Femoral Epiphysis）

在青少年髖關節的病變中，股骨頭近端生長板滑脫症（Slipped Capital Femoral Epiphysis）並不少見，其發生率最高可達 1/10000，而其致病原因並不明確。臨床上病患常見的症狀為鼠蹊部、大腿或膝關節產生疼痛，症狀嚴重者甚至因痛而產生跛行。本病發病的原因，大多數人認為是機械性損傷和內分泌失調的共同作用。青少年受外傷後的骨折類型與兒童有所不同。隨著年齡的增長，骨皮質的柔韌性降低，骨膜附著更牢固，隆凸和青枝骨折不常見，取而代之的是相對較多的及骨骺，造成骨骺的骨折與滑脫。內分泌系統是人體內重要的調節系統，通過調節體內各器官的生理功能以及體內外物質的相互關係。直接和間接的控制著人體的生長發育成熟和衰老的過程，其臨床表現是錯綜複雜的。

但從 X 光片檢查的觀點來看，著重表現在骨骼系統方面。在青少年期，股骨近端的生長板從水平位旋轉到斜位，並伴有快速的生長。生長板的較易受到一般持重情況下的剪力損傷。幹骺端最薄弱的部位在肥大的軟骨和臨時鈣化帶之間，肥胖兒童的性激素相對缺乏和高瘦兒童生長激素相對過剩，均可導致軟骨板的脆弱，較

易發生骨骺滑脫。

　　這是青春期的一個疾病，並且男孩比女孩常見。因為股骨骺部附著於股骨頸部鬆開，所以頭部出現向下滑於股骨頸部之上，而最後引起髖部之髖內翻（Coxa Vara）變形。在許多病例有先前受傷的病史，疼痛可發生於鼠蹊（Groin）或膝蓋，並且如果發病非常急性，重量的承受會變成不可能，經常會有髖部的內旋及外展的限制。其診斷藉放射線攝影來確定，最早期的變化可見於側面投影。

　　滑動股骨骨骺好發年紀為 9～17 歲，出現髖關節疼痛或轉移至膝關節。股骨骨骺會從正常位置向後滑動，此種情形在髖關節的側面照最易看出。若滑動角度較大能在其正面像上看到骨垢向下移位。正常時，若沿著股骨頸的邊緣做一條延長線，則此線可成為股骨頭的劃線，此線稱克萊恩氏線（Klien's Line），表示肌骨頭位置正常。若此線在股骨頭外，表示已有滑脫，股骨頭向下後方掉下來。股骨頭近端生長板滑脫症是青少年髖關節好發的問題之一，其特徵為近端骨骺（Epiphysis）相對於在生長板（Physis）的部位產生向下及向後的移位（Posteroinferior Displacement）。而造成股骨幹（Femoral Shaft）相對的產生內翻（Varus）及外旋（External Rotation）的變形。臨床上的病患特徵多為肥胖的男孩產生鼠蹊部、大腿或膝關節的疼痛，甚至疼痛到無法行走或跛行（Limping）。理學檢查時可發現病患患肢出現活動範圍受限，特別是髖關節的內收（Adduction）及內旋（Internal Rotation）角度變小。而確立診斷的方法為 X 光檢查（特別是側位的 X 光片）。雖然有文獻報導內分泌異常、腎功能障礙，甚至是放射治療後均可能造成股骨頭生長板滑脫，但均無定論。

（一）發生率及病程

　　孩童股骨頭近端生長板滑脫症的發生率，在亞洲的日本為百萬分之二，而美國為萬分之一，其中男孩佔六成。穩定型生長板滑脫症的病患其發病到被確定診斷出此病時往往需 5 個月，在男孩平均年齡為 13.5 歲；女孩則為 12 歲，但若病患較肥胖時則被診斷時的年紀更小。兩側均發生股骨頭近端生長板滑脫症的機會，各家文獻報導不一，可由 18%～50%。但最近一篇長時間追蹤病患的報導則指出對側發病的機會為 63%。Loder 報告，近五成的病患在第一次檢查時可發現兩側股骨頭生長板均有病變。

（二）分類

區分為滑脫前期（Pre-Slip）、急性滑脫（Acute-Slip）、慢性滑脫（Chronic Slip）與慢性滑脫併急性發作（Acute-On-Chronic Slip）。

1. 滑脫前期

   病患出現鼠蹊、大腿或膝關節痛及患肢無力、跛行。理學檢查可發現髖關節內旋角度受限。X 光檢測可發現患側髖關節出現因失用產生的骨質疏鬆（Disuse Osteoporosis），而生長板出現變寬或不規則的影像。

2. 急性滑脫

   股骨頭從生長板處滑脫，X 光看似骨折，佔所有滑脫病患的 10%～15%，一般出現症狀不超過三週，病患出現患肢置於外旋的位置，相對於健側、患肢變短。因活動會產生嚴重疼痛造成病患不敢使用患肢行走。

3. 慢性滑脫

   慢性滑脫佔大多數約 85%。病患出現鼠蹊、大腿、膝關節疼痛及跛行，一般症狀超過三個月甚至持續到數年之久。病患的症狀時好時壞。理學檢查出現髖關節內旋、外展及彎曲障礙，甚至會出現患肢變短（Limp-Length Discrepancy）。當病患平躺時，出現患側髖關節收縮（Flexion），外旋外展。因為近五成病患的症狀僅為膝關節疼痛，故常造成誤診。

4. 慢性滑脫併急性發作

   慢性滑脫的病患突然發生急性疼痛，有較高的機會產生股骨頭壞死（Osteonecrosis）。較新的分類是以病童是否可行走及生長板是否穩定來分類，分為穩定型及不穩定型兩大類。不穩定型的病童無法行走且有高達 50% 的機率會發生股骨頭壞死。

（三）影像學檢查

在兩側髖關節的正面及側面 X 光（側位蛙腿狀骨盆照）可觀察到股骨頭從生長板向後、向下移位，而使得後下方的骨骺處有新生骨產生，而原本前上方裸露的骨骺處產生骨塊吸收使得股骨頭變形。在髖關節正面的 X 光片中，可發現股骨頭偏離股骨頸上方的連線（Klein's Line）。

（四）併發症

1. 股骨頭壞死

股骨頭壞死是手術後最嚴重的併發症，造成的原因包括不穩定型的生長板滑脫、過度且不當的復位、骨釘或骨針位置不當（置於生長板後上四分之一處）及楔形切骨術後。病患出現鼠蹊部疼痛、關節活動受限（特別是內旋），早期 X 光片可能看不出異樣，但數個月後出現生長板**萎陷**（**Collapse**）、骨**囊腫**（Cyst）、骨硬化（Sclerosis）。股骨頭壞死與不穩定型的生長板滑脫有較大的關連。

2. 軟骨分解

軟骨分解的發生率為 7%，病患會出現鼠蹊部大腿或膝關節疼痛，髖關節活動受限，特別是**內旋**（**Internal Rotation**）。確定診斷的方式為 X 光檢查，在 X 光可見患側的關節腔寬度小於 3mm 或是相較於健側的關節腔，出現關節腔寬度減少超過 50%。造成的原因主要為不當的骨釘位置，但也有少數報導與自體免疫或軟骨本身之血液循環破壞所致。若與股骨頭壞死相比，軟骨分解的預後較佳，觀察病患的 X 光可在 10 個月後恢復、病患僅出現外展及內旋的活動受限。

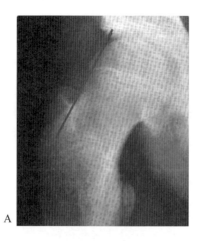

圖 8-49　正常之股骨頭骨骺：經股骨頸側面劃一斜線會將股骨頭部切出一小片。

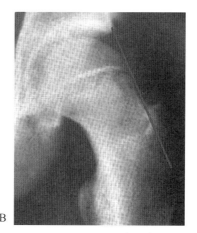

B

圖 8-50　滑動股骨骨骺（Slipped Femoral Epiphysis）：經股骨頸側面劃一斜線無法將股骨頭部切出一小片。

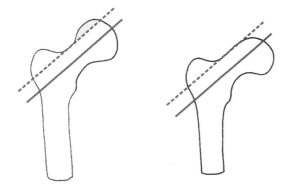

圖 8-51　克萊恩氏線（Klien's Line）：左圖為正常之股骨；右圖為滑動股骨骨骺（Slipped Femoral Epiphysis）。

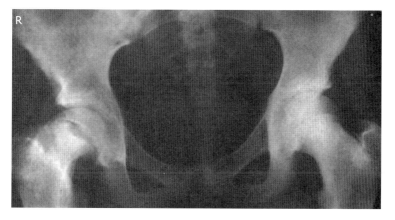

圖 8-52　髖關節的側面照：左圖為滑動股骨骨骺，髖關節的側面照中可看到股骨骨骺向後移動，可與正常的右圖比較。

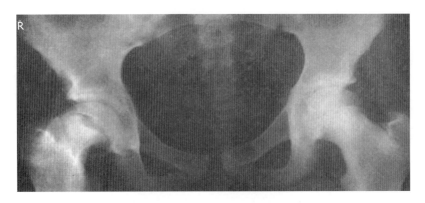

圖 8-53　滑動股骨骨骺：同一病人的正面照中顯示，右腳股骨骨骺向下移動。

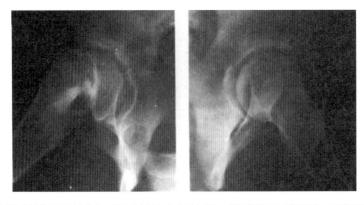

圖 8-54　左圖為滑動股骨骨骺。與正常的右圖比較，髖關節的側面像中可看到股骨骨骺向後移動。

第九章　膝部

第一節　膝關節結構

一、膝關節

　　由股骨（**Femur**）、遠端脛骨（**Tibia**）、近端腓骨（**Fibula**）及髕骨（**Patella**）組成。膝關節為滑膜關節（Synovial Joint），具有**透明軟骨**（**Hyaline Cartilage**）覆蓋的關節面。在滑液關節中軟骨的放射密度和軟組織一樣，因此在 X 光片中無法顯現，而只能見到其相鄰關節面皮質之間的腔隙。滑膜、滑液及**被膜**（**Capsule**）也具有和周圍的軟組織及軟骨相同的放射密度，因此除非能由一層脂肪襯托出其輪廓，否則彼此並無法區分。關節面皮質形成一條明確的細線，它和骨骼其他部分的皮質平順地合併。

　　傳統的 X 光檢查，仍然是關節疾病的主要影像檢查。**磁振成像**（**Magnetic Resonance Imaging, MRI**）在數種情況中能提供有用的診斷資料。主要有膝關節的半月板（Meniscus）及韌帶的**裂傷**（**Tear**），肩部**旋轉袖**（**Rotator Cuff**）的裂傷及髖部的**無血管性壞死**（**Avascular Necrosis**）。

（一）股骨（Femur）

　　為體內最長、最直及最堅固的管狀骨骼，可區分為近位端、骨體及遠位端等部分。近位端由股骨頭、頸及大小轉子等部分組成。遠位端逐漸增厚形成內外髁，各向側面突出部稱為內外上髁，兩髁間之凹部稱髁間凹，前面下方為與髕骨形成關節之髕面。

（二）脛骨（Tibia）

　　近位端厚實，由內外兩骨髁組成。兩骨髁上面均為扁平的關節面，乃與股骨之同名部分形成膝關節。兩髁之間有突起，稱髁間隆凸；關節面下方的粗糙部分，稱為脛骨粗隆（Tuberosity Of Tibia）。

（三）腓骨（Fibula）

近位端稱頭，與脛骨之外髁形成關節。髕骨（Patella）為人最大之種子骨，位於股四頭肌肌腱內，用來保護膝關節。當膝關節伸直時，可以由表面摸到髕骨；當膝關節屈折時，髕骨沉入髁骨間切跡，不易摸到。

二、韌帶與肌腱

膝關節是由十字韌帶、外副韌帶、內副韌帶、股四頭肌肌腱及髕骨肌腱組成。

（一）十字韌帶

呈十字交叉，係根據脛骨附著處來命名。前十字韌帶附著於脛骨平台前，協助防範前側不穩定性。後十字韌帶附著於脛骨平台後，協助防範後側不穩定性。半月板（Meniscus）位於股骨髁與脛骨平台之間，其功能為：

1. 減震。
2. 防止滑膜嵌入。
3. 防止異常活動。
4. 協助旋轉運動。

半月板是一種韌帶纖維軟骨，在膝關節內有內側和外側兩個半月板，分別置於脛骨（小腿骨）上端平臺之關節面上。即在大腿股骨與小腿脛骨之間、髕骨之後。屈膝時，半月板呈三角形，尖端向內。半月板損傷多為青壯年，多數伴有外傷史。半月板其邊緣厚、中央薄、上面微凹及下面平坦，以增加股骨（大腿骨）與脛骨間的接觸面，也加深了脛骨頭膝蓋端的關節面，加強了膝關節的穩固性。半月板有一定的彈性，能吸收震盪，在跑步或跳躍時有緩衝作用。半月板上下面均光滑，活動時能使關節腔內的滑液分布均勻，有潤滑關節和減少摩擦的作用。實驗證實切除半月板後，膝關節的摩擦力將增加 20%。因此半月板在受傷後，以關節鏡手術切除部分半月板後，復原情況常是不理想的。

在膝關節伸直位置時，半月板有協助關節最後伸直與擰緊的作用。一般的情況下，半月板是緊黏合在脛骨平臺的關節面上，膝關節在運動的過程中是不移動的，只有在膝關節屈伸在 135 度位置時，關節作內旋或外旋運動，半月板才有輕微的移動，這也是半月板在此體位上容易致傷的原因。

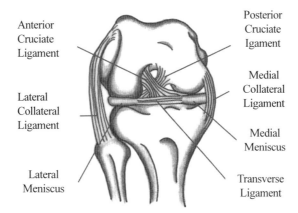

圖 9-1　右膝關節前面照

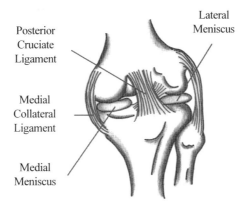

圖 9-2　右膝關節後面照

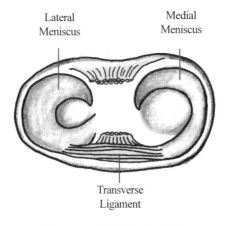

圖 9-3　左腳脛骨上面照

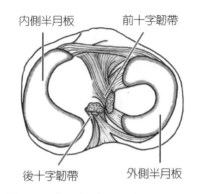

內側半月板　　前十字韌帶

後十字韌帶　　外側半月板

圖 9-4　半月板自脛骨上端俯視圖

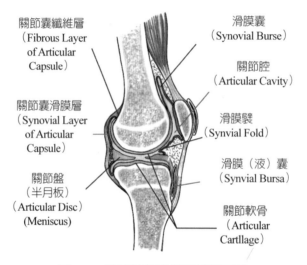

關節囊纖維層
（Fibrous Layer
of Articular
Capsule）

關節囊滑膜層
（Synovial Layer
of Articular
Capsule）

關節盤
（半月板）
（Articular Disc）
(Meniscus)

滑膜囊
（Synovial Burse）

關節腔
（Articular Cavity）

滑膜襞
（Synvial Fold）

滑膜（液）囊
（Synvial Bursa）

關節軟骨
（Articular
Cartllage）

圖 9-5　膝關節軟組織結構側面圖

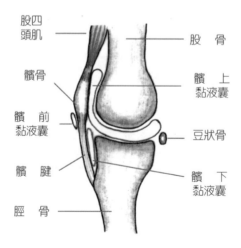

股四
頭肌

髕骨

髕前
黏液囊

髕腱

脛骨

股骨

髕上
黏液囊

豆狀骨

髕下
黏液囊

圖 9-6　膝關節周圍黏液囊分布側面圖

（二）外副韌帶、內副韌帶及髕腱

在膝關節的正面照中，外副韌帶為防範內翻方向之不穩定；內副韌帶可防範外翻方向之不穩定（偏向大腿外側）；脛骨棘此處尖凸為十字韌帶附著處，往往是變性關節炎之最早 X 光徵候。脛腱囊端為內側腿後腱肌附著處；脛結節有髕腱附著於此。在膝關節的側面照中，髕骨協助固定膝之伸肌構造，膝關節腔之前側延伸到髕骨上，有時在膝關節腔外，可見豆狀體，為腓腸肌內之豆狀骨，見於25%之人口，勿與 X 光片上之游離小體混淆。

（三）股四頭肌肌腱

伸膝裝置是由股四頭肌、髕骨及髕腱構成。當股四頭肌的突然的收縮力的峰值超出伸膝裝置的某一薄弱部分的力學負荷極限時，將會導致伸膝裝置的斷裂，包括髕骨骨折。伸膝裝置的斷裂可以是不完全的斷裂，即部分膠原纖維的微觀撕裂，使伸膝裝置的張力減小，長度增加。直接的切割傷也同樣可以造成股四頭肌或髕腱的斷裂。

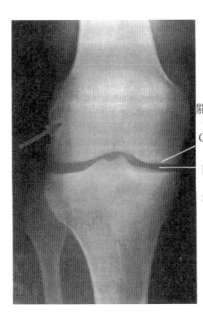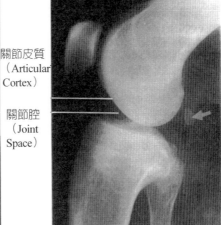

關節皮質（Articular Cortex）

關節腔（Joint Space）

圖 9-7　正常膝關節注意豆狀體（箭號）：這是在腓腸肌內的種子骨（Sesamoid Bond），關節腔包括關節軟骨與滑液。

第二節　膝部伸展機轉的損害

一、股四頭肌斷裂（Quadriceps Tendon Rupture）

股四頭肌是用來對抗身體的體重，而突然劇烈收縮將造成股四頭肌肌腱的破損，形成股四頭肌肌腱炎。例如滑倒及絆倒。若發生在中老年人，股四頭肌斷裂爲自動斷裂。股四頭肌斷裂（Quadriceps Tendon Rupture）一般發生在 40 歲以上的人，發生的機率約爲髕骨肌腱斷裂的三倍，受傷機轉一般是間接傷害。一般斷裂處在肌腱－骨頭接合處（Tendon-Bone Insertion），如果發生肌腱中間斷裂，要考慮是否有潛在問題，例如關節炎、感染、痛風、代謝性疾病及鈣化性肌腱炎（Calcific Tendenitis）等等。臨床上病人可能發生突然前膝急性疼痛，然後不能再伸直，在膝部上方可摸到一個斷裂缺口，而且無法自由活動，也會出現伸不直（Extension Lag）現象，別人可以使其膝伸直，但病人自己無法膝伸直。在髕骨上之股四頭肌肌腱有壓痛點，彎屈膝關節時疼痛加重，若在此處出現凹陷，可能已經造成股四頭肌肌腱撕裂，甚至斷裂現象；上樓時須靠股四頭肌肌腱之作用，因此疼痛更爲明顯。

常見於運動員或跑步者，當平時骨盆有傾斜現象存在時，其實此時大腿已經有不適感，但又不加理會繼續跑步運動，會造成股四頭肌肌腱之撕裂或損傷。斷裂位置多在髕骨上緣附近。創傷後患者出現典型的伸膝障礙，髕上壓痛、髕上囊積血以及股四頭肌腱不連續而出現空虛。病人常有外傷史，出現局部腫脹、疼痛及伸膝障礙，若 X 光片檢查顯示斷裂陰影，即可診斷。

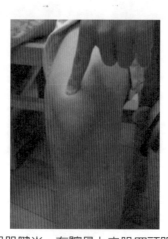

圖 9-8　股四頭肌肌腱炎：在髕骨上之股四頭肌肌腱有壓痛點。

二、髕骨骨折

髕骨骨折是常見的膝部損傷，為關節內骨折。多見於青壯年和老年人，兒童極為少見。

（一）受傷機轉

髕骨骨折可由直接暴力或間接暴力所造成，但以間接暴力為多見。

1. 直接傷害

多為跌倒時髕骨直接蹠撞地面或受重物打擊而引起撞擊到膝部前面，多呈粉碎骨折，股四頭肌腱膜和關節囊無撕裂或僅呈局限性撕裂，對伸膝功能影響較少。

2. 間接傷害

多為在膝關節半屈曲位跌倒，股骨髁抵住髕骨，股四頭肌突然強力收縮，髕骨受到強力牽拉而骨折，多呈橫形骨折，可以在髕骨中央斷裂，也可以在兩極斷裂，股四頭肌筋膜和關節囊發生不同程度的破裂，使兩骨折塊分離，伸膝裝置受到破壞。

3. 合併

有時直接傷害與間接傷害兩者合併發生，因此任何年齡不小心都可能因撞擊而發生。

（二）症狀

在膝關節上方出現腫脹，甚至出現髕上囊血腫。若腫脹可容易觸及髕骨時，只是單純髕骨有裂痕；但若腫脹按壓有水波樣時，為髕上囊內有關節液滲出，或可能更嚴重地，因血管破裂造成髕上囊血腫。

不論是關節液滲出或髕上囊血腫，皆應先用針筒將液體抽出，以減輕關節腔之壓力，有利於病情之改善，疼痛亦可立即減輕許多。因屬深層血管破裂，所以外表可能無瘀青現象，但仍應注意合併骨折之可能性。

臨床上髕骨的骨折，常是由中間一分為二，移位角度不大，常因股四頭肌肌腱強力拉扯造成。因此治療時應先將骨盆前後旋轉復位，使股直肌放鬆進而使跨過髕骨之股四頭肌回到原位，且髕骨韌帶亦會因膝關節之錯位而緊繃，也同時會影響髕骨之復位。

（三）診斷要點

1. 受傷後膝部立即出現腫脹、疼痛，有皮下瘀斑甚至明顯血腫，常有皮膚擦傷。

2. 膝關節不能自主伸直。膝前壓痛明顯。

3. 有分離移位時，可捫及骨折端之間有溝狀凹陷，有骨擦音和異常活動。

4. 膝關節正面、側面、軸位 X 光照片，可明確骨折的類型和移位情況。

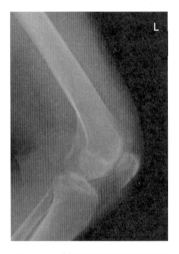

圖 9-9　髕骨的骨折側面照

三、髕骨肌腱斷裂（Patellar Tendon Rupture）

（一）受傷機轉

其原因源自於受傷之當時，骨盆用力扭轉，使股四頭肌過度用力的收縮，造成伸展機轉的動力負荷過重。使膝關節受力不平均，髕骨受其上之股四頭肌肌腱，與其下之髕骨肌腱，上下拉扯而斷裂，通常是在髕骨下端的附著處被扯下而造成斷裂。

（二）症狀

髕骨肌腱斷裂（Patellar Tendon Rupture）與四頭肌肌腱有一點不同，髕骨肌腱斷裂較常發生在年輕人，而且一般受傷機轉是因直接傷害。兩側同時發生並不常見。理學檢查時，可發現髕骨往上移，髕骨肌腱出現缺洞，X 光可看到明顯髕骨上移（Patellar Alta）。髕韌帶斷裂常發生在年輕人及運動員，由於熱身不夠且肌肉不

協調所造成。斷裂處可觸及一凹陷空隙及肌結並壓痛。治療方式仍以復位骨盆為先，患側常向後旋轉，使膝關節產生外旋之不穩定，造成肌腱受拉扯而受影響。

四、脛骨粗隆的撕裂性骨折

（一）受傷機轉

在膝部受非直接暴力的彎曲，而股四頭肌劇烈收縮，抵抗膝部進一步的彎曲。常發生在 15、16 歲的年輕人。要伸展小腿必要的條件是下列的結構都完整：

1. 股四頭肌。
2. 髕骨。
3. 髕骨肌腱。
4. 脛骨粗隆。

其中股四頭肌包含四條肌肉，乃位於前方之股直肌及其下之股中肌，外側之股外肌及內側之股內肌。

（二）症狀

四頭肌連到髕骨的部分為髕骨肌腱，髕骨肌腱附著之處，即為脛骨粗隆。四個部分任一受損，都會使腳不能伸展，只能拖著走。脛骨粗隆處有髂脛束附著，髕骨肌腱也附著於此處。髂脛束上接大轉子，下接脛骨粗隆。當骨盆在患側向上傾斜時，會使髂脛束拉緊，且甚至連股四頭肌也產生劇烈之收縮。患者會感到患肢大腿外側壓痛，行走疼痛加重；若仍未加以治療，則疼痛會往下牽引至小腿脛骨粗隆處；若再進行更激烈運動時，會導致脛骨粗隆的撕裂性骨折。

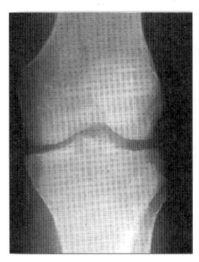

圖 9-10　脛骨平台的骨折正面照：第一眼看不出明顯之不正常現象。

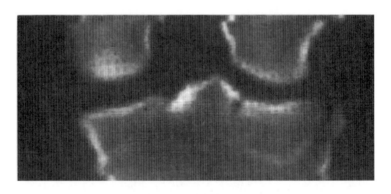

圖 9-11　脛骨平台的骨折 CT 側面照：可明顯看到脛骨平台的骨折，有明環狀硬化。

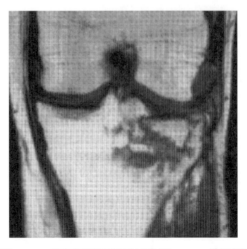

圖 9-12　脛骨平台的骨折：MRI 下可更明顯看出骨折，MRI 對細微之骨折是一種理想之選擇工具。脛骨平台的骨折，是最常被忽略之膝關節骨折。

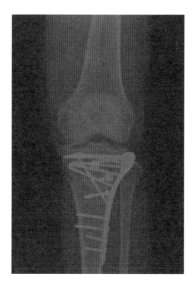

圖 9-13 脛骨合併腓骨之粉碎性骨折：在正面照中，可明顯看出脛骨之粉碎性骨折，合併
膝關節內側間隙明顯變小且受擠壓，而腓骨之粉碎性骨折則較不明顯。

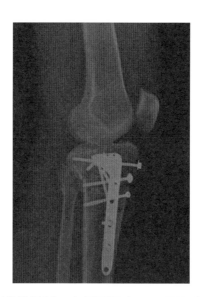

圖 9-14 脛骨合併腓骨之粉碎性骨折：在側面照中，可明顯看出脛骨之粉碎性骨折，合併
膝關節股骨與脛骨間隙明顯變小且受擠壓，髕骨亦受股四頭肌之拉扯而向上傾斜，
而腓骨之粉碎性骨折也較明顯。

第三節 膝關節的脫臼

膝關節急性創傷脫位的診治困難，在於軟組織的制約和關節周圍的神經血管結
構。膝關節韌帶損傷未及時治療而引發的後遺症和功能障礙可能導致殘障。尤其當

病人很痛、局部腫脹或伴有同側肢體骨折時。而在這些情況下 MRI 有利於明確軟組織損傷的程度。一般人常有一個錯誤觀念，認為關節脫臼的治療比骨折還容易，只要敷敷藥，把脫臼推回去就可以了。事實上，關節脫臼的治療，往往比骨折的治療還更需費心，因為脫臼意謂著關節囊以及附近相關重要韌帶的斷裂，若治療不當，不是引起關節黏連僵硬，就是引起關節的不穩定。而且韌帶的傷害常常造成其本身結構的永久變形，甚或斷裂，無法自行癒合，或者自行癒合也無法恢復本來的功能，而被一些疤痕組織所取代。因此常需借用身體其他組織的移植，來取代這個受傷的韌帶，以恢復其功能。

因為膝關節是一相當穩固與強韌的關節，要造成膝關節的脫臼需有相當大的力量，把前十字韌帶與後十字韌帶拉斷，才會發生膝關節的脫臼，事實上，要扯斷前十字韌帶，約需 180 公斤的力量；而要扯斷後十字韌帶，則需 350 公斤以上的力量。此外，在韌帶上還有一種特殊的感受器，萬一韌帶被扯到的一剎那，會馬上有一個感覺反射到脊髓，並且立即傳導到膝關節附近的肌肉，使得這些肌肉馬上收縮，來保護韌帶與膝關節，使其免受傷害。因此，可想而知，會造成膝關節脫臼的力量，必定相當快速，超過這個反射的時間，或者相當巨大，大過肌肉與韌帶的總合。在台灣車禍常是造成膝關節脫臼的元凶。此外，由高處跌落或各種運動傷害，也會引起膝脫臼，由於重要的血管神經皆環繞在膝關節的後方，發生膝關節脫臼時，非常容易同時傷到這些血管神經，甚或引起截肢的危機。

除了脫臼後不能復位而被送往急診處的病人外，另有一部分病人，在發生脫臼的剎那，又自動復位了。這樣的病人膝關節往往沒有什麼腫脹外觀，也無異樣，因此很容易被忽略。但無論如何，一旦發現有膝關節脫臼，一定要立刻送往急診，找骨科專科醫師，好好地評估與治療。膝關節脫臼後的治療及重建，有許多爭論，但目前的趨勢，大多數人同意，若脫臼後加以復位而仍有相當程度的膝不穩定存在，應盡早施以手術、修補或重建受傷的韌帶。由於近年來，在韌帶手術及復健方面，有很大的進步，治療結果相當令人滿意。

一、受傷機轉

1. 過度伸展：前側脫臼。為最常見的膝關節脫臼。

2. 撞擊：後側脫臼，其最為嚴重。小腿向後脫臼，有 50% 以上機會，會使神

經及血管受損。主要是膕動脈及腓神經。

3. 旋轉及內或外側的壓力：內或外側脫臼。

二、依據脫臼位置分類

根據脫臼時大腿骨與小腿骨的相對位置，膝關節脫臼可以區分成向前、向後、向內、向外以及旋轉式的脫臼。

1. 前側脫臼：當小腿骨脫臼到大腿骨前方時，我們稱這種脫臼為向前脫臼。在各種脫臼中，以向前脫臼最為常見，約佔 40%。

2. 後側脫臼：而當小腿骨脫臼到大腿骨後方時，我們稱這種脫臼為向後脫臼。向後脫臼次之，約佔 33%。

3. 內側脫臼：向內側脫臼，約佔 4%。

4. 外側脫臼：其次為向外側脫臼，約佔 18%。

5. 旋轉性脫臼：旋轉式的脫臼，只佔 5%。

各種脫臼的傷害機轉及所引起的韌帶傷害也不盡相同，向前脫臼時，前十字韌帶一定斷裂，後十字韌帶不一定會斷；而向後脫臼時，後十字韌帶一定斷裂，且經常合併前十字韌帶也斷。向後脫臼經常發生在車禍時，小腿骨撞上汽車的儀表板，使得小腿骨向後脫臼而發生。而向內或向外脫臼，除了內外側韌帶的傷害外，至少一條十字韌帶也會完全斷掉。

三、脫臼之併發症

脛股關節急性創傷脫位較為罕見。在低速膝關節脫位時，其中後十字韌帶完整但伴有其他韌帶損傷者，會導致脫位或比原先預料更為複雜的損傷。在多發性創傷中必須高度警惕，以免漏診了膝關節脫位。大約有 30% 膝關節脫位患者有嚴重膕血管（Politeal Vessels）損傷，大約 25% 病例伴有腓總神經損傷。若未診斷出膕動脈損傷則可能導致肢體缺血，而需截肢。

（一）關節僵硬

膝關節脫臼後，因側副韌帶之受損與十字韌帶或股四頭肌肌腱或髕骨韌帶等不一之損傷，若未立即復位，則關節將處於高能量狀態，會使關節腔周圍血液回流受阻，而產生骨關節炎及鈣化現象。且因角度不正，使髕骨產生外翻，導致屈伸不利、

活動受限，造成日後退化性關節炎之成因。

（二）關節不穩定

100% 會發生，因膝關節脫臼一定會造成膝部的韌帶或半月型軟骨受損。韌帶或半月型軟骨受損後，會關節間隙改變而擠壓，成為日後退化性關節炎之成因。

（三）血管及神經受損

腓神經 50% 以上機會，會使神經及血管受損。受傷時都是高能量造成，因為膝部要脫臼不容易。若不幸發生時，會使經過其處之神經受壓迫；若壓迫時間過久仍未復位，則會造成神經及血管受損。

第四節　膝部韌帶的傷害

膝關節後外側結構（Posterolateral Corner, PLC），PLC 包括外側副韌帶、膕肌及肌腱、膕腓韌帶、弓狀韌帶及小豆腓骨韌帶等，其中，既有解剖學穩定性，又對膝關節後外側穩定性起主要作用的結構是外側副韌帶、膕肌腱和膕腓韌帶。膝關節後外側結構（Posterolateral Corner, PLC）多位於關節囊外，且急性期合併關節囊的損傷，關節鏡檢有造成液體外滲的危險，一定程度上限制了關節鏡對於膝關節後外側結構（PLC 結構）的評價。急性損傷由於關節腫脹和疼痛，僅靠臨床體格檢查不易明確診斷和損傷的程度，這時往往需要借助 MRI 檢查。MRI 具有多軸面成像、軟組織分辨率高等特點，使 PLC 損傷的無創顯示成為可能。

膝關節後外側結構（Posterolateral Corner, PLC）正常則 MRI 表現在冠狀面上，外側副韌帶表現為起自股骨外側髁、向外下傾斜走行、止於腓骨頭外側面的帶狀低信號影。膕肌腱近端走行於 PLC 的深面，向後外方繞過股骨外側髁形成彎曲，遠端朝向肌腱聯合部向內下方延伸。需要注意的是，正常膕肌腱關節囊外部分有時可見到沿肌腱走行的線性高信號，是由於肌腱纖維間有脂肪組織，勿誤為部分撕裂。膕腓韌帶完整顯示率較低，在冠狀像上呈低信號帶狀結構，起自腓骨頭向上內側走行，附著於膕肌腱肌腹連接部。弓狀韌帶下端起自腓骨頭尖，起始部較粗，向上呈「Y」形或扇形發散，與膝後外側關節囊融合，而小豆腓骨韌帶起自小豆骨，止於腓骨頭尖，由於這兩條韌帶薄弱，在常規像和斜面像上雖可顯示，但顯示率低且不完整，MRI 難以進行完整性評價。

膝關節後外側結構（Posterolateral Corner, PLC）的損傷其 MRI 表現 PLC 結構的主要功能是限制膝內翻和脛骨外旋和後移，損傷一般由於對膝關節前正中的打擊、直接或間接過伸損傷或間接內翻損傷所致。臨床上這些創傷常進一步分為三級：I 級僅為少量纖維斷裂；II 級時韌帶纖維的 50% 斷裂；III 級為韌帶完全斷裂。其中 III 級損傷的 PLC 需要及時修復或重建。但在 MRI 圖像中難以相對應的作出上述分級，但可以分為部分撕裂（I～II 級）和完全撕裂（III 級）。

　　單純膝十字韌帶損傷罕見，常和側副韌帶及半月板損傷及膝關節脫位合併發生。股骨下端或脛骨上端受暴力，有時脛骨髁間突然的撕脫性骨折，會使韌帶起點撕脫。小腿此時處於外旋或內旋位，抽屜試驗陽性，分別合併內、外側副韌帶損傷。膝關節後外側（Posterolateral Corner, PLC）結構損傷是一種嚴重的損傷，常合併發生前、後十字韌帶等其他韌帶結構損傷，造成明顯的膝後向不穩定和外旋不穩定。

一、韌帶的種類

（一）前十字韌帶（Anterior Cruciate Ligament, ACL）

　　前十字韌帶，一端附著在脛骨前側的髁間區域，向上、向後、向外側走，附著在股骨外髁內側面的後方。在膝部彎曲時，可避免脛骨前移。半月板的撕裂，常導致前十字韌帶的傷害。十字韌帶的撕裂，亦常伴隨有嚴重的側副韌帶傷害，十字韌帶的單獨破裂很少見，除非在前脛骨的附著處已撕脫了。此時之附著處骨折常是指前方脛骨平台；與後十字韌帶有所區別。

（二）後十字韌帶（Posterior Cruciate Ligament, PCL）

　　後十字韌帶，一端附著在脛骨後側的髁間區域，向上、向前、向內側走，附著在股骨內髁外側面的前方。在膝部彎曲時可避免脛骨後移。當膝關節在髂脛束拉傷後，又加重股四頭肌肌腱之拉力時，會使後十字韌帶緊繃。在跑步等運動時，用力過度彎曲膝關節，會造成後十字韌帶緊繃，使脛骨平台後方出現扯離性骨折。

（三）外側副韌帶（Lateral Collateral Ligament）

　　外側副韌帶為索狀，上端接在股骨的外髁，下端接在腓骨頭上，可強化膝關節囊，能避免脛骨向外位移。

（四）內側副韌帶（Medial Collateral Ligament）

內側副韌帶（Medial Collateral Ligament）是扁平寬廣之帶狀物，上端附著在股骨的內髁，下端附著在脛骨幹的內側，有助於避免脛骨向內位移其可分三部分：

1. 脛上側韌帶（Superior Tibial Collateral Ligament）。

2. 前內囊韌帶（Anterior Medial Capsular Ligament）。

3. 後內囊韌帶（Posterior Medial Capsular Ligament）。

（五）斜向膕韌帶（Oblique Popliteal Ligament）

膕韌帶是半膜肌肌腱的擴張部分衍生而來，可強化關節囊的後側。

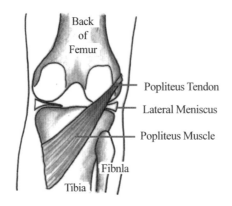

圖 9-15　斜向膕韌帶（Oblique Popliteal Ligament）示意圖

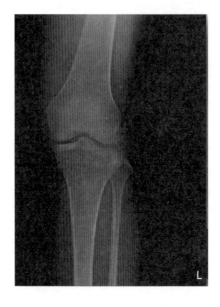

圖 9-16　左腳脛骨平台的骨折正面照：可隱約看到平台出現骨折。

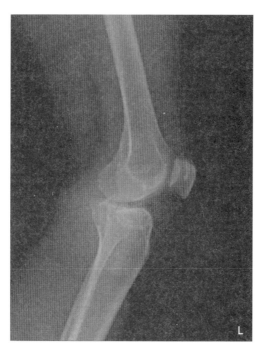

圖 9-17　左腳脛骨平台的骨折側面照：可清楚看到膝關節平台後側出現骨折，此乃因屬於
　　　　　後十字韌帶扯離性骨折。

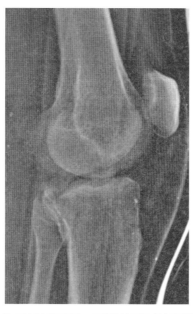

圖 9-18　左腳脛骨平台的骨折側面照：可清楚看到膝關節平台後側骨折已癒合。

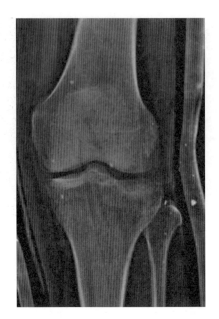

圖 9-19　左腳脛骨平台的骨折正面照：可看到平台骨折已癒合。

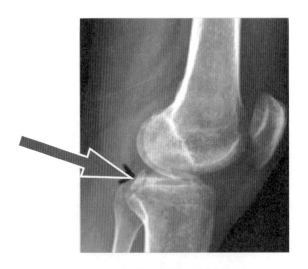

圖 9-20　後十字韌帶扯離性骨折

二、受損的分類

　　1. 扭傷（Sprain）：並未造成關節的不穩定，其症狀只有疼痛，扭傷又可區分為：

　　(1)輕微的扭傷（Mild）。

　　(2)中度的扭傷（Moderate）。

⑶重度的扭傷（Severe）。

2. 斷裂（Rupture）：這要照 Stress Film 以決定斷裂的程度，可分三級：

⑴第一級（Grade I）斷裂：開展空間（Open Space）小於0.5公分。

⑵第二級（Grade II）斷裂：介於0.5～1.0公分。

⑶第三級（Grade III）斷裂：大於1.0公分。

三、不穩定的型式

1. 單一平面的不穩定（One-Plane Instability）：

⑴內側的（Medial）。

⑵外側的（Lateral）。

⑶前側的（Anterior）。

⑷後側的（Posterior）。

2. 旋轉型的不穩定（Rotatory Instability）：

⑴前內側的旋轉型不穩定。

⑵前外側的旋轉型不穩定。

⑶後內側的旋轉型不穩定。

⑷後外側的旋轉型不穩定。

3. 合併型的不穩定：

⑴前外側－後外側的旋轉型不穩定。

⑵前內側－後內側的旋轉型不穩定。

⑶前外側－前內側的旋轉型不穩定。

單方面引起的不穩定較少見，通常都會合併發生，以下介紹幾種常見的情形。

⑴內翻內轉傷害（Varus Internal Rotation Injury）

①機轉：膝部受向外的力（相對地脛骨內翻），而小腿是受向內旋轉的力。

②受損的構造：

a. 外側韌帶：最先受傷。

b. 前十字韌帶：外力加大時會受傷。

c. 後十字韌帶：外力更大時才會受傷。

(2) 外翻外轉傷害（Valgus External Rotation Injury）

① 機轉：

a. 小腿向外旋轉（External Rotation）

b. 大腿力量下壓。

c. 膝部受向內的力，使脛骨相對地外翻（Valgus）。

② 受損的構造：

a. 內側韌帶：最易斷裂。

b. 前十字韌帶：外力加大時也會受損。

c. 後十字韌帶：外力加大時也會受損。

(3) 單一平面的不穩定：

① 膝部受正面撞擊而過度伸展後（Hyperex-Tension），可以只單純地傷及前十字韌帶，而其他的構造則沒有任何不適。

② 開車時如果緊急煞車，可做小腿產生向內而彎曲的力，造成只有單純地傷及後十牢韌帶。不過再次說明，單一平面的不穩是不常見的，通常都是合併發生。

四、膝部韌帶受損的診斷

（一）病史

病史有助於區分受傷的機轉，例如：

1. 坐在車上：後十字韌帶。

2. 打籃球：合併發生。

（二）臨床特徵

1. 腫痛（Painful Swelling）。

2. 壓痛（Tenderness）。

3. 關節腔內積血（Hemarthrosis）：抽關節液時可知。

4. 不穩定（Instability）。

（三）測試分類

可做以下的測試來分辨不穩定（Instability）的種類。

1. 外展測試（Abduction Stress Test）

使病人平躺，使其小腿完全伸展或保持在彎曲 30～40 度的姿勢（完全伸展時前後的肌肉都繃緊，會影響到韌帶的作用，不過較易操作；而彎曲 30～40 度可使肌肉放鬆，對韌帶的影響小，可使測試更為客觀）。

左手撐住膝關節並固定住，右手抓住小腿使之外展，如果小腿順著力的方向外移，表示內側韌帶受損。

2. 內收測試（Adduction Stress Test）

類似外展測試，但右手使患者的小腿內收，若小腿順著力的方向內移，表示外側韌帶受損。

3. 前拉測試（Anterior Draw Test）

令病人平躺，膝部彎曲 90 度固定住，將小腿向前拉，若小腿順著力的方向向前移，則表示前十字韌帶受損。

4. 後拉測試（Posterior Draw Test）

將小腿往後拉，若小腿順著力的方向後移，表示後十字韌帶受損。

五、膝關節內側副韌帶（Medial Collateral Ligament）損傷

膝關節正常約有 10 度外翻角度屬正常現象。可另患者平躺於床上，兩腳自然伸直，可發現兩腳背會向外傾斜約 10 度。內側副韌帶，是扁平寬廣之帶狀物為脛側副韌帶，起於股骨內上髁，止於脛骨內上髁。

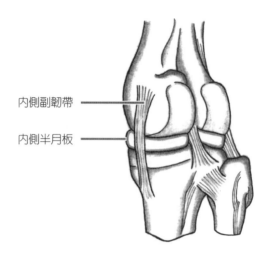

圖 9-21　膝關節內側副韌帶圖

　　當患側骨盆向前旋轉時，會使髖關節產生外擴現象，使股內肌拉緊；又再輕度屈曲體位時，會使小腿驟然外展，造成附著於脛骨內上髁之內側副韌帶緊繃。在反覆之用力後，會使內側副韌帶損傷，造成日後之內側膝關節較外側狹窄現象。臨床最多見，外側最易受外力衝擊，使小腿突然外翻造成內側副韌帶之損傷。輕者僅在股骨或脛骨止點上發生部分撕脫或斷裂；重者完全斷裂。內側副韌帶之深部纖維與內側半月板相連，可能造成內側半月板撕裂，嚴重時合併前交叉韌帶（十字韌帶）撕裂，通常有外傷史、內側腫脹、瘀斑。

　　若完全斷裂呈凹陷；合併十字韌帶斷裂，則抽屜試驗陽性；過度前移為前十字韌帶損傷；過度後移為後十字韌帶損傷。

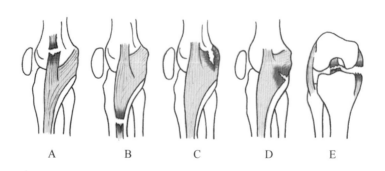

圖 9-22　膝關節內側副韌帶（Medial Collateral Ligament）損傷類別：圖 A 為上附著部斷裂；圖 B 為下附著部斷裂；圖 C 為後上斜部斷裂；圖 D 為後下斜部斷裂；圖 E 為合併十字韌帶斷裂。

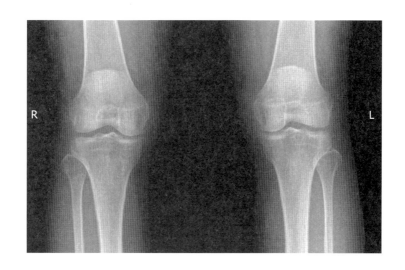

圖 9-23　膝關節內側副韌帶損傷：右腳及左腳內側膝關節間隙明顯變窄，源自於內側副韌帶合併十字韌帶之損傷。

六、膝關節外側副韌帶（Lateral Collateral Ligament）損傷

（一）說明

外側副韌帶為索狀，上端接在股骨的外髁，下端接在腓骨頭上，可強化膝關節囊，能避免脛骨向外位移。膝關節外側面比內側面受到暴力的機會多，因而受到內翻傷力的機會就少，故外側副韌帶損傷的發生率比內側低，有時來自膝內側的暴力作用於膝部或小腿內翻位倒地摔傷，常可引起膝外側副韌帶損傷，多見於腓骨小頭抵止部斷裂。嚴重者可伴有外側關節囊、膕肌腱、腓總神經的斷裂，甚者可合並腓骨小頭撕脫骨折。

韌帶損傷後局部可出血、機化、鈣化、粘連，膝關節屈伸活動受限。臨床上發生案例較少。當膝關節受撞擊時，造成髕上囊血腫或膝關節液滲出時，會使膝關節外側副韌帶（Lateral Collateral Ligament）損傷而產生壓痛。疼痛處位在膝關節外側，常發生在股骨外髁上，當嚴重之拉傷時亦可能同時造成腓骨之撕扯性骨折。容易被誤診為髂脛束拉傷，臨床上應注意，髂脛束是由大轉子到脛骨外粗隆，因此疼痛會從髖部外側向下延伸至膝關節外側，而非如膝關節外側副韌帶（Lateral Collateral Ligament）損傷一般，疼痛只侷限在膝關節外側而已。多見於膝內側副韌帶損傷，膝部有明顯的外翻位受傷史；傷後膝內側疼痛、腫脹，時間長者可出現皮下瘀血，

小腿外展時疼痛加重，行走跛行；疼痛與壓痛點局限於內側副韌帶的起止部或體部；韌帶完全斷裂者，局部可觸及凹陷缺損。膝外側副韌帶損傷，則有相應的病史，症狀表現。

（二）臨床檢查

1. 膝關節有過度內、外翻活動。
2. 膝內、外側副韌帶牽拉試驗陽性：患者仰臥位，下肢伸直。醫者一手置膝外側向內推，另一手握踝上使之外展。如膝內側出現疼痛爲陽性。關節明顯鬆動者爲內側副韌帶完全斷裂。相反，則爲外側副韌帶損傷。
3. 如合併半月板或交叉韌帶損傷者，可出現關節內積血，麥氏徵陽性，抽屜試驗陽性等。關節鏡檢查可明確診斷。
4. X 光檢查：在膝內、外翻應力下拍攝正位片，若韌帶完全斷裂者則膝關節內、外側間隙明顯增寬，在撕脫骨折部位可見條狀或小片狀游離骨塊。

七、斜向膕韌帶（Oblique Popliteal Ligament）損傷

膝後外側損傷造成失穩是較嚴重的膝關節損傷，多有暴力引起，臨床上常合併後十字韌帶（PCL）的損傷，也可以單獨發生，易被忽略。膝後外側損傷失穩是造成患者膝部疼痛和功能障礙的主要原因之一。 膝後外側是指通過脛骨的髁間隆起的矢狀切面和冠狀切面所分割的後外側象限的結構。又稱爲弓狀韌帶複合體（The Arcuate Ligament Complex）。Seebacher 等將其結構分成三個層面，現詳述於下。

最表淺的第一層有髂脛束及其前擴展部、股二頭肌腱淺頭及其後擴展部，腓總神經位於該層的深面二頭肌腱後方下行。

第二層的前部由連接髕骨外側的股四頭肌支持帶組成，後部由股外側肌間隔延續而來的兩條髕股韌帶（Patellofemoral Ligament）組成，止於腓腸豆（Fabella）或腓腸肌外側頭的股骨止點處附近。

最深的第三層結構較複雜，其中關節囊後方的外側半月板連接部分加強稱爲冠狀韌帶（The Coronary Ligament）。關節囊未被冠狀韌帶加強的外側部分又分爲深淺兩層，淺層後方是腓腸豆腓側韌帶（Fabellofibular Ligament），該韌帶在股二頭肌腱的後面平行與腓側副韌帶，連接腓骨和腓腸豆，腓腸豆缺失時該韌帶稱爲短外側韌帶（The Short Lateral Ligament），部分膝短外側韌帶也可缺失；深層的關節囊有

Y 形的膕弓韌帶（The Arcuate Ligament）加強，膕弓韌帶的內側頭起於股骨遠端的後外方關節囊，跨過膕肌肌腹，連接膕斜韌帶（The Oblique Popliteal Ligament），外側頭起於關節囊的外側，越過膕肌腱止於腓骨後側。深淺兩層之間形成外側下膝管（The Lateral Inferior Geniculate Vessels）。

唯一的肌肉是膕肌（Popliteus）位於該層，其肌腱穿過冠狀韌帶的裂孔進入關節囊內止於股骨外側髁的腓側附韌帶止點的前下方；另有肌支與深層關節囊交織起於外側半月板後角並形成膕肌下隱窩，膕肌薄而扁平，呈三角形，止於脛骨後內側比目魚肌止點上方。另外一支起於腓骨小頭後內側，股二頭肌腱止點的後方，走向膕肌的肌腹和肌腱移行處，有文獻稱為膕肌腓韌帶（The Popliteofibular Ligament）。膕肌腱和膕肌腓韌帶所組成的 Y 型結構合稱為膕肌腱聯合體（The Popliteus Muscle-Tendon Unit）。 以上結構常見變異。如腓腸豆缺失。腓側附韌帶和膕肌腓韌帶變異很少。

第五節　半月板的傷害

半月板位於股骨髁與脛骨平台之間，半月板為纖維軟骨，內外側各一。屈膝半月板呈三角形，尖端向內。

一、半月板（半月形軟骨，Meniscus）的功能

1. 可吸收震動，具緩衝作用，防止滑膜嵌入。如在高處跳下時，半月板會吸收部分能量，以免脛骨受損。
2. 脛骨的關節面是一平台，而股骨髁是球狀，協助旋轉運動。故半月形軟骨有穩定關節、防止異常活動的作用。

二、受傷的機轉

膝關節在屈曲 135 度位置時作強力外翻或內翻，內旋或外旋，半月板上面黏住之股骨部位也隨之活動，與下面脛骨平臺之間會形成旋轉摩擦剪力。若動作突然，產生剪力很大，關節面對半月板的壓力也很大，在旋轉碾挫力超過了半月板所忍受之時，即可引起各種類型的損傷。膝部部分彎曲時，有一旋轉的力加在半月板上。因半月板的碎片被夾在股骨髁和脛骨之間為最專一性的發現。如籃球運動員的轉身

跳躍投籃、鐵餅運動員的旋轉動作，都在瞬時完成，具有強大的爆發力。又如農民年復一年的蹲位耕作，勞損致傷，使半月板後角破損。引起半月板損傷的外力主要有兩種：撕裂性外力和研磨性外力。半月板損傷常見於時常半蹲位工作者和運動員等。

半月板破裂有各種類型可分縱裂、橫裂、外側緣破裂、內側緣破裂、前角與後角撕裂等。其中以縱裂最常見。沿關節囊附者處的外側緣破裂，由於血液供給較好，多能獲得癒合。若位於無血管區或血管較少之區，這類破裂均不會癒合。損傷的半月板，可發生軟化、變性、變薄，纖維軟骨組織失去失去原有的彈性。

患者有旋轉內收或外展之外傷史，膝關節內有撕裂感，關節間隙平面或內側壓痛，4～5週症狀逐漸改善，患肢之膝軟弱不穩，股四頭肌萎縮，仰臥屈膝旋轉陽性此為 M（三）Murry Test（麥氏徵試驗）。內半月板撕裂傷（常見），屬軟骨之裂傷，常因足部在固定時發生扭轉，而造成突然疼痛，在數小時後腫脹，臨床上無外傷史。

三、分類

半月板受損後，可形成不同的型態，其中以水桶柄狀的裂損（Bucket Handle Tear）最常見，佔 40%。由於半月板並無血管供應，養分靠關節液，故水桶狀裂損即使縫合亦因養分供應不足而無法癒合；而周邊形的裂損（Peripheral Tear）傷在外側，有關節液供應養分，故可癒合。

四、診斷

半月板損傷多見於青年人，治療不當將嚴重影響膝關節的功能。其受傷後疼痛常局限於膝關節之內、外側，影響膝關節伸屈運動。受傷後數小時內關節明顯腫脹，尤其有膝關節交鎖者更為明顯。損傷當時可出現清脆的關節響音，如手指彈牆之聲音。在損傷後慢性期之腫脹並不明顯，但在膝關節伸屈時也會有響音，患者常常可以自己做出膝蓋之響聲。除響聲之外必須伴有關節疼感或交鎖症狀才是半月板受傷，如果不伴有疼痛或交鎖時，則不一定是半月板損傷。若半月板多次反覆受損，則引起膝關節持續性疼痛和股四頭肌（大腿前面之肌肉）明顯萎縮。

所謂「交鎖現象」是指患者在走路時，膝蓋忽然間被卡住，膝關節置於某一體位時，既不能伸直，又不能屈曲。在交鎖的同時關節會有痠疼感。如將膝關節稍微屈伸活動，有時可發生響音，此後交鎖自解。交鎖現象可以反覆發作，且患者可自

動作出，每次發作膝關節位置必都在同一體位上。

（一）臨床特徵

1. 走路時會疼痛。

2. 壓痛、關節腫脹。

3. 膝部會鎖住：因為半月板的碎片，被夾在股骨髁和脛骨之間，此是最具專一性之發現。

4. M（三）Murry Test（麥氏徵試驗）測試為陽性：

   ⑴將小腿彎曲90度，向外旋轉，再完全地伸展，若病人有痛覺或發現Click的聲響，表示內側半月板（Medial Meniscus）有問題。

   ⑵小腿彎曲90度，向內旋轉，再完全地伸展，若病人有痛覺或發現Click的聲響，表示外側半月板有問題。

   ⑶在臨床上內側半月板受損之機會，為外側的6倍。

   ⑷在關節伸直至最後幾度時診斷為陽性者即是半月板前角損傷；當關節屈曲位出現陽性時，則半月板後角損傷的可能性較大；陽性體徵出現在屈膝近直角時，多為半月板中部損傷。

5. X 光檢查：半月板損傷在 X 光片上較難顯示，故膝部 X 光片多無明顯異常。因 X 光檢查可排除膝關節其他骨性病變，在臨床上常作為鑑別診斷，關節造影也有助於明確診斷，但不是常規的檢查方法。

6. 關節鏡檢查：在必要時，可用關節鏡檢查，以確定半月板損傷的位置。

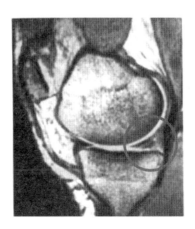

圖 9-24　內半月板撕裂傷：通過膝關節內側的矢狀 MRI 顯示，內側半月板的後角（Posterior Horn）有裂傷。前角是正常的。

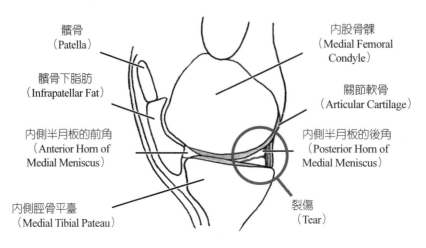

髕骨
（Patella）

髕骨下脂肪
（Infrapatellar Fat）

內側半月板的前角
（Anterior Horn of
Medial Meniscus）

內側脛骨平臺
（Medial Tibial Pateau）

內股骨髁
（Medial Femoral
Condyle）

關節軟骨
（Articular Cartilage）

內側半月板的後角
（Posterior Horn of
Medial Meniscus）

裂傷
（Tear）

圖 9-25　內半月板撕裂傷示意圖

（二）臨床診斷

臨床上對內側半月板損傷與十字韌帶損傷之鑒別診斷。

1. 內側半月板損傷

患者一般都有典型的膝部外傷史，傷後膝關節腫脹明顯，活動障礙，後期膝關節有交鎖現象和彈響聲，股四頭肌多有萎縮，仰臥屈膝旋轉陽性 Mc. Murry（麥氏徵試驗）。

2. 十字韌帶損傷

患者多有較嚴重的膝部外傷史，膝關節腫脹嚴重，疼痛劇烈，抽屜試驗陽性。多合併有脛骨棘的撕脫骨折。

（三）門診治療分辨

另外，在門診治療中判斷受傷部位，可以下列方式來分辨：

1. 以腫脹分

受傷後迅速腫脹，爲關節積血之徵候，通常是骨折或十字韌帶撕裂傷；若數小時之後才腫脹，爲關節內病變刺激到骨膜，如半月板裂傷。

2. 以聲音分

若發生傷害時出現雜音，礕啪聲表示前十字韌帶撕裂傷；嘎扎聲表示半月板撕裂傷；撕裂之感覺表示副韌帶傷害。

3. 以活動性分

　　膝關節卡住不動，是物理性阻礙而致不能全伸，通常源自於半月板撕裂傷。

4. 以壓痛來分

　　若髕骨周圍壓痛為髕骨軟骨軟化，或髕骨關節之變性關節炎；髕骨下壓痛為髕腱炎（除非在十歲以下之小孩或年輕人）；平躺伸直膝關節直接壓髕骨內有撕裂痛則為半月板撕裂傷；若髕骨下犢鼻壓痛為前十字韌帶拉傷；若髕骨後方壓痛為後十字韌帶拉傷。

5. 膝蓋前方的痛

　　髕腱炎（Patellar Tendinitis），又稱為「跳躍膝」（Jumper's Knee）或股四頭肌的肌腱拉傷或前十字韌帶拉傷。

6. 膝蓋後方的痛

　　可能是貝克氏囊腫（Baker's Cyst）或後十字韌帶拉傷。

7. 膝關節外側壓痛

　　可能是外側副韌帶拉傷或髂脛束拉傷（壓痛可能從大轉子向下延伸到膝關節外側處）。

8. 膝關節內側壓痛

　　可能是內側副韌帶拉傷或退化性膝關節炎（內側關節間隙變窄，出現髕骨外翻現象，此時在內側會出現壓痛點，治療時以小針刀在此處施術。）。

第六節　其他相關疾病

　　長距離跑者，則因膝關節長時間活動，若是有下肢生物力學異常的情況，如髕骨位置異常（太高或偏向外側）、下肢骨骼結構問題造成股四頭肌拉力方向過於外偏（Q Angle 過大）、大腿內側肌肉力量較差等等，造成膝關節活動時，髕骨在脛骨髁上不正常的活動路徑（Abnormal Patellar Tracking），因而產生較大的磨擦時，會引起臏骨後方的疼痛，稱為髕骨－脛骨症候群（Patellofemoral Syndrome），也有人把它叫做「跑者膝」（Runner's Knee）。

　　有髕骨－脛骨症候群現象的運動員，做關節鏡檢查有些會發現髕骨背面的軟骨有磨損現象，稱為髕骨軟化症（Chondromalacia Patellae）。在診斷上，髕骨軟化症

必須是做了關節鏡之後，發現有軟骨磨損的現象才成立，否則只能稱為髕骨－脛骨症候群。另外一個需做關節鏡診斷的情況是關節囊縐摺（Synovial Plica）。關節囊縐褶有時可以在髕骨的內緣摸到一條較為肥厚的組織，當它發炎時，也會造成膝關節的急性疼痛。

髕骨的上、下及前方都有滑囊，這些滑囊會因為碰撞或常期摩擦等原因而發炎，稱為滑囊炎（Bursitis），會分別造成所在位置的疼痛。髕骨前或髕骨下滑囊炎（Pre-Patellar /Infra-Patellar Bursitis）常因長時間跪地工作而造成，以前有一個名稱叫「女僕膝」（Maid's Knee）或「家僕膝」（以前西方社會中，女僕做家事時，常跪著擦地板）。就田徑選手膝關節慢性疼痛而言，發生率最高的還是分別被稱為「跑者膝」和「跳躍膝」的髕骨－股骨症候群及髕腱炎。有些選手甚至同時有「跑者膝」和「跳躍膝」，經常做坡地跑步訓練（尤其有很長的下坡路段）者，更容易發生。

「跑者膝」和「跳躍膝」都會造成膝關節前方的疼痛，從疼痛部位其實並不容易清楚區別。「跳躍膝」的疼痛通常在髕骨下方與髕腱連接處；但「跑者膝」的疼痛位置比較不明確，可以在髕骨內側、外側、下方或後面。從疼痛發生的情況來看，如果疼痛是在跑步當中發生，並且疼痛程度隨著跑步持續的時間而逐漸加重，比較像是髕骨－股骨症候群（跑者膝）；它還和退化性關節炎有一個相同的症狀：久坐之後要站起來時會感到膝彎節痠痛，這種情況也有個名稱，叫「電影院膝」（Movie-Goer's Knee）。如果有髕骨軟骨磨損的情形（髕骨軟化症），在膝關節活動時，可能會感到有捻髮聲（Clicks or Cripitus）。至於各種肌腱炎（包括跳躍膝）的疼痛，常常是在運動開始時會感到疼痛，隨著暖身及運動的進行疼痛反而減輕，但在運動結束後或第二天早晨，又會再感到疼痛。在進一步檢查時，跑者膝（髕骨－股骨症候群）通常要照膝關節的 X 光片（屈膝的特殊角度攝影，因為要看髕骨與股骨髁的相對位置），同時也可以量一下股四頭肌外偏角（Q Angle），檢查一下立姿時髖關節、膝關節的列位（Alignment），及足弓的情形，這些都有助於分析下肢生物力學的異常；只有極少部分需要進一步做關節鏡檢查（看是否有髕骨軟化症 Chondromalacia Patella 或關節囊縐摺 Synovial Plica），通常是在保守治療（復健治療）一段時間發現效果不佳時，才需要考慮。因為後面這兩種情況都可以用關節鏡治療。至於跳躍膝（髕腱炎），則可以用診斷性超音波，或核磁共振（MRI）來確定，

但通常從運動種類及疼痛症狀就可以做診斷。

一、髕腱炎（跳躍者膝）（Jumper's Knee）

壓痛在髕腱上或脛骨結節上之止端（但是假如病人是十多歲的年輕人，且往往出現腫塊可能是 Osgood-Schlatter 氏病），乃因股四頭肌突然收縮使之過度受壓迫產生髕腱炎，因膝關節在腳根著地時略為屈曲，所以跳躍者或跑者在該瞬間需要收縮股四頭肌以防範膝關節崩解。膝蓋前方的痛，就運動員而言，會造成膝關節前方中線上的疼痛的，主要是伸肌結構群的傷害，其位置由上到下分別是股四頭肌的肌腱，髕骨，髕腱，脛骨上端的靠近關節面的骨折，以及成長發育期中的青少年運動員脛骨上方骨骺部位的傷害等等。在伸肌結構群的各種傷害中，從事運動的種類和受傷部位有一定的相關性。如籃球、排球、或田徑跳部選手，在運動中常有跳起、落地的動作，造成髕腱反覆的離心性負荷，容易發生髕腱炎（Patellar Tendinitis），又稱為「跳躍膝」（Jumper's Knee）；但並不表示絕對發生在常做跳躍動作的選手，其他像足球、網球等是經常急跑、急停的運動，也很容易發生。

二、皺襞症候群（Plica Syndrome）即滑膜皺襞症候群（Synovial Plica Syndrome）

滑膜皺襞是胚胎發育時所遺留下來的滑膜皺摺（Synovial Fold）所形成，可分成 4 個皺襞：髕骨上（Suprapatellar）、髕骨下（Infrapatella）、內側（Medial）及外側（Lateral）皺襞。有臨床症狀的皺襞（Symptomatic Plica）最常發生在內側皺襞，由髕骨上緣，越過內側股骨髁（Medial Femoral Condyle）而附著在脂肪墊（Fat Pad），這些皺襞如果因外傷或發炎而造成增厚之後，對內側股骨髁（Medial Femoral Condyle）造成軟骨剝損（Abrasion）。該患肢側之骨盆較高使股骨向上位移，造成股四頭肌拉扯膝關節，反覆摩擦使滑膜皺襞增厚導致膝關節腔變緊而造成活動受限及疼痛。

（一）診斷

膝彎曲 30～40 度時，會出現疼痛，或感覺到有東西滑過內側股骨髁（Medial Femoral Condyle）的感覺。關節鏡下可清楚檢查出這種情況。在長跑選手的膝內側疼痛，需要考慮是否為皺襞症候群（Plica Syndrome）。所謂的內側皺襞（Medial

Plica），是指膝關節內側一處特化的關節滑液膜組織（Synovial Membrane Tissues），它包覆著膝關節前外側的部分，並負責分泌可以潤滑關節的關節液（Synovial Fluid），在一般正常情況下是不會有症狀的。但在經常跑步的情況下，使膝關節反覆不斷的擺動與彎曲時，內側皺襞（Medial Plica）組織便會被刺激增生，並被夾在膝蓋骨（髕骨，Patella）與大腿骨（股骨內髁，Medial Femoral Condyle）之間，反覆的組織間摩擦便會產生疼痛，會產生突發性抽痛（Catching）以及突發性無力（Give Way）等症狀。

（二）症狀

皺襞症候群，是指在膝蓋附近，發育後如帶狀的滑囊皺襞，因過度使用或者受傷而產生的非細菌性發炎，而引起類似膝關節退化症或軟骨受傷的疾患。一般受傷、慢性過度使用，或者其他附近部位的感染也會引起皺襞症候群。臨床上常見病患抱怨膝蓋後外側有腫脹疼痛無力感，有時膝蓋還會有局部的紅腫熱痛現象，彎曲伸直時會有喀嚓及類似卡住生鏽無法順利活動的感覺，而症狀往往是兩邊膝蓋同時發生，特別是上下坡或上下樓梯之後會加劇腫痛的症狀，疼痛反反覆覆，久經治療卻不見好轉，搞的病患苦不堪言。

皺襞症候群是從兒童時期就有的疾患，然而由於兒童本身組織受損修復能力較佳，所以不常有症狀產生，而是到了成年期或中老年才逐漸出現症狀。對於皺襞症候群的診斷，有賴於詳細的理學檢查及病史詢問，對於懷疑的病患，則需安排膝蓋部分軟組織超音波檢查，以找出滑囊皺襞分布的位置以及發炎的嚴重程度，有的患者則需接受血液檢查以及關節液的生化分析與培養，以排除膝部無菌性滑囊炎的可能。

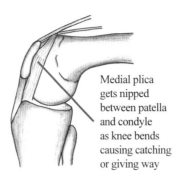

圖 9-26　膝關節側位照顯示內側皺襞（Medial Plica）

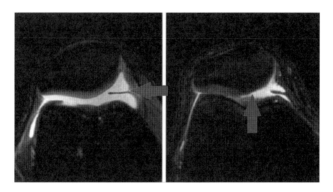

圖 9-27　矢狀切面下的 Plica 磁振影像：橫斷面下的 Plica 磁振影像（左圖箭頭處）；右圖則
　　　　是指髕骨內側關節面（Medial Facet）之軟骨組織，也在磨擦之下有缺損的現象。

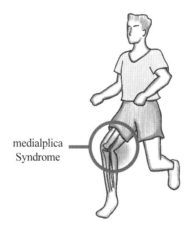

圖 9-28　長跑或常跑選手的膝蓋疼痛－內側皺襞症候群（Medial Plica Syndrome）。

三、膝關節創傷性滑膜炎（Synovitis）

（一）說明

是一種多發性疾病，其發病部位主要在膝關節。膝關節是人體滑膜最多，關節面最大和結構最複雜的關節，由於膝關節滑膜廣泛並位於肢體較表淺部位，故遭受損傷和感染的機會較多，膝關節滑膜炎主要是因膝關節扭傷和多種關節內損傷，而造成的一組綜合症。

滑膜能分泌滑液於關節中；若滑液過多表示滑膜受某種因素影響。關節的傷害，如十字韌帶或半月板的撕裂或股四頭肌或髕腱之牽引拉張而引起滑膜炎，使膝關節滑膜充血、水腫、滑液分泌增加，腫脹疼痛、活動受限，後期會形成纖維化而導致關節黏連。膝蓋的小傷害而沒有破壞到任何重要的構造，在有些案例中，會常伴隨著長期的滲出液。

滑膜炎是由於微循環不暢造成的無菌性炎症，主要症狀是產生積液，關節滑膜是包繞在關節周圍的一層膜性組織，它不僅是一層保護關節的組織，而且還會產生關節液，爲關節的活動提供「潤滑液」。關節液的產生和吸收是一個「動態平衡」，當出現對關節液的重吸收障礙時，由於關節液的產生和吸收動態平衡被打破，關節液的產生大於重吸收，便會出現「關節積水」。年輕人，膝關節滑膜炎主要是因膝關節扭傷和多種關節內損傷而造成的，如半月板損傷、滑膜損傷、交叉韌帶或側副韌帶損傷，關節內積液或有時積血，表現爲急性膝關節外傷性滑膜炎。關節內損傷和脫位，有時也可因單純膝關節滑膜損傷所致，如外傷較輕，或長期慢性膝關節勞損。膝關節滑膜炎，在老年人多繼發於膝關節骨關節炎，主要是因軟骨退變與骨質增生產生的機械性生物化學性刺激，繼發膝關節滑膜水腫、滲出和積液等。

1. 關節積水之關節腫脹型主要是過度運動後腫脹爲主，疼痛輕重不一。

2. 非腫脹型，以關節疼痛爲主，常伴有輕度腫脹。

兩種類型實質相同，只是滑膜病理改變程度不同而異，當膝關節長時間單一動作超量運動之後，滑膜組織充血水腫，紅、白血球及纖維素滲出與關節腔內壓升高及氧分壓下降呈正相關係，且當滲出速度超過滑膜代償性吸收速度時，關節積液，進而使關節腔內壓繼續升高，氧分壓繼續下降的惡性循環，久之滑膜退變脂肪化生等慢性無菌炎症形成，超量運動之後，創傷性滑膜炎的發生，不僅與關節面的重複

捶擊，關節囊的損傷有關，而且在病程的發展及轉歸方面有重要之作用。

　　膝關節滑膜損傷後，滑膜呈現充血、水腫和中性粒細胞浸潤。滑膜血管擴張，血漿和細胞外滲，產生大量滲出液，同時滑膜細胞活躍，產生大量粘液素。滲出液中含有紅血球、白血球、膽紅素、脂肪、黏液素和纖維素等。嚴重者關節積液呈血性。關節腫脹及活動受限。如不及時處理，晚期可發生滑膜肥厚、關節內黏連和軟骨變性等。如果反覆損傷，滑膜反應即可轉爲慢性，表現爲淋巴細胞和漿細胞浸潤。這些現象均爲非特異性滑膜反應。嚴重損傷造成滑膜缺損時，其癒合較快，這是由於滑膜細胞可以再生和增生，同時其他組織和細胞也可以生化爲滑膜細胞。但是嚴重增生性膝關節炎，滑膜絨毛水腫、肥大、增厚，形成許多大小不等、形狀各異的滑膜皺襞，滑膜下結締組織組織維增生，以及滑膜組織生物學的老化等，使滑膜組織再生與修復能力顯著降低。

（二）臨床症狀

　　多數膝關節滑膜炎，是在上述各種膝關節損傷等情況下並發的，但也可以單獨發病或繼發於膝關節骨關節炎，後者多爲老年人。

1. 在青壯年人多有急性膝關節外傷史，傷後膝關節開始發生輕度水腫、疼痛、活動受限及跛行。通常在傷後 6～8 小時出現滑膜反應性積液，膝關節明顯腫脹、發熱，不敢活動。檢查發現膝關節屈伸活動受限，下蹲困難並伴有疼痛，關節周圍可有局限性壓疼點，浮髕試驗陽性。

2. 在慢性損傷性滑膜，可能無明顯外傷史，主要表現膝關節發軟及活動受限，腫脹持續不退，不敢下蹲。活動增多時加重，休息後減輕。久病者，可捫到膝關節囊肥厚感。

（三）併發症

　　滑膜主要分布關節周圍與關節腔相通，分泌潤滑液潤滑關節。在受各種病因（如骨質增生、關節炎、關節結核、風濕病等和創傷性外傷、骨傷、關節內損傷、周圍軟組織損傷、手術等）刺激或直接刺激滑膜損傷產生炎症反應，而滑膜對炎症的刺激反應是分泌滲液，產生疼痛。嚴格地講，只要關節內有滲出積液，就證明滑膜炎症存在，其主要表現關節充血腫脹、疼痛、滲出增多、關節積液、活動下蹲困難及功能受限。

（四）臨床診斷

對膝關節積液多者或反覆出現積液者，可做關節積液檢查，它能反應出滑膜炎的性質及其嚴重性。故關節穿刺和滑液檢查，對膝關節滑膜炎的診斷和鑒別診斷，均有重要參考價值。膝關節創傷滑膜炎，易誤診爲「良性關節痛」，給予單純對症治療，效果差且常遺留後遺症。因爲滑膜病變及關節液滲出性變化程度與關節腔內壓升高及氧分壓下降正相關係，所以提高關節腔氧分壓，降低關節腔內壓，具有促進炎症吸收及滑膜修復作用。

四、關節血腫

可分爲髕上囊血腫及滲出液兩種。膝蓋內出血常見於急性的傷害，而撕裂血管組織引起。半月板沒有血管組織，因此半月板破裂沒有血腫出現。所以關節內的出血，可能由於半月板從它的周圍整個脫離或是伴隨膝蓋內其他組織的傷害（如十字韌帶傷害）。內側副韌帶的傷害，血腫可能在遠端不涉及關節囊。關節血腫的出現，表示存在關節實質的傷害。

（一）髕上囊血腫

髕上囊膝部最大黏液囊，髕上滑囊位於髕骨上方及股四頭肌下後面之深面，藉一較寬開口與膝關節滑膜囊的前上隱窩相通，爲膝關節完整滑膜囊的一部分，對維護膝關節的屈伸活動有重要作用，由於膝關節遭受打擊或跌撲等外傷，導致髕上囊損傷出血，形成血腫。在急性損傷後，髕骨上緣（新月型、香蕉型）2～5橫指處出現腫脹，局部壓痛有波動感。一般在受傷後半小時相當明顯，且使膝蓋骨上方區域變得蒼白及腫脹。髕上囊在兒童時期爲獨立囊，成年後則與膝關節腔相通。膝關節於屈曲位時受傷，受傷後逐漸產生腫脹疼痛，5～6小時痛迅速增劇。檢查時，可發現髕骨上緣呈半月形狀腫脹區，按壓時有波動感，腫脹最上界在髕骨上5～10mm左右，血腫周圍緣明顯壓痛（其表面無水腫、無瘀血紫斑）在髕骨上緣上方2mm處，皮尺測量可發現其周徑比側增加2～4mm左右。血腫局部穿刺，可見血性液體。

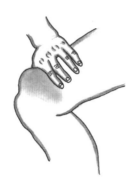

圖 9-29　髕上囊血腫

　　部分病例，可伴有股骨內、外髁或脛骨上端骨折，局部壓痛。如髕骨有壓痛，
應注意有否髕骨骨折或髕骨裂，此種情形較多見。髕上區滑囊血腫伴有關節內出血
者，膝關節屈曲幅度較大，外形除了髕上滑囊區血腫外，膝關節周圍亦有明顯腫脹，
此種現象的存在往往伴有其他組織的損傷。

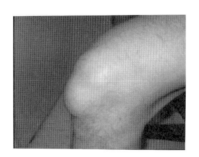

圖 9-30　髕骨滑囊炎

（二）滲出液

　　第一個徵候是髕骨周圍凹溝消失。分髕前黏液囊，髕下黏液囊及 Baker 氏囊腫
（後側）。局限於膝創傷之軟組織腫脹（內側），若為無創傷之滲出液可能表示感
染、痛風或偽痛風。滑囊炎是指滑囊的急性或慢性炎症。滑囊是結締組織中的囊狀
間隙，是由內皮細胞組成的封閉性囊，內壁為滑膜，有少許滑液。少數與關節相通，
位於關節附近的骨突與肌腱或肌肉、皮膚之間。凡摩擦力或壓力較大的地方，都可
有滑囊存在，其作用主要是有利於滑動，從而減輕或避免關節附近的骨隆突和軟組
織間的摩擦和壓迫。許多關節的病變都可以引起該病。

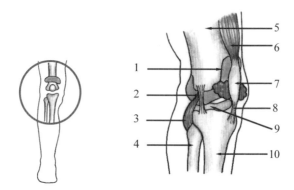

圖 9-31　髕上囊血腫外觀圖：1. 髕上囊；2. 外側副韌帶；3. 膕肌腱；4. 腓骨；5. 股骨；6. 股四頭肌；7. 髕骨；8. 髕韌帶；9. 外側半月板；10. 脛骨。

　　人體全身上下，至少有 150 個以上「生理性」滑囊，各分布在骨頭與肌肉或腱之間。它是一種內含滑液的囊狀構造，主要功能是讓身體表面經常會擦到的部位，或肌腱通過骨頭的部位，如足跟、膝蓋、臀部、手肘、肩等處，減少碰撞和壓力達到緩衝、潤滑的作用。另外，還有一些稱做「反應性滑囊」，它們與正常分布的生理性滑囊的相同處在於，沒有固定分布的位置，在過度摩擦使用時，才會逐漸變多。當這些滑囊發炎時，輕則引起疼痛，重者影響關節行動，是個麻煩製造者。

　　滑囊炎大部分由損傷引起，部分是直接暴力損傷，有些是關節屈伸、外展、外旋等動作過度，經反覆長期、持續的摩擦和壓迫，使滑囊受損，導致發炎。滑囊可由磨損而增厚，如跪位工作的髕前滑囊炎（女僕膝）、瘦弱的年老婦女久坐後發生坐骨滑囊炎；鞋過緊引起的跟腱後滑囊炎等。另外，感染病灶所帶來的病菌可引化膿性滑囊炎，而發炎性疾病，如痛風或類風濕關節炎，可造成肘關節部位的鷹嘴突滑囊炎，僵直性脊椎炎則會引發跟骨後滑囊炎。滑囊炎還可能與腫瘤有關。滑囊發炎時，在關節附近的骨突出處，可發現大小不等的圓形或橢圓形腫塊，邊緣清楚。急性者疼痛和壓痛均十分明顯，慢性者程度較輕，患者的肢體關節在活動時，出現部分障礙。檢查時要查明某一滑囊炎上面的局限性壓痛，對淺部滑囊，如鷹嘴，髕前，要檢查某腫脹和有無滑膜液，如病人有明顯疼痛，發紅，發熱腫脹，應排除感染，必須排除關節周圍肌腱或肌肉的撕裂傷，化膿性滑囊炎，滑囊內出血，滑膜炎，骨髓炎蜂窩織炎等，病理過程可同時累及相通的滑囊和關節。對於某些病例，在進行穿刺滑囊時，可抽到黏液或血性黏液。

按壓表淺滑囊有波動感，深部滑囊或囊內壓力較高者則不易發現。X 光影像檢查幫忙不大，高解析力的骨骼肌肉系統超音波可清楚偵測到滑囊發炎的位置及嚴重程度。若穿刺滑囊，可抽到黏液或血性黏液。滑囊炎最多發生在肩部（肩峰下或三角肌下滑囊炎），其他常見發病部位有肱骨鷹嘴（礦工肘），髕前（主婦膝）或髕上，跟腱（跟腱滑囊炎），髂恥部（髂腰部），坐骨部（裁縫或織工臀），大轉子和第一蹠骨頭（蹠囊炎）。滑囊炎病因可能與腫瘤，慢性勞損，炎性關節炎（如痛風，類風濕性關節炎）或慢性感染（如化膿性細菌，特別是金黃色葡萄球菌，結核菌很少引起滑囊炎）有關。

其主要的臨床表現主要有以下幾種情況：

1. 急性滑囊炎

急性滑囊炎的特徵是疼痛，局限性壓痛和活動受限。如為淺部滑囊受累（髕前及鷹嘴），局部常紅腫，化學性（如結晶所致）或細菌性滑囊炎均有劇烈疼痛，局部皮膚明顯發紅、溫度升高，發作可持續數日到數周，而且多次復發。異常運動或用力過度之後能出現急性症狀。

2. 慢性滑囊炎

慢性滑囊炎是在急性滑囊炎多次發作或反覆受創傷之後發展而成。由於滑膜增生，滑囊壁變厚，滑囊最終發生粘連，形成絨毛、贅生物及鈣質沉著等。因疼痛，腫脹和觸痛，可導致肌肉萎縮和活動受限。在痛風的炎症急性發作期，鷹嘴和髕前滑液囊中可析出結晶。

五、髕前黏液囊炎（家僕膝）（Housemaid's Knee）

髕骨下或髕腱處無痛或微痛之腫脹，因長久跪姿。滑囊炎大部分由受傷造成，有些是關節屈、伸、外展、外旋等動作過度，經反覆、長期、持續的摩擦和壓迫，使滑囊受損，導致發炎。滑囊可由磨損而增厚，如跪位工作者的髕前滑囊炎（女僕膝）、瘦弱的老年婦女久坐後發生坐骨滑囊炎；鞋子過緊引起的跟腱後滑囊炎等。另外，感染病灶所帶來的病菌可引起化膿性滑囊炎，而發炎性疾病，如痛風或類風濕關節炎，可造成肘關節部位的鷹嘴突滑囊炎，僵直性脊椎炎則會引發跟骨後滑囊炎。

滑囊發炎時，在關節附近的骨突出處，可發現大小不等的圓形或橢圓形腫塊，

邊緣清楚。急性者疼痛和壓痛均十分明顯，慢性者程度較輕，患者的肢體關節在活動時，出現部分障礙。按壓表淺滑囊有波動感，深部滑囊或囊內壓力較高者則不易發現。X 光影像檢查幫忙不大，高解析力的骨骼肌肉系統超音波可清楚偵測到滑囊發炎的位置及嚴重程度。若穿刺滑囊，可抽到黏液或血性黏液。

六、髕骨下黏液囊炎（Osgood- Schlatter Disease，簡稱奧斯古德氏病）

在髕骨下方有壓痛，乃因膝關節濫用（屈曲／伸展）造成髕骨下黏液囊發炎。Osgood-Schlatter Disease，簡稱奧斯古德氏病，又稱為脛骨粗隆骨軟骨炎（Osteo-chondritis Of The Tibial Tubercle），是一種位於近端脛骨粗隆的髕骨肌腱起點，因過度使用導致該處牽引性的骨突炎，好發於兒童與青少年。前膝關節主要由肌四頭肌（Quadriceps）、髕骨（Patellar）、股骨（**Femur**）、脛骨（**Tibia**）以及髕骨肌腱（Patellar Tendon）所構成。藉由這些完整而穩定的解剖構造，彼此間的協同作用，使得前膝關節功能得以健全。奧斯古德氏病的患者常以脛骨粗隆疼痛與腫脹來表現，特別是在髕骨肌腱起點處。

奧斯古德氏病好發於 9～14 歲，處於快速生長期之青少年，其中常運動的小男孩發病率較高。大部分為單腳發作，有 25%～50% 的機率是兩側發作。一般女孩比男孩早發病 1～2 年，此乃因女孩的快速生長期比男孩早 1～2 年的關係。風險因子主要為患者過度參與各種運動，舉凡跑步、跳躍（如足球、籃球、排球、體操、花式滑冰、芭蕾舞等），這些運動都會反覆地收縮股四頭肌造成脛骨粗隆處疼痛。

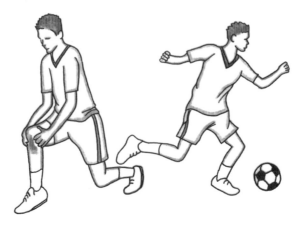

圖 9-32　奧斯古德氏病：經常跑跳的孩子常常在膝蓋前面突出一塊東西，而且會痛，稱 Osgood Schlatter 氏病。

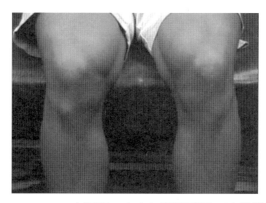

圖 9-33　Osgood Schlatter 症候群：青少年蹦蹦跳跳，膝蓋前鼓起來會痛。

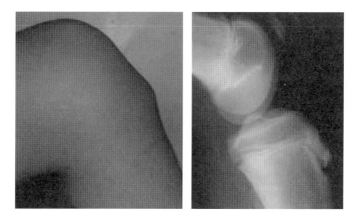

圖 9-34　Osgood Schlatter 症候群側面照：從側面看起來就像這樣，相對照 X 光的情況，可以看出似乎有一塊骨頭被向上「扳開」了。

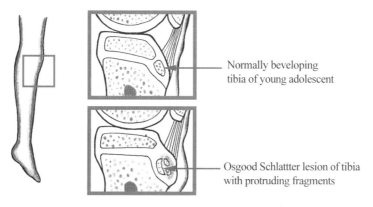

Normally beveloping
tibia of young adolescent

Osgood Schlattter lesion of tibia
with protruding fragments

圖 9-35　Osgood Schlatter 症候群

　　青少年因爲生長板（**Growth Plate**）尚未融合，因此過度的使用膝蓋的肌腱，會使得肌腱附著點的骨頭被「掀起來」，從外表看來就好像膝蓋前「鼓起來」一樣。這就像我們去拔草，結果草沒有被拔斷；反而根部所附著的泥土被掀起來一塊，此爲部分之脛骨撕脫可能是造成小孩產生 Osgood Schlatter 症候群的重要原因。在膝關節下方脛骨之壓痛可區分爲二，一爲膝關節內側脛腱附著之骨骼隆凸處壓痛稱脛腱炎；另一個爲外側脛骨粗隆壓痛則稱髂脛束腱炎。

　　奧斯古德氏病（Osgood Schlatter）是一種膝蓋因過度使用，造成髕骨肌腱與脛骨粗隆之二次骨化中心的慢性撕裂傷。慢性撕裂傷導致近端髕骨肌腱起點與脛骨粗隆逐漸分離，等到骨頭癒合後，脛骨粗隆就會明顯突起。診斷奧斯古德氏病（Osgood Schlatter）以臨床症狀：蹲、跪、跑、跳、上下樓梯等都會痛爲主，一般不需要 X 光檢查。理學檢查可於患肢脛骨粗隆處有壓痛及腫脹感，此時請病人蹲下且將膝關節完全屈曲將誘發疼痛，其他關於膝關節的理學檢查，則無異常現象。若此疼痛的位置在髕骨下緣（髕骨肌腱與髕骨交界處），應考慮跳躍者膝痛（Jumper's Knee）即髕骨肌腱炎（Patellar Tendinopathy），若脛骨粗隆處合併紅腫熱痛，則要考慮急性發炎反應，如痛風、骨髓炎等等。雖然診斷奧斯古德氏病以臨床症狀爲主，但若病人有非典型的症狀，如夜間膝痛、且此疼痛與活動無關、急性疼痛發作與其他全身系統性症狀等，或此疼痛不是位於脛骨粗隆上方，此時應安排膝蓋 X 光片。

　　奧斯古德氏病（Osgood Schlatter）常以膝前疼痛、膝蓋下方突起來表現，且疼痛隨著時間而增加，最後導致跛行，影響日常活動。此疼痛會因膝蓋外傷、跪、跑、跳、蹲、爬樓梯或步行上山而加劇，在休息時緩解。一般而言只侵犯單一膝蓋，但有 25%～50% 患者雙膝同時有症狀。光片來做鑑別診斷。奧斯古德氏病在側面的膝蓋 X 光影像中，可發現脛骨粗隆周圍的軟組織較爲腫脹，且於脛骨粗隆處有異質骨產生。

　　除了奧斯古德氏病（Osgood Schlatter）之外，青少年造成前膝疼痛的疾病，常見的包括近端脛骨壓力性骨折（Stress Fracture of the Proximal Tibia）、股四頭肌肌腱撕裂傷（Quadriceps Tendon Avulsion）、脛骨粗隆撕裂性骨折（Avulsion Fracture of the Tibial Tubercle）、髕骨肌腱炎（Patellar Tendinopathy，即跳躍者膝痛）、皺襞

症候群（Plica Syndrome）等；較少見的原因包括骨腫瘤、亞急性近端脛骨骨髓炎（Subacute Osteomyelitis of the Proximal Tibial Apophysis）等。

奧斯古德氏病（Osgood Schlatter）通常在病童近端脛骨生長板癒合後（約14～18歲時），症狀會逐漸緩解，但如果疼痛持續，通常導因於脛骨粗隆處還有異質骨殘留，造成接觸壓痛。臨床上奧斯古德氏病是一個良性且自限性的疾患，它好發於青春期生長快速的青少年，尤其是喜愛從事跑跳等運動的男孩。一旦出現症狀，應調整運動量或運動方式，避免引起疼痛的運動量，同時配合治療，一般患者預後良好。

七、Baker's Cyst

在膝關後面之膕窩出現無痛或微痛之腫脹，常合併膝關節內在問題。診斷時，將患肢伸直在患肢之膝關節後面膕窩處可發現有明顯腫脹，按壓時有緊繃感，甚至脹痛感，屈膝時疼痛加重。

八、髕骨軟化症

髕骨緣及其下部位壓痛，髕骨壓迫試驗陽性。為退行性病變，發生於髕骨軟骨局部外傷與勞損後，好發於籃球、排球、鐵餅、跳高運動員，關節滑膜與脂肪墊因損傷而充血腫脹，股四頭肌萎縮，在 X 光中軟骨面下囊性改變。膝蓋骨（Patella）位於膝關節的正前方，受到上下內外的拉力牽引，而近似懸吊在大腿下方所形成的凹槽之內。

當彼此力量不平衡時，膝蓋骨會產生偏移的現象（通常是向外側），而與大腿骨之間的距離拉近。在反覆跑步時，彼此接近的軟骨便因為互相摩擦而逐漸軟化，進而有磨損的現象。髕軟骨軟化，在活動後酸痛增加，特別是上下階梯或上下坡，有磨擦感覺，因長久不動，僵硬（Movie Sign），常見於十多歲年輕人或青年，特別是女性。

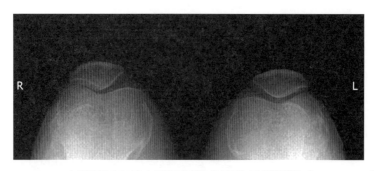

圖 9-36　Sunrise View：右膝蓋骨在外力不平衡時會產生外側側傾（Lateral Tilt）；比較左右兩圖，右膝髕骨較左膝側傾嚴重。

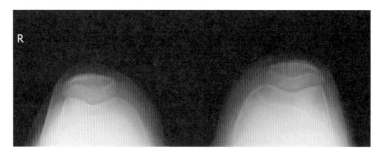

圖 9-37　Sunrise View：膝蓋骨在外力不平衡時，會產生外側側傾（Lateral Tilt）且關節間隙明顯變窄。

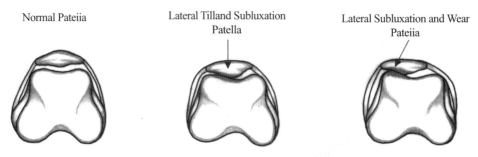

圖 9-38　膝蓋骨在外力不平衡時會產生外側側傾（Lateral Tilt）（圖中）甚至半脫臼（Subluxation）（右圖）的現象：使其與大腿骨外側之間的距離過近，容易產生彼此的摩擦現象。

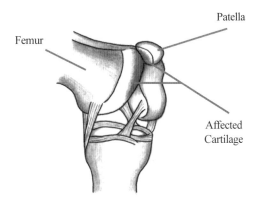

圖 9-39　右膝關節外側：可見膝蓋骨與大腿骨互相摩擦而引起軟骨的磨損。

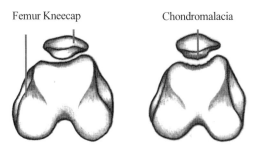

圖 9-40　Sunrise View：從膝蓋上方鳥瞰，可以分辨 Chondromalacia Patella 那邊軟骨有磨損的現象，看起來鬆鬆的。

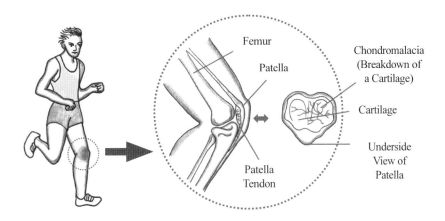

圖 9-41　長跑或常跑選手的膝蓋疼痛－髕軟骨軟化症（Chondromalacia Patella）。

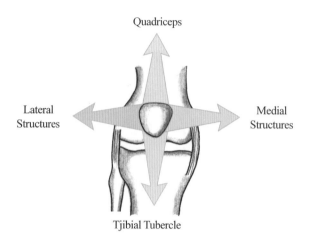

圖 9-42　膝關節前外側疼痛常常困擾著跑步選手，而髕軟骨軟化症（Chondromalacia Patella）是其中最常見的原因之一。

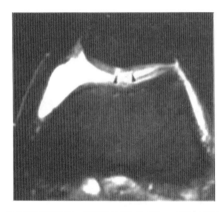

圖 9-43　以磁振造影 MRI 也可以看到，髕軟骨軟化時，箭頭處灰白色的軟骨結構有缺損的現象。

九、髕下脂肪墊損傷

　　髕下脂肪墊呈蝶形，包括中間部與兩翼部，髕骨下面。劇烈之膝關節伸直，旋轉或跪跌，會引起股脛關節間脂肪墊急性損傷出血，形成韌帶與脂肪墊之纖維黏連。脂肪墊中間損傷，乃指在髕腱兩側膝眼處豐滿隆起，當膝關節伸直時更明顯，因肥厚脂肪墊卡於關節面之間，伸膝時活動受限且疼痛。因主動收縮股四頭肌使髕腱緊張，雖用相同力量按壓脂肪墊區疼痛明顯減輕，此試驗可作爲脂肪墊中間損傷與髕腱損傷之鑑別。在膝蓋下方脂體處壓痛，當膝蓋伸展時即有疼痛感覺，此現象尤其是脂體被股骨及脛骨的關節面所挾捏時，更加明顯，此種脂體的疼痛可能是骨**關節炎（Osteoarthritis）**的合併症，常見於年輕女性，當膝蓋下方脂體，因行經前

液體的存留而腫脹，便有上述可能發生。

十、膝關節黏連與膝關節交鎖

（一）膝關節黏連

在膝創傷後治療不當導致膝關節髕上囊與關節囊及兩側副韌帶等處黏連，造成局部脹痛或屈膝時有撕裂痛。

（二）膝關節交鎖

關節內游離體卡（半月版破裂後產生之碎片）在關節間隙造成，軟骨細胞脫落或骨贅脫落，伸直 160～170 度，脛骨平臺相對於股骨髁由滑動轉為滾動摩擦，脛骨外旋最易使損傷之半月板、關節游離體鑲嵌在關節間隙造成交鎖。關節內游離體，常見於**骨關節炎**（**Osteoarthritis**）或**分離性骨軟骨炎**（**Osteochondritis Dissecans**）的後遺症。

十一、膝崩解（Knee Collapse）

因韌帶之不穩定，突然改變方向發生崩解，暗示著慢性韌帶不穩定，崩解後腫脹則考慮慢性半月板撕裂傷，先前創傷所致之游離小體（Loose Body），或分割性骨軟骨炎（Osteochondritis Dissecans）或髕骨不全脫位。若因直接撞擊或間接拉傷，使髕骨向外側偏位造成急性髕骨脫位。若游離小體已成鈣化則 X 光片可顯現出來不可與豆狀骨（Fabella）相混淆。

十二、膝之變性關節炎（非常常見）、骨關節炎（Osteoarthritis）

荷重後膝關節疼痛會加重，休息後好轉，在年紀較大者或有創傷史者，在內外側膝關節線壓痛，壓迫試驗呈陽性反應。身體承受體重的壓迫大部分偏向膝蓋內側小腔（Medial Compartment），因此這個區域常是第一次產生原發性骨關節炎的地方。這個疾病相當普遍且沒有明顯病理上的先兆特徵。大概的原因可能是體重過重、年老的退化作用或者是工作份量大重。次發性骨關節炎可能由於韌帶和半月板的傷害，膝蓋骨復發性脫白、分離性骨軟骨炎（Osteochondritis Dissecans）、關節感染及其他先前的病理變化。（Knock Knee）又稱膝內翻（Bow-Leg）變形對膝蓋造成額外機械的壓迫等。

在關節炎病人的膝蓋中，關節軟骨進行漸進的變化，形成薄片向關節內剝落如此使關節愈來愈窄，這種情形可由 X 光片看到非常明顯變化的圖形。在關節軟骨下方的骨頭進行象牙質變化，形成小小邊緣骨刺及囊腫。由於骨頭及神經末稍暴露出來，當行動時有疼痛的感覺和骨頭相擦的聲音（Crepitation）。關節面的扭曲變形是漸漸不能行動及固定屈曲變形的一項原因。

十三、慢性韌帶不穩定

因韌帶鬆弛使突然止步或起步或改變方向感覺膝關節疲倦，乃成因於先前之傷害。十字韌帶、側副韌帶、後韌帶及囊韌帶和半月板形成完整的固定系統，此系統在不正常的情況下，可防止脛骨在股骨下的移動及偏斜。一般因韌帶的傷害而造成病理性的位移有：

1. 膝蓋的偏斜形成內翻（Varus）或外翻（Valgus）。

2. 脛骨向前或向後移位。

3. 股骨下脛骨的旋轉造成脛骨內髁或外髁向前或向後半脫位。

韌帶傷害的偵測是很重要的，因爲它會使關節的行動無力，產生再發性滲出液、對膝蓋支撐力缺乏信心、很難進行劇烈運動，且爬樓梯有困難或在不平的地面上行走不方便等。膝部不穩定的診斷及詮釋很困難且有很多爭論的地方，其原因如下：

1. 很多構造可能同時受到傷害。

2. 因爲膝蓋周圍的很多韌帶構造，具有主要及次要的支持作用；若一條韌帶失去了它防止不正常移動的功能時，其他的韌帶可以行使次要支持作用以防止此移動之發生。所以不久之後，此次要構造亦遭牽引而導致功能的喪失。故臨床的症狀表現一般剛開始很不清楚，但是到後來則會非常明顯。

3. 用過多的名詞來表示膝蓋不穩（Instability）使得它的意義更難完全明白。然而，現在檢查及處理的趨勢是去分析和治療膝蓋不穩定，而較不強調它精確解剖上不適的診斷。然而，主要支持結構的明顯變化特徵要特別的注意。

十四、分割性骨軟骨炎（Osteochondritis Dissecans, OCD）

（一）說明

　　分割性骨軟骨炎是指軟骨及其下方一小骨與母骨之分離，核磁共振影像對於膝創傷之評估已廣爲熟知。在西醫骨科臨床觀察中，從 2002 年 1 月到 2003 年 10 月，218 個膝關節創傷病人，年齡從 15～50 歲，從事磁振造影檢查。在他們之中，有 218 個病人發現 20 個分割性骨軟骨炎（盛行率 8.3%），其中有 2 個病人各有 2 個病變，20 個分割性骨軟骨炎病人，10 個爲穩定分割性骨軟骨炎，10 個爲非穩定分割性骨軟骨炎，穩定與非穩定各佔一半。於 10 個非穩定分割性骨軟骨炎中，5 個位於於後內側股骨髁，10 個穩定分割性骨軟骨炎的病人，其平均年齡爲 29 歲，10 個非穩定分割性骨軟骨炎的病人，其平均年齡則爲 28 歲。因此年齡並非穩定與不穩定之決定因素。10 個非穩定分割性骨軟骨炎，有 5 個伴隨有韌帶或半月板的受傷。而於 10 個穩定分割性骨軟骨炎中，則有 4 個伴隨有韌帶或半月板的受傷。12 個病人其一般 X 光片爲正常，但在其餘的 6 個一般 X 光片異常的病人中，卻有高達 5 個病人（90%）在磁振影像中顯示其不穩定性。

　　大多數的病人在臨床上則以非特異性的膝關節疼痛和腫脹來表現，而非穩定和穩定性分割性骨軟骨炎的病人則有相同的比例出現有關節鎖緊和突然無力的症狀。穩定性與非穩定性分割性骨軟骨炎的病人其症狀的持續的時間分別爲 10 個月與 26 個月。3 個接受關節鏡與手術的病人在核磁共振影像均呈現非穩定分割性骨軟骨炎。因此關節鏡手術後容易造成非穩定分割性骨軟骨炎，磁振影像能清楚分辨創傷性分割性骨軟骨炎的穩定性，與關節鏡或手術所見相同，除了呈現較長時間的症狀外，非穩定性分割性骨軟骨炎易好發於年輕病人後內側股骨髁。

（二）總結臨床表現

　　最常發生於 20 多歲男性，有時在髕骨下壓痛，有膝崩解病史，一塊關節軟骨自股骨面剝落形成游離小體，骨化畸形，造成局部缺血或傷害。且多見於股骨內髁，可能是股骨內髁衝撞到脛骨棘或十字韌帶，一部分的骨頭進行無血管性壞死。因此可明顯看到一條分界線，介於壞死與下方正常骨頭之間。不久之後，可能完全分離並產生關節游離體。主要症狀是，一開始是疼痛並產生復發性滲出液，若有關節游離體的存在，則可能感到關節鎖緊（Locking）。從以上西醫臨床發現可知，造成膝

關節穩定與不穩定之傷害其關鍵所在，是膝關節創傷後常伴隨有韌帶或半月板的受傷且存在膝關節間之細微錯縫，導致韌帶不對稱而繃緊，持續對關節施加力量使骨折癒合不良，產生分割性骨軟骨炎（Osteochondritis Dissecans, OCD），甚至導致關節呈現不穩定狀態，若能著立於創傷後之膝關節復位，則此種情形必定相對減少甚至不會發生。

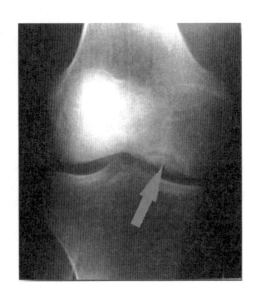

圖 9-44　分割性骨軟骨炎

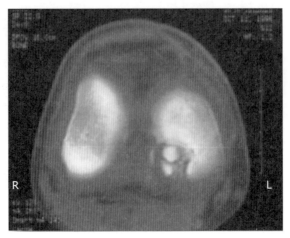

圖 9-45　分割性骨軟骨炎

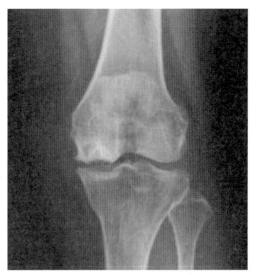

圖 9-46　膝關節缺血性壞死

第十章 小腿及踝部

第一節　小腿

在臨床門診中，主訴單純小腿疼痛之病例不常見，其中以小腿上方外側脛骨粗隆疼痛居多，其次為膝關節下方髕骨韌帶壓痛及小腿後方腓腸部疼痛與小腿下方近跟骨之跟腱斷裂。其中外側脛骨粗隆疼痛是因髂脛束拉傷引起，疼痛從大腿外側之大轉子向大腿外側延伸至小腿到穴位陽陵泉處，容易被當單純肌肉疲勞或運動後之小腿拉傷來治療，因此療效不佳。原因是患側骨盆之髖關節向上傾斜，導致附著在大腿外側大轉子上之髂脛束拉緊，輕微時疼痛只在局部最後慢慢向下方延伸。治療之方法，應從骨盆之髖關節復位著手，即可緩解症狀，但應醫囑病患三天內不可大步行走及運動。

小腿疼痛「脛骨前疼痛（Shin Pain）」，引起小腿的疼痛的原因很多，除了明顯的撞擊、踢傷和一些慢性的壓力骨折外。還有小腿疼痛症（Shin Pain Symptom），此症大概佔了 15% 的跑步傷害，主要的症狀是在脛骨幹內側下三分之二處有疼痛和觸痛感，嚴重者有紅、腫、熱伴隨。這種痛是慢慢增加的，剛開始有酸麻感，如繼續運動則變疼痛。它主要是發生在訓練不良的運動員或在硬地上跑步的新手。如短跑、跳遠等項目的選手常有此症發生。

小腿疼痛症發生之原因，主要是足部的構造異常加上運動過度所造成的。跑步鞋不適當或在路旁斜面或公路的路肩跑步也是原因之一。脛骨前疼痛（Shin Pain）可能是脛骨前骨膜發炎、也可能是肌肉和骨骼摩擦引起發炎。跑步時腳承受之力量約為三倍之體重。以下原因可能導致：

1. 肌腱炎：股四頭肌收縮具煞車之作用，避免腳著地軟腳而前傾跑步時，股四頭肌不斷收縮，故易引起肌腱炎。
2. 膝蓋髕骨軟化症。
3. 生長線炎（Osgood Schlatter Disease）。

　　脛前疼痛可以依據傷害的程度區分為四級。第一級脛前疼痛是指只有在跑步後才會出現的暫時性疼痛或不舒適感，而且這種狀況才剛發生。第二級脛前疼痛時，跑步過程中即會有脛前疼痛情形，但不會影響運動表現。第三級脛前疼痛，則在剛開始跑步時就會有顯著的疼痛現象，而且會限制跑步的表現。第四級脛前疼痛時，在休息不運動的狀況下，就會有脛前疼痛的情形。

　　由病理生理學（Pathophysiology）的觀點來看，第一級傷害的原因，在於肌肉**微小發炎（Minor Inflammation）**與肌肉功能下降；第二級傷害的原因，主要是較不嚴重的肌肉與肌腱發炎而引起；第三級傷害的原因，主要是肌肉與肌腱發炎、骨膜炎（Periostitio）或骨骼的微小創傷（Microtrauma）所引起；第四級傷害的原因，則是因為軟組織功能下降、**腔隙症候群（Compartment Syndrome）**（特別是有腫脹出現時）或疲勞性骨折（Stress Fracture）而引起。由此可見，脛前疼痛的形成是漸進的，傷害的程度往往會因為跑者對此類傷害的瞭解情況，而會有不同情況的發展，較有概念或認識的運動參與者，往往能夠迅速避免脛前疼痛的形成或惡化。

　　如果依據脛前疼痛的部位來區分時，通常以小腿前內側的「脛骨內側壓力症候群（Medial Tibial Stress Syndrome）」或「前脛痛（Anterior Shin Splint）」、外側肌腔隙症候群（Exertional Compartment Syndrome）、脛前肌拉傷（**Anterior Tibialis Strain**）等較為普遍，而且最常出現在小腿上端或下端三分之一附近（大部分為下端）。疲勞性骨折、骨膜的撕裂性疼痛或者肌腔隙症候群等，皆可能是造成疼痛的主因。由於脛骨骨膜與小腿後側深層肌群是緊緊相靠的，而且可以直接由外表簡單分辨位置，因此，傷者雖然無法在傷害的初期即明顯診斷出小腿前內側的傷害狀況，卻也能夠大略的評估傷害情形。

　　小腿前外側的肌群、腓骨骨膜與腓骨的傷害狀況，則因為小腿前外側肌肉的包附，比較困難由疼痛的部位來分辨。有時候藉由患者的症狀（疼痛的範圍、部位、程度），能夠進行簡單的脛前疼痛傷害情形分辨，不過其診斷的結果，有時並不具積極意義。例如大部分的脛前疼痛，皆僅是運動引起微血管的滲透增加，導致肌腔隙間發生腫脹和壓力增加，進而形成患部的缺血。如果沒有適當的休息與伸展肌肉，可能導致惡性循環的狀況，傷害與疼痛會因此而愈來愈嚴重，甚至疼痛部位會逐漸蔓延開來。如果疼痛的部位極為固定，而且跑步與地面衝擊時會有刺痛感，則

可能是疲勞性骨折的傷害症狀。通常，脛前疼痛的影響長達幾個月以上時，幾乎皆合併二種或三種形式的傷害。在傷害復原的後期，進行患部的 X 光攝影，才能夠確實分辨出受傷的狀況與形式。

　　形成脛前疼痛的原因，可能是踝關節解剖構造缺陷、踝關節的柔軟度與肌力不佳、跑步時踝關節的過度旋前（Hyperpronation）、腳跟腱（Achilles Tendon）過緊、脛前與脛後肌力不平衡、改變原有的運動形式（新跑鞋、新地形、跑步地面太硬、運動量急遽增加、強度提高等）、在運動場內一直以相同的方向跑步（會使外側腳過度旋前）、跑鞋使用過久避震效果減少、身心疲勞形成新陳代謝機能減退、女性跑者的骨質疏鬆症（可能合併無月經與疲勞性骨折）以及鈣質攝取量不足等。

　　由此可見，診斷脛前疼痛的症狀時，除了疼痛症狀本身的評估之外，亦應瞭解運動者的病史與運動參與史，特別是傷者在受傷時或傷害惡化過程中的運動情形、跑步動作與環境、營養狀況以及身心健康情形等，都是判斷脛前疼痛的重要資訊。如果沒有找出病因，脛前疼痛的復發相當普遍。

一、小腿前方疼痛最常見的原因（Common Causes of Pain in the Anterior Aspect of the Lower Leg）

（一）蜂窩性組織炎（Cellulitis）

1. 病因

蜂窩性組織炎（Cellulitis）是由 A 群 β－溶血性鏈球菌（Group A β-Hemolytic Streptococcus）或金黃色葡萄球菌（Staphylococcus Aureus）經由皮膚或黏膜的傷口（如擦傷、騷抓、皸裂、外傷、手術傷口、靜脈曲張、淋巴性浮腫、皮膚慢性潰瘍、下肢曾開放性骨折或燒傷植皮者等）或各種皮膚疾病（例如足癬、膿皮症、水痘等病毒性皮疹或濕疹樣皮膚炎）的傷口侵入，所引起的的續發性感染而造成的皮膚急性炎症。

2. 診斷

由於昆蟲的螫刺，小小的傷口，剝落和毛囊感染造成，皆可能產生診斷之困難。紅、腫、熱、痛的炎症極為明顯，先為小片紅斑，很快漫延成大片色如塗上胭脂或染上紅丹一般的鮮紅色、水腫性、表面灼熱發亮、觸之灼手、壓

之則紅色減退，放手則又回復紅色的紅斑，自覺患部有灼熱、腫脹觸痛，嚴重的患者可發生水泡或血泡，常合併局部淋巴腺腫痛或淋巴管炎。反覆的炎症會使患部皮膚及皮下組織肥厚，漸漸失去彈性，呈現輕微鬱血性與色素沉著的象皮狀皮膚病變。

3. 丹毒與蜂窩性組織炎的差異

丹毒的病灶為較淺層皮膚組織的細菌性感染，稍高出皮面，境界清楚；而蜂窩性組織炎是為真皮以下及皮下組織發炎現象，患處又紅又腫，境界較不清楚，可與丹毒區別。

（二）骨癌（Bone Tumors）

脛骨是很多原發性骨癌最常長出的地方，因此脛骨的 X 光圖片檢查，對於未診斷的小腿疼痛病例是很有用的。

（三）前脛骨小腔症候群（Anterior Tibial Compartment Syndrone）

在這種症候群中，小腿前方的疼痛常是在劇烈運動後發生。在發生小腿前方的疼痛之前，先因姿勢不良導致骨盆向患側傾斜，使小腿脛骨粗隆處之髂脛束拉傷使脛前肌緊繃。此時又繼續運動導致脛前小腔內的腫脹及水腫造成缺血，最後造成肌肉的壞死。小腿整個腫脹，並有壓痛，而皮膚看起來有光澤的樣子表示水腫存在。脛骨前肌和伸拇長肌最先被影響，起先衰弱無力，最後無法伸展膝蓋及大拇指了。足背動脈脈搏可能不見了，並且第一足蹼的空間（The First Web Space）因深腓神經的缺血變化而失去感覺的作用。

（四）脛骨的壓迫性骨折（Stress Fracture of the Tibia）

脛骨壓迫性骨折，其開始感覺腿痛可能來得很突然，或者，亦有的腿痛並非急性發生。有非常明顯清楚地局部壓痛及浮腫。X 光圖片很難看出似髮線般的骨折，但是如果持續的疼痛，必須重覆地做詳細檢查。很多病例，除了看到一小部分不明來歷的骨痂（Callus），否則很難肯定地下診斷。

脛骨壓迫性骨折常見於派傑特氏病（Paget's Disease），此病很容易從 X 光片中看出不正常變化。若在小腿處發現明顯之瘀青，且範圍呈現縱向分布，且有遭撞擊或跌倒之病史，合併深層之壓痛，而且瘀青腫脹在數小時後才出現而非表淺性瘀青，此時可高度懷疑存在骨折之可能性。在某些案例中，病患從高處下墜，足跟著

地在踝部並未出現異狀而小腿處疼痛不已,在足部及踝部 X 光片未出現異狀,但小腿處卻出現異常之瘀青現象。建議應照完整小腿之 X 光片,可能出現小腿之脛骨縱向骨折,此種情況常被忽略。

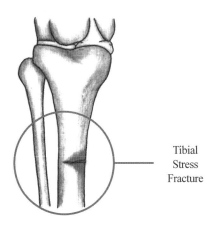

圖 10-1　長跑或常跑選手小腿疼痛-疲勞性骨折。

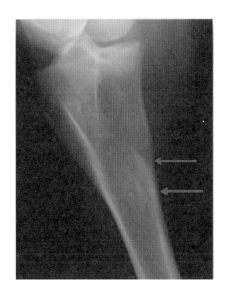

圖 10-2　X 光片圖:X 光片並不是診斷小腿疲勞性骨折最佳工具,但有時仍會看見局部有霧霧的影子,如箭頭處。

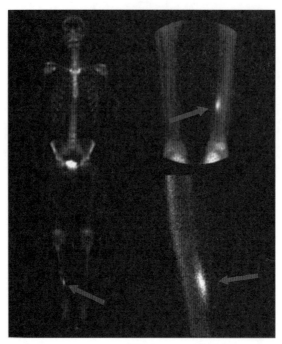

圖 10-3　骨骼掃描（Bone Scan）圖：以核醫攝影骨骼掃描（Bone Scan），則可以很明確的指出小腿疲勞性骨折的位置，如箭頭處，骨頭出現較白之反白區域，即為骨折。

（五）脛骨內側症候群（Medial Tibial Syndrome）

　　小腿內側疼痛（Shin Splint）是慢跑者、足球員、籃球員與田徑選手常見的疼痛症狀。疼痛的位置，多好發在小腿內側下方大約 1/3 的地方。疼痛的症狀會因為短期內過度訓練，小腿內側肌群緊繃或拉筋不確實，足弓支撐不足或是女性運動者營養攝取缺乏等原因而加重。運動員脛骨內側的疼痛可能很嚴重，並且延著脛骨下端後內側緣有壓痛。有很多病例顯示，徵候的表現是由於壓力骨折所引起，然而有一部分其病理原因則未明。如果徵候是屬於慢性的，且骨折的可能性已被排除，則只要把小腿筋膜的附著處區分清楚便可解除疼痛。長跑或常跑選手的小腿疼痛，若是由於小腿肌肉與所附著的骨頭中間產生細微的撕裂傷，臨床上就稱為「脛前疼痛（Shin Splint）」。醫學上將一種位於小腿前方的疼痛定義為脛前疼痛（Shin Splints），此種疾病可由多種原因引起，最常見的是脛骨周圍骨膜慢性發炎。附著於脛骨上的小腿肌肉不當收縮，以致於對骨膜產生反覆牽拉，可能引起脛骨疼痛和慢性發炎，症狀嚴重時會出現小腿前側局部腫脹。可能造成的病因如下：步態異常（足部過渡內翻或外翻）、足部和小腿荷重過度、活動或訓練量遽增、踝關節柔軟

度下降等。

　　小腿附近有許多肌肉群與骨頭之間有附著的關係，但長期缺乏彼此之間的潤滑作用之後，會有所謂的沾黏（Adhesion）現象出現；在一般的活動情況下，沾黏本身並不會造成困擾；但當較大範圍的動作下，肌肉的牽拉作用，會將此沾黏的部分產生細微的撕裂傷害，進而疼痛的現象。以下有幾種臨床上可能引起小腿前方疼痛之疾病：

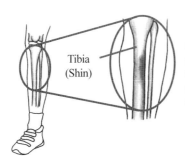

Tibia (Shin)

Overstressing the lower legs can result in shin splints. Shin splints are small tears in the leg muscles at their roin of attachment to the shin.

圖 10-4　長跑或常跑選手的小腿疼痛（Shin Splint）

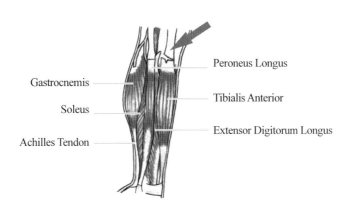

Gastrocnemis

Soleus

Achilles Tendon

Peroneus Longus

Tibialis Anterior

Extensor Digitorum Longus

圖 10-5　長跑或常跑選手的小腿疼痛（Shin Splint）

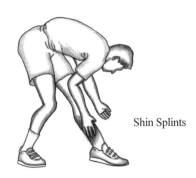

Shin Splints

圖 10-6　脛骨內側症候群（Medial Tibial Syndrome）

二、小腿後方疼痛的一般原因（Common Causes of Pain in the Posterior Aspect of the Lower Leg）－腓腸肌損傷

腓腸部疼痛可能是深部靜脈栓塞症，或 Baker's Cyst 破裂造成。此時屈伸膝關節時，小腿後方會出現緊繃感及疼痛。脛後肌肌腱炎（Post-Tib Tendonitis）為脛後肌肌腱扭傷所造成，其沿著脛後肌循行部位產生發炎反應。當肌腱無法發揮正常功能時，足弓得不到適當支撐就會形成扁平足；扁平足合併跟腱太緊、脛後肌附著之舟狀骨過度牽拉，則會造成脛後肌發炎，但高弓足常因為生物力學異常，造成脛後肌過收縮產生發炎。

（一）蹠肌腱的破裂（Ruptured Plantaris Tendon）

蹠肌腱的破裂（Ruptured Plantaris Tendon）為蹠腱斷裂，又稱為網球腿（Tennis Leg），指腓腸部突然疼痛，通常是突然改變方向時發生，有時腫脹瘀血。在活動時，小腿肌的突然疼痛，伴有小腿肌上部及外面的散佈性壓痛，現在一般認為是由於比目魚肌及腓腸肌纖維的撕裂，此時疼痛會侷限於小腿部分，且出現小腿肌肉僵硬感及局部壓痛，而不是踝部肌肉的傷害。

（二）血栓－靜脈炎（Thrombo-Phlebitis）

有局部發炎反應的小腿肌表層靜脈的血栓，是小腿肌復發性疼痛及壓痛存在的主要原因。深部靜脈的血栓，一般而言，是沒有症狀。當久站或忽然之劇烈運動後使局部肌肉拉傷，導致小腿肌表層靜脈破裂出現血栓，使肌肉無法正常放鬆且血液回流受阻而出現疼痛。若出現深部靜脈之破裂，則血栓會導致肌肉出現深層之疼痛，且瘀青出現時間較晚，亦有可能出現局部之腫脹，應立即以針筒抽出瘀血，避

免造成日後之肌肉纖維化。

（三）後小腿肌疼痛的其他原因

小腿肌的疼痛亦常見於罹患椎間盤脫出的病人，跛行疼痛是血管性缺乏（Vascular in-Sufficiency）和脊椎狹窄的特徵。足部和踝部的病灶，於站立或經常地走動時，會產生保護性肌肉抽搐，因而導致嚴重的小腿肌及小腿疼痛。然而小腿前方疼痛最常見的原因，則是膝內翻和膝外翻。

三、腓腸部拉傷（Gastrocnemius-Soleus Strain）

腓腸肌（比目魚肌）拉傷也是常見的運動傷害。最常發生在網球選手，因此有「網球腿（Tennis Leg）」的稱呼。受傷的機轉是在當腳準備跳時，發生強力收縮（Plantar Flexion）造成拉傷。急性或反覆拉傷病史，疼痛及壓痛在腓腸肌任何部位。肌肉強有力收縮或踝關節過度背伸；跟腱損傷及跟腱斷裂，小腿三角肌急劇強勁收縮，一般不易。

小腿拉傷（Calf Strain）是指小腿後側的比目魚肌即腓腸肌在活動過程中，因為柔軟度不足（未充分熱身伸展）、不正常的收縮、或協調性不良，導致肌纖維受到拉扯受傷或甚至斷裂的現象。拉傷的程度可分為三級。

（一）輕度

肌肉有一小部分的肌纖維撕裂，肌肉少量出血，在肌肉用力時或按壓患部時，才會引起疼痛，外觀並無特殊異常。

（二）中度

肌肉有相當多的肌纖維斷裂，併發血腫現象，受傷肌肉其肌力減弱、功能性受到限制，外觀腫大。

（三）重度

指肌肉的肌纖維全部斷裂，常發生於肌肉與肌腱的交合處。此時肌肉完全失去功能，患部大量內出血，斷裂的肌肉縮至兩端點處，但斷裂的部位會凹陷下去。

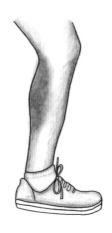

圖 10-7　小腿拉傷（Calf Strain）

四、跟腱斷裂

跟腱斷裂部一般在跟骨跟腱斷裂結節上 2.5cm 外，或跟腱與肌肉交接處；跟腱若患有退行性變化，可產生拉傷甚至斷裂，跟腱斷裂之前大多有跟腱蜂窩組織炎。

跟腱炎（Achilles Tendonitis）是指阿基里斯肌腱的發炎、腫脹，並會因為肌腱的反覆受傷而無力、衰弱甚至斷裂。這條肌腱從小腿後肌連結到跟骨，造成疼痛的原因，可能是過去的外傷逐漸地發展而成、小腿後肌肌群重複性收縮、突然或過多的施力。在肌腱處常有發炎或肥厚的情形產生，多肇因於生物力學異常，如距骨脫位使脛骨與距骨間產生錯位，重複地活動或久站及過度運動，使得阿基里氏肌腱過度拉扯產生發炎；而肌腱內側疼痛主因於足內翻造成，而肌腱外側疼痛主因於高弓足造成。

第二節　踝部（Ankle）的解剖構造

踝部周圍有許多軟組織，來維持關節的穩定。踝關節是人體在運動中首先與地面接觸的主要負重關節，是位於下肢三大關節中最下端的一個，其構造是由脛骨（Tibia）、腓骨（Fibula）、距骨（Talus）所構成，而真正的踝關節其實是由距骨的上關節面和脛骨與腓骨的下關節面構成，脛骨和腓骨間則形成特殊的脛腓骨聯合，但因為跟骨與距骨間之距骨下關節（Subtalar Joint），直接影響到踝關節之動作，尤其踝關節周圍之韌帶多數與跟骨連接，因此，討論踝關節時，常常會將跟骨

一併列入。在踝關節的周圍有韌帶負責維持關節被動穩定度，其韌帶可以分為三個部分：

1. 外側群：包含前距腓韌帶（Anterior Talofibular Ligament, ATFL）、後距腓韌帶（Posterior Talofibular Ligment, PTFL）跟腓韌帶（Calcaneofibular Ligament, CFL）。

2. 內側群：為三角韌帶（Deltoid Ligament），由五條韌帶組成。三角韌帶不同於外側之其他韌帶，它們的功能是一體的，即共同防止踝關節的外翻及外旋（Pronation），不像其他部位的韌帶功能，均是單獨作業，所以特別強韌。因此，與外側諸韌帶相較，三角韌帶受傷之機會便減低許多，其包含：前脛距韌帶（Anterior Tibiotalar Ligament）、後脛距韌帶（Posterior Tibiotalar Ligament）、脛跟部韌帶（Tibiocalcanean Ligament）、脛舟部韌帶（Tibionavicular Ligament）與脛距部韌帶（Tibiotalar Ligament）。

3. 脛骨和腓骨間的韌帶聯合（Tibiofibular Syndesmosis），其控制踝關節動作之肌肉，在解剖位置上可分為小腿的前方、後方與外側面三組不同肌肉群。

小腿前方之肌肉群包括脛前肌、伸趾長肌與伸拇長肌，它們除了負責踝關節的足背屈之外，其中之脛前肌亦可用來執行踝關節的內翻；後方肌肉群由表層至深層的順序為腓腸肌、蹠肌、比目魚肌、屈趾長肌、屈拇長肌、脛後肌，這些肌肉的主要作用均是主導踝關節的蹠屈；外側方面則有腓骨長肌、腓骨短肌及第三腓骨肌，這三塊肌肉主要在執行踝關節的外翻動作，並且具有防止踝關節過度內翻的功能。

踝關節是屬於單軸的屈成關節，但因其與跟骨的關係，它除了可做蹠屈及足背屈外，另又可做內翻及外翻的動作。此外，這四個動作又可混合形成幾近三軸關節的三維空間空間動作，例如同時執行蹠屈與內翻時，便形成內旋的動作，而外旋則是由足背屈與外翻兩個動作所混合形成的。

一、前側觀

1. 前下方脛腓韌帶（Anterior Inferior Tibio-Fibular Ligament, AITFL）：連接脛骨外踝（Lateral Malleolus）及腓骨頭。

2. 骨間膜（Interosseous Membrane, IOM）：連接脛骨幹及腓骨幹。

骨間膜其內為骨間韌帶，嚴重扭傷時會被損傷，此時外踝有明顯腫脹，此乃因

骨間韌帶損傷造成。當腳或向背面彎屈（Dorsiflexed），腓骨的遠端會向外側移動，這是因為腓骨被踝骨上面的楔形相連部位所約束。這個動作受到下脛腓韌帶的限制，同時也受到腿骨間膜（Interosseous Membrane）的限制，但程度上比下脛腓韌帶為輕。

由此可見，若下脛腓韌帶或骨間膜受到破壞，會引致腓骨的外側移位及踝骨的外側漂移，又稱脫骶（Diastasis）。治療時，踝骨必須重新與脛骨排列，而任何的腓骨移位必須減至最低。

在 X 光下，可見腓骨在外踝處與距骨重疊。在前後位 X 光片上，脛骨與腓骨間的所有關節，皆出現明顯可見之間隙，此表示可能為骨間韌帶斷裂。治療時應先將腓骨與距骨復位，以壓舌板在其下方固定。

二、後側觀

1. 後下方脛腓韌帶（Posterior Inferior Tibio-Fibular Ligament）：連接脛骨外踝後側及腓骨頭後側。
2. 下橫向韌帶（Inferior Transverse Ligament）：連接脛骨及腓骨。

三、外側觀

1. 前距腓韌帶（Anterior Talo-Fibular Ligament）：連接距骨及腓骨頭，最容易受傷。
2. 跟骨腓骨韌帶（Calcaneo-Fibular Ligament）：連接跟骨（Calcaneua）及腓骨頭，較不易受傷。

四、內側觀

為三角韌帶（Deltoid Ligament, DL），其不易受傷，當發生內踝扭傷時，常出現距骨錯位；若發生嚴重之扭傷時則會合併脛骨內側骨折。

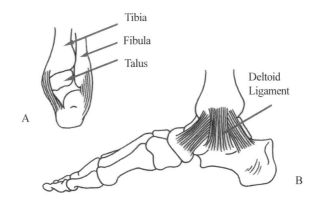

圖 10-8　圖 A 為右踝關節後側照與圖 B 為踝部內側照。

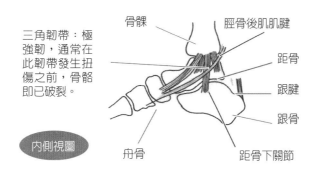

圖 10-9　右踝內側視圖

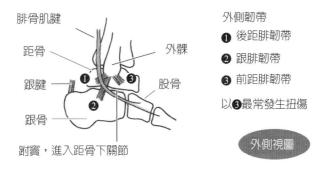

圖 10-10　右踝外側視圖

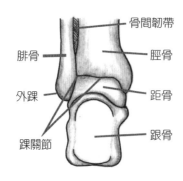

圖 10-11　左腳踝之後面觀

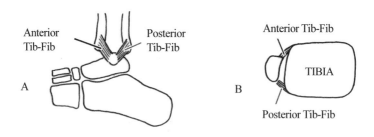

圖 10-12　踝部外側韌帶圖：圖 A 為側面觀；圖 B 為上面觀，前脛腓韌帶，後脛腓韌帶。

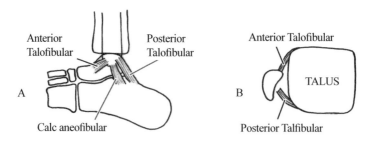

圖 10-13　踝部外側韌帶圖：圖 A 為前距腓韌帶、跟腓韌帶與後距腓韌帶；圖 B 為前距腓韌帶與後距腓韌帶。

第三節　踝部韌帶損傷

　　踝關節在許多踝關節病患的病情探討中，通常包括了對踝部的詳細檢驗。踝關節柔軟組織傷害（Soft Fissue Injuries of the Ankle）是非常容易發生的病變，且在嚴重時，並不容易與沒有移位的 Pott's 氏骨折（Undisplaced Pott's Fracture）區分。放射攝影術的檢查，對除了極輕微的傷害以外的大部分情況都非常有用，以及若症狀

持續不斷的話，也是必需的。當發生一個明顯的傷害後，骨折的可能性雖被排除，但仍然需要作出一個診斷來，以作為治療的依據。踝關節的傷害好發於各種運動，佔所有運動傷害的 18%～40%，舉凡有跑步、跳躍、切入等動作的運動，踝關節傷害發生率會比較高。

一、踝部扭傷（Ankle Sprain）

（一）受傷機轉

踝關節的扭傷絕大部分起因於內翻合併蹠屈動作造成的外側韌帶扭傷，實際上，蹠屈和足背屈動作對外側韌帶的張力變化影響並不大，外側韌帶張力明顯上升主要在於內翻動作的產生。

另一種傷害機轉則是外翻，大約佔了 15% 左右，這類型的傷害較少發生，但若發生則多半較為嚴重。主要受傷部位是內側的三角韌帶，所造成的後遺症很多，更常會合併踝關節部的骨折及聯結韌帶的受傷，導致慢性的踝關節不穩。大部分踝部的傷害，是因距骨的異常移動所造成，此時，踝（Malleolus）被其所附著的韌帶推開或拉開。踝部傷害的四個基本機轉：

1. 外轉（External Rotation）。
2. 外展（Abduction）。
3. 內收（Adduction）。
4. 垂直壓迫（Vertical Compression）。

其中以外轉最多，約佔 60%，外展居次，內收及垂直壓迫共佔 20%。但通常由兩種以上的原因合併造成。

（二）扭傷程度部位

1. 韌帶扭傷

踝關節最常扭傷的是外側的前距腓韌帶（Anterior Talofibular Ligament, ATFL），它是踝關節囊（Joint Capsule）特化出來的一個分枝。外側韌帶的損傷（Injuries of the Lateral Ligament）在內翻的傷害中，會使得外側韌帶受損。在不完全的撕裂傷害裡，只有一些纖維發生破裂（踝扭傷，Ankle Sprain）。如果韌帶是完全撕裂，或者是與腓骨完全脫離，則距骨（Talus）

在與腓骨（Fibula）及脛骨（Tibia）的接合處會傾斜出去。在此情形下，若外側韌帶無法癒合的話，會使得踝關節發生延久性的不穩症。

2. 肌腱損傷－脆聲腓骨肌腱（Snapping Peroneal Tendons）

這是一個不常看到引發踝痛的原因之一，成因是由於腓骨肌支持帶（Retinaculum）的撕裂。病人會訴說在足踝處會有開鎖聲音的感覺，以及可以讓腓骨肌腱騎在外側踝的上面。

3. 關節損傷

較嚴重之扭傷時，會造成腓骨與距骨間之錯位，或跟骨與腓骨間之錯位，最常見是距骨之脫位，或有時也造成跟骨錯位，某些情形下會出現蹠骨間之小錯位。

4. 扭傷引起的骨折

扭傷時痛在足背外側處，常見第五蹠骨骨折；外翻扭傷時，若在腓骨上壓痛，可能出現遠端腓骨骨折；若發生較嚴重之扭傷時，腫脹非常明顯，痛處位在脛骨兩側時，可能出現同時遠端脛骨與腓骨之骨折。踝部骨折多由間接外力引起。根據外力的大小、方向和受傷時足部所處的位置，可產生外翻骨折和內翻骨折。

因外翻骨折受傷時，踝部極度外翻，輕者為內踝撕脫骨折，若外力持續，距骨將撞擊外踝，造成外踝的斜形骨折或下脛腓韌帶撕裂，當下脛腓韌帶撕斷後，腓骨可在更高的位置骨折，距骨同時向外側脫位，若同時合併外旋力，可引起腓骨螺旋形骨折。而若因內翻骨折受傷時，踝部極度內翻，輕者可能引起外側副韌帶損傷並伴有腓骨尖撕脫或外踝橫形骨折，若外力持續，距骨將撞擊內踝，引起內踝斜形骨折。此外，踝關節的脫臼為踝關節處，一塊或多塊骨骼的移位，導致關節處或附近劇痛、外表異常、變形、關節不能活動、關節周圍則會腫脹瘀血。

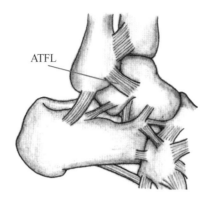

圖 10-14 前距腓韌帶（Anterior Talofibular Ligament, ATFL）：連接距骨及腓骨頭，最容易受傷。

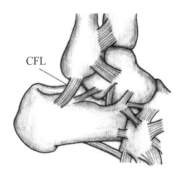

圖 10-15 其次常見的踝關節扭傷會傷到跟腓韌帶（Calcaneofibular Ligamen, CFL）。

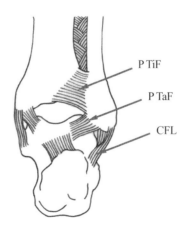

圖 10-16 腳踝扭傷較少見到的是踝關節外後方的後距腓韌帶（PTFL）、後脛腓韌帶（PTiF）與後跟腓韌帶（PTaF）。

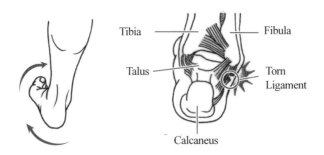

圖 10-17　跟腓韌帶（CFL）扭到之後會變成這樣導致跟骨錯位：臨床上病患常經過長期治療後仍行走困難，常因為跟骨未復位所致。

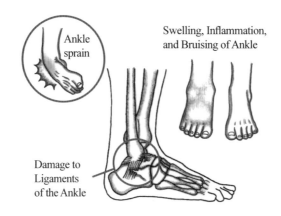

圖 10-18　踝扭傷其他的臨床症狀：其中包括會腫（發炎、出血）、會痛、會瘀青（通常出血會隨重力流到較低的腳盤周圍才凝固），踝關節韌帶損傷走路因為會痛所以「掰咖（跛行）」。

（三）扭傷分級

臨床上將踝部韌帶扭傷區分為三級：

1. 第一級扭傷為拉傷（Grade I，Strain，Micro-Tears）

   扭到腳和足內翻病史，壓痛腫脹局限、無瘀血、向前牽曳檢查陰性、第一級扭傷通常局限於前距腓韌帶（Anterior Talofibular Ligament），嚴重時擴展到腓跟韌帶（Fibulocalcaneal Ligament）甚至後距腓韌帶（Posterior Talofibular Ligament）。此係韌帶牽張致，通常為前距腓韌帶，另足輕度蹠屈時用力內翻所致。

2. 第二級扭傷為部分撕裂傷（Grade II，Partial Thickness Tear）

   主訴失足時有撕裂感、廣泛腫脹、外韌帶壓痛、瘀血、牽曳略不對稱。此力

量通常大到足可令鄰近韌帶傷害到某種程度。

3. 第三級扭傷為斷裂（Grade III，Complete Rupture or Tear）

傷害時感到劇痛撕裂感、廣泛腫脹壓痛、瘀血、向前拖曳鬆馳、X 光 Normal 或小撕除性骨屑。此時外韌帶有一或多條發生完全斷裂，通常是前距腓韌帶完全斷裂，且對鄰近構造合併發生程度較輕之傷害。

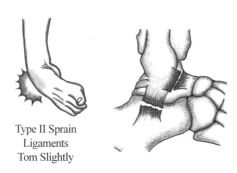

圖 10-19　腳踝扭傷第二級引起韌帶部分撕裂傷（Partial Thickness Tear）：如前距腓韌帶、跟骨腓骨韌帶部分撕裂傷，通常經由積極的復健可以痊癒，不需手術。

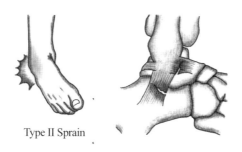

圖 10-20　踝關節扭傷第三級引起外側韌帶完全斷裂：例如前距腓韌帶、跟骨腓骨韌帶完全斷裂，通常必須經由手術重建以加速修補，並且避免後遺症發生，但臨床上不常見。

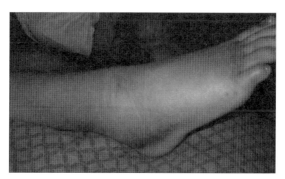

圖 10-21　腳踝外側扭到－韌帶拉傷。

二、三角韌帶（Deltoid Ligament）損傷

　　三角韌帶（Deltoid Ligament）損傷亦屬於內側韌帶（Medial Ligament）損傷，內側韌帶是一條非常強大的韌帶，若在踝關節的各種傷害有使此韌帶受到拉力時，往往受到撕裂傷並不是韌帶本身，而是踝關節的內側踝（Medial Malleous）被撕掉，由此可見，此韌帶非常堅韌，在某些情況下，內側韌帶也會發生撕裂的情形，特別是在外側踝骨折（Lateral Malleolar Fractures）時。在這個時候，最重要的是非常小心地去減少任何附聯或相關之骨折。足外翻或外旋，力量持續可造成三角韌帶破裂，繼而脛腓韌帶撕裂，內踝疼腫，極強扭傷之前，常已造成骨折。

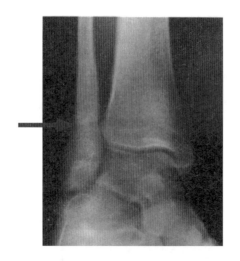

圖 10-22　腓骨壓迫性骨折

三、踝部腱鞘炎（Tenosynovitis）

　　在踝（Malleoli）後面發生的腱鞘炎症變化，會使得踝關節的週邊產生疼痛的感覺。不正常的動作或者是不常做的活動可能會引致腱鞘炎。退化性的病變、平腳板及風濕性關節炎等症與腱鞘炎都有關係。在腱鞘線上可發現有鼓腫及壓痛，波及到的範圍往往有數公分之長。最常牽涉到的是脛骨後肌（Tibialis Posterior）及腓骨長肌（Peroneous Longus），當強行使腳內翻或外翻，會使得上述的肌肉拉緊，而引致疼痛，其自發性的裂斷也是相當普遍。在踝部活動較多者，會使踝關節之力，在踝前部疼痛，於伸屈時可捫及摩擦感。踝部之腓骨肌腱炎（Ankle：Peroneal Tendon Tendinitis）常因腓骨肌腱（Peroneal Tendon）持續在腓骨槽（Peroneal Groove）磨，

或已半脫臼（Subluxation）又持續運動，而造成縱向裂開（Longitudinal Splitting）而導致肌腱滑膜炎（Tenosynovitis）、肌腱炎（Tendinitis）或慢性肌腱炎（Tendinosis），其依牽連情況不同，而有所差別。

四、跟腱（Achilles Tendon）周圍炎

跟腱（Achilles Tendon）為深筋膜和腱組織間約7～8層，每層有獨自營養血管，層與層間有結締組織稱腱周。腳部若突然性的進行足底彎屈，有可能會使跟腱發生裂斷，特別是在中年後，由於退化性變化使得跟腱變得更為削弱。其它常見於踝關節之病變。當發炎成為慢性，其實肌腱組織中並沒有太多的發炎反應，反倒是由於體內企圖修補的嘗試，因為各種原因（營養失調、休息不足、反覆傷害等）宣告失敗，使得肌腱因充滿了堆積但無作用的膠原蛋白，而呈現肥厚的狀態，這時專業上就稱為肌腱退化（Tendinosis）或肌腱病變（Tendinopathy）。

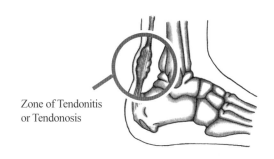

Zone of Tendonitis or Tendonosis

圖 10-23 肌腱退化（Tendinosis）或肌腱病變（Tendinopathy）。

在肌腱炎與完全斷裂之間，其實有很長一段時間，肌腱本身是處在部分斷裂（Partial Tear）的階段；但大部分的運動員只是覺得不太舒服，反正發炎也只是痛而已，往往忽略了保養與復健的重要性。

阿基里腱受傷是常見的運動傷害，從解剖學上來看，阿基里腱（Achilles Tendon）是小腿後方三大肌群（比目魚肌 Soleus、腓腸肌 Gastrocnemius、足板肌 Plantaris）的共同肌腱，在運動中作離地動作時（跳躍、跑步等），來自肌群巨大的爆發力會加諸在此肌腱之上，使它常常引起運動傷害。

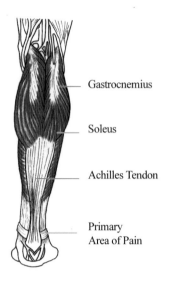

圖 10-24　右腳小腿後面照

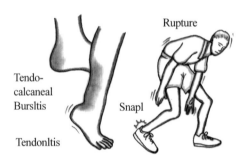

圖 10-25　阿基里腱常見的運動傷害形式（由左至右）：跟腱滑囊炎（Tendocalcaneal Bursitis）、跟腱炎（Achilles Tendonitis）以及跟腱斷裂（Achilles Tendon Rupture）。

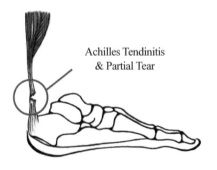

圖 10-26　阿基里腱跟腱炎（Achilles Tendonitis）及部分撕裂。

當阿基里腱斷裂時，通常運動員會覺得「怎麼有人在我腿上打了一下？」，而

且斷裂時偶爾會真正聽到「啪！」一聲，這時只覺得完全沒辦法踩著腳走路，像殘廢一般，只是一般選手無法想像，只是稍微扭一下居然會整條斷掉。臨床上則是以上圖（圖 10-25）所示的 Thompson Test 來測試，捏一下小腿肚的肌群，如果腳板沒有跟著動，那就凶多吉少了。

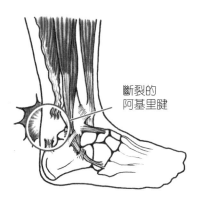

圖 10-27　阿基里腱斷裂（Achilles Tendon Rupture）

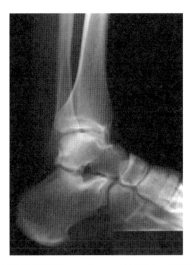

圖 10-28　阿基里腱跟腱炎及部分撕裂圖：在 X 光片下，可見脛骨前緣與距骨間隙變小，
　　　　　因阿基里腱跟腱炎（Achilles Tendonitis）及部分撕裂造成。

五、跟腱的縮短（Shortening of the Achilles Tendon）

　　跟腱縮短會使得腳向腳底彎屈，及由於足跟無法碰到地面，而使得步態變得笨拙及不雅觀，足跟的內彎會使得跟腱縮短得更嚴重。在很多情形中，除去腓腸肌的作用而使得膝部彎屈，可以讓腳向背面彎屈。跟腱的縮短可以是不因別的疾病而獨

立發生的病變，但大部分的情形是與腳部的先天性畸形有關，而神經性的病變，例如早期的脊髓灰質炎（Poliomyelitis）為常見者（先天性足畸性，Talipes Deformities）。偶然，腓腸肌因局部缺血而攣縮，也會導致跟腱縮短。

六、足跟痛（Heel Pain）

足跟痛位於腳跟正中位置且是瀰漫性疼痛，當跟骨骨膜發炎或脂肪組織退化、變薄都會導致，特別是身體承重時，足跟會引起不舒服感或疼痛，足部吸震能力也會降低。主要有兩種原因會產生足跟痛，一是因為過度且重複的壓力，導致太多的衝擊力加諸於足部而變成肌肉酸痛，這種情形也稱為「足跟痛症候群」；可能與鞋子足跟太低、久站或久走引起足跟墊變薄，使得足跟在活動時承重突然增加有關。另一常見原因是足底筋膜炎，是足部生物力學上的問題所致。

足底三點負重（跟骨結節、第一拓骨頭、第五拓骨頭），足底主要有跟骨結節及跟骨下脂肪墊，足跟痛常見於中、老年人。臨床上常見於距骨脫位之患者，當距骨脫位時會擠壓跟骨，使距骨與跟骨間錯縫進而影響跟腱，長期之結果會使跟腱發炎形成跟腱炎。當足部相關之結構（如脛骨、距骨、跟骨之間），產生不穩定時，或因骨盆兩端高低不一，引起阿基里腱跟腱炎（Achilles Tendonitis）及部分撕裂時。因病程已久，常會造成足底筋膜之緊繃，使經過跟骨處之跟腱緊張，或因骨頭（如脛骨、距骨、跟骨之間）之錯位而重複磨擦產生炎症反應，若行走疼痛，休息一下即可有較為緩解之現象。病因可能：

1. 跟腱周圍炎：跟腱炎。

2. 跟骨皮下滑囊炎。

3. 跟骨骨刺。

4. 跟骨下脂肪墊損傷。

5. 拓腱膜炎：跟骨著力處前方壓痛。在 X 光可見拓腱膜在跟骨附著處有鈣化點，似跟骨增生平而小。

6. 跟骨骨膜炎：活動後疼痛減輕。

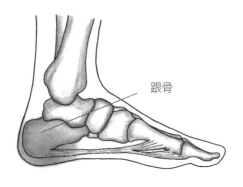

圖 10-29　足跟痛（Heel Pain）

七、脛後肌腱炎（Post-Tib Tendonitis）（常見）

（一）臨床症狀

　　脛骨後的肌腱沿著足踝一直到達足部。當脛骨後的肌腱失去自身功能後，肌腱便不再對足弓起作用，可能導致足弓痛、足跟痛、筋膜炎和足跟骨刺，特別是扁平足患者。脛骨後肌腱炎的患者在承受自身重力時會感到疼痛，特別是在走或跑的過程中。

（二）發生原因

1. 脛後肌腱炎是筋骨後的肌腱拉伸引起的。當肌腱疲勞或連接肌肉和骨頭的肌腱（軟組織）被拉伸時，就會引起脛骨後肌腱炎。

2. 長期的足外翻（平足）也可以引起脛骨後肌腱出現障礙。

3. 如果肌肉長期處於疲勞狀態，就會發生肌腱炎。第一次疼痛或腫脹的時間可能很短，但最終會帶來長期性的危害。

　　應減少日常活動來減輕脛骨後肌腱炎帶來的疼痛，讓腳休息一段時間，使組織結構快速康復。要選後跟具有緩衝和減震材料製成的鞋，並有良好的足弓支撐，可以減少脛骨後肌腱的拉伸，從而減少足底筋膜的過度拉伸。改變鍛練習慣，減少肌肉在運動中被反覆拉伸。

　　在十多歲之青少年，於此止端處之疼痛和壓痛，表示 Kohler 氏病。壓痛在舟骨止端或第一楔骨，或沿內踝後側穿行過程。導致於足部過度旋前所致之過度牽張。有時肌腱終止於副舟骨，且在副舟骨和真正舟骨之間的假關節出現劇痛。很少之情形下可能見於創傷後殘存發炎或鞋子不合。

Kohler 氏病是指在青春期前或青春期之小孩的蹠、舟狀骨出現了疼痛、腫脹和壓痛，在疾病發生時的早期 X 光片中可能未能顯示出任何變化，係一種骨發育不良病。

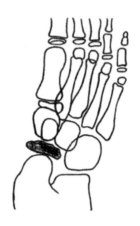

圖 10-30　Kohler 氏症 X 光片：在此 X 光片中注意到小孩舟骨密度增加且骨頭縮小而判斷
　　　　　為 Kohler 氏症。

八、踝骨的骨性軟骨炎（Osteochondritis of the Falus）

常見於踝部因骨折或錯位之後，未能立即復位關節，使關節鈣化，而出現關節緊繃僵硬現象，雖然比較不普遍且大部分發生在青少年，這種病變會使踝部引發失去能活動力的極大疼痛。雖然踝骨的上面及接合面的疼痛及壓痛會使人很容易懷疑是踝骨的骨性軟骨炎，但診斷仍然需靠 X 光片來發現。

九、骨性關節炎（Osteo-Arthritis, OA）

骨性關節炎是所謂的退化性關節炎，它是所有關節炎中最常見的一種，通常會在中年或老年人的頸部、背部、膝蓋及髂骨的關節上，發生退化性的關節病變，導致關節活動上的限制和困難。其退化過程為軟骨喪失骨質成分，軟骨糜爛關節邊緣產生贅生物，此稱為骨刺。造成骨性關節炎的原因：

1. 關節軟骨的變化（老化及肥胖）55%～65%。

2. 基因遺傳。

3. 過去骨受傷、發炎、承受過重的壓力或使用過度的關節上。

4. 雌性激素高者。

通常爲發作、早期運動時疼痛、局部僵硬、運動限制、局部壓痛、關節運動時有捻髮聲、關節腫脹、運動範圍減少或外觀變形等，常侵犯膝或髖關節。發生在足踝的原發性骨性關節炎是非常罕見的。有時候，續發性的骨性關炎（Secondary Osteo-Arthritis）則是於 Pott 氏骨折、踝骨缺血性壞死或者是踝骨的骨性軟骨炎之後發生。

十、足球員的踝關節（Footballer's Ankle）

連續性的強行向腳底彎屈，會使得踝關節的前關節囊被撕裂，而引起踝關節前方的非局部性疼痛。上述情形常見於足球員，因其腳部經常受到這種屈曲。撕裂處及出血處的鈣化，使得踝關節的側面照投影，出現外生骨疣（Exostoses）的典型表現。以下就足踝部分疼痛情況總結說明，作爲判斷之指引：

1. 最近有受傷的病史時可能是：
   (1)外側韌帶的扭傷。
   (2)外側韌帶的完全撕裂（Pott氏骨折，第五**蹠骨基**（Metatarsal Base）骨折）。凡是因發生嚴重外傷，出現三踝骨折時，此時，踝關節完全失去穩定性並發生顯著脫位，稱爲Pott骨折。
   (3)脫骺（Diastasis）。
   (4)跟腱裂斷。

2. 有舊傷病史時可能是：
   (1)外側韌帶的完全撕裂。
   (2)續發性的骨性關節炎（例如舊的Pott氏骨折）。

3. 若沒有任何受傷的紀錄可能是：
   (1)踝骨的骨性軟骨炎。
   (2)風濕性關節炎。
   (3)原發性骨性關節炎。
   (4)足球員的足踝。
   (5)續發性的骨性關節炎（Secondary Osteo-Arthritis）。（例如：踝骨的骨性軟骨炎）。
   (6)腱鞘炎。

⑺脆聲腓骨肌健。

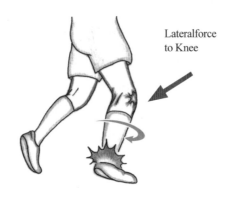

圖 10-31　足球員支撐腳的膝蓋外側被鏟到。

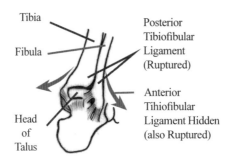

圖 10-32　腳踝外側前後韌帶斷裂圖：啪！啪！兩聲，由於腳踝下方是固定的，使扭轉的力
　　　　　量集中在踝關節上方，因此腳踝外側前後韌帶 ATFL 和 PTFL 都被扭斷。

第四節　小腿及靠近踝部的骨折

一、脛骨髁（Tibial Condyles）的骨折

　　1. 受傷機轉：

　　　　⑴直接的傷害：機車意外事故。

　　　　⑵間接的傷害：突然的外翻或內翻而膝部受到很大的壓力時。

　　2. 以 Bohl 的分類法分類：

　　　　⑴第一型：只有很小的移位，小於5mm內，產生關節炎的機會較少。

⑵第二型：局部壓迫性骨折，下壓造成，並無移位。

⑶第三型：裂開的壓迫性骨折，乃受強力撞擊（如機車），此時，要同時
　注意軟組織的傷害，此型以外側較多，佔80%。

⑷第四型：全髁凹陷骨折。

⑸第五型：雙髁骨折。

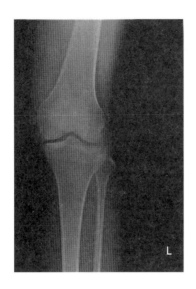

圖 10-33　正面照：脛骨髁（Tibial Condyles）的骨折。

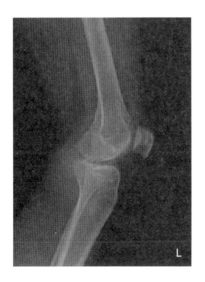

圖 10-34　側面照：脛骨髁（Tibial Condyles）的骨折，在所有的關節骨中以脛骨髁（Tibial
　　　　　Condyles）的骨折最常見，其中又以外側的局部壓迫性骨折最多。

3. 併發症：

　　⑴延遲癒合（Delayed Union）。

　　⑵不癒合（Non-Union）。

　　⑶外傷性關節炎（Traumatic Arthritis）。

　　⑷膝部僵硬（Knee Stiffness）。

　　⑸神經血管的傷害。

　　⑹癒合不良（Mal-Union）：最為常見。

二、脛骨幹的骨折－脛骨的壓力骨折（Stress Fracture of the Tibia）

　　脛骨是所有長骨中最容易骨折的，且常常是開放性骨折。脛骨的壓力骨折（Stress Fracture of the Tibia），其開始感覺腿痛可能來得很突然，或者，亦有的腿痛並非急性發生。有非常明顯清楚地，局部壓痛及浮腫。X 光圖片很難看出似髮線般的骨折，但是如果持續的疼痛，必須重複地做詳細檢查。很多病例，除了看到一小部分不明來歷的骨痂（Callus），否則很難肯定地下診斷。脛骨壓力骨折常見於派傑特氏病（Paget's Disease），此病很容易從 X 光片中看出不正常變化。

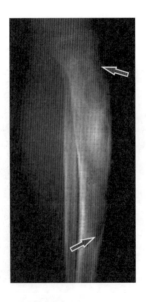

圖 10-35　派傑特氏病（Paget's Disease）

1. 受傷的機轉：

　⑴直接的傷害：

　　　① 橫向（Transverse）骨折。

　　　② 粉碎性（Comminuted）骨折。

　　　③ 分節（Segmental）骨折。

　　　④ 開放性（Open）骨折。

　⑴間接的傷害：

　　　① 斜向（Oblique）骨折。

　　　② 螺旋狀（Spiral）骨折。

　⑶反覆的壓力：疲憊性（Fatigue）骨折。

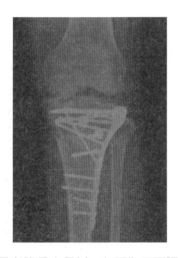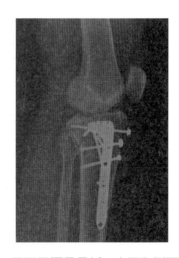

圖 10-36　脛骨與腓骨之骨折：左圖為正面照，只可見脛骨骨折；右圖為側面照，可明顯看到脛骨與腓骨皆出現骨折。

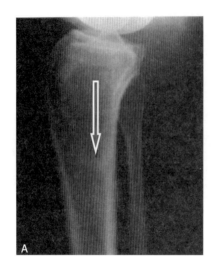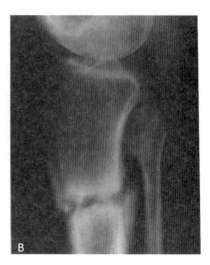

圖 10-37 壓迫性骨折圖：圖 A 為脛骨壓迫性骨折；圖 B 為從另一個角度觀察，可發現存在脛骨及腓骨壓迫性骨折。

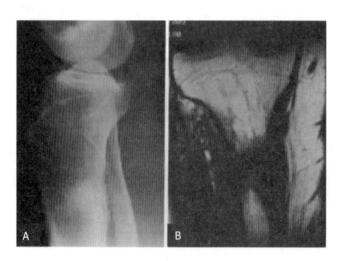

圖 10-38 脛骨壓迫性骨折：圖 A 之 X 光片中骨頭似乎是正常的，但在圖 B 之 CT 片中卻發生存在嚴重之脛骨壓迫性骨折，因此在臨床中有異常之外觀表現時，但又無法從一般 X 光片中察覺出來，將會建議進一步做 CT 檢查。

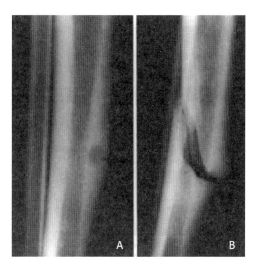

圖 10-39　脛骨壓迫性骨折：圖 A 正面照只看到輕微之骨折線；圖 B 側面照則可明顯看到嚴重之骨折且幾乎完全斷裂。

2. 併發症：

⑴延遲癒合或不癒合。

⑵癒合不良（malunion）。

⑶感染（**Infection**）：以上三者多發生在開放性骨折。

⑷腔隙症候群（**Compartment Syndrome**）。

腔隙症候群（**Compartment Syndrome**）是脛骨骨折常見的併發症。由於出血被緊包在筋膜中，故壓力上升而壓迫其內的動脈、神經，而使小腿腫痛、蒼白（和一般的紅腫不同），感覺麻痺，而在足背摸不到脈搏，有上述症狀出現時要特別注意。

當運動員脛骨內側的疼痛可能很嚴重，並且延著脛骨下端後內側緣有壓痛時，即可能是脛骨內側症候群（Medial Tibial Syndrome）。有很多病例顯示，徵候的表現是由於壓力骨折所引起。如果徵候是屬於慢性的，且骨折的可能性已被排除，則只要把小腿筋膜的附著處區分清楚，便可解除疼痛。

三、腓骨的骨折

腓骨幹骨折單獨發生的情形並不多，通常會伴隨脛骨或是踝部的傷害，因此不管腓骨骨折的高度為何，都應照張踝部的 X 光片。如果只單純發生腓骨的骨折，

通常是直接撞擊，且由於脛骨完整，故病人仍能走路，只是骨折處會有壓痛，而因為移位並不嚴重。

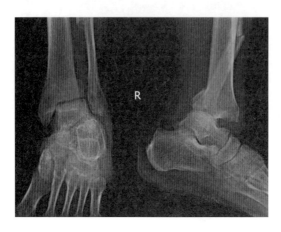

圖 10-40　腓骨幹骨折合併脛骨與距骨間脫臼之正面照與側面照：在正面照中，除了腓骨骨折外，似乎看不出特別之問題；但在側面照中，可明顯看到腓骨骨折且斷端有前後彎曲之現象，而出現重疊合併嚴重之脛骨脫臼，使踝關節卡緊而難以復位。從此Ｘ光片中發現，斷端已有部分骨痂形成；說明此事件發生已有一段時間且似乎延誤治療。治療首要，應先復位脛骨與距骨關節之脫臼，利用此機械原理方可將腓骨之骨折完全復位，如此才是完整之治療。

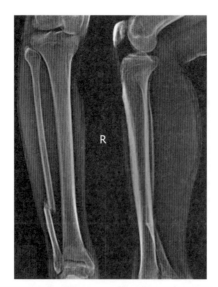

圖 10-41　腓骨幹骨折合併脛骨與距骨間脫臼之正面照與側面照：承上圖左為正面照，可看出腓骨幹骨折且有錯位重疊現象，在膝關節處內側膝關節間隙變小，說明脛骨脫臼之事實；右圖為側面照，可看到腓骨幹骨折且前後彎曲，懷疑存在有踝關節之脫臼。治療時應先復位膝關節，再利用復位膝關節產生之旋轉力來復位踝關節，同時將腓骨復位。

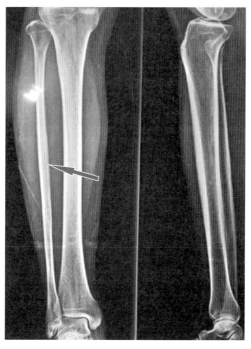

圖 10-42　　腓骨幹縱向骨折：由左圖可明顯看到，此病患因車禍跌倒，在踝部之扭傷，使腓
骨與距骨間產生錯位，力量由踝部向上傳至腓骨幹，造成腓骨幹縱向骨折。

第五節　踝部骨折

一、踝部（Malleolar）骨折

踝骨是小腿的脛骨與腓骨最下端與腳部結合的骨骼點，一般在普通的生活中，
行走經常會扭到腳，輕則疼痛，重則拉傷韌帶乃至骨膜受損。踝骨一般不會出現骨
折情況，多半是在扭到腳後出現骨裂。踝骨骨折是由於外傷或病理等原因致使骨質
部分或完全斷裂的一種疾病。主要表現爲腳踝局部腫脹、疼痛、青紫、功能障礙、
畸形及骨擦音等。

臨床診斷時可發現局部腫脹、壓痛和功能障礙。診斷時，首先應根據外傷史和
臨床症狀以及 X 光片顯示的骨折類型，分析造成損傷的機制。若治療不當易併發
創傷性關節炎。其病理原因爲：

1. A 型：內轉加內收（Internal Rotation+Adduction）型骨折：在關節線上或下
　　方橫向骨折，內踝可能斜向骨折。可分 III 度。

⑴I度：單純內踝骨折，骨折緣由脛骨下關節面斜上內上，接近垂直方向。

⑵II度：暴力較大，內踝發生撞擊骨折的同時，外踝發生撕脫骨折，稱雙踝骨折。

⑶III度：暴力較大，在內外踝骨折同時距骨向後撞擊脛骨後緣，發生後踝骨折（三踝骨折）。

2. B 型：外轉（External Rotation）型骨折：關節線在前後平面上斜向骨折及內側損傷。

3. C1 型：外展（Abduction）骨折：在破損之脛骨腓骨韌帶上方的腓骨內到外側斜向骨折。發生在小腿不動足部強力外旋，或足不動小腿強力內轉時，距骨體的前外側擠壓外踝前內側，造成腓骨下端斜行或螺旋形骨折亦可分成 III 度。

⑴I度：骨折移位較少，如有移位，其遠骨折端爲向外，向後並向外旋轉。

⑵II度：暴力較大，發生內側付韌帶斷裂或發生內踝撕脫骨折，即雙踝骨折。

⑶III度：強大暴力，距骨向外側移位，並向外旋轉，撞擊後踝，發生三踝骨折。

4. C2 型：外展加外轉（Abduction+External Rotation）型骨折：有廣泛的脛骨腓骨韌帶聯合的破損，並有高位腓骨粉碎性骨折。按骨折程度可分爲 III 度。所有 C 型的傷害皆可能伴隨三角韌帶的破損，或是內踝的橫向骨折。

⑴I度：單純內踝撕脫骨折，骨折線呈橫行或短斜行，骨折面呈冠狀，多不移位。

⑵II度：暴力繼續作用，距骨體向外踝撞擊，發生外踝斜行骨折，即雙踝骨折。如果內踝骨折的同時脛腓下韌帶斷裂，可以發生脛腓骨下端分離，此時距骨向外移位，可在腓骨下端相當於聯合韌帶上方，形成扭轉外力，造成腓骨下1/3或中1/3骨折，稱爲Dupuytren骨折。

⑶III度：暴力過大，距骨撞擊脛骨下關節面後緣，發生後踝骨折，即三踝骨折。

5. 縱向擠壓骨折：高處墜落，足跟垂直落地時，可致脛骨前緣骨折，伴踝關節

向前脫位。如果暴力過大，可造成脛骨下關節面粉碎骨折。

　　凡嚴重外傷，發生三踝骨折時，踝關節完全失去穩定性並發生顯著脫位，稱為 Pott 骨折。

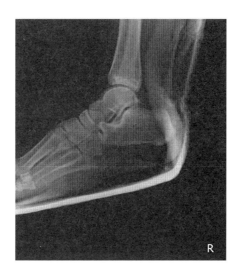

圖 10-43　踝部側面照隱約看到脛骨後方之遠端腓骨骨折。

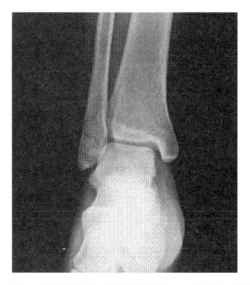

圖 10-44　正面照：清楚看到遠端腓骨骨折，合併腓骨與距骨之錯位。

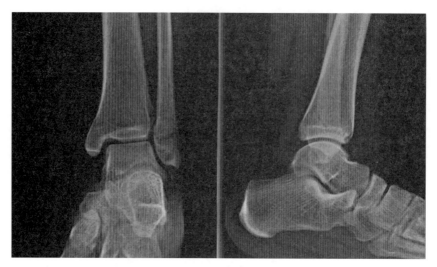

圖 10-45　遠端腓骨骨折與脛骨骨折：左圖為正面照，可清楚看到腓骨骨折。右圖為側面照
　　　　　圖，隱隱約約可見腓骨骨折與脛骨骨折。

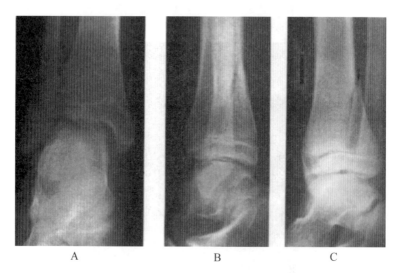

A　　　　　　　　B　　　　　　　　C

圖 10-46　骨折斜位像：A 正面像；B 側面像，無法顯示踝部骨折；C 斜位像，明顯顯示脛
　　　　　骨的骨折。

二、踝部骨折併發症

1. 不癒合：內踝骨折佔 10%～15%。

2. 癒合不良（Mal-Union）：

(1)內踝骨折：延長。

(2)外踝骨折：縮短。

3. 外傷性關節炎：20%～40%，其誘發因子為：

⑴復位不當。

⑵關節面粉碎性骨折。

⑶年紀過大。

4. 蘇迪克氏萎縮症（Sudeck's Atrophy）：反射性交感性神經性失養症（Reflex Sympathetic Dystrophy）是一種交感神經系統疾病，在發生骨折之後會伴隨嚴重的骨質疏鬆及軟組織水腫，其骨質疏鬆的程度和受傷或廢用的程度無法配合。常會使受傷肢體之手或腳疼痛、腫脹及明顯的關節僵硬。

5. 距骨的不穩定：因韌帶在癒合的過程中，形成瘢痕組織，而使之加長所造成。

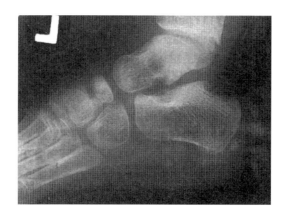

圖 10-47　正常左腳足側面照

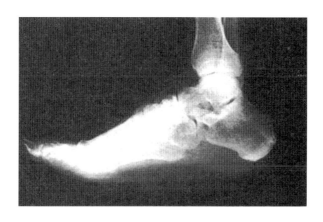

圖 10-48　足的外側 X 光片

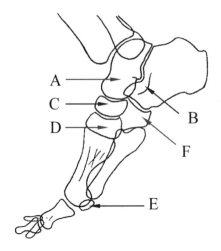

圖 10-49　外側 X 光片：雖然第一和第五蹠骨通常相當清楚，但通常不易追蹤各別的蹠骨的外形，因為彼此重疊。A. 距骨；B. 跟骨；C. 舟骨；D. 內側楔形骨；E. 種子骨；F. 骰骨。

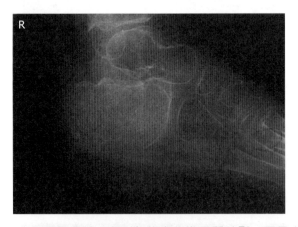

圖 10-50　足側面照：右側跟骨骨髓炎所引起的廢用性骨質疏鬆，跟骨中有一部分被感染破壞了，右腳的其他骨骼的骨質密度明顯降低。

第六節　足部軟組織損傷

　　足的構造大致可區分為三個部分，也就是前足部、中足部與後足部，要注意的是這三個部分的構造及機能都不一樣。

一、足骨組成

足骨（Bone of the Foot）分為跗骨 7 塊、蹠骨 5 塊及趾骨 14 塊三群共 26 塊。

（一）跗骨（Tarsal Bones）

跗骨（Tarsal Bones）又稱為踝骨，其屬於短骨，位於足骨的近側，相當於手的腕骨。跗骨可分為三列，即近側列相疊的距骨及跟骨，中間列的舟骨，遠側列的第 1～3 楔狀骨（Cuneiforms）及骰骨（Cuboid Bone）。跗骨（Tarsal Bones）由下列七塊構成：

1. 距骨（Talus or Ankle Bone）

   距骨（Talus or Ankle Bone）位於腳根跟骨之後上部與脛腓骨形成踝關節，可分為頭、頸、體三部。前部為距骨頭，前面有關節面與舟骨相接，頭後稍細部分為距骨頸，頸後較大部分為距骨體，體上及兩側面的上份均為關節面稱為距骨滑車。前寬後窄與脛骨下關節面及內外踝關節面構成踝關節，體和頭的下面有前、中、後三個關節面，分別與跟骨上面的相應關節面相關節。

2. 跟骨（Calcaneus Bone）

   跟骨（Calcaneus Bone）位於距骨下方。前面有一個鞍狀關節面與骰骨（Cuboid Bone）相關節，後部膨大稱跟關節。上面的前分有前、中、後三個關節面，與距骨下面相應的關節面構成關節。內側面的前上部有一突起支撐上方的距骨名載距突。

3. 足舟骨（Navicular Bone）

   足舟骨（Navicular Bone）呈舟狀位於距骨頭與三塊楔狀骨（Cuneiforms）之間。舟骨的後面凹陷接距骨頭，前面隆凸與三塊楔狀骨相關節，內側面的隆起稱舟骨粗隆。

4. 第 I，II，III 楔狀骨（Cuneiforms）

   第 I，II，III 楔狀骨（Cuneiforms）位於足舟骨前，由足之內而外側依次排為一排。

5. 骰骨（Cuboid Bone）

   骰骨（Cuboid Bone）位於跟骨前與第 III 楔狀骨相鄰。跗骨間 7 塊跗骨，以相鄰的面構成關節，但其關節產生運動的範圍很小。跗骨與上肢之腕骨一

樣，它們之間之連接形成具有彈性之骨骼連接，之間也有許多韌帶予以連結。而小腿骨與跗骨之間之連結，經由脛腓骨之遠位端與距骨之間構成踝關節，屬於屈戌關節。

（二）蹠骨（Metatarsal Bone）

蹠骨（Metatarsal Bone）又稱距骨，位於足骨的中間部，其形狀大致與掌骨相當但比掌骨長而粗壯。位於跗骨前方的小型長管狀骨，共有 5 塊。蹠骨與趾骨間為球關節，司屈伸及內外旋轉等運動。

（三）趾骨（Phalanges）

趾骨（Phalanges）共有 14 塊，形狀和排列與指骨相似。大趾有 2 節，其他 4 趾各有 3 節，每節趾骨稱為 Phalanx。趾骨之間的連結為司趾之屈伸運動，亦屬屈戌關節。

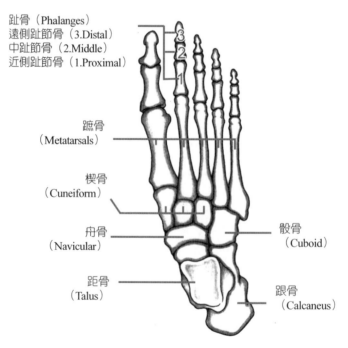

趾骨（Phalanges）
遠側趾節骨（3.Distal）
中趾節骨（2.Middle）
近側趾節骨（1.Proximal）

蹠骨（Metatarsals）

楔骨（Cuneiform）

舟骨（Navicular）

骰骨（Cuboid）

距骨（Talus）

跟骨（Calcaneus）

圖 10-51　足骨（Bone of the Foot）之構造圖正面照：分為跗骨、蹠骨及趾骨三群。

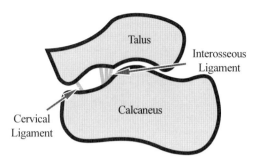

圖 10-52　足部側面照：距骨與跟骨間之頸韌帶（Cervical Ligament）及骨間韌帶（Interosseous Ligament）。

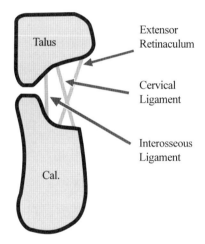

圖 10-53　足部上面照：距骨與跟骨間之頸韌帶（Cervical Ligament）及骨間韌帶（Interosseous Ligament）及維持之間的伸直支持帶（Extensor Retinaculum）。

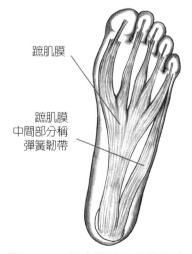

蹠肌膜

蹠肌膜
中間部分稱
彈簧韌帶

圖 10-54　足底視圖示出蹠肌膜

二、趾關節挫傷

　　直接或間接暴力挫傷。初期：局部壓痛，關節腫脹，皮下紫色。在發生挫傷之同時，趾骨關節會因撞擊而產生錯位，其間之韌帶會此而有收縮之狀況。在治療之時，應先行拔伸關節使錯位關節復位，可減輕關節間之緊繃感。

三、平足症

　　發育異常或慢性勞損，骨骼肌肉或韌帶先天發育異常，跗骨排列紊亂，距骨由平橫位變爲垂直位，舟狀骨異常發育最多見。舟狀骨與距骨不相接，距骨下垂，足弓下陷，發生於發育尚未完全之青少年或不當之過度疲勞和舞蹈演員及運動員不合理訓練，站立過久，負重過多。在嬰兒爲生理性屬正常；在10歲以後爲舟狀骨異常發育，治療以預防爲主。一個正常的足底足弓，是由正常的足部骨頭及關節結構組合成類似弓箭的「弓」，再由足底的蹠膜及肌腱組合成類似弓箭的「弦」，這個弓箭的組合在支撐體重時就好像是足底避震的彈簧；在平躺時是休息的狀態，在站立、走路、及跑步的時候就被擠壓，這時候負擔體重的肌腱，尤其是後脛骨肌就會發生作用，把足弓的頂部拉高，使得足弓保持彈性。

　　如果這個足弓的形成的任何一個機轉受到一些問題的影響，正常的足弓可能在平躺或站立時消失，就會被稱作是扁平足。同樣是扁平足，但是其程度可能差異很大，而其致病的機轉也可能有很大的差異。根據成大醫院小兒科對台南市幼稚園從小幼班到大班的盛行率作研究，3～6歲的小朋友其不同程度的扁平足其盛行率高達65%，而且年紀愈小盛行率愈高，隨著年紀增加有逐漸減少的趨勢。而成年人的盛行率，則大約有15%左右。造成扁平足的病因其實很多，將所見的分成以下數類，但其實卻不見得可以包括所有的種類：

（一）外翻足踝合併扁平足

　　這類的兒童在出生時，即因爲「壓胎」（胎兒在子宮內其足部受到壓迫）形成外翻足，也因爲外翻足的關係，足弓的內側較爲鬆弛，站立時承受較多的體重，也有更多的部分接觸地面。

（二）韌帶鬆弛及肌肉無力合併扁平足

　　臨床之觀察中發現有些兒童先天（不見得是遺傳）韌帶比較鬆弛，或肌肉比較

無力；這種現象可能是生理性的，也可能是病理性的。病理性的如唐氏症兒，先天性皮膚鬆弛症，先天性肌無力，或是腦部脊椎神經系統異常等。因爲組織無法支撐足弓，自然形成扁平足。

（三）兒童成長時肢體的鐘擺現象合併扁平足

兒童成長過程太早學走路反而未必是好的，尤其是未滿一歲便開始會走路。此時關節間之韌帶強度不足，容易導致關節受力不平均，加上肢體鐘擺現象造成移位。兒童成長過程的肢體鐘擺現象，是指出生時傾向有 O 型腿，到了兩歲左右傾向有 X 型腿，一直到六、七歲才會逐漸改善成較直的肢體。這個時候，小朋友同時也會有內八字或外八字步態！根據成大醫院對幼稚園的調查，將近一半（50%）這個年紀的小朋友有這種現象，而且根據統計分析，X 型腿合併有扁平足的機會非常高，這是因爲 X 型腿的小朋友站立或走路時，把重心落在足弓的內側，使內側足弓這個彈簧系統承受了比正常更多的重量，當然就會表現出扁平足的情形了。

（四）附生舟狀骨合併扁平足

在足弓的弓部，有一塊舟狀骨，是一條維持足弓很重要的肌肉乃是後脛骨肌附著的地方。當站立時，後脛骨肌爲了抵抗地心引力而收縮，也使得足弓正常的弓起來。但是，20% 的人口，很不幸地，在舟狀骨旁邊會多長一塊附生舟狀骨，此時大部分的後脛骨肌無法正常地附著在舟狀骨，反而附著在附生舟狀骨，這時候足弓的肌肉牽引力量消失或減弱，自然便形成扁平足了。

（五）其他先天性或結構性足部異常合併扁平足

這些問題其實只佔扁平足的極少數，但卻不太容易治療；有些手術後結果不錯，有些會改善，但有些連手術都很難治療。這些，包括先天性垂直距骨異常、先天性蹠骨融合、先天性內翻馬蹄足被過度治療及阿基里斯肌腱太緊等，問題不一，必須個別分析及討論。

四、拇趾外翻（Hallux Valgus）

正常的大腳姆趾外翻會外偏 10～15 度，若超過 25 度就叫做腳姆趾外翻。拇趾外翻是一種趾蹠關節不完全脫臼，指大拇趾向外歪斜往第二腳趾緊靠，其拇指軸心中線已偏移歪斜超過 10 度以上，部分會合併產生拇趾內旋之現象。拇趾外翻常見

在第一拓骨遠端向內收，拇趾向外偏斜。嚴重時第 2、3 趾下面將二趾頂起，錘狀趾常見於第二趾發生畸形。常見於距骨脫位。發生原因部分是遺傳造成，但絕大多數是後天形成的，因為鞋尖過窄、過緊、鞋跟過高壓迫距骨。在青春期，特別是少女們，她們快速成長的腳，緊身長襪和小而不合適的高跟鞋相競爭，因此容易發生腳大趾外翻。長時間的足部壓迫，引起腳趾狹窄，例如穿著高跟鞋或尖頭鞋，鞋子的擠壓在大姆趾處，使壓力被拉向第二腳趾而產生疼痛、前掌底長繭、橫弓塌陷，這都是常見在前足的問題。

此外，還會產生滑液囊腫的症狀，包括在大拇趾及小趾的表面出現發炎、腫脹、酸痛情形，這種不適狀況會造成不正確的步態。在某些病例中遺傳的短而內翻的第一蹠骨是可能原因。當畸變繼續發展，移位的近端腳大趾骨脫離蹠骨頭部，壓迫到鞋子且導致保護囊的形成（拇趾滑液囊腫 Bunion），通常斷斷續續有發炎的現象（滑囊炎 Bursits）。進一步的腳大趾外側移位導致其他趾頭擁塞的現象；腳大趾可能越過第二趾，或是較常見的第二趾位於大趾上面。第二趾因此壓迫到空間狹窄的皮鞋頂端，產生疼痛的胼胝。然後骨頭在蹠與趾的骨節上移位。位於第一趾骨頭部下的種子骨會受到影響使第一蹠與趾的關節下面局部劇痛。到了末期，蹠與趾的關節發展出關節炎病變（Arthritic Change）。更常見的是會伴隨著前足的活動障礙，導致前蹠痛（Anterior Metatarsalgia）。

五、拓管綜合徵又稱跗管綜合徵

跗骨隧道症候群（Tarsal Tunnel Syndrome）即脛骨神經嵌制（Tibia Nerve Entrapment），其主要發生在內踝（Medial Malleolus）後面，屈曲支持帶（Flexor Retinaculum）下面。有時其分枝外側腳底神經（Lateral Plantar Nerve）的第一分枝會被內收姆趾長肌（Abductor Hallucis Longus）的深肌膜（Deep Fascia）所卡住。病人會有灼痛及壓痛。

跗管綜合徵又稱拓管綜合徵，也稱脛後神經卡壓症，是脛後神經通過屈肌支持帶下面骨纖維管時，受到卡壓而產生的一系列症狀和體徵。任何疾病和外傷使跗管間隙減小，導致脛後神經或分支受到牽拉、摩擦或壓迫均可引起附管綜合徵。常見的原因有：

（一）外傷

脛骨遠端骨折、踝關節和跗骨骨折脫位、跟骨骨折、踝關節扭傷和擠壓傷均可致跗管變小，脛後神經受壓。

（二）新生物壓迫

新生物壓迫如屈趾肌腱腱鞘囊腫、神經瘤、神經鞘膜瘤、脂肪瘤等。臨床特點為足趾、足跟疼痛，足面燒灼或針刺樣疼痛，從足底延伸到內踝。檢查局部腫脹，內踝後面可觸及硬結及條索狀腫塊，有壓痛。足底感覺障礙。叩擊或重壓內踝後面，有急性疼痛和麻木為 Tinel 正陽性（主要在手正中神經分布區域感覺功能低下；在手腕遠側皺摺處輕敲，導致正中神經分布區域麻木疼痛感，謂之 Tinel's Sign；此外使手腕完全曲張 30～60 秒，可產生前述症狀者謂之 Phalen's Sign；置血壓計袖口於手腕近端，加壓使產生缺血，30～60 秒間，若產生疼痛症狀即為缺血試驗陽性反應。）。雙側小腿上止血帶壓力維持在正常收縮壓以下，如果患肢拓面出現疼痛或麻木則止血帶試驗楊性，肌電圖檢查 90% 患者神經傳導速度減慢，X 光片可確定有無骨質變化。診斷本症時需與下列疾病相鑑別：血栓閉塞性脈管炎、雷諾病、坐骨神經痛、末梢神經炎、跖筋膜炎等。因拓管相對狹窄，脛後神經受壓，足跟內側及足底麻木，活動突然增加，常導致病患踝關節反覆扭傷。因此若常有踝關節反覆扭傷之情形應注意是否有拓管綜合徵之存在。

足底筋膜炎（Plantar Fasciitis）是因為足底筋膜過度的牽拉而導致發炎。足底筋膜是一束廣大纖維狀的組織，它沿著足底表面從足跟延伸進入前足，當過度牽拉會造成足跟痛、足弓痛、跟骨骨刺等。某些因素會造成足底筋，包括：足弓功能不良（扁平足和高弓足）、體重或活動量的遽增、阿基里斯肌腱或足底筋膜太緊等。最常見不舒服的發生時間為早上下床時，第一步踩在地面上或長時間休息後而產生疼痛，疼痛的緩解會經過一段時間後慢慢改善，好發於 40 歲以上的成年人。

註：雷諾（Raynaud）綜合徵是指肢端動脈陣發性痙攣。常於寒冷刺激或情緒激動等因素影響下發病，表現為肢端皮膚顏色間歇性蒼白、紫紺和潮紅的改變。一般以上肢較重，偶見於下肢。
【病因學】
雷諾綜合徵的病因目前仍不完全明確。寒冷刺激、情緒激素或精神緊張是

主要的激發因素。其他誘因如感染、疲勞等。由於病情常在月經期加重，在妊娠期減輕，因此，有人認爲本症可能與性腺功能有關。近年來免疫學的進展，表明在絕大多數雷諾綜合徵的患者，有許多血清免疫方面的異常，抗體超過同種核組成。患者血清中可能有抗原—抗體免疫複合體存在，可通過化學傳遞質或直接作用於交感神經終板，導致血管痙攣性改變。臨床上使用阻滯交感神經終板的藥物後，雷諾症狀可完全緩解。蒼白、青紫和潮紅爲雷諾綜合徵皮色改變的三個階段。皮色蒼白是由於指（趾）端小動脈和小靜脈痙攣，導致微血管灌流緩慢，因而皮膚血管內血流減少或缺乏。幾分鐘後，由於缺氧和代謝產物積聚，使微血管可能還包括小靜脈在內稍爲擴張，有少量血液流入微血管，迅速脫氧後，引起青紫。當動脈痙攣已消退而靜脈痙攣仍然存在時即出現青紫。肢端血管痙攣解除，大量血液進入擴張的微血管即出現反應性充血，皮色轉爲潮紅。當有正常量的血流通過小動脈，微血管灌流正常，發作好停止，皮色恢復正常。

【臨床表現】

　　雷諾綜合徵在臨床上並不少見。其多見於女性，男女性發病的比例約 1：10。其發病年齡多在 20～30 歲之間，絕少超過 40 歲。大多數見於寒冷的地區。好發寒冷季節，病人常在受冷或情緒激動後，手指皮色突然變爲蒼白，繼而發紫。發作常從指尖開始，以後擴展至整個手指，甚至掌部，伴有局部發涼、麻木、針刺感和感覺減退，持續數分鐘後逐漸轉爲潮紅，皮膚轉暖並且感覺燒樣脹前，最後皮膚顏色恢復正常。熱飲或喝酒暖和肢體後，常可緩解發作。一般地，解除寒冷刺激後，皮色由蒼白、青紫、潮紅階段到恢復正常的時間大至爲 15～30 分鐘。少數病人開始即出現青紫而無蒼白階段，或蒼白後即轉爲潮紅，并無青紫。發作時橈動脈搏動不減弱。發作間歇期除手指皮溫稍冷和皮色略蒼白外，無其他症狀。

　　發病一般見於手指，也可見於足趾，偶可累及耳朵和鼻子。症狀發作呈對稱性爲雷諾綜合徵的一重要特徵。例如兩側小指和無名指常最先受累，繼而延及食指和中指。拇指則因血供較豐富很少累及。兩側手指皮膚顏色改變的程度、範圍也是相同的。少數病人最初發作爲單側，以後轉爲兩側。病程一般進展緩慢，少數病人進展較快，發作頻繁、症狀嚴重、伴有指（趾）腫脹，每次發作持續 1

小時以上，環境溫度稍降低、情緒略激動就可誘發。最重的即使在溫暖季節症狀也不消失，指（趾）端出現營養性改變，如指甲畸形脆裂、批墊萎縮、皮膚光薄、皺紋消失、甲指尖潰瘍偶或壞疽。但橈動脈始終未見減弱。

六、足蹠關節半脫位

距跟關節或跟骨關節處壓痛，行走時足內側縱弓部疼痛，行走過多則舟狀骨內側處腫脹，舟狀骨略突出，局部壓痛明顯，為距跟舟關節半脫位。足弓痛／足弓拉傷（Arch Pain/Arch Strain）：足弓疼痛（拉傷）起因於足弓的發炎和灼熱感。造成疼痛最直接的原因是足部構造上的不平衡或受傷，最普遍性的情況是足底筋膜炎。假若縱弓長時間的被拉傷，而演變成一個骨突起，最後形成足跟骨刺，此時就要立即處理，不然會持續惡化下去。

第七節　足部之骨折

一、距骨頭（Head of Talus）的骨折

1. 受傷機轉：當足部極度蹠面彎曲（Plantar Flexion）時，從蹠骨及舟狀骨（Navicular）傳來縱向力。
2. 併發症：若治療不佳時會形成距骨舟狀骨間之關節炎。

二、距骨頸（Neck of Talus）的骨折

1. 受傷機轉：足部極度彎曲時，脛骨遠側端將距骨重壓，造成在距骨頸處的斷裂，如急踩煞車而出車禍時。
2. 分類：由 Hawkins 提出，分為：
   (1) Type Ⅰ：不移位的垂直骨折。
   (2) Type Ⅱ：距骨頸的移位性骨折，並且有距骨下（Subtalar）關節的半脫臼或脫臼。
   (3) Type Ⅲ：距骨頸的移位性骨折，並且有距骨本體的脫臼現象。
   (4) Type Ⅳ：距骨頸的骨折，並且有距骨頭的脫臼，但非常罕見。

3. 併發症：

(1) 皮膚壞死。

(2) 延遲癒合或不癒合。。

(3) 無血管性壞死：

① 第一型 ＜ 10%。

② 二型 20%～50%。

③第三型 80%～100%。

(4) 外傷性關節炎：距骨有一特徵，就是關節面佔整塊骨頭表面積六成以上。其和軟組織接觸的機會不多，加上骨折後，僅存的血管常會被破壞，而重新血管化又不易發生。故很容易生不癒合及無血管性壞死和腕部的舟狀骨（Scaphoid）及股骨頸（Femoral Neck）骨折並列三傑。

三、距骨體（Body of Talo）骨折

1. 受傷機轉：距骨受脛骨及跟骨中軸向的壓迫造成。如高處摔下腳跟著地。

2. 併發症：產生無血管性壞死或外傷性關節炎的機會很高，據統計約一半以上。

(1) 延遲癒合或不癒合。

(2) 無血管性壞死。

(3) 外傷性關節炎。

四、跟骨（Calcaneus）的骨折

1. 發生率：

(1) 跟骨骨折是所有跗骨骨折中最常見的。

(2) 10%跟骨骨折伴隨脊椎壓迫性骨折。

(3) 26%跟骨骨折伴隨其他下肢傷害，所以要檢查其他部位。正常Boehler's Angle為20～40度。若Boehler's Angle<20度，表示跟骨骨折。

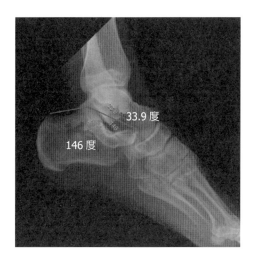

圖 10-55 Boehler's Angle 圖：正常 Boehler's Angle 為 20～40 度，此圖為 33.9 度屬正常範圍。

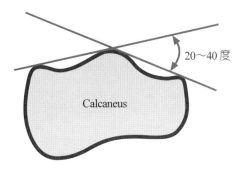

圖 10-56 正常 Boehler's Angle 為 20～40 度。

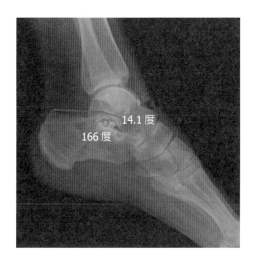

圖 10-57 跟骨骨折圖：此圖之 Boehler's Angle14.1 度 <20 度，表示存在跟骨骨折。

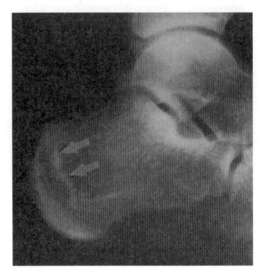

圖 10-58　跟骨壓迫性骨折

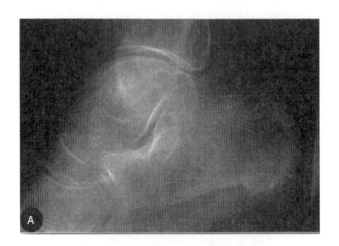

圖 10-59　MRI 像之跟骨壓迫性骨折

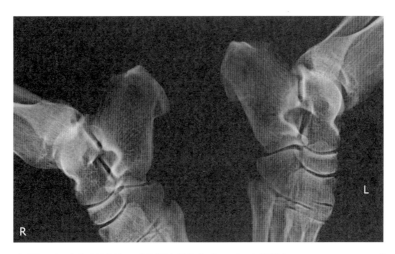

圖 10-60　X 光顯示左右腳跟骨無明顯骨折線存在：但在測量 Boehler's Angle 時，右腳為 55 度，左腳為 45 度，皆不在 20～40 度範圍內，因此懷疑跟骨骨折之存在。

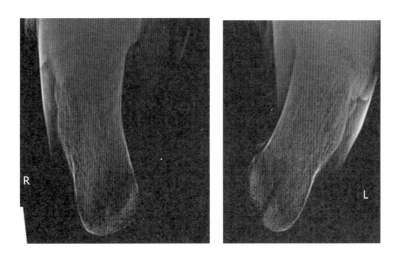

圖 10-61　X 光上面照可明顯看出左右腳跟骨骨折之存在。

2. 受傷機轉：

　　⑴關節內的骨折（70%～75%）：從高處落下。

　　⑵關節外的骨折（25%～30%）：扭轉力造成。

3. 分類：

　　⑴關節內骨折：

　　　　① 未移位型。

　　　　② 舌狀型（Tongue Type）。

③ 關節凹陷型（Joint Depression）。

④ 粉碎型（Comminuted）：很難復位及固定，且容易產生外傷性關節炎。因為距骨下（Subtalar）關節的主要功能是內翻（Inversion）及外翻（Eversion），缺乏之後對日後生活的影響不致太大。

⑵ 關節外的骨折：此處所謂之關節乃指距骨下（Subtalar）關節。關節外的骨折可發生在：

① 前突（Anterior Process）。

② 內突（Medial Process）。

③ 粗隆（Tuberosity）（撕扯性骨折）。

④ 下角（Subtentaculum）。

⑤ 本體（Body）。

4. 併發症：

⑴ 不癒合：由於跟骨為海綿狀骨，因此幾乎不會產生不癒合的問題。

⑵ 外傷性關節炎：通常跟骨骨折都會包含距骨下關節，且由於該處必須承受體重，因此最大問題是發生外傷性關節炎。

五、距骨下關節脫臼但無骨折

若距骨下關節脫臼，但無骨折，則預後良好。其受傷機轉：

1. 向內移位：佔 85%，因足部內翻（Inversion）所造成。

2. 向外移位：佔 15%，因足部外翻（Eversion）所造成。

六、蹠骨（Metatarsus）及趾骨（Phalange）的骨折

大部分蹠骨骨折，是重物直接落在其上造成，也可以是因為肌肉過度收縮所造成。

（一）第五蹠骨基部骨折

第五蹠骨基部骨折最常見。主要受傷機轉是扭轉性傷害，使足內翻（Inversion）及形成馬蹄狀。屬撕扯性的骨折，蹠骨基部被短腓骨肌（Peroneus Brevis M.）撕下（因其肌腱附著在該處）。其臨床症狀及診斷是，疼痛在足外側緣，並有行走的困難。而第五蹠骨的基部有明顯的局部壓痛腫脹，有時只是走路過久，也有可能造成

骨折，此時稱為疲憊性骨折。常見於體重較重之女性，因身體重量長期壓在行走時
之足部引起，若在門診中發現此種情況，建議應照 X 光片確認。

（二）蹠骨幹骨折

重物落在腳上可造成蹠骨幹任何部位的骨折，通常是橫向或短斜向，且位移不
嚴重。

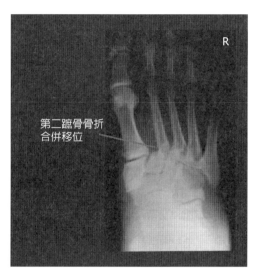

圖 10-62　第二蹠骨骨折（Lisfranc's Fracture）合併移位的 AP 照：顯示第一與第二蹠骨間隙
　　　　　變大且第二蹠骨骨折合併移位。

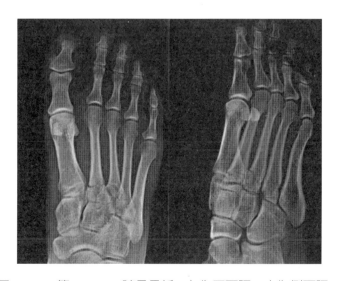

圖 10-63　第 2、3、4 蹠骨骨折：左為正面照，右為側面照。

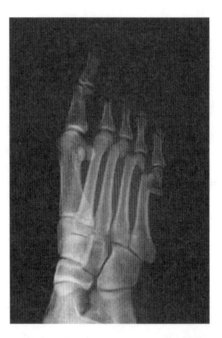

圖 10-64　右腳 2、3、4、5 蹠骨骨折側面照：其 3、4、5 蹠骨骨折處產生分離且向下偏移，第 5 蹠骨有明顯之骨折碎片。

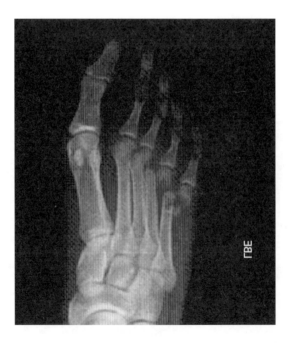

圖 10-65　右腳 2、3、4、5 蹠骨骨折正面照：其 3、4、5 蹠骨骨折處向外側偏移分離，第 5 蹠骨有明顯之骨折碎片。

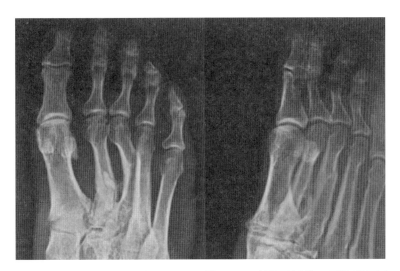

圖 10-66　右腳 2、3 蹠骨骨折正面與側面照：第 2、3 蹠骨骨折後，因復位不良，造成斷端
偏移，且在第 2、3 蹠骨間形成骨痂，使足背變形，活動受限。

（三）趾骨骨折

　　大部分趾骨骨折是撞擊性傷害所造成。如被落下的重物打到或被車子輾過。大
姆趾最為顯要，故最常被波及。大部分為嚴重的粉碎性骨折。腫痛通常很嚴重。

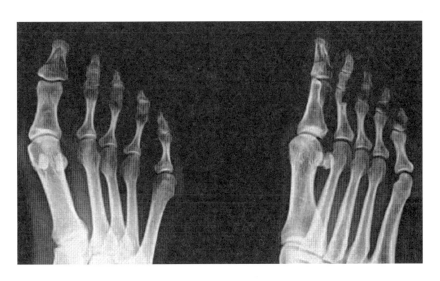

圖 10-67　右大趾之趾骨骨折：左為正面照無明顯偏移現象；右為側面照顯示有輕微向上偏
移。

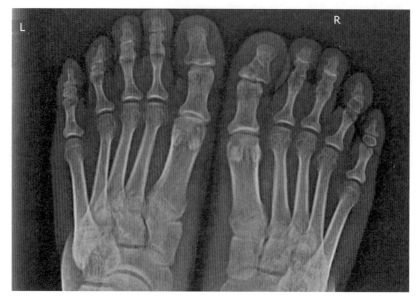

圖 10-68　比較左右腳：左腳正常；右腳大趾，可明顯發現趾骨骨折。

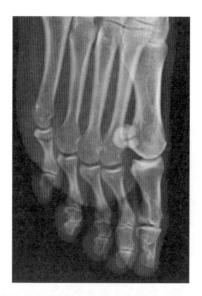

圖 10-69　從側面照只見到清楚之骨折線，但無法分辨是否有偏移現象：因此，在治療時若無另一體位之 X 光片作為參考，容易造成治療上之不足，療效可能會打折扣。

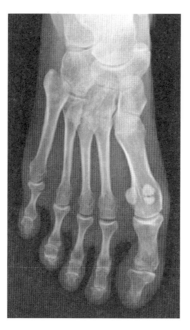

圖 10-70　右腳小趾近端骨折：上面照可明顯看出骨折處斷端向外側偏移。

第十一章　關節的病變

第一節　關節炎

在臨床門診中關節的病變，雖然不是骨傷科的主要病患來源，但在一些棘手的門診中卻是常見的原因，尤其是治療療效不佳、久病、受傷後遺症、誤診或不當之治療方式，甚至隱藏性疾病都是門診中常見易失敗的原因。為了使醫師在門診中更能得心應手，雖然本章節疾病不算是主要就醫病群，但若能清楚了解則失敗機率自然下降許多。在本章節中將介紹下列四種常見的關節炎：

1. 骨關節炎（**Osteoarthritis,** OA）。
2. 風濕性關節（Recumatoid Arthritis, RA）。
3. 外傷性關節炎（**Traumatic** Arthritis）。
4. 血友病的關節炎（Hemophilic Arthritis）。

一、骨關節炎（Osteoarthritis, OA）

（一）簡介

骨性關節炎分為繼發性骨性關節炎和原發性骨性關節炎。繼發性骨性關節炎局部病因是因軟骨退變而發生的骨性關節炎，導致原因有關節內骨折、關節發育不良、關節外畸形、關節不穩定、醫源性、肥胖超重、過去有關節感染、關節過度使用、肌肉無力，骨性關節炎通常發病原因不是一種而是多種因素相互交織產生。常見於骨折受傷時，骨折復位不完全及或骨折合併脫臼，脫臼復位不佳造成，常見於手術固定或石膏固定過久關節僵硬造成。是臨床中最大宗的骨性關節炎來源，在中醫傷科門診中存在痼疾之病患中佔多數尤其是老年人或是勞力工作者。

原發性骨性關節炎致病原因不清楚，為生理性骨關節軟骨退化，在體力勞動者和婦女上比較常見，通常和年齡、遺傳、體質肥胖超重的老年人、免疫異常、軟骨代謝和其他因素有關聯。也和骨內靜脈淤滯、骨內壓作用、遺傳有關係。骨性關節

炎是最多、最常見的關節病變，又稱爲退化性關節疾病（Degenerative Joint Disease, DJD），爲軟骨受損所造成，其特性如下：

1. 原因不明，而病程進展非常慢。和職業有關，因運動員常發生。

2. 多半在晚年發作，50 多歲才開始有症狀出現。

3. 局部的退化、硬化（Sclerosis）並且形成**骨贅**（**Osteophyte**），最後造成變形。

4. 可分爲兩類：

   (1) 原發性（Primary）：最主要的部分。原因不明，軟骨隨年紀增加而退化。

   (2) 續發性（Secndary）：其他原因、如感染、類風濕性關炎、血友病關節內出血等造成。

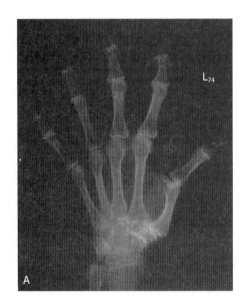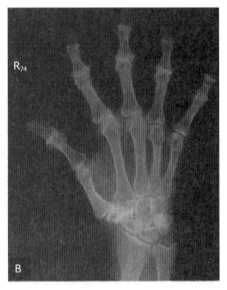

圖 11-1　原發性（Primary）骨關節炎（Osteoarthritis, OA）：典型的骨性關節炎表現是關節間隙變小、遠端指骨關節、近端指骨關節及指本節之硬化。圖 A 爲左手；圖 B 爲右手，兩者可作爲比較。

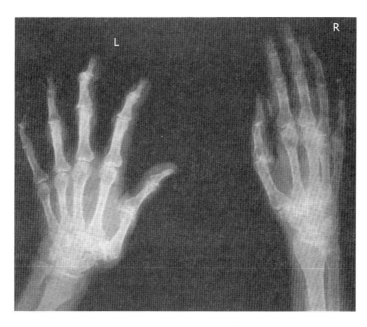

圖 11-2　缺乏兩側對稱之原發性（Primary）骨關節炎（Osteoarthritis, OA）：此病人之左手具有典型之放射線原發性（Primary）骨性關節炎發現；但其右手僅出現骨質疏鬆（Osteoporosis）和軟組織的耗損，並無 OA 的明顯證據。

（二）病因及好發部位

1. 病因不明，但好發於以下部位：

　　⑴脊椎的下段部分，即腰椎。

　　⑵髖關節（Hip Joint）。

　　⑶膝關節（Knee Joint）。

2. 易患病的因素：

　　⑴年紀：中年人，55～65歲佔85%。

　　⑵性別：女性稍微多一點。

　　⑶遺傳：有人報告說有關，但未定論。

　　⑷體重，肥胖者發生率約為兩倍高。

3. 誘發的因素：

　　⑴發炎的過程：如風濕性關節炎。

　　⑵代謝性的異常，如：

　　　　① 痛風（Gout）為尿酸（Uric Acid）沉積所引起。

　　　　② 黑尿性褐黃病（Alkaptonuric Ochronosis）。

③ 血色素沉著病（Hemochromatosis）。

⑶生物力學因素：

① 環狀的負載（Cyclic Loading）。

② 結構的異常。

③ 排列不齊（Malalignment）。

④ 異常的壓迫力。

⑤ 關節長期固定不動。

⑷內分泌：打太多類固醇會使軟骨受損。

⑸化學藥劑：會造成軟骨受損。

⑹反覆出血：會造成沾黏。

⑺年紀愈大愈易罹患。

（三）病理學

軟骨在 20 多歲就開始有了退化的現象，並隨著年紀逐漸的進展。

1. 早期的變化

局部的變化，軟骨的顏色及光澤有異，彈性也有變化，變得較軟，表面有纖維形成或產生裂縫。在顯微鏡下可見到軟骨細胞聚集成群，形成所謂的 Weichselbaurn's Lacuna。

2. 晚期的變化

在疾病更加進展後，會有 Proteoglycan 的分解，使表面出現纖維絲及有裂縫，而彈性變差，關節內有許多游走的鬆散體（Loose Body），稱爲關節老鼠（Joint Mouse）。若是軟骨細胞修補不成功，會形成囊腫，進而形成軟骨下骨折，而骨髓內的壓力也會增加。

（四）正常關節軟骨的生物特性

1. 含水量約爲 72%～78%。

2. 正常關節軟骨會有膠原（**Collagen**）、黏多醣（Mucopolysaccharide）以及蛋白多醣體（Proteoglycan, PG）。

3. 細胞的成分不多，軟骨細胞（Chondrocyte）內的胞器（Organels）很多，可合成膠原蛋白、PG 等。

4. 不成熟的軟骨細胞分裂快，DNA 合成增加，但軟骨成熟後，細胞不分裂，DNA 合成終止。除非發生 DJD（退化性關節炎）等情況，使軟骨細胞需要修補，DNA 合成才又再活化。

（五）骨性關節炎的關節軟骨

1. 代謝：

⑴合成的活性增爲兩倍。

⑵PG的合成增加。

⑶DNA之合成以及細胞分裂皆增加。

⑷但若疾病繼續進展，則細胞合成活性及細胞分裂都會降低。

2. 生化的改變：

⑴雖然細胞、活性增加，但用染色法去看軟骨頭中的PG等基質部是降低，有可能是因爲產生雖然增加，但分解更快。因此正常骨質在染色下是呈藍色，而骨性關節炎之軟骨就成了淡藍色。

⑵膠原蛋白的直徑增加，且其分布的情況和正常比較起來變化較大。

⑶水分的含量增加，相對的軟骨基質的成分變少，彈性因而變差，更易受破壞。

3. 引發變化相關的酵素：

⑴玻尿酸酶（Hyaluronidase）或蛋白酶（Protease）可作用在PG上引發分解。

⑵細胞自溶酵素（Cathepsin）可扮演重要角色。

4. 物理學上的變化：

⑴滑動模數和GAG的含量有密切相關。

⑵在其分解後，使軟骨的彈性變差。

5. 軟骨的疲乏：

⑴用力方式不對或過度的使用都會造成軟骨疲乏，引起次發性的骨性關節炎。

⑵PG和軟骨的彈性有關，在其受損後，彈性變差，承受壓迫力的能力降低。

⑶膠原蛋白和抗拉力的能力有關。

⑷年紀大或反覆的負荷會使軟骨失效的機會增高許多。

（六）臨床症狀

1. 病程是慢慢地暗中發生的（Insidious）。

2. 會有持續輕微的疼痛。

3. 氣壓降低時會更加痛。

4. 休息時關節會僵硬，而活動一下很快就好了。

（七）診斷

1. 臨床檢查：

⑴病人年紀通常都很大。

⑵關節活動時會有輾軋聲（Dry Creaking），病人並感覺關節會動（Grating）。

⑶關節會積水腫大，活動受到限制。

⑷手的遠側指間關節會有尖尖的Heberden's Node。

⑸好發位置在指間關節、頸椎及腰椎膝關節、關節、薦髂關節、肘關節。

2. 影像學檢查：主要的方法。

⑴關節腔會逐漸變窄。

⑵軟骨下的骨頭會硬化或形成囊腫。

⑶由於軟骨受破損會刺激邊緣處增生以致會有骨刺（Osteophyte's Spurs）的形成。

二、風濕性關節炎（Rheumatoid Arthritis, RA）

（一）簡介

1. 是一種全身性的慢性發炎疾病，和免疫系統的異常有關。

2. 好發年齡比較 OA 為輕，多為青年或中年期。

3. 發生率僅次於 OA，但會有關節周圍其他軟組織的發炎反應及變化。

4. 主要是滑膜因發炎而破壞、增生，而肌肉、神經等關節周圍的構造都也會受侵犯。關節破壞後會有血管翳（Pannus）生成，慢慢會形成沾黏並使關節變

形，甚至形成 OA。

（二）病因

病因不明，可能原因如下：

1. 感染鏈球菌後引起不正常的免疫反應，造成滑膜的構造被破壞。

2. 和過敏、內分泌、新陳代謝等或許有相關。

3. 致病機轉如下：外來的抗原刺激 B 淋巴球變爲漿細胞（Plasma Cell）並產生抗體，抗體和抗原的複合體會被吞噬細胞（Phagocyte）所噬入，並引起一連串的發炎反應，造成滑膜的發炎，產生血管翳（Pannus），並引發其他軟組織的破壞。

（三）病理變化

1. 最主要的病理所見是滑膜炎（Synovitis）：

   ⑴滑膜會充血、水腫，並有細胞增生現象。

   ⑵有淋巴球及漿細胞浸潤。

   ⑶顯微鏡檢查可發現類纖維蛋白壞死（Fibrinoid Necrosis）。

   ⑷會有血管翳（Pannus）形成，並長到軟骨下。

   ⑸肉芽（Granulation）組織會長到軟骨，造成破壞，更厲害時，會侵犯對側的關節面，引起黏連，造成Fibrous Ankylosing。

   ⑹骨質內的小樑（Trabeculae）變細變少。骨髓變爲纖維脂肪組織，失去原有的造血功能，故可引起貧血。

   ⑺關節囊增厚。

2. 肌肉的變化：

   ⑴主要侵犯橫紋肌，尤其是骨骼肌。

   ⑵結狀多發性肌炎（Nodular Polymyositis）。

   ⑶局部或廣泛的退化性變化。

   ⑷肌細胞變腫大，橫紋減少，核的大小及數目會增加。

   ⑸淋巴球浸潤的數目增加。

   ⑹纖維組織漸漸取代肌細胞，使肌肉的彈性及收縮力均降低。

3. 皮下小結（Subcutaneous Nodules）

　　⑴好發於肘部及腿部。

　　⑵是RA的典型病灶。

　　⑶顯微鏡檢查可發現有中央的壞死。

　　⑷有單核細胞浸潤，成放射狀排列。

　　⑸外圍有緻密的結締組織。

4. 周邊的循環：變差造成肢體遠端冰冷發紺（Cyanosis）。

5. 淋巴結：

　　⑴濾泡過度增生（Follicular Hyperplasia）。

　　⑵網狀內皮細胞（R-E Cells）。

　　⑶結締組織增生。

　　⑷淋巴球侵入包囊中。

6. 神經：

　　⑴神經周圍的結締組織有局部的壞死。

　　⑵上皮樣（Epithelioid）的反應。

　　⑶白血球的浸潤。

（四）臨床的表現

1. 慢慢地發作，大多在小於 40 歲發病。

2. 女性為多。

3. 肌肉萎縮、虛弱、疲乏但不會發燒。

4. 關節僵硬，尤其是早晨。會腫痛、摸起來是溫熱的、有壓痛、活動範圍受限。

5. 手部是以近端的指間關節（PIP）為主（重要），蚓狀肌（Lumbrical M.）會腫脹有壓痛。

6. 好發於腕部、膝部及足部。

7. 常是多發性的且對稱發生（Symmetrical），即左手有右手也有。

8. 皮膚薄，易壞死及發生感染。

9. 病人常為了舒服，將關節保持在某一特殊姿勢，久了易造成變形。

10. 時常會復發且每況愈下。

（五）診斷

1. 影像學診斷：

    ⑴因爲失用造成骨質疏鬆，看起來較黑。

    ⑵和OA不同，不會有骨贅（Osteophyte）形成。

    ⑶軟骨被破壞，造成關節腔變窄，並可能會使兩關節面沾黏起來。

    ⑷骨皮質變薄，骨小樑變細變少。

2. OA 和 RA 比較：

    ⑴凝集反應：

    ① RA 有 50% 爲陽性。

    ② OA 則必爲陰性。

    ⑵ESR測驗：

    ① RA 患者多半會大大增加。

    ② OA 患者不會增加，或只有些微增加，因爲其爲機械式損傷爲主，發炎反應十分輕微。

    ⑶ X 光片檢查：

    ① RA 早期：骨質疏鬆關節腫脹及積水。

    ② RA 晚期：關節腔變窄骨頭被破壞而造成沾黏及變形。

    ③ OA 早期：無骨刺形成，只是骨頭硬化。

    ④ OA 晚期：關節腔變窄，關節變形並有骨刺形成，但不會關節沾黏。

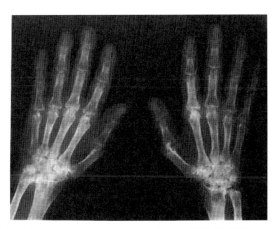

圖 11-3　風濕性關節炎（Rheumatoid Arthritis, RA）：糜爛的關節炎，最早發生在腕部骨頭及掌骨及指骨關節，而且有骨質疏鬆及軟組織之腫脹（Swell）現象。

三、外傷性關節炎（Traumatic Arthritis）

（一）說明

1. 正常情況下，外傷造成的發炎及出血會在幾週內自行緩解及吸收。
2. 若不正常的話，纖維蛋白或血塊會沈積在滑膜的皺褶，隨後會組織化並造成沾黏，使滑膜變厚而不具有彈性造成慢性滑膜炎。
3. 發炎後，關節囊會由纖維結締組織癒合形成**瘢痕（Scar）**。
4. 在急性發炎期，軟骨會缺乏營養而有退化性的變化，造成磨損使其下的硬骨露出。
5. 若關節長期腫脹，韌帶會在延長的方向上癒合而變長變鬆，造成關節不穩定。

（二）臨床特徵

1. 有直接的外傷病史。
2. 腫脹、疼痛以及關節活動受限會逐漸產生。
3. 關節內積水會逐漸增加。
4. 關節內出血。

四、血友病的關節炎

（一）病因

1. 乃因血友病而造成關節內的不正常出血，出血後刺激滑膜的增生而軟骨也因發炎反應受到破壞。
2. 血友病的分類：
   ⑴血友病A：缺乏第八凝血因子，佔80%左右。
   ⑵血友病B：缺乏第九凝血因子，佔15%左右。
   ⑶ 血友病C：缺乏第十一凝血因子。
   ⑷ Von Willebrand病：第八因子及血小板異常。

（二）病理學

1. 血液與滑液混合，刺激滑膜增生。

2. 滑膜增生，形成絨毛狀物，血管化增加，產生顆粒並造成纖維化。

3. 血鐵質沈積在軟骨而影響軟骨的代謝作用，使之有退化性的變化。

4. 在生長期的小孩常發生在膝關節，關節積血會使骨骺延長，且會較早閉合，常使兩邊高度不一，造成膝關節變形。

5. 肌肉中出血產生血腫，易誤認為腫瘤，稱假性腫瘤（Pseudotumor），在髂肌（Iliacus）及其筋膜間的腔隙常見。

（三）臨床特徵

1. 會自動的出血，出血不易止。

2. 患者以男性為主，因為是性聯遺傳。

3. 急性的關節內出血。

4. 最好發於膝關節。

5. 疼痛非常厲害。

6. 肢體的姿勢，保持在使關節囊有最大鬆弛的位置。

7. 急性期持續幾天到數週不等。

8. 在幾次發作後，關節會因纖維化沾黏而逐漸地活動受限。

9. 因為不敢動，肌肉會**萎縮**（**Atrophy**）。

10. 會在髂肌（Iliacus）及堅實的筋膜腔隙產生出血，形成假性腫瘤。若出血過多，可能會：

    ⑴感染，造成菌血症（Septicemia）。

    ⑵侵蝕骨皮質部，造成骨折。

    ⑶破壞，造成大量出血。

    ⑷壓迫到神經或血管。

（四）影像學檢查

1. 早期：會有軟組織形成的腫塊。

2. 慢性間期：

    ⑴骨質疏鬆、骨骺過度生長，變形及骨骺的早期閉合。

    ⑵軟骨下形成囊腫，髖骨變平，髁間的切跡也會變寬。

3. 末期：

(1)關節腔變窄。

(2)軟骨下的硬骨皮質變爲不規則，且爲間斷性而不清楚。

(3)有退化性的變化。

第二節　神經性關節病變

一、簡介

神經性關節病變（Neuroarthropathy）又稱 Charcot's Joint。是中樞或周邊的神經病灶，造成關節受損後仍無警覺，繼續使用。關節會嚴重破壞，有大量的新骨的形成，而支持性的構造也會加長。並不會感覺疼痛，但因關節嚴重受損，故會有異常的關節活動。

二、流行病學

90% 的病人係因感染結核病（T. B.）後產生脊髓癆（Tabes Dorsalis），以致於下肢的感覺受到影響，故關節受損後仍不知休息，仍一用再用，終致嚴重受損。其餘 10%，左右是脊髓空洞病（Syringomyelia），影響上肢感覺所造成。大多是中樞神經病變，周邊神經病變較少見。男性患者較常見。膝關節是最好發的部位，其他如足部、踝部、髖部、脊椎、肘部、肩部以及腕部均可見。

三、病理學

（一）大體外觀

1. 軟體磨損而退化，軟骨下的骨頭會裸露出來而有壞死或骨折發生。

2. 關節囊變厚及過度增生，絨毛向內生長，有反覆的關節腔積水並有許多被破壞的殘渣。

3. 邊緣會有外生骨贅（Exostoses），並有異位的骨頭形成及硬化的緻密骨。

（二）顯微鏡檢查

1. 纖維母細胞的增生，出血被組織化。

2. 藉由化生（Metaplasia）形成骨頭。

3. 軟骨會退化，受血骨翳（Pannus）的侵蝕。

4. 因不斷被破壞產生骨折，造成出血及壞死然後修補，故纖維母細胞會增生，骨頭會再生形成緻密的層狀骨（Dense Laminated **Compact Bone**）。

四、臨床發現

1. 病人開始時多半受外傷，但因不會痛所以不知道，故關節受損會很嚴重。
2. 關節會腫大，大量積水。
3. 因不知痛，關節囊會被扯得很鬆，使活動範圍變大，產生異常活動性的關節。
4. 不管關節發生天大的變化，都不會感到疼痛。
5. 在關節周圍組織產生異位的骨化作用。
6. 關節內有許多碎骨，像袋子裝著一樣。
7. 同時會出現脊髓癆或脊髓空洞病所產生的神經症狀。

五、影像學

1. 關節表面變爲緻密，X 光片下看來很白。
2. 軟骨破壞，加上摩擦及壓力，會使表面不完整。
3. 關節周圍組織有異位的骨頭生成。
4. 骨頭硬化。
5. 關節內有許多碎骨。
6. 邊緣有大型的外生骨贅（Exostoses）。
7. 多半發生在股骨內髁或距骨中段。
8. 關節的活動度變大，造成半脫臼或脫臼。

第三節　色素性絨毛結狀滑膜炎

一、簡介

　　色素性絨毛結狀滑膜炎（Pigmented Villonodular Synovitis）簡稱爲 PVS，是單一關節之滑膜產生色素沉積，並有絨毛過度生長的現象。是一種原發性疾病原因不明。

二、病理學

1. 主要關節內出血，造成血鐵質沉積，引起滑膜發炎，軟骨退化。

2. 滑囊會因充填咖啡色狀的物質而膨脹，而摸起來很硬，像橡皮一樣。

3. 纖維結締組織包含許多細胞，有泡狀的核，大小及形狀不一。

4. 在大型的橢圓形及多角形細胞中，散布著許多黃色的色素。

5. 在某些泡沫狀細胞（Foam Cells）含有脂肪，偶而會有巨大細胞（Giant Cells）。

6. 滑膜會產生皺褶，基質會產生水腫，血管會變為明顯，血管周圍有一圈的淋巴細胞。

7. 後期會有纖維組織增生，細胞及血管皆變少。

三、流行病學

1. 好發年齡：20～40 歲之間。

2. 性別：男性較多。

3. 好發位置：膝關節最常見，踝關節較少見，它處更罕見。

四、臨床特徵

（一）病程

疼痛會逐漸發生，輕微或中等度的疼痛，關節會僵硬，關節活動受阻，有時會卡住。

（二）臨床檢查

1. 軟組織會水腫。

2. 關節內的滲出液可以很多。

3. 髕骨會浮動（Patella Floating）。

4. 中等度的廣泛性壓痛。

五、診斷

（一）吸出關節液

1. 濃稠的橘紅棕色液體。

2. 含有大量的膽固醇。

（二）影像學診斷

打入空氣及顯影劑做關節攝影（Arthrography），會有所謂 Bubby Flocculent Effect，乃過度增生的滑膜在空氣及顯影劑的比對之下顯現出來。

（三）關節鏡檢查

關節鏡可以直接看到病理變化。

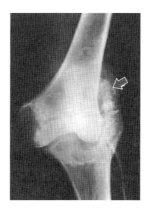

圖 11-4　色素性絨毛結狀滑膜炎（Pigmented Villonodular Synovitis）

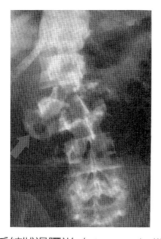

圖 11-5　色素性絨毛結狀滑膜炎（Pigmented Villonodular Synovitis）

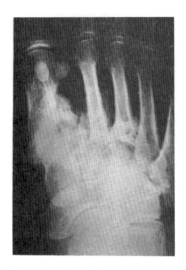

圖 11-6　色素性絨毛結狀滑膜炎（Pigmented Villonodular Synovitis）

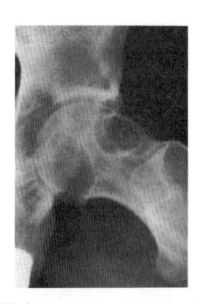

圖 11-7　色素絨毛結狀骨膜炎（Pigmented Villonodular Synovitis）：在股骨頭及髖臼出現大的侵蝕是 Pigmented Villonodular Synovitis 的特徵。然而在未骨化的滑液骨軟骨瘤病也可能出現像這樣。

第四節　骨軟骨瘤病（Osteochondromatosis）

一、病因學

源自於間葉組織（Mesenchymal Tissue）。

二、病理學

1. 在滑膜上，特別是轉折處形成透明軟骨。

2. 在滑膜處形成許多圓形的軟骨結。

3. 軟骨會經由軟骨內骨化變爲骨頭。

4. 骨頭可附著在滑膜上，也可能會掉下來而游離。

5. 因碎骨造成關節表面的外傷，引起退化性關節炎。

三、臨床特徵

1. 好發於男性。

2. 好發於膝部、肘部、踝部、髖部及肩部。

3. 症狀爲鈍痛關節僵硬關節內之異物造成關節卡住。

4. 檢查時可發現廣泛性的壓痛，軟組織增厚可觸摸到的小結關節，活動時有捻髮聲。

四、影像學診斷

1. 關節內可見到鈣化或骨化的物體。

2. 可做關節鏡直接看。

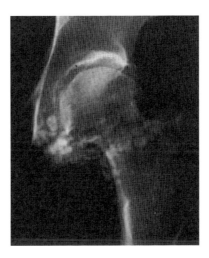

圖 11-8　滑液骨軟骨瘤病（Synovial Osteochondromatosis）。像這種多數鈣化的骨體流失幾乎是 Synovial Osteochondromatosis 的病徵。注意在髖臼的侵蝕。超過 30% 的病例是未骨化的骨體流失當這突出是未骨化時無法與色素絨毛結狀骨膜炎（Pigmented Villonodular Synovitis）區別。

第十二章　骨瘤（Bone Tumor）

　　骨頭的腫瘤（Bone Tumor）可分為良性（Benign）及惡性（Malignant），也可依其發生來源分為原發性及轉移性。其發生率大約為 3 人／每 10 萬人，好發於十幾歲到二、三十歲的年輕人，以及大於 60 歲的老年人，而 30～60 歲的人發生率較低。年輕人以原發性骨瘤較多，而年長者大多是轉移性的腫瘤。依腫瘤細胞的來源，可分成：

　　1. 源自硬骨（Bone）的。

　　2. 源自軟骨（Cartilage）的。

　　3. 源自纖維組織（Fibrous Tissue）的。

　　4. 其他來源無法明確區分的。

　　以下將依此順序逐一介紹。

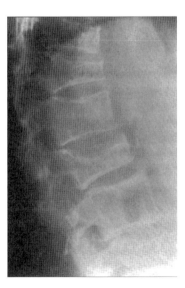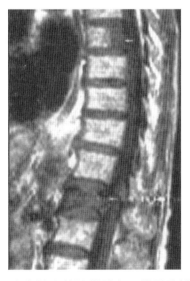

圖 12-1　轉移癌：左圖是上段腰椎的側面照，注意其中數節椎體有異常骨骼結構及不同程度的塌陷；右圖是在 MRI（T1 的加重影像）中顯示轉移癌，正常骨髓的信號已由含較低信號的轉移癌所取代。

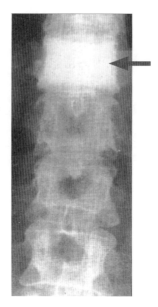

圖 12-2　緻密椎體（箭號）是乳癌轉移所致。

第一節　源自硬骨的腫瘤

一、良性腫瘤

（一）單一內生骨贅（Solitary Enostosis）

1. 是 2mm 到 2cm 不等的圓形、不痛、無症狀的骨頭髓質內孔道。

2. 乃成熟的層狀骨，並有 Haversian System，是一皮質骨構成的小島。

3. 在 X 光片中可在骨中見到密度較高的一點。

4. 在顯微鏡下，可見周圍的骨針不知不覺地混入內生骨贅中。

5. 做骨掃描可見到一不具活動性的病灶。

（二）斑駁狀骨脆病

斑駁狀骨脆病又稱為全身性骨脆弱性硬化症（Osteopoikilosis，Multiple Enostoses，Spotted Bone Disease）

1. 是一罕見的遺傳性良性疾病，屬於體染色體顯性遺傳，其影像學及組織學的特徵是有多發性的病灶，和內生骨贅的病灶可區分出來。

2. 並沒有什麼症狀。

3. 可和多發性骨軟骨瘤病（Osteochondro Matosis）相關，且易形成蟹足腫（Keloid）。

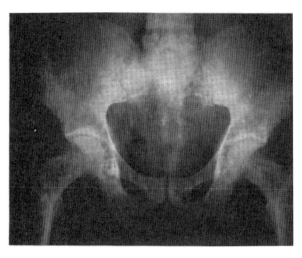

圖 12-3　全身性骨脆弱性硬化症（Osteopoikilosis，Multiple Enostoses）：骨盆的 AP 照中，顯示多個鈣化小圓點通過骨盆腔及股骨。這是全身性骨脆弱性硬化症（Osteopoiki-losis）的診斷要點，這種紊亂的情形在轉移性疾病中偶而會被誤診。

（三）顱骨的骨瘤（Osteoma of Skull）

1. 位於顱骨的圓頂（Vault），通常沒有症狀，移除常是因美觀上的需求。

2. 是成熟層狀骨加上不等量織狀骨構成的緻密腫塊，是良性的。

3. 是骨皮質增生造成，基質和正常骨頭的相同。

4. 常和 Gardner's Syndrome 有關：

　　⑴為體染色體顯性。

　　⑵有顱骨及下額骨（Mandible）的多發性骨瘤。

　　⑶長骨會有肢骨紋狀肥大（Melorheostosis），有燭淚（Candle-Vax Dripping）樣的外觀。

5. 除非向內生長壓迫到腦，否則不需特別治療。

（四）骨樣骨瘤（Osteoid Osteoma, O.O.）

1. 發生率及臨床特徵：

　　⑴佔原發骨頭腫瘤的2.6%左右。

　　⑵發生在小孩及年輕成人。

⑶整個骨頭都可被侵犯，但以骨幹（Diaphysis）及骺幹端（Metaphysis）較常見。

2. 影像學所見：

⑴中央有一圓形到橢圓形，和骨質密度相同的核（Nidus），直徑小於1公分。

⑵在核的周圍有薄薄一層，厚約1～3mm透明的日暈樣物質。

⑶周圍的骨頭及／或外骨膜密度有均質而程度不等的增加。

3. 臨床特徵：

⑴通常晚上特別痛。

⑵病灶若較表淺，會造成紅腫；若靠近關節，會使關節積液。

⑶若侵犯脊椎，會造成脊柱側彎；若靠近肌肉，會影響到運動功能；若接近骨骺處，會造成骨頭生長的異常。

⑷和骨髓炎（Osteomyelitis）很難區分，因為都有緻密反應性骨（Densereactive Bon）生成。

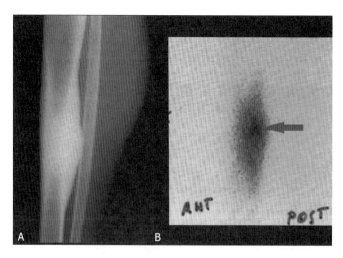

圖 12-4　骨樣骨瘤（Osteoid Osteoma）：圖 A 在這位小腿疼痛的小孩之脛骨側面照中顯示後側骨幹變薄，不透光的硬化區域可以被證明；圖 B 在核放射骨掃描中清楚地顯示符合脛骨區域的硬化，在中央區域有更清楚的標示，這是 Osteoid Osteoma 的雙重印證。

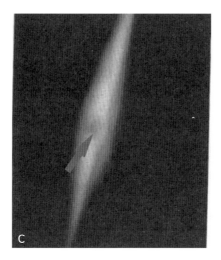

圖 12-5　骨樣骨瘤（Osteoid Osteoma）：圖C在手術切片中顯示，在硬化的骨頭中出現箭頭所指的一個昏暗不透光的病巢（Nidus）。

（五）成骨母細胞瘤（Osteoblastoma）

1. 定義：和骨樣骨瘤（O.O.）是以大小來區分，大於 2 公分的病灶即稱爲成骨母細胞瘤，故有人乾脆稱之爲 Giant Osteoid Osteoma。

2. 發生率：

　⑴多發生在年輕人，以10～20歲者最多。

　⑵發生率不高，約佔所有切片檢驗之骨腫瘤的0.5%，但和骨樣骨瘤及骨肉瘤（O.S.）的區分很重要，因骨肉瘤是惡性的，治療常要截肢，若能找出是成骨母細胞瘤，則可免於冤枉的截肢。

　⑶發生率爲OO的5倍，爲OS的38倍。

　⑷其侵犯部位是長骨的骺幹（Metaphysis）或是骨幹（Diaphysis）。

　⑸42%會侵犯脊椎及薦椎引起脊椎側彎（Scolisis），而O.O.則只有7%。

　⑹位於骨幹中央近髓質的部分，此點和骨肉瘤（O.S.）類似。

3. 臨床特徵：

　⑴疼痛（Pain）。

　⑵在腫瘤上會有壓痛。

　⑶若靠近肌肉，會影響運動的功能。

　⑷侵犯脊椎會造成功能性的脊椎側彎，影響運動或感覺，以及反射的功能。

4. 影像學所見：

　　⑴單一形式梭狀的擴展。

　　⑵可有一薄層的外骨膜新生骨，但很少見。

　　⑶和周圍正常骨頭區分鮮明。

　　⑷洋蔥皮狀的外骨膜新生骨及Codman's三角很少見。

　　⑸長骨位於骨幹或骺幹端，而若是較短的管狀骨，可擴及骨骺（Epiphysis）區域，若在脊椎骨，則在後側的椎弓處最多。

5. 病理學：在最初切片診斷後 5 年或更多年後復發的成骨母細胞瘤病例，大多會導致病人的死亡，表示可能有惡性的轉變。

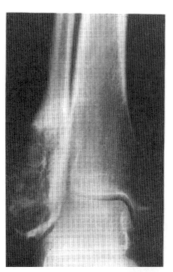

圖 12-6　成骨母細胞瘤（Osteoblastoma）：有一個邊緣明顯，膨脹擴大，蝕骨缺損看起來像動脈骨囊腫的 35 歲病人。這只是一個非常罕見的損害之表徵，其他表徵是硬化的損害類似骨樣骨瘤（Osteoid Osteoma），是更大的考量。

二、惡性腫瘤

（一）原發性骨肉瘤（Primary Osteosarcoma）

1. 傳流型（中央型）：乃源自骨頭髓質部之孔道內的骨肉瘤。

　　⑴發生率及臨床特徵：

　　　　①除了骨髓瘤（Myeloma）外，是原發性骨惡性腫瘤中最常見的，佔約 20%。

　　　　②再其次是軟骨肉瘤佔 10% 左右；骨幹肉瘤（Ewing's Sarcoma）佔 5%～

　　　　7%。

　　③好發在 10 幾歲的青少年，男性稍多。

(2)影像學所見：

　　①骨頭被破壞。（皮質及髓質）

　　②新骨形成。

　　③外骨膜反應（Periosteal Reaction）。

　　④會擴散至其他軟組織。

　　⑤位於肢體長骨的骺幹部。

　　⑥好發位置：以下合佔 75%。

　　　　A. 股骨下端（Lower Femur）。

　　　　B. 脛骨上端（Upper Tibia）。

　　　　C. 股骨上端（Upper Femur）。

　　　　D. 肱骨上端（Upper Humerus）。

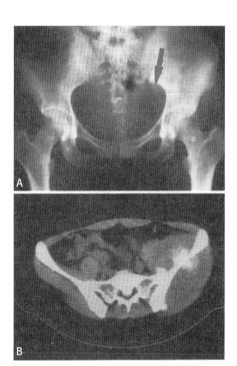

圖 12-7　圖 A：在左側腸骨鄰近骶髂關節（SI Joint）處有一銳利的硬化病變，初期診斷為凝縮性的腸骨炎，是一種良性的實體，因為持續的疼痛，病人回診追蹤到在骨盆腔發現此一小量之表面結構；圖 B：在 CT Scan 下，顯示有一大塊的軟組織塊和腫瘤新生骨頭圍繞著腸骨。

(3)外骨膜反應以下三種特徵是典型外骨膜反應，有以下特徵應高度懷疑有骨肉瘤的存在。

① 古德曼氏三角（Codman's Triangle）：因爲外骨膜生長太快而鼓起來。基底是新生的骨頭，將外骨膜撐起而成三角形。

② 像早晨太陽出來時的萬丈光芒（Sunburst）。

③ 像頭髮一樣一條條地排列起來（Hair on Line）。

(4)病理學：

① 是一種惡性腫瘤，腫瘤細胞本身會直接形成骨頭或骨樣的組織。

② 由於成骨母細胞的活性增加，故會有鹼性磷酸酶（Alkaline Phosphatase）增加的現象，可做爲一種腫瘤標記（Tumor Marker），指示腫瘤的存在，並做爲日後追蹤之用。

(5)治療及預後：

① 以前的治療方法是將患肢整個截掉，對於這些年輕的患者是身心很大的創傷，而且仍常會復發，5 年存活率只有 10%～15%，死因多半是肺部的轉移。

② 5 年存活率提高至大於 50%。

2. 骨膜外的骨肉瘤（Parosteal Osteosarcoma）：

(1)發生率及臨床特徵：

① 平均年齡高於傳統骨肉瘤（大於 30 歲）。

② 發生率遠低於傳統骨肉瘤。

(2)影像學所見：

① 爲一緻密而呈卵圓形或球形靠近骨皮質的腫塊。

② 大部分位於股骨遠側端靠近膕窩（Pop Liteal Fossa）處，以及肱骨的上端。

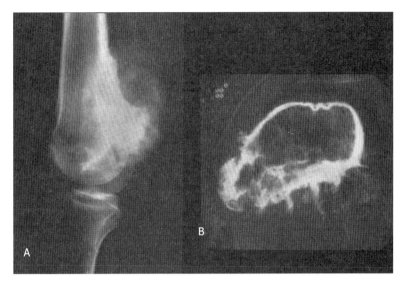

圖 12-8　骨膜外的骨肉瘤（Parosteal Osteosarcoma）：圖 A 是遠端股骨側面照，其顯示一個大片鈣化質塊，其疾病之定義為絨毛狀的、鈣化的周圍生長止於股骨之末端，這個位置及表徵是骨膜外的骨肉瘤（Parosteal Osteosarcoma）的特徵；圖 B 是 CT Scan，其顯示表面及骨髓的侵犯是一個不好的病變，若無骨髓內之侵犯則預後較好。

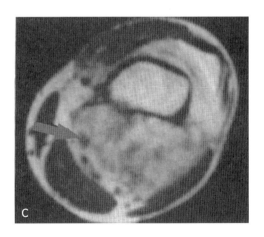

圖 12-9　圖 C 是另外一個病人的 MRI：其中顯示出血管如何與骨膜外的骨肉瘤（Parosteal Osteosarcoma）明顯分辨。在此例中血管被腫瘤移至末端。

(3)病理學：病理上看起來不太像惡性，有很高程度的結構性分化，長得不快。但若誤以為是良性腫瘤，待其由原發的骨皮質外表面侵犯至髓質中，則就成了傳統的骨肉瘤。

(4)預後：由於其生長很慢，且多在皮質骨的外表面，預後當然比傳統骨肉

瘤要好。

3. 周邊的骨肉瘤（Peripheral Osteosarcoma）：

　(1)發生率及臨床特徵：

　　① 非常罕見。病灶很小。

　　② 通常發生在青少年期。

　(2)影像學所見：

　　① 常在長骨的中段骨幹（Mid-Shaft），類似骨化性肌炎（Myositis Ossificans），但附著至骨皮質，並有鄰近的軟組織質塊。

　　② 偶爾可見到鈣化現象。

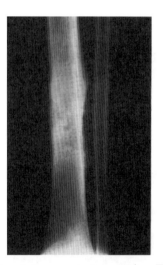

圖 12-10　周邊的骨肉瘤（Peripheral Osteogenic Sarcoma）：周邊的骨肉瘤不像骨膜外的骨肉瘤（Parosteal Osteosarcoma）具有大量的鈣化軟組織，在此例中它具有一個茶碟形狀的骨膜炎（Saucerized Configuration With Periostitis），像頭髮的末梢或是像早晨太陽出來時的萬丈光芒（Sunburst），雖然這種損害是非常惡性的，但不可思議地卻不會侵犯脊髓腔，雖然骨膜外和周邊的骨肉瘤有相同的發生點及相同的名稱，卻沒有相同的放射線表現。

　(3)病理學：

　　① 主要是軟骨組織。

　　② 有時會和在外骨膜處的軟骨肉瘤（Periosteal Chondrosarcoma）混淆。

　(4)預後：比骨膜外軟骨瘤的惡性高。

4. 低等度中央骨肉瘤（Central Osteosarcoma，Low Grade Osteosarcoma）：

⑴發生率及臨床特徵：

　　①是骨肉瘤中罕見，最近才被辨認出來的一型。

　　②發生年齡比傳統骨肉瘤的大，但是好發的部位相同。

⑵影像學所見：類似傳統骨肉瘤。

⑶病理學：

　　①和傳統的骨肉瘤比較起來，有較高程度的結構性分化。

　　②組織爲上類似骨膜外的骨肉瘤。

　　③有些腫瘤會進展成惡性較高的腫瘤。

⑷預後：生長相當緩慢，預後比傳統的中央型骨肉瘤來得好。

5. 微血管擴張的骨肉瘤（Telangiectatic Osteosarcoma）：

⑴並沒有新骨的形成，只是一個大血包，裡面都是大血管。

⑵完全透射線（Radiolucent）。

⑶侵犯長骨髓質部的一種破壞性病灶，惡性較高，預後不好。

（二）次發性的骨肉瘤（Secondary Osteosarcoma）

1. Paget's 病：

⑴此病在中國人較少見，多發生在老年人。

⑵由於慢性骨頭發炎導致惡性的轉變。

⑶佔中年人骨肉瘤的一大部分。

⑷預後很差。

2. 放射治療後引起的骨肉瘤：

⑴在以放射線治療骨頭或軟組織的病灶後，在數年以後（通常是10年左右），該處的組織可有惡性的轉變。

⑵產生的骨頭腫瘤通常是骨肉瘤。

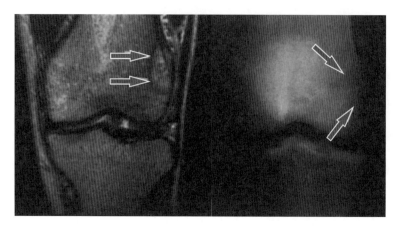

圖 12-11　MRI 中顯示的轉移環：左圖是一位膝疼痛的小孩，顯示一個界線明顯的損害，出現一個低的訊號界線環，暗示著擁有硬化區域的窄轉移環。由於膝痛的描述可能與關節半月板發炎有關，這樣的損害感覺是意外的，良性的進展，如同未骨化的纖維瘤（Nonossifying Fibroma）一樣；然而右圖顯示，一個幾乎無法辨識的寬轉移環之蝕骨損害如箭頭所示，此種損害事實上是疼痛的不同診斷，基於此單獨之平面照可能包括骨肉瘤（Osteosarcoma），這種轉移環的診斷只能用平面照診斷，而在 MRI 上是無效的。

第二節　源自軟骨的腫瘤

一、良性腫瘤

（一）骨性軟骨瘤（Osteochondroma）

1. 簡介：

　　⑴構造像座山一樣，底部有海綿狀骨（類似骨髓部位），包有一層薄薄的皮質骨，在外層有一軟骨外囊。

　　⑵好發於兒童，常在管狀骨的骺幹部（Meta Physis），多在關節附近，如膝部、踝部、肩部、肘部，以及肌腱的附著處。

2. 臨床所見：

　　⑴通常沒有什麼症狀，除非有滑囊炎（Bursitis）或肌腱炎（Tendinitis）。

　　⑵很硬的突起，不會有壓痛。病灶本身固定不動，但皮膚可在病灶上滑動。

　　⑶有寬廣的基底，或為菜花狀而有柄莖。

　　⑷病灶本身上比X光片上看起來的要大，因為外層尚有軟骨的成分。

⑸若產生滑囊炎才會有壓痛，而病灶太大時會造成運動時的摩擦而引起疼痛。

3. 影像學所見：

⑴突出於正常骨外，基底寬或是腳莖狀構造，海綿狀骨及皮質骨都和正常骨頭相連。

⑵若表面受到破壞，則要考慮惡性的變化。

4. 病理學：

⑴海綿狀骨外有皮質骨，再外有軟骨。

⑵顯微鏡檢發現和正常骨頭相同。

（二）軟骨瘤（Chondroma）

軟骨瘤（Chondroma）又稱 Chondromyxoma 或 Enchondroma。

1. 臨床特徵：

⑴發生年齡在10～50歲。

⑵好發於指骨及趾骨，少見於長骨。

⑶沒有什麼症狀，只有些微酸痛。

⑷發生骨折或惡性轉換時才會疼痛。

⑸因擴展會造成手指變大，及皮質骨變薄，但若在長骨，並不會造成變形。

⑹生長很緩慢。生長在骨頭中間者稱En Chondroma，生長在外骨膜者稱Periosteal Chondroma，夾雜有黏液組織者稱Chondromyxoma。

2. 影像學所見：

⑴小型、透X光、限界良好，皮質骨很薄的向外擴張病灶。

⑵中央有鈣化，並有條紋狀的纖維隔壁。

⑶並無外骨膜新生骨的反應，乃因腫瘤長得很慢，不會刺激新骨的形成。

⑷若在小骨頭，會穿透皮質，侵犯至軟組織。

⑸若在長骨，會在中央，並未波及皮質骨。

⑹若在長骨而有皮質骨的破壞，要考慮是惡性。

3. 病理學：

　⑴ 巨觀下：

　　　① 外有纖維性包囊，擴展入骨髓中。

　　　② 分成許多小葉，爲藍色的透明軟骨。

　　　③ 可產生鈣化，偶有囊腫形成（Myxoid）。

　⑵ 顯微鏡檢：是正常的軟骨組織爲間葉組織轉變　而來中的某一階段。

　⑶ 發生在較大骨頭（骨盆骨）易有惡性轉變，大約佔25%。

　⑷ 多發性的病灶也易產生惡性變化。

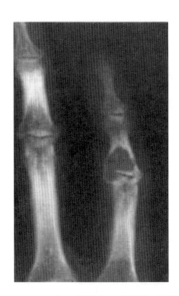

圖 12-12　內生性軟骨瘤（Enchondroma）：出現在手指之良性溶解損害在有其他證明之前是一種 Enchondroma。這是一種 Enchondroma 常見之表現，被包括在這特異之前，身體任何部位出現一些鈣化軟骨質塊可能是 Enchondroma，然而鈣化軟骨質塊出現在指骨是不尋常的。

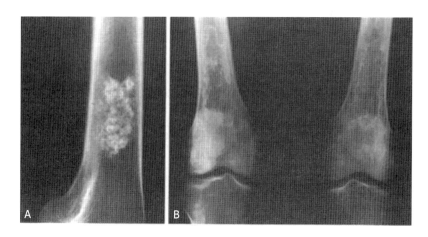

圖 12-13　圖 A 中出現在遠端股骨的損害有不規則的片狀鈣化是軟骨狀質塊的典型，這幾乎是 Enchondroma 的病徵。軟骨肉瘤（Chondrosarcoma）有明確表現但考量時需要臨床症狀診斷，在骨頭的梗塞上與 Enchondroma 有相似的表徵；圖 B 中骨頭梗塞（Bone Infarcts），在股骨兩側的溶解性損害標示出緻密的鈣化爬行界線，其特徵是骨頭的梗塞。比較這些損害在圖 A 沒有一個輪廓清楚的爬行界線。

（三）軟骨母細胞瘤（Chondroblastoma）

1. 定義：發生在年輕成人的一種軟骨腫瘤。細胞很多，血管也很多是良性的，位於骨骺線上（Epiphyseal Line）。

2. 臨床特徵：

　⑴好發年齡為10～20歲。

　⑵性別以男性為主。

　⑶位於長骨端（如肱骨、股骨、脛骨）的骨骺線上。

　⑷症狀為腫痛、壓痛、關節積水。

　⑸病程進展非常快速。

3. 影像學所見：

　⑴X光上和巨細胞瘤及動脈瘤骨囊腫不易區分。

　⑵會有濃密度不一致的現象（Rarefaction）。

　⑶在骨骺線的附近，偏在一邊（Eccentric），皮質骨薄（Thin Cortex）。

　⑷有鈣化小點，邊緣不規則。

4. 病理學：

　⑴圓形或多角形的細胞，有時會有兩個核，有局部鈣化現象。

　⑵散佈著許多巨大細胞（Giant Cell）。

⑶在腫瘤細胞的周圍會有鈣化沈積及網狀纖維，像鐵絲（Wire）網包圍一樣，稱Chicken Wire。

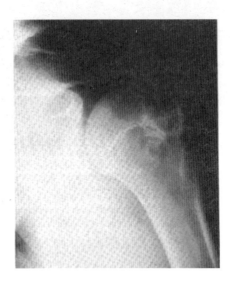

圖 12-14 軟骨母細胞瘤（Chondroblastoma）：擁有清楚輪廓的鈣化邊，在近端肱骨骺處輕微延伸跨過骨骺板，這是軟骨母細胞瘤（Chondroblastoma）的典型表徵。幾乎一半的軟骨母細胞瘤（Chondroblastoma），有一小部分的損害會延伸過骨骺板。

二、惡性腫瘤－軟骨肉瘤（Chondrosarcoma）

1. 定義：

⑴是生長緩慢，病史很長的一種惡性腫瘤，預後比骨肉瘤（OS）要好。

⑵可分兩種：低等度的（Low Grade）需利用細胞學、臨床症狀以及X光檢查，其很難加以偵側。

2. 誘發因子（Predisposing Factors）：

⑴先前的病灶，如：

① 奧理爾氏病（Oilier's Disease），即多發性軟骨瘤。

② 多發性外生骨贅（Exostosis）。

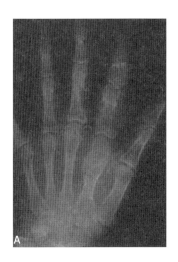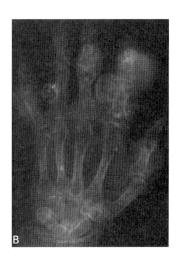

圖 12-15　圖 A 中此病人在手部有多發性溶解損害，是多發性的內生性軟骨瘤（Multiple Enchondromas），即為奧理爾氏病（Oilier's Disease）；圖 B 中 Maffucci's 多發性內生性軟骨瘤與軟組織血管瘤（Hemangiomas）一起出現在此病人手上。這是 Maffucci's 症狀，需注意在軟組織出現的多發性圓點鈣化，這是血管瘤的靜脈石。

　　⑵位置：

　　　　① 多發生在股骨、肱骨、骨盆骨、肋骨、肩胛骨。

　　　　② 手及足部的骨頭不常見。

　　⑶性別：男性多於女性。

　　⑷年齡：10～80歲

　　　　① 原發性：多在老年人，最多在 60 歲左右。

　　　　② 次發性：多在年輕成人，很少小於 20 歲。

　　⑸做過放射治療會增加發病率。

3. 臨床特徵：

　　⑴因為生長緩慢，通常沒有什麼症狀。

　　⑵若有疼痛，常是已有皮質骨的侵犯。

　　⑶有稍微的壓痛，且固著於底下的骨頭。

4. 影像學所見：

　　⑴中央的腫瘤（Central Tumor）

　　　　① 在管狀骨的骺幹端或骨幹處，限界良好，稍微透射線（Slight Radiolucent），有鈣化。

② 若有惡性變化，則會透 X 光，邊緣不規則，像貝殼一樣（Scalloping），皮質骨 會受侵犯而變薄。

(2) 周邊的腫瘤（Peripheral Tumor）：

① 較大，有很厲害的鈣化現象。

② 周邊會形成小葉，是透明的。

5. 診斷：利用臨床症狀、影像學及細胞學檢查。

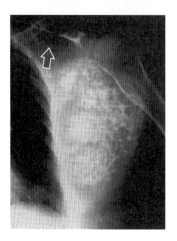

圖 12-16 軟骨肉瘤（Chrondrosarcoma）：在這位擁有多發性骨軟骨瘤病史的年輕病人身上，出現軟骨樣模型的大軟組織塊，廣泛連著的骨性軟骨瘤出現止於近端肱骨，和另一個骨性軟骨瘤出現突出止於鎖骨。如箭頭所示，骨性軟骨瘤較早出現在腋窩時也許是良性的，然而卻是遭受惡性的變化。

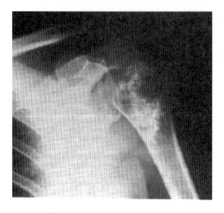

圖 12-17 典型的雪花（Snowflake）、點狀、非結晶型的鈣化，在近端肱骨是典型的內生軟骨瘤（Enchondroma）：然而此病人有牽涉損害的疼痛，而且在活體檢視發現是軟骨肉瘤（Chondrosarcoma）。

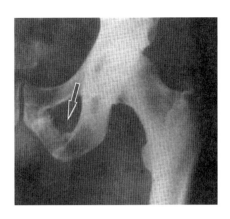

圖 12-18 軟骨肉瘤（Chondrosarcoma）：非結晶型的、不規則的鈣化損害凸起出現在坐骨，幾乎是典型的軟骨肉瘤（Chondrosarcoma）。

第三節 纖維性病灶

一、良性腫瘤

（一）纖維性皮質骨缺損（Fibrous Cortical Defect）：又稱骺幹部纖維性缺損（Metaphyseal Fi-Brous Defect）。

1. 發生率及臨床特徵：
   ⑴最常見的纖維性病灶。在皮質骨上有一小圈的缺損，不長骨頭，而長纖維組織。
   ⑵30%正常小孩也有些病灶，可以持續到10幾～20歲才消失。
   ⑶通常很小，沒有什麼症狀。
2. 影像學所見：
   ⑴最常見於長骨靠近生長板之骺幹區域，為小型的皮質骨病灶。
   ⑵膝部最為常見。
3. 病理學：
   ⑴為非惡性的骨病灶，會自然發展。
   ⑵特點是存有纖維組織，成漩渦狀排列。
   ⑶其間含有多核巨大細胞，含血鐵質色素及脂質組織細胞（Histiocytes）。
4. 預後：通常沒有症狀，且會自行緩解。

（二）未骨化的纖維瘤（Nonossifying Fibroma）：

1. 發生率及臨床特徵：

(1)為一纖維瘤，沒有任何骨頭的成分。

(2)為纖維性皮質骨缺損延伸成較大病灶所造成。

2. 影像學所見：

(1)比纖維性皮質骨缺損來得大。

(2)侵犯髓質骨，有硬化及貝殼樣（Scalloped）的邊緣。

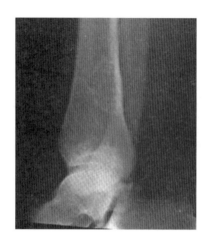

圖 12-19　窄的轉移環，此為未骨化的纖維瘤（Nonossifying Fibroma）：在正常骨頭的邊界有一個缺損的環稱為轉移環，此例為未骨化的纖維瘤（Nonossifying Fibroma）。其邊界可用一支細點的筆（Fine-Point Pen）圈起來就稱為窄的轉移環，說明此為良性腫瘤的特點，此種窄的轉移環可能有或沒有鈣化的邊界。

3. 病理學：和纖維性皮質骨缺損相同。

4. 治療及預後：

(1)易於疼痛及病理性骨折，較需要治療。

(2)有些病例在病理性骨折後變為沒有症狀。

（三）促結締組織發育性的纖維瘤（Desmoplastic Fibroma）：

1. 發生率及臨床特徵：

(1)罕見，通常發生在40歲以下的成年人。

(2)大約有50%在長骨，常在骺幹端（Metaphyses）。

(3)也可發生在骨盆骨。

2. 放射學所見：通常在骺幹端，向外擴展，透 X 光而有薄的皮質骨，因為是良性的，沒有迅速的破壞，故沒有明顯的外骨膜反應。

3. 病理學：

　⑴是一良性腫瘤，特徵是腫瘤細胞會形成大量的膠原蛋白。

　⑵纖維的細胞不多，有規則楠圓形或狹長的核。缺乏纖維肉瘤的高細胞性、多形性，以及有絲分裂的活性。

4. 預後：雖是良性，但侵犯性很強。

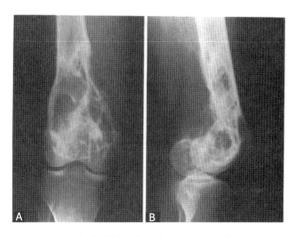

圖 12-20　Desmoid Tumor 又稱為促結締組織發育性的纖維瘤（Desmoplastic Fibroma）：圖 A 和圖 B 出現在遠端股骨之多眼的、重分隔的、破壞的溶解性損害，幾乎是 Desmoid Tumor 的特徵。此薄的分隔和窄的轉移環是良性的過程，然而古德曼氏三角（Codman's Triangle）和大量的多骨破壞是說明侵犯的進程。

（四）纖維性發育不良（Fibrous Dysplasia）：

1. 簡介：在纖維性腫瘤中算是最常見的，但在整個骨頭腫瘤中所佔的比例並不高。發生在嬰兒期到成人期。男女差不多，約 1：1.5。此病會有：

　⑴骨骼的侵犯。

　⑵皮膚的色素（Cutaneous Pigmentation）。

　⑶早熟（Precocious Puberty）。

2. 臨床特徵：

　⑴骨路的侵犯：

　　① 骨骼的侵犯和疾病的程度有關。若是小型單一的病灶，通常都不會疼

痛；多發性的病灶，特別是在承重的骨頭，會造成病理性骨折。

② 皮膚的色素多發性病灶常只侵犯身體的一側。

③ 早熟患有纖維性發育不良病童的身高比一般兒童的平均身高要高，但長大後會比成人的平均身高矮，此乃早熟之故。

(2)表皮的色素：

① 骨髓的侵犯是最常見的，而非骨骼的異常則以皮膚色素最常見。

② 棕黃色到黃色的色素。

③ 斑塊的邊緣是不規則的。

④ 可發生在身體的任何部分。

⑤ 懷疑是此病患者時，要小心尋找背部及屁股是否有皮膚色素。

⑥ 有多發性骨儲侵犯的患者 2/3 有皮膚色素，但單發性病灶者則較少。

(3)性早熟：

① 20% 有多發性骨骼侵犯的患者會有陰道出血、性器官的早熟以及在兒童時期便出現了第二性徵。

② 所謂 Albright's 症候群會有：

　　A. 骨頭的病灶。

　　B. 性早熟（女性）。

　　C. 皮膚的色素。

(4)其他的異常包括：

① 甲狀腺功能亢進（Hyperthyroidism）。

② 主動脈狹窄（Coarctation of Aorta）。

③ 黏液瘤（Myxoma）。

3. 影像學所見：

(1)會侵犯骨皮質部，呈向心狀或離心狀的擴展。

(2)有平滑、薄層，邊緣有反應性的宿主外骨膜新生骨。

(3)骨髓內有一圈反應性的骨硬化。

(4)除非骨折或惡性變化，才會有洋蔥皮狀或顯著的外骨膜反應。

(5)毛玻璃狀的外觀。

(6)正在長骨的骨幹或骺幹端。

⑺病程進展後，會有Shepherd's Crook嚴重時會造成骨折。

⑻扁平骨、顎骨、顱骨的侵犯很常見；脊椎骨的侵犯並不常見。

⑼顱骨的病灶很具特色的一點是會有密度（放射線密度）增加的現象。

⑽外層會突出，而內層不變。

⑾有兩個病灶會和顱骨的纖維性發育不良同時發生：

　　① 腦膜瘤（Meningioma）。

　　② Paget's 病。

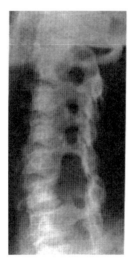

圖 12-21　啞鈴狀神經纖維瘤（Dumb-Bell Neurofibroma）：頸椎椎間孔擴大造成一個大型骨骼缺損。

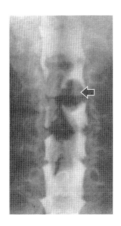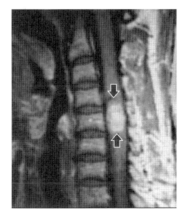

圖 12-22　硬膜內神經纖維瘤：左圖脊髓攝影顯示，頸椎區域的比對劑柱內有一充盈缺損（箭號）；右圖同一病例的 MRI，在對比增強掃描像中的高信號強度腫瘤（箭號），它在橫向斷層像中會呈現位於脊髓外，但在脊椎管內的情形。

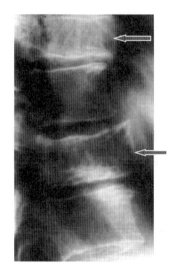

圖 12-23　佩吉特氏病（Paget's 病）：注意在此椎體（箭號）中的增加密度和粗糙的骨小樑排列。

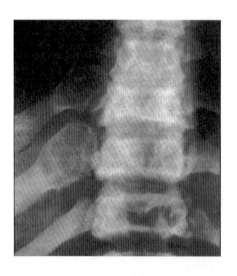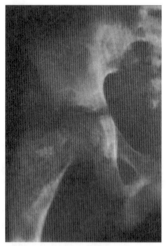

圖 12-24　纖維性發育不良（Fibrous Dysplasia）：肋骨通常會被 Fibrous Dysplasia 所侵犯如同此例，當肋骨末端被侵犯時，說明此進程是擴大溶解的損害；然而當肋骨前端被侵犯時，在硬化過程是普遍的。

二、惡性腫瘤

（一）纖維肉瘤（Fibrosarcoma）：

　　1. 發生率及臨床特徵：

　　　　⑴ 大約佔所有原發骨頭惡性腫瘤的50%。

　　　　⑵ 發生年齡在10～50歲。

⑶超過一半發生在股骨及脛骨。

2. 影像學所見：

⑴完全是蝕骨性病灶，一直破壞。

⑵多在骨骺幹端（Metaphysis）。

⑶沒有明顯界限，沒有Reactive Bone。

3. 病理學：

⑴惡性腫瘤，其特性是腫瘤細胞間會有膠原蛋白的纖維間橋。

⑵缺乏其他型式的組織分化，例如不會形成軟骨。

4. 治療及預後：5 年存活率大約爲 30%。可由其他病灶次發而成：

⑴纖維發育不良。

⑵Paget's病。

⑶放射治療以後。

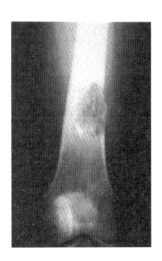

圖 12-25　纖維肉瘤（Fibrosarcoma）：一個不好的界定溶骨損害，是滲透性的或蟲蝕（Moth-Eaten），會在股骨的骨幹出現。在活體檢查上顯示是纖維肉瘤（Fibrosarcoma）。

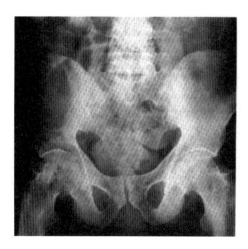

圖 12-26　纖維肉瘤（Fibrosarcoma）：一個大的完全的清楚輪廓破壞過程在整個右髂翼。

（二）惡性纖維組織細胞瘤（Malignant Fibrous Histiocytoma）：

1. 發生率及臨床特徵：

(1)並不常見。

(2)好發年齡、發生率及解剖位置皆類似骨頭的纖維肉瘤。

2. 影像所見：

(1)類似於纖維肉瘤。

(2)進程緩慢的病灶，可類似良性腫瘤。

(3)可同時有淋巴瘤或轉移性癌。

3. 病理學：

(1)惡性腫瘤，特徵是存在有膠原蛋白（纖維母細胞）組織。

(2)也有組織細胞的特徵（吞噬細胞，巨細胞）。

4. 治療及預後：

(1)類似纖維肉瘤。

(2)有不同程度的放射敏感性，但通常效果不好。

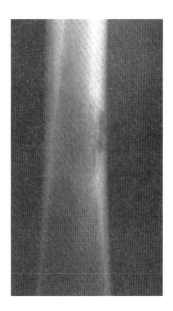

圖 12-27　寬的轉移環此為惡性纖維組織細胞瘤（Malignant Fibrous Histiocytoma）：此環在此例為寬的轉移環，因為它不能用 Fine-Point Pen 圈出來。

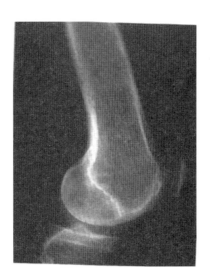

圖 12-28　惡性纖維組織細胞瘤（Malignant Fibrous Histiocytoma）：在遠端股骨出現一個蟲蟲吃掉或滲透性的進展在一些被侵犯的後皮質上。如果病人年齡在 30 歲以內，可能是骨幹肉瘤（Ewing's Sarcoma），嗜伊紅性肉芽腫（Eosinophilic Granuloma）或感染則有不同的診斷。若是年齡超過 30 歲感染，則惡性纖維組織細胞瘤（Malignant Fibrous Histiocytoma, MFH）可能更常見。

第四節　其他的骨瘤

一、骨幹肉瘤（Ewing's Sarcoma）

　　1. 簡介：

　　　　⑴源自於網狀內皮組織（Reticuloendothelial Tissue），是從骨髓來的小圓細胞，並非纖維組織。

　　　　⑵非常惡性，多發生在10歲左右的兒童。

　　　　⑶骨頭病灶表面有一層層類似洋蔥皮的構造（Onion-Peel Periosteal Shadow）。

　　2. 臨床特徵：

　　　　⑴發病年齡在4～25歲。

　　　　⑵好發於長骨，其他骨頭很少見。

　　　　⑶症狀如下：

　　　　　　① 間歇性的疼痛，在夜晚較痛。

　　　　　　② 可摸到腫塊，是堅硬的（Indurated）。

　　　　　　③ 會有壓痛，表層血管擴張，腫脹。

　　　　　　④ 發燒，白血球增多，貧血。

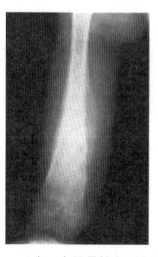

圖 12-29　骨幹肉瘤（Ewing's Sarcoma）：在股骨幹出現大量像太陽光芒般的骨膜炎，是一種硬化病變的優勢在活體檢查上被發現是骨幹肉瘤（Ewing's Sarcoma）。

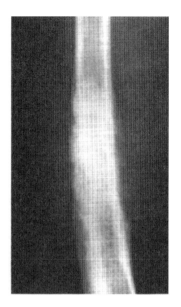

圖 12-30　骨幹肉瘤（Ewing's Sarcoma）：在有骨膜炎的小孩的股骨上出現混合的溶骨性損害，是無定型（Amorphous）的和太陽光芒樣的（Sunburst），如此病例是骨幹肉瘤（Ewing's Sarcoma）的特徵。

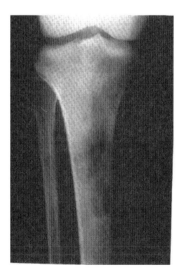

圖 12-31　溶解性的骨肉瘤（Lytic Osteosarcoma）：在一位疼痛 20 年病患近端脛骨出現病症的漸退缺損，此缺損有一種用 EG 感染，Ewing's Sarcoma 及成骨肉瘤（Osteogenic Sarcoma）的特異的診斷。

3. 病程：

⑴若有緩解則腫瘤會變小，若變大表示疾病惡化。

⑵通常病程進展很快，且會再發，會轉移到顱骨、脊椎骨、肋骨及肺部。

4. 影像學所見：

　　(1) 發生在長骨的骨幹部（Diaphysis）。

　　(2) 骨皮質的密度增加，有洋蔥皮樣的外觀。

5. 治療：由於對放射治療敏感，五年存活率高達 40%～50%。

二、淋巴瘤（Lymphoma）

淋巴瘤（Lymphoma）現在稱作網狀細胞肉瘤（Reticulum Cell Sarcoma）。

1. 發生率及臨床特徵：

　　(1) 佔原發骨惡性腫瘤的3%左右。

　　(2) 好發於20～30歲的年輕成人。

　　(3) 可發生在任何骨頭，但好發位置依次為：

　　　　① 長骨（Long Bone）。

　　　　② 骨盆骨（Pelvis）。

　　　　③ 肋骨（Ribs）。

2. 影像學所見：

　　(1) 類似骨幹肉瘤，要和轉移性腫瘤區分。

　　(2) 蝕骨性的病灶，有外骨膜反應（Periosteal Reaction）。

3. 預後：存活率達 50%。

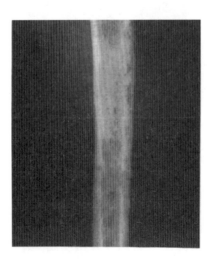

圖 12-32　網狀細胞肉瘤（Reticulum Cell Sarcoma）：一位 35 歲病人的肱骨有一種浸潤滲透類型通過，是網狀細胞肉瘤（Reticulum Cell Sarcoma）的特徵。

三、骨髓癌（Myeloma）

1. 發生率及臨床特徵：

　　⑴也是源自於骨髓圓形細胞的惡性腫瘤。

　　⑵是骨頭原發性惡性腫瘤中最常見的，佔所骨頭惡性腫瘤的50%。

　　⑶較常見於男性。發病年齡通常在40歲以後，平均年齡爲60多歲。

2. 影像學所見：

　　⑴多在中軸骨上，即有紅骨髓者，如顱骨、胸骨、肋骨、脊椎骨。

　　⑵病灶是圓形而蝕骨性的，邊緣整齊，有如鑿孔一般，稱爲Punched Out
　　　Lesion。

　　⑶做骨掃描可以是陰性的。

3. 病理學：

　　⑴源自於骨髓的造血細胞，是一種惡性腫瘤，通常會全身侵犯。

　　⑵是圓形的細胞，和漿細胞有關，但在免疫上有不等程度的變異，故可能
　　　爲不典型的型式。

　　⑶血中及尿中常存在不正常的蛋白質。

　　⑷偶爾在腫瘤或其他組織中會有類澱粉（Amyl Oid）物質及其相關產物。

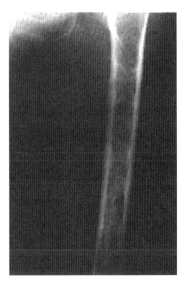

圖 12-33　多發性骨髓癌（Multiple Myeloma）：一位 45 歲病人的股骨幹，看到擴散的蝕骨
　　　　　類型是 Myeloma 的特徵。網狀細胞肉瘤（Reticulum Cell Sarcoma）也有類似的表
　　　　　徵。

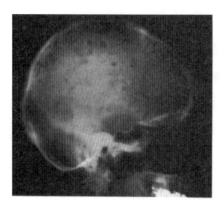

圖 12-34　多發性骨髓癌（Multiple Myeloma）：顱骨的側面照顯示，在顱頂有多發性溶骨損害，是多發性骨髓癌（Multiple Myeloma）的表現。

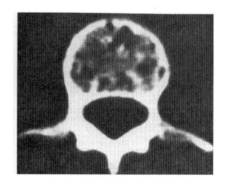

圖 12-35　CT 顯現的 Multiple Myeloma：通過病人椎體軸出出現多發性骨髓癌顯示一個急性階段－瑞士乾酪（Swiss-Cheese），硬而多孔的典型表徵。

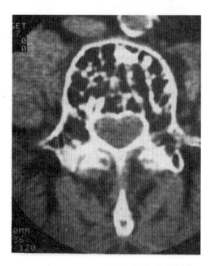

圖 12-36　CT 顯現的慢性 Multiple Myeloma：通過病人椎體軸出出現長期間的多發性骨髓癌（Long-Standing），顯示一個異常肥大的多骨支柱帶來一種野性樣的形態有幾分神似 Paget's Disease。

四、巨細胞瘤（Giant Cell Tumor, GCT）

1. 發生率及臨床特徵：

(1)是一種以單核細胞和多核巨細胞為主要成分的溶骨性腫瘤，介於惡性和良性之間的原發性骨腫瘤。也稱為破骨細胞瘤（Osteoclastoma）。又稱為蝕骨細胞瘤（Osteolytic Tumor，Os Teoclastoma），基本上是屬於良性的。常常是受傷後肌腱的外膜產生，為第二常見的手部腫瘤，依受傷的位置，可能在手指、手掌有滑腔液產生的地方都有可能產生巨大的細胞瘤，它通常位於深部組織，有時甚至壓迫骨頭組織，可利用X光或核磁共振檢查。

(2)發生在骨骺（Epiphysis）部位。

(3)巨大細胞瘤是相當常見的良性骨腫瘤，好發於中年人，女性略多於男性，膝關節附近的骨頭最常被侵犯，但髖關節、腕關節也並不少見。患者初期除了關節酸痛外，並無特別症狀，但隨著腫瘤越來越大，疼痛感日益明顯，尤其夜間覺得特別痛，甚至關節會腫脹。巨大細胞瘤雖然是良性腫瘤，但會慢慢侵蝕骨骼，一旦骨骼被吃穿了，會進一步造成骨折，而且巨大細胞瘤復發率高，遠處肺部轉移的機會也不小，因此一旦診斷，需積極治療。好發於年輕成人，即在骨骺生長板閉合之後。大約在15～35歲之間，最多是30歲左右。

(4)病程很緩慢，大約在數月到數年間，基本上是良性腫瘤，會造成外傷、疼痛，以及病理性骨折。

(5)發生在長骨，特別在膝關節附近。好發的部位依次如下：

① 股骨下端（Lower Femur）。

② 脛骨上端（Upper Tibia）。

③ 橈骨遠端（Distal Radius）。

(6)症狀包括：

① 疼痛：慢性而持續性的，在晚上最糟。

② 腫脹：會擴展至骨頭的一端，有中等度的壓痛。

③ 關節活動受到限制。

④ 病理性骨折。

2. 影像學所見：

(1)大型而限界鮮明的區域。

(2)不對稱性，可透射線（Radiolucent）。

(3)位於骨骺端，向後擴展而很薄。

(4)沒有外骨膜新生骨反應，看來像肥皂泡狀。

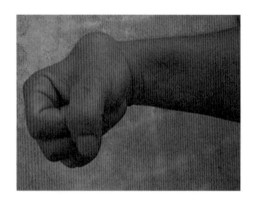

圖 12-37　巨細胞瘤：出現在腕部之巨細胞瘤（Giant Cell Tumor, GCT），容易被誤診為腕部之扭傷。

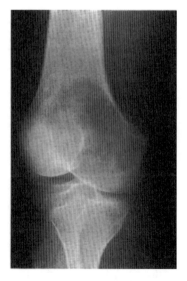

圖 12-38　巨細胞瘤（Giant Cell Tumor, GCT）：對於巨細胞瘤（Giant Cell Tumor, GCT）在遠端股骨處有界線清楚之溶骨性損害，具有四種判斷基準：(1) 界線清楚但沒有硬化的轉移環；(2) 骨骺閉合；(3) 在骨頭的離心位移；(4) 骨幹損害而且緊鄰關節面。

五、骨囊腫（Bone Cyst）

1. 單房骨囊腫（Unicameral Bone Cyst）：

(1)簡介：

① 是單腔的空洞，囊腫壁是一層很薄的膜，主內有黃黃的液體。本身並不能算是一種腫瘤，可能是由血管轉變而來，把骨頭撐開成一空腔。

② 通常發生在 20 歲之前，部位是在骨骺幹端，能夠自癒合。

(2)誘發因子：

① 年齡：5～15 歲最多。

② 性別：男比女約為 2 比 1。

③ 位置：

A. 肱骨上端：佔 55%

B. 股骨上端。

C. 活化的病仕接近骨骺端。

(3)病理學：

(4)臨床外觀：

① 通常沒有什麼症狀。

② 若有外傷，較易發生骨折，會疼痛。

③ 若擴展太快，會產生病理性骨折，而後會快速癒合，有時可使囊腫自行消失。

④ 若靠近骨骺生長板，會影響骨骼生長。

2. 動脈瘤骨囊腫（Aneurysmal Bone Cyst）：

(1)簡介：源自血管組織，外包一層薄薄的外骨膜新生骨。

(2)臨床特徵：

① 好發於 10～30 歲，男性為主。

② 發生在長骨的骺幹端（Metaphysis）。

③ 脊椎骨也會受侵犯。

④ 若有外傷會造成腫痛，活動受限制。若在脊椎會壓迫到脊髓。

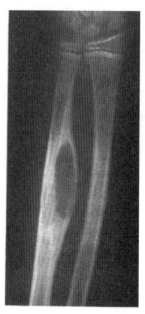

圖 12-39　動脈瘤骨囊腫（Aneurysmal Bone Cyst）：在小孩尺骨（Ulna）骨膜炎的一種擴散
　　　　　性損害，是典型的動脈瘤骨囊腫（Aneurysmal Bone Cyst）。

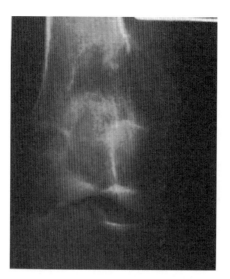

圖 12-40　動脈瘤骨囊腫（Aneurysmal Bone Cyst）：在 25 歲病人的一種擴散性損害，是典
　　　　　型的動脈瘤骨囊腫（Aneurysmal Bone Cyst）。在第一眼看來可能考慮是巨細胞瘤
　　　　　（Giant Cell Tumor, GCT），然而注意硬化邊緣，事實是它沒有緊鄰關節面。

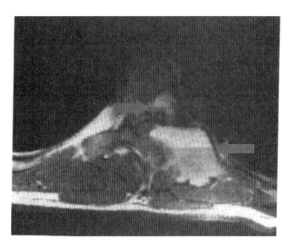

圖 12-41　動脈瘤骨囊腫（Aneurysmal Bone Cyst）：在透過中軸質子密度，MRI 通過擴散的溶解性損害侵犯胸椎椎體後部，顯示許多流動液體層，如箭頭所指。這是傳統的動脈瘤骨囊腫（Aneurysmal Bone Cyst）表現。

六、嗜伊紅性肉芽腫（Eosinophilic Granuloma）

1. 發生率及臨床特徵：

　　⑴不常見，偶爾可見於兒童及年輕的青少年。

　　⑵通常是單一的，偶爾可為多發的。

　　⑶必須和組織細胞症（Histiocytosis X）區分。

2. 影像學所見：

　　⑴通常是位於髓質部、透X光的各別病灶。

　　⑵偶爾會有貝殼狀、硬化的邊緣。

　　⑶較常發生在長骨的骨幹部。

　　⑷也可位於骨盆處。也常發生在脊椎骨，若發生在脊椎骨會造成椎體的萎陷（Collapse），此即所謂的卡爾夫氏病（Calve's Disease）。

3. 病理學：

　　⑴是病因不明的一種非腫瘤性病灶。

　　⑵特徵是有網狀組織細胞（Reticulo - Histiocyte）的過度增生，有許多數目的：

　　　　① 嗜伊紅白血球（Eosiophils）。

　　　　② 中性白血球（Neutrophils）。

③ 淋巴球（Lymphocytes）。

④ 漿細胞（Plasma Cells）。

⑤ 多核巨細胞（Multinucleate Giant Cells），偶爾可見。

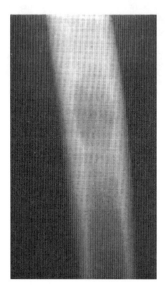

圖 12-42　嗜伊紅性肉芽腫（Eosinophilic Granuloma）：小孩的股骨中柄有界線清楚的溶骨性損害，活體檢查是嗜伊紅性肉芽腫（Eosinophilic Granuloma）。幾乎是非特定的類型，能夠容易地呈現焦點在感染上或是其他許多病變，由於此種損害出現在小孩，因此必須包含在特異的診斷中。

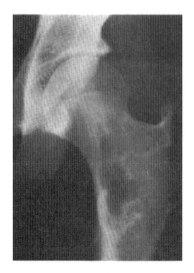

圖 12-43　嗜伊紅性肉芽腫（Eosinophilic Granuloma）：在小孩的近端股骨出現帶有許多硬化的優勢溶骨性病變。此例應該有一長的特異診斷，嗜伊紅性肉芽腫（Eosinophilic Granuloma）必須被提及，因為病人的年紀低於 30 歲，在此例中轉移環是窄的，而且損害是良性表現，但嗜伊紅性肉芽腫（Eosinophilic Granuloma）會模仿肉瘤（Sarcoma），有侵略的表現。

七、長骨的牙釉質瘤（Adamantinoma）

1. 發生率及臨床特徵：

　　⑴相當罕見的腫瘤，只佔骨頭所有惡性腫瘤（原發性）的1%不到。

　　⑵發病年齡從10～40歲，平均分布。

　　⑶很少小於10歲，原因不明。

2. 影像學所見：

　　⑴大約90%侵犯脛骨（Tibia）。

　　⑵大部分的病灶是在骨幹部分（Diaphysis）的中段及遠側1/3處。

　　⑶病灶限界良好，狹長，透光性好，大小不一，外有硬化（Sclerotic）骨分開，呈泡泡狀。

3. 預後：通常病不呈不痛不癢，有 20% 在晚期會轉移。

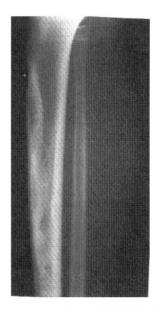

圖 12-44　長骨的牙釉質瘤（Adamantinoma）：在脛骨的一種野性外觀混合溶骨性損害類似纖維性發育不良（Fibrous Dysplasia），是傳統的長骨的牙釉質瘤（Adamantinoma）。這種損害僅僅發生在脛骨及頜骨，而且有惡化的傾向。當損害發生在脛骨，類似纖維性發育不良（Fibrous Dysplasia）時，應總是考慮是長骨的牙釉質瘤（Adamantinoma）。

八、脊索瘤（Chordoma）

1. 發生率及臨床特徵：

(1)罕見的惡性腫瘤。佔所有原發性骨頭惡性腫瘤的1%～4%。

(2)很少在30歲以前發生。平均發作的年齡大約是50歲左右。

2. 影像學所見：

(1)位於脊椎上下兩端的交界處：佔90%左右。

① 蝶枕骨區（Sphenooccipital Region）。

② 薦骨尾骨區（Sarococcygeal Region）。

(2)會有骨頭的破壞，即爲蝕骨性（Osteolytic）的病灶，有不規則貝殼狀的邊緣。

(3)腫瘤內常會有鈣化現象。

(4)生長慢，可向周圍侵犯。

參考書目 References

1. Loder RT, Wittenberg B, DeSilva G：Slipped capital femoral epiphysis associated with endocrine disorders. J Pediatr Orthop 1995；15：349-356.

2. Loder RT, Hensinger RN：Slipped capital femoral epiphysis associated with renal failure osteodystrophy. J Pediatr Orthop 1997；17：205-211.

3. Loder RT：The demographics of slipped capital femoral epiphysis：An international multicenter study. Clin Orthop Relat Res 1996；322：8-27.

4. Loder RT, Aronson DD, Greenfield ML：The epidemiology of bilateral slipped capital femoral epiphysis：A study of children in Michigan. J Bone Joint Surg Am 1993；75：1141-1147.

5. Aadalen RJ, Weiner DS, Hoyt W, et al.：Acute slipped capital femoral epiphysis. J Bone Joint Surg Am 1974；56：1473-1487.

6. Loder RT, Richards BS, Shapiro PS, et al.：Acute slipped capital femoral epiphysis：the importance of physeal stability. J Bone Joint Surg Am 1993；75：1134-1140.

7. Karol LA, Doane RM, Cornicelli SF, et al.：Single versus double screw fixation for treatment of slipped capital femoral epiphysis：A biomechanical analysis. J Pediatr Orthop 1992；12：741-745.

8. Southwick WO：Compression fixation after biplane intertrochanteric osteotomy for slipped capital femoral epiphysis：A tehnical improvement. J Bone Joint Surg Am 1973；55：1218-1224.

9. Kartenbender K, Cordier W, Katthagen BD：Long-term follow-up study after corrective：Imhauser osteotomy for severe slipped capital femoral epiphysis. J Pediatr Orthop 2000；20：749-756.

10.Fish JB：Cuneiform osteotomy of the femoral neck in the treatment of slipped capital femoral epiphysis：A follow- up note. J Bone Joint Surg Am 1994；76：46-59.

11. Velasco R, Schai PA, Exner GU：Slipped capital femoral epiphysis：A long-term follow-up study after open reduction of the femoral head combined with subcapital wedge resection. J Pediatr Orthop B 1998：7：43-52.

12. Aronson DD, Peterson DA, Miller DV：Slipped capital femoral epiphysis：The case for internal fixation in situ. Clin Orthop Relat Res 1992：281：115-122.

13. Aronson DD, Carlson WE：Slipped capital femoral epiphysis：A prospective study of fixation with a single screw. J Bone Joint Surg Am 1992：74：810-819.

14. Tokmakova KP, Stanton RP, Mason DE：Factors influencing the development of osteonecrosis in patients treated for slipped capital femoral epiphysis. J Bone Joint Surg Am 2003：85：798-801.

15. Krahn TH, Canale ST, Beaty JH, et al.：Long-term follow- up of patients with avascular necrosis after treatment of slipped capital femoral epiphysis. J Pediatr Orthop 1993：13：154-158.

16. Tudisco C, Caterini R, Farsetti P, et al.：Chondrolysis of the hip complicating slipped capital femoral epiphysis：Long-term follow-up of nine patients. J Pediatr Orthop B 1999：8：107-111.

17. Ordeberg G, Hansson LI, Sandstram S：Slipped capital femoral epiphysis in southern Sweden：Long-term result with no treatment or symptomatic primary treatment. Clin Orthop Relat Res 1984：191：95-104.

18. Carney BT, Weinstein SL, Noble J：Long-term follow-up of slipped capital femoral epiphysis. J Bone Joint Surg Am 1991：73：667-674.

19. Oram V：Epiphysiolysis of the head of the femur：A follow-up examination with special reference to end results and the social prognosis. Acta Orthop Scand 1953：23：100-120.

20. Wilson PD, Jacobs B, Schecter L：Slipped capital femoral epiphysis：An end-result study. J Bone Joint Surg Am 1965：47：1128-1145.

21. 骨科神經學－神經病變位置的診斷指引（國立台灣大學附設醫院醫師張北葉譯）。台北：合記。

22.骨骼肌肉與關節疾患治療手冊（國立台灣大學附設醫院醫師張榮森編譯）。台北：合記。

23.醫師吳柏著。骨科學十日速成。台北：合記。

24.吳林生、金嫣莉主編。膝痛。北京：人民衛生出版社。

25.流嵐慶編著。腰腿痛的推拿治療法。台北：笛藤出版社。

26.臨床骨科檢查（國立台灣大學醫學院教授劉華昌博士校閱，醫師簡志誠、廖述朗、陳子文、李朝雄、許智恭、王秀伯編譯）。台北：合記。

27.影像診斷學（鑑譯：鄭慶明，編譯：邱健泰、王仲祺、黃忠英、林怡年）。台北：藝軒出版社。

28.主編武春發、張安楨。中醫骨傷科學。台北：知音出版社。

29.Fundamentals Of Skeletal Radiology Clyde A. Helms。

30.Human Anatomy, D.B., Wilson & W.J. Wilson, Second Edition, OXFORD。

31.圖解神經醫學及神經外科學。台北：合記。

32.解剖生理學（周德程編譯）。台中：昭人出版社。

33.陳志華醫師著。骨科運動醫學。

34.中國醫藥大學中國醫學研究所碩士論文。

35.維基百科。

索引 Index

國家圖書館出版品預行編目資料

中醫傷骨科學：結構醫學／李東煌著. － － －
版. － －臺北市：五南, 2013.07
　　面；　公分
　　ISBN 978-957-11-7168-5（平裝）
　　1.骨傷科
　　413.42　　　　　　　　102011445

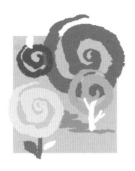

5J47

中醫傷骨科學：結構醫學

作　　者 — 李東煌（96.4）

發 行 人 — 楊榮川

總 編 輯 — 王翠華

主　　編 — 王俐文

責任編輯 — 金明芬

封面設計 — 斐類設計工作室

出 版 者 — 五南圖書出版股份有限公司

地　　址：106臺北市大安區和平東路二段339號4樓

電　　話：(02)2705-5066　　傳　　真：(02)2706-6100

網　　址：http://www.wunan.com.tw

電子郵件：wunan@wunan.com.tw

劃撥帳號：01068953

戶　　名：五南圖書出版股份有限公司

臺中市駐區辦公室/臺中市中區中山路6號

電　　話：(04)2223-0891　　傳　　真：(04)2223-3549

高雄市駐區辦公室/高雄市新興區中山一路290號

電　　話：(07)2358-702　　傳　　真：(07)2350-236

法律顧問：林勝安律師事務所　林勝安律師

出版日期：2013年7月初版一刷

定　　價：新臺幣950元